全国高等职业教育医疗器械类专业

国家卫生健康委员会"十三五"规划教材

U0292238

供医疗器械类专业用

医疗器械概论

第2版

主　编　郑彦云

副主编　余丽玲　蒋淑敏

编　者　（以姓氏笔画为序）

王　婷　（重庆医药高等专科学校）　　　　余丽玲　（广东食品药品职业学院）

王文静　（安徽医学高等专科学校）　　　　郑彦云　（广东食品药品职业学院）

邓如兵　（江苏省徐州医药高等职业学校）　袁　秦　（广东省医疗器械质量监督检验所）

司博宇　（上海健康医学院）　　　　　　　彭胜华　（广东食品药品职业学院）

许晓萍　（广东省食品药品监督管理局审评　蒋淑敏　（上海健康医学院）
　　　　　认证中心）

人民卫生出版社

图书在版编目(CIP)数据

医疗器械概论/郑彦云主编. —2 版. —北京：
人民卫生出版社,2018
　ISBN 978-7-117-25463-2

Ⅰ.①医… Ⅱ.①郑… Ⅲ.①医疗器械-医学院校-
教材 Ⅳ.①R197.39

中国版本图书馆 CIP 数据核字(2018)第 021868 号

人卫智网　www.ipmph.com	医学教育、学术、考试、健康,	
	购书智慧智能综合服务平台	
人卫官网　www.pmph.com	人卫官方资讯发布平台	

医疗器械概论

第 2 版

主　　编：郑彦云
出版发行：人民卫生出版社(中继线 010-59780011)
地　　址：北京市朝阳区潘家园南里 19 号
邮　　编：100021
E - mail：pmph @ pmph.com
购书热线：010-59787592　010-59787584　010-65264830
印　　刷：人卫印务(北京)有限公司
经　　销：新华书店
开　　本：850×1168　1/16　印张：27
字　　数：635 千字
版　　次：2011 年 8 月第 1 版　2018 年 4 月第 2 版
　　　　　2024 年 1 月第 2 版第 10 次印刷(总第 19 次印刷)
标准书号：ISBN 978-7-117-25463-2/R·25464
定　　价：59.00 元
打击盗版举报电话：010-59787491　E-mail：WQ @ pmph.com
(凡属印装质量问题请与本社市场营销中心联系退换)

全国高等职业教育医疗器械类专业
国家卫生健康委员会"十三五"规划教材
出版说明

《国务院关于加快发展现代职业教育的决定》《高等职业教育创新发展行动计划(2015—2018年)》《教育部关于深化职业教育教学改革全面提高人才培养质量的若干意见》等一系列重要指导性文件相继出台,明确了职业教育的战略地位、发展方向。同时,在过去的几年,中国医疗器械行业以明显高于同期国民经济发展的增幅快速成长。特别是随着《关于深化审评审批制度改革鼓励药品医疗器械创新的意见》的印发、《医疗器械监督管理条例》的修订,以及一系列相关政策法规的出台,中国医疗器械行业已经踏上了迅速崛起的"高速路"。

为全面贯彻国家教育方针,跟上行业发展的步伐,将现代职教发展理念融入教材建设全过程,人民卫生出版社组建了全国食品药品职业教育教材建设指导委员会。在指导委员会的直接指导下,经过广泛调研论证,人民卫生出版社启动了全国高等职业教育医疗器械类专业第二轮规划教材的修订出版工作。

本套规划教材首版于2011年,是国内首套高职高专医疗器械相关专业的规划教材,其中部分教材入选了"十二五"职业教育国家规划教材。本轮规划教材是国家卫生健康委员会"十三五"规划教材,是"十三五"时期人卫社重点教材建设项目,适用于包括医疗设备应用技术、医疗器械维护与管理、精密医疗器械技术等医疗器类相关专业。本轮教材继续秉承"五个对接"的职教理念,结合国内医疗器械类专业领域教育教学发展趋势,紧跟行业发展的方向与需求,重点突出如下特点:

1. **适应发展需求,体现高职特色** 本套教材定位于高等职业教育医疗器械类专业,教材的顶层设计既考虑行业创新驱动发展对技术技能型人才的需要,又充分考虑职业人才的全面发展和技术技能型人才的成长规律;既集合了我国职业教育快速发展的实践经验,又充分体现了现代高等职业教育的发展理念,突出高等职业教育特色。

2. **完善课程标准,兼顾接续培养** 本套教材根据各专业对应从业岗位的任职标准优化课程标准,避免重要知识点的遗漏和不必要的交叉重复,以保证教学内容的设计与职业标准精准对接,学校的人才培养与企业的岗位需求精准对接。同时,本套教材顺应接续培养的需要,适当考虑建立各课程的衔接体系,以保证高等职业教育对口招收中职学生的需要和高职学生对口升学至应用型本科专业学习的衔接。

3. **推进产学结合,实现一体化教学** 本套教材的内容编排以技能培养为目标,以技术应用为主线,使学生在逐步了解岗位工作实践、掌握工作技能的过程中获取相应的知识。为此,在编写队伍组建上,特别邀请了一大批具有丰富实践经验的行业专家参加编写工作,与从全国高职院校中遴选出的优秀师资共同合作,确保教材内容贴近一线工作岗位实际,促使一体化教学成为现实。

4. **注重素养教育,打造工匠精神** 在全国"劳动光荣、技能宝贵"的氛围逐渐形成,"工匠精神"在各行各业广为倡导的形势下,医疗器械行业的从业人员更要有崇高的道德和职业素养。教材更加强调要充分体现对学生职业素养的培养,在适当的环节,特别是案例中要体现出医疗器械从业人员的行为准则和道德规范,以及精益求精的工作态度。

5. **培养创新意识,提高创业能力** 为有效地开展大学生创新创业教育,促进学生全面发展和全面成才,本套教材特别注意将创新创业教育融入专业课程中,帮助学生培养创新思维,提高创新能力、实践能力和解决复杂问题的能力,引导学生独立思考、客观判断,以积极的、锲而不舍的精神寻求解决问题的方案。

6. **对接岗位实际,确保课证融通** 按照课程标准与职业标准融通、课程评价方式与职业技能鉴定方式融通、学历教育管理与职业资格管理融通的现代职业教育发展趋势,本套教材中的专业课程,充分考虑学生考取相关职业资格证书的需要,其内容和实训项目的选取尽量涵盖相关的考试内容,使其成为一本既是学历教育的教科书,又是职业岗位证书的培训教材,实现"双证书"培养。

7. **营造真实场景,活化教学模式** 本套教材在继承保持人卫版职业教育教材栏目式编写模式的基础上,进行了进一步系统优化。例如,增加了"导学情景",借助真实工作情景开启知识内容的学习;"复习导图"以思维导图的模式,为学生梳理本章的知识脉络,帮助学生构建知识框架。进而提高教材的可读性,体现教材的职业教育属性,做到学以致用。

8. **全面"纸数"融合,促进多媒体共享** 为了适应新的教学模式的需要,本套教材同步建设以纸质教材内容为核心的多样化的数字教学资源,从广度、深度上拓展纸质教材内容。通过在纸质教材中增加二维码的方式"无缝隙"地链接视频、动画、图片、PPT、音频、文档等富媒体资源,丰富纸质教材的表现形式,补充拓展性的知识内容,为多元化的人才培养提供更多的信息知识支撑。

本套教材的编写过程中,全体编者以高度负责、严谨认真的态度为教材的编写工作付出了诸多心血,各参编院校为编写工作的顺利开展给予了大力支持,从而使本套教材得以高质量如期出版,在此对有关单位和各位专家表示诚挚的感谢! 教材出版后,各位教师、学生在使用过程中,如发现问题请反馈给我们(renweiyaoxue@163.com) ,以便及时更正和修订完善。

人民卫生出版社

2018 年 3 月

全国高等职业教育医疗器械类专业
国家卫生健康委员会"十三五"规划教材
教材目录

序号	教材名称	主编	单位
1	医疗器械概论(第2版)	郑彦云	广东食品药品职业学院
2	临床信息管理系统(第2版)	王云光	上海健康医学院
3	医电产品生产工艺与管理(第2版)	李晓欧	上海健康医学院
4	医疗器械管理与法规(第2版)	蒋海洪	上海健康医学院
5	医疗器械营销实务(第2版)	金兴	上海健康医学院
6	医疗器械专业英语(第2版)	陈秋兰	广东食品药品职业学院
7	医用X线机应用与维护(第2版)*	徐小萍	上海健康医学院
8	医用电子仪器分析与维护(第2版)	莫国民	上海健康医学院
9	医用物理(第2版)	梅滨	上海健康医学院
10	医用治疗设备(第2版)	张欣	上海健康医学院
11	医用超声诊断仪器应用与维护(第2版)*	金浩宇	广东食品药品职业学院
		李哲旭	上海健康医学院
12	医用超声诊断仪器应用与维护实训教程(第2版)*	王锐	沈阳药科大学
13	医用电子线路设计与制作(第2版)	刘红	上海健康医学院
14	医用检验仪器应用与维护(第2版)*	蒋长顺	安徽医学高等专科学校
15	医院医疗设备管理实务(第2版)	袁丹江	湖北中医药高等专科学校/荆州市中心医院
16	医用光学仪器应用与维护(第2版)*	冯奇	浙江医药高等专科学校

说明:*为"十二五"职业教育国家规划教材,全套教材均配有数字资源。

全国食品药品职业教育教材建设指导委员会
成员名单

主 任 委 员： 姚文兵　中国药科大学

副主任委员： 刘　斌　天津职业大学　　　　　　马　波　安徽中医药高等专科学校

冯连贵　重庆医药高等专科学校　　　袁　龙　江苏省徐州医药高等职业学校

张彦文　天津医学高等专科学校　　　缪立德　长江职业学院

陶书中　江苏食品药品职业技术学院　张伟群　安庆医药高等专科学校

许莉勇　浙江医药高等专科学校　　　罗晓清　苏州卫生职业技术学院

昝雪峰　楚雄医药高等专科学校　　　葛淑兰　山东医学高等专科学校

陈国忠　江苏医药职业学院　　　　　孙勇民　天津现代职业技术学院

委　　　员（以姓氏笔画为序）：

于文国　河北化工医药职业技术学院　李群力　金华职业技术学院

王　宁　江苏医药职业学院　　　　　杨元娟　重庆医药高等专科学校

王玮瑛　黑龙江护理高等专科学校　　杨先振　楚雄医药高等专科学校

王明军　厦门医学高等专科学校　　　邹浩军　无锡卫生高等职业技术学校

王峥业　江苏省徐州医药高等职业学校　张　庆　济南护理职业学院

王瑞兰　广东食品药品职业学院　　　张　建　天津生物工程职业技术学院

牛红云　黑龙江农垦职业学院　　　　张　铎　河北化工医药职业技术学院

毛小明　安庆医药高等专科学校　　　张志琴　楚雄医药高等专科学校

边　江　中国医学装备协会康复医学装备　张佳佳　浙江医药高等专科学校
　　　　技术专业委员会　　　　　　张健泓　广东食品药品职业学院

师邱毅　浙江医药高等专科学校　　　张海涛　辽宁农业职业技术学院

吕　平　天津职业大学　　　　　　　陈芳梅　广西卫生职业技术学院

朱照静　重庆医药高等专科学校　　　陈海洋　湖南环境生物职业技术学院

刘　燕　肇庆医学高等专科学校　　　罗兴洪　先声药业集团

刘玉兵　黑龙江农业经济职业学院　　罗跃娥　天津医学高等专科学校

刘德军　江苏省连云港中医药高等职业　郏枝花　安徽医学高等专科学校
　　　　技术学校　　　　　　　　　金浩宇　广东食品药品职业学院

孙　莹　长春医学高等专科学校　　　周双林　浙江医药高等专科学校

严　振　广东省药品监督管理局　　　郝晶晶　北京卫生职业学院

李　霞　天津职业大学　　　　　　　胡雪琴　重庆医药高等专科学校

前　言

医疗器械是人类保护自身健康与疾病斗争的过程中产生的一种工具。医疗器械与药品已经成为防病治病的两个重要武器。随着人类文明与科学技术的快速发展,医疗器械已成为体现医疗技术发展水平的最重要的部分。医疗器械产品又是数学、物理学、生物化学、材料学、机械学、信息学、基因科学等多学科综合的高新技术应用的产品,涉及机械工程、电子技术、原子核技术、激光技术、红外技术、低温技术、计算机技术和中西医结合学等方面的先进技术,发展迅速,日新月异。随着医疗器械的全面数字化和计算机信息处理及控制技术的充分利用与发展,医疗器械产品及其功能在深度和广度上得到空前的延伸,这就要求每一位从事医疗器械教育的工作者或准备进入医疗器械专业的学生必须对医疗器械的基本概况要有一个系统的了解和掌握。由此,编写一本为专业教学、医疗器械职业岗位培训以及其他人员拓展知识、了解行业,提供医疗器械基本原理、结构功能和操作使用方面知识的通用教材就显得十分必要。

《医疗器械概论》(第 1 版)自 2011 年出版以来,为高职高专院校医疗器械类专业学生的培养发挥了良好的积极作用,但随着近几年来医疗器械技术和产业的迅猛发展,原有的教材内容和知识结构略显滞后,与行业发展和人才培养需求的契合性后继乏力。因此,在第 1 版的基础上,淘汰陈旧和过时的知识内容,补充和突出当前及未来医疗器械的新技术、新产品内涵,以更新的职业教育理念、方法设计来组织教材内容,扩大高职高专院校医疗器械类专业学生的知识面,更好地贴近产业发展需要,成为编写《医疗器械概论》(第 2 版)的出发点和落脚点。

《医疗器械概论》(第 2 版)教材的内容将以工科知识结构的方式进行组织,按医疗器械的结构分类展开介绍,以医疗器械行业通用技术和要求为引子,以介绍有源医疗器械为主、无源医疗器械为辅,结合当前具有代表性的相关技术或产品的工作原理、组成结构、主要(核心)技术、临床应用和维护保养等进行表述,形成更鲜明的职业教育特色,为高职高专院校医疗器械类专业课程提供更有力的支撑。

本次编写从医疗器械类别、产品结构和特性出发,重点论述有源医疗器械的相关技术和产品,同时也对医疗器械通用知识、技术要求和常见无源医疗器械进行介绍。本书共分三篇,以介绍医疗器械的入门通用技术要求与规范的医疗器械概述为首篇,共三章涉及三大方面的知识内容;第二篇为有源医疗器械,共八章介绍八大类有源医疗器械产品;第三篇为无源医疗器械,分六章,介绍常见无源医疗器械产品的基本情况。在介绍论述中,尽可能贴近行业和产业发展的实际,力求概述清晰、系统全面、内容丰富、引用翔实具体、深入浅出,便于理解掌握。

本书聚集开展医疗器械教学工作较早的上海健康医学院、广东食品药品职业学院、安徽医学高等专科学校、重庆医药高等专科学校、江苏省徐州医药高等职业学校以及医疗器械检测及审评的权威部门广东省医疗器械质量监督检验所、广东省食品药品监督管理局审评认证中心的有关专家,用心用力、群策群力地奉献知识和智慧而编写了此书,作为供高职高专院校医疗器械类专业师生的教材使用,建议在教学中可根据不同专业的课程设置进行内容选取。本书同时也适合从事医疗器械生产、维修、技术服务等的工程技术人员及相关医务人员作为实用手册或参考资料。

本教材在编写过程中,曾参考了有关医疗器械的书籍文献资料,在此一并表示感谢。

因时间仓促及编者水平所限,书中难免有不妥及遗漏之处,恳请读者和同行批评指正!

编　者

2018 年 1 月

目　录

第一篇　医疗器械入门

第二篇　有源医疗器械

第三篇　无源医疗器械

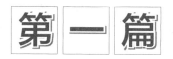

第一篇

医疗器械入门

第一章

医疗器械概述

导学情景 ∨

情景描述:

如今感冒发热去医院治疗,需要用到体温计、听诊器、压舌板、采血针、采血管、血细胞分析仪等医疗器械产品。大家不免会产生疑问,在古代是否有医疗器械呢?有些什么样的医疗器械呢?

学前导语:

中国是一个具有悠久历史的文明古国,过去的很长一段时间里,医疗器械是随着中国传统医学的发展而产生的。现代的医疗器械是在各种新技术、新材料发明的基础上不断发展起来的。

第一节 医疗器械发展史

一、我国古代医疗器械发展

早在人类历史最初阶段的石器时代,中国就有砭石和骨针的出现。砭石(图1-1-1)和骨针是经磨制而成的石片和尖骨,可以用来刺激体表某些部位,或刺破皮下浅表皮血管进行放血,或切开脓包进行排脓等。它是针灸理疗治疗的前身,是最早的医疗器械。在岷江上游出土的新石器遗址骨针(图1-1-2)、西藏昌都县卡岩遗址出土的骨椎(图1-1-3)都向我们展示着古代祖先利用自然界动物腐烂后余下的骨针、骨椎对各种身体不适进行缓解和治疗。

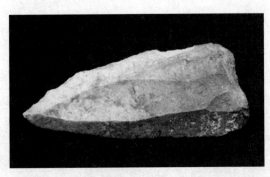

图 1-1-1　北京中医药博物馆陈列的砭石

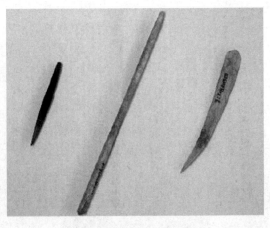

图 1-1-2　新石器遗址骨针

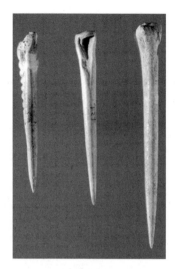

图 1-1-3　卡岩遗址出土的骨椎

如果说上述医疗器械还仅仅是古代人类利用自然界现成的物件或仅将其简单加工后用于医疗救治,达到缓解不适和治疗的目的,到了青铜器时代,即中国的商代(公元前 16 ~ 11 世纪),由于冶炼技术的发展,骨针、石针也就被金属针取代。在《内经》中把这种广义的"针"分为 9 种,叫做"九针"。其中除了针灸、按摩疗法用的针外,也包括了外科手术用的工具,如用作治疗痈脓的毂针、锋针和圆利针。应当说明的是,中医外科选用"针"来作为疮痈手术的工具,在于针的横断面很小,可以穿刺皮肉,便于进入脓疡深部,又可同时采用多针穿刺;能够避免对正常组织的破坏,尽量缩小开口的面积,以减轻病人痛苦,达到简化手术、换药便利以及痊愈后瘢痕微小等效果。至于外科所用针的材料,有金属的,也有用竹、木以及象牙、角质制造的。针尖形态有尖形、三棱形、四棱形、镰刀形等,往往因施用的医师而异,不过基本要求都是尖端锐利(图 1-1-4)。

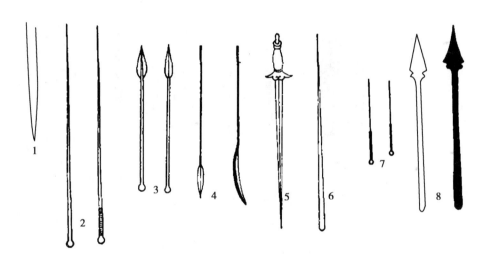

图 1-1-4　1974 年江苏江阴明墓出土的针

《周礼》中用"剉杀之齐"治疗"肿疡、溃疡、金疡",传说中扁鹊的"割皮解肌",后汉华佗的"刳破背腹,抽割聚积"等手术,虽未提到工具,但总离不开"刀"一类的器械。我国医书中最早出现"刀"字,见于汉墓出土的帛书《五十二病方》。六朝以后,在医书中"刀"字才被广泛应用(图 1-1-5)。

剪和镊也都是外科手术中辅助刀、针的常用工具。《外科明隐集》中说"剪者,取其剪除瘀腐离活未脱,若用刀割必致揪扯内肉,患者必难禁其疼极之苦也"(图 1-1-6)。

由此可见,在中国古代,经过了几千年的发展,已经开创了具有中国特色的以针灸为基础的治疗器械,并形成了手术器械相类似的简易医疗器械系列。

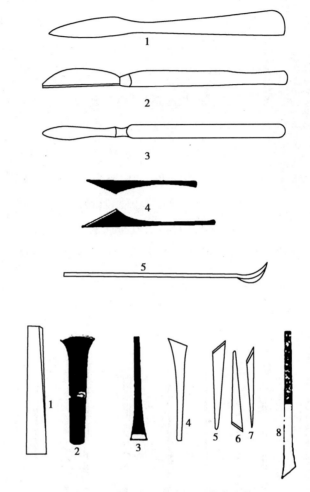

图1-1-5　1974年江苏江阴明墓出土的刀

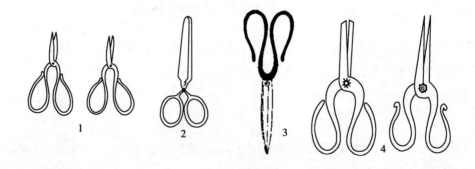

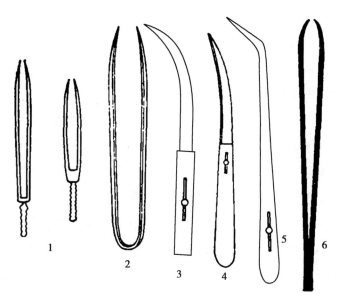

图 1-1-6　1974 年江苏江阴明墓出土的剪和镊

二、我国现代医疗器械概况

(一) 医疗器械企业数量多、规模小

改革开放以来,我国医疗器械行业得到了稳步的发展,已形成了以机电一体化产品为主的大产品群。医疗器械生产及经营企业数量总体呈上升趋势,各项产业指标稳步上升。医疗器械生产企业数量增长幅度平稳,每年基本维持在 5% 以内,呈稳定上升态势。截至 2016 年年底,我国医疗器械生产企业共有 15 000 多家;而医疗器械经营企业数量 10 年来波动较为明显,受市场和政策影响较大。从我国医疗器械企业数量变化情况来看,我国医疗器械产业整体呈稳定的上升发展态势。从产业规模来看,我国绝大多数医疗器械企业规模依然偏小、生产技术水平偏低、产业集中度较低,缺乏大型的有影响力的行业龙头企业,医疗器械行业研发投入不足、能力薄弱、设施设备较差、科技成果转化能力薄弱,产品的国际竞争力较差。

(二) 研发能力弱,高端产品靠进口、低端产品呈恶性竞争

医疗器械产业整体创新能力不断提升,创新产品的研发投入和产出均呈高速增长状态,产业整体竞争能力不断增强。医疗器械产业作为技术密集型产业,产品研发对产业未来发展有至关重要的作用。自 2010 年以来,研发资金及人力资源投入逐年上升,而相应的医疗器械新产品销售收入虽以年均 32.1% 的增速快速增长,但略低于新产品开发经费 36.4% 的平均增速,说明近年来我国医疗器械产业重视创新产品研发,但创新转化效率有待于进一步提高。我国成功研制了具有自主知识产权的大型 X 射线机、CT、B 型超声波诊断仪、体外震波碎石装置、驻波直线加速器、磁共振成像装置、呼吸麻醉机等。目前,我国境内使用的一些高端医疗器械,比如正电子发射型计算机断层装置、磁共振波谱仪、电子计算机断层扫描仪、彩色多普勒血流显像系统、人工关节等主要依靠进口。现在我国三甲医院的大型医疗设备 80% 以上都来源于进口,大型医疗设备每年的市场规模高达 100 多亿元,但是国内的医疗器械生产企业却只能生产一些中、低端产品,且这些中、低端产品大多以仿制产品为

主,关键零部件比如其中的核心仪表灯仍依赖进口。国内医疗器械生产企业在相当一部分低端产品中还形成了恶性竞争,比如轮椅、手术器械、一次性注射器、黑白 B 超诊断仪、普通 X 光机等产品,制约了整个行业水平的进一步提升。

（三）市场潜力大、未来空间广

医疗器械作为健康产业的大分支与最主要的市场增长点,是最有投资前景的朝阳产业。医疗器械制造涉及多个行业,属知识密集与资金密集型高新技术产业,是一个国家制造业和高科技尖端水平的标志之一。近年来,国家有关监管部门采取了积极措施,为医疗器械行业创造良好的发展环境。2015—2020 年期间,医疗器械行业发展的主要任务为重大装备研发、前沿和共性技术创新、应用解决方案研究、应用示范和评价研究。未来我国数字诊疗装备行业将实现突破、收获及继续高速发展。由于社会老龄化人口比例提高、新医改政策深入贯彻、基本医疗保障制度实施以及居民支付能力增强等因素,国内存在巨大的消费潜力和广阔的成长空间,必将推动我国医疗器械市场迅速扩张、高速发展。

三、国外医疗器械发展

近现代国外医疗器械发展迅速,许多具有划时代意义的医疗器械产品问世,给医疗救治带来了极大便利。

1590 年,荷兰的詹森父子(Hans and Zacharias Janssen)制造出了复式显微镜。17 世纪末,列文虎克(Antony van Leeuwenhoek)在显微镜的研制和应用方面作出了巨大贡献,将一个全新的世界展现在人类的视野里,让人类得以观察用肉眼无法识别的微观世界(图 1-1-7)。列文虎克首次发现并记录微生物,并最早记录了肌纤维、微血管中的血流。这些发现让显微镜在后续的医疗领域得到了广泛的应用,发挥了巨大作用。

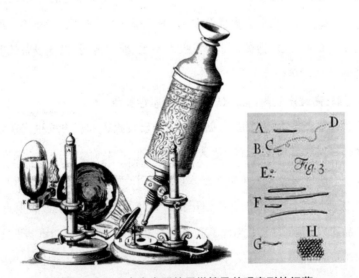

图 1-1-7　列文虎克发明的显微镜及其观察到的细菌

体温计现在看来是一个非常简单的产品,但它的出现也经历了不少曲折。第一个体温计是伽利略在 16 世纪时发明的,但是其体积庞大,且使用非常不方便。后续多位科学家对体温计进行改进,使其体积不断缩小,便于携带和使用。1980 年前后,出现了会说话的体温计。1988 年出现了电子呼

吸脉搏体温计,可以进行遥测。

听诊器的出现标志着现代医学的开始。1816年,法国医师雷内克从小孩玩隔木传音游戏的过程中获取灵感,发明了第一台听诊器。经历了多年的改进之后,听诊器现在已成为医师最常用的诊断用具之一。

1895年伦琴(Wilhelm Konrad Rontgen)发现了X射线,这一伟大发现为开创医学影像技术铺平了道路(图1-1-8)。X射线在医疗领域的应用让人类可以不用打开人的身体便可以透视体内的生理结构,了解病变状态。1896年X射线应用于临床医学,第一次在伦敦一妇女的软组织中取出了一根缝针。为了让X射线更好地应用于临床诊断,世界各国科学家孜孜不倦地对医学影像技术进行着研究和改进。

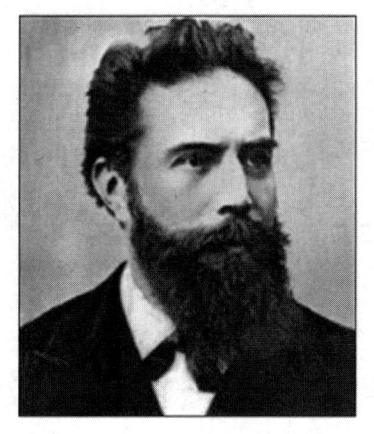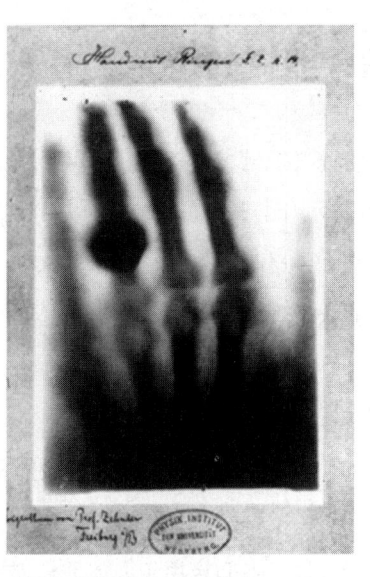

图1-1-8　伦琴及其利用X射线拍得的第一张图片

20世纪70年代中期,电子计算机的应用为医学影像带来了第一次革命性的创新,结合了电子计算机技术的第一台医学影像设备——CT扫描仪诞生了。利用计算机体层摄影(computerized tomography,CT),可以更好地分辨人体内部的结构图像,大幅提高了疾病诊断的准确性,成为20世纪医学诊断领域所取得的最重大的突破之一。此后,医疗影像技术迅猛发展,磁共振成像(magnetic resonance imaging,MRI)、计算机放射成像(computed radiography,CR)、数字化放射成像(digital radiography,DR)、发射式计算机断层成像(emission computed tomography,ECT)等各种数字化医学影像新技术不断涌现,成为医疗诊断不可或缺的重要基石。

1851年,法国科学家杜布瓦-雷蒙(Du Bios-Reymond)最先检测到人体肌肉在收缩时能产生电信号;1903年,荷兰生理学家威廉·爱因托芬(William Einthoven)将体表心电图记录到感光片上。后续科学家们由此开启了电生理信号检测的探索与研究,现在能获得心电、肌电、脑电、眼电等电生理信号以供疾病诊断和疗效判断。

随着科学技术的不断发展,越来越多的新技术、新材料被用于医疗领域。1943年第一台用于放射治疗的直线加速器问世,1945年第一台血液透析装置投入使用,1953年人工心肺机在人体手术使

用中获得成功,1958 年第一例心脏起搏器成功应用,1972 年第一台 CT 诞生,1976 年第一台 PET(正电子发射型计算机断层扫描仪)问世,1985 心脏去纤颤器获得美国食品药品监督管理局(food and drug administration,FDA)审批通过,2003 年药物洗脱支架获得上市许可。这一系列的医疗器械产品的涌现标志着医疗器械行业的蓬勃发展,也为人类健康事业带来了无限生机。

点滴积累

1. 从远古时代起，人们利用自然界或生活中的用品缓解身体不适，慢慢地发展成了医疗器械。
2. 新技术、新材料等的出现，不断促进医疗器械行业的发展。
3. 我国医疗器行业起步较晚，高端产品较少，市场潜力巨大。

第二节　医疗器械的定义

有一种通俗的说法指出,在医院里除了建筑、人和药品外,其余基本都是医疗器械。这一说法似乎让医疗器械的范畴变得非常大,可仔细一想,还真是这么回事。这一说法对于非专业人士理解和认识医疗器械还是很有帮助的。

课堂活动

上一节我们介绍了从古至今的一些医疗器械产品，那到底什么是医疗器械呢？哪些产品属于医疗器械呢？

那么,医疗器械的专业定义又是怎样的呢?

我国 2014 年 6 月 1 日起实施的《医疗器械监督管理条例》(国务院令第 650 号)中明确了医疗器械的定义:

医疗器械是指直接或者间接用于人体的仪器、设备、器具、体外诊断试剂及校准物、材料以及其他类似或者相关的物品,包括所需要的计算机软件;其效用主要通过物理等方式获得,不是通过药理学、免疫学或者代谢的方式获得,或者虽然有这些方式参与,但是只起辅助作用;其目的是:

1. 疾病的诊断、预防、监护、治疗或者缓解。
2. 损伤的诊断、监护、治疗、缓解或者功能补偿。
3. 生理结构或者生理过程的检验、替代、调节或者支持。
4. 生命的支持或者维持。
5. 妊娠控制。
6. 通过对来自于人体的样本进行检查,为医疗或者诊断目的提供信息。

此定义阐明了:

1. 医疗器械的使用对象是人体,故用于动物的产品在中国均不作为医疗器械管理。
2. 医疗器械产品形态多样,可以是仪器、设备、器具、体外诊断试剂及校准物、材料以及其他类似或者相关的物品,可谓是包罗万象,今后还有可能出现更多奇特的形态。
3. 医疗器械的作用机制主要通过物理等方式获得。
4. 预期用途,产品应当具有 6 个预期目的中提到的一个或多个目的。

5. 还有很重要的一点是,要将其与具有相同功能与用途的另一个产品群——药物进行原则区别界定:医疗器械不是通过药理学、免疫学或者代谢的方式获得的,或者虽然有这些方式参与,但是只起辅助作用。

从定义出发,理论上判断某个产品是否属于医疗器械范畴,特别需要注意以下几个要点:

1. 是否用于人体。（是）

2. 是否符合定义所规定的 6 个预期目的之一。（之一或多个）

3. 是否由药物、代谢或免疫在起主要作用。（否）

由此,基于管理学及监督管理的需要,紧扣相应的法律法规的界定要求,在日常工作中的不同提法,如医疗仪器、医疗设备、医疗器具、医学装备、医学材料、医学软件等在定义上都应规范表述为"医疗器械",并以此标准纳入医疗器械的分类目录,这才是监管意义上的医疗器械。

知识链接

医疗器械分类的特殊情况

在实际工作中, 可能由于监管的需要或历史缘由, 在我国存在非医疗器械（按定义要素界定）按医疗器械监管或医疗器械产品不按医疗器械监管。 比如不具备医疗功能的美瞳作为三类医疗器械监管, 用于血源筛查和采用放射性核素标记的体外诊断试剂按药品监管。

点滴积累　∨

1. 医疗器械定义（详见正文）。

2. 医疗器械的使用对象是人体。

3. 医疗器械产品形态多样，可以是仪器、设备、器具、体外诊断试剂及校准物、材料以及其他类似或者相关的物品。

4. 医疗器械的作用机制主要通过物理等方式获得。

5. 医疗器械产品应当具有 6 个预期目的中提到的一个或多个。

6. 医疗器械与药物的原则性区别: 医疗器械不是通过药理学、免疫学或者代谢的方式获得的, 或者虽然有这些方式参与, 但是只起辅助作用。

目标检测

一、单项选择题

1. 以下产品属于医疗器械的是_____。

　　A. 动物用输液器　　　　B. 电动牙刷　　　　　C. 电动病床　　　　　D. 电动按摩椅

2. 以下内容不属于使用医疗器械的预期目的的是_____。

　　A. 疾病的诊断、预防、监护、治疗或者缓解

　　B. 损伤的诊断、监护、治疗、缓解或者功能补偿

　　C. 生理结构或者生理过程的检验、替代、调节或者支持

D. 病人的运送

3. 中国古代,最早出现的医疗器械是_____。

A. 手术刀　　　　　B. 砭石　　　　　C. 手术剪　　　　　D. 听诊器

4. _____的发明让人类视野拓展至微观世界。

A. 显微镜　　　　　B. 听诊器　　　　　C. X 射线　　　　　D. 心电图机

5. _____的应用让人类能都透视人体内部结构。

A. 体温计　　　　　B. 显微镜　　　　　C. X 射线　　　　　D. 听诊器

二、简答题

1. 简述医疗器械的定义。

2. 如何判断一个产品是否是医疗器械?

ER-1-1习题

（郑彦云　彭胜华）

第二章

医疗器械监管

导学情景

情景描述：

　　医疗器械的品种繁多，形式多样，从小小的手术刀到大型的磁共振成像设备，这些产品的技术原理、结构特征、复杂程度、产品风险都存在着很大的区别。试想一下，如果手术刀和磁共振成像设备在研发、注册、生产、经营、监管等环节都一视同仁，会产生什么后果呢？那情景可能会是杀鸡用牛刀或者是蚍蜉撼大树。

学前导语：

　　这有着千差万别的成千上万的产品该如何区别对待呢？怎样才能保证其安全有效的应用于临床呢？

第一节　医疗器械分类

一、我国医疗器械分类概述

　　医疗器械的品种繁多，形式多样，从小小的手术刀到大型的磁共振成像设备，这些产品的技术原理、结构特征、复杂程度、产品风险都存在着很大的区别。为了控制产品的使用风险，保证人民群众的身体健康和生命安全，同时减少管理成本，提高管理效率，有必要对医疗器械进行分类管理。

　　《医疗器械监督管理条例》明确规定，国家对医疗器械按照风险程度实行分类管理。

　　第一类是风险程度低，实行常规管理可以保证其安全、有效的医疗器械。

　　第二类是具有中度风险，需要严格控制管理以保证其安全、有效的医疗器械。

　　第三类是具有较高风险，需要采取特别措施严格控制管理以保证其安全、有效的医疗器械。

　　评价医疗器械风险程度，应当考虑医疗器械的预期目的、结构特征、使用方法等因素。

　　我国医疗器械分类实行分类规则指导下的分类目录制，分类规则和分类目录并存，以分类目录优先。国务院食品药品监督管理部门负责制定医疗器械的分类规则和分类目录，并根据医疗器械生产、经营、使用情况，及时对医疗器械的风险变化进行分析、评价，对分类目录进行调整。制定、调整分类目录，应当充分听取医疗器械生产经营企业以及使用单位、行业组织的意见，并参考国际医疗器械分类实践。医疗器械分类目录应当向社会公布。

　　根据医疗器械分类，针对不同类别的产品国家采取分类分级监管模式。第一类医疗器械生产实行备案管理,第二、第三类医疗器械生产实行许可管理;第一类医疗器械实行产品备案管理,第二、第三类医疗器械实施产品注册管理。同时,放开第一类医疗器械的经营,对第二类医疗器械的经营实行备案管理,对第三类医疗器械的经营实行许可管理。

二、国外医疗器械分类概述

1. 美国医疗器械分类情况 美国的法律体系中,在《联邦食品、药品和化妆品法》(federal food,drug,and cosmetic act,FD&C Act)的 513 部分人用医疗器械的分类(classification of devices intended for human use)中,将医疗器械管理类别同样分为Ⅰ、Ⅱ和Ⅲ三级,等级由Ⅰ~Ⅲ依次递升,分别对应不同等级的管控措施,并对医疗器械的分类程序进行了原则性规定。对第Ⅰ类产品采取一般管控,第Ⅱ类采取特殊控制措施,第Ⅲ类采取上市前许可。美国 FDA 在此基础上发布了与此相关的一系列指导文件,例如美国联邦法规(code of federal regulations)Title 21 Part 860、工业指导文件(guidance for industry)等。在美国联邦法规系列文件中(CFR Title 21 Part 862-CFR Title 21 Part892),FDA 根据临床科室专业领域将医疗器械分为 16 个类别(包含体外诊断试剂),各类别下再进行细分直至具体品种,并对该类产品进行描述定义,以便于对某一产品进行分类。

2. 欧盟医疗器械分类情况 欧盟的医疗器械分类在《欧盟共同理事会关于医疗器械的 93/42/EEC 指令》的第 9 章和附录Ⅸ作出规定,不同于中国和美国,欧盟根据风险等级将医疗器械划分为Ⅰ、Ⅱa、Ⅱb 和Ⅲ四类,风险由Ⅰ~Ⅲ依次递升。欧盟规定了 18 条分类规则(未包含体外诊断试剂),每条规则附有具体情况描述和相应的管理类别。与中国和美国不同的是,欧盟并没有详细约定四类产品的管理类别划分描述,仅表示风险等级;也没有列出医疗器械分类目录或数据库,主要由公告机构审核员在具体实施时对规则进行把握,从而明确类别。

3. 日本医疗器械分类情况 日本参考了全球协调工作组(global harmonization task force,GHTF,即现在的 international medical device regulators forum,IMDRF)的医疗器械分类规则和以往对医疗器械分类的实际情况,制定了日本医疗器械数据库 JMDN,包含医疗器械通用名、类别、定义、对应的GHTF 规则、管控要求等(包含体外诊断试剂)。与欧盟相似,日本将医疗器械分为Ⅰ、Ⅱ、Ⅲ和Ⅳ四级,风险等级由Ⅰ~Ⅳ依次递升。Ⅰ类医疗器械称为一般医疗器械,Ⅱ类医疗器械称为控制类医疗器械,Ⅲ和Ⅳ类医疗器械称为严格控制类医疗器械。

三、我国医疗器械分类判定依据

我国医疗器械按照风险程度由低到高,管理类别依次为第一、第二和第三类。确定医疗器械的分类主要根据产品的预期目的,通过结构特征、使用形式、使用状态、是否接触人体等因素综合判定。一个医疗器械产品对于这些因素最终反映在对风险的识别上,食品药品监督管理部门依据风险高低实施分类管理。

1. 医疗器械的预期目的 预期目的是指产品说明、标签或宣传资料载明的,使用医疗器械应当取得的作用。根据医疗器械的定义,产品通常包括以下几大方面的预期用途:

(1)疾病的诊断、预防、监护、治疗或者缓解。

（2）损伤的诊断、监护、治疗、缓解或者功能补偿。

（3）生理结构或者生理过程的检验、替代、调节或者支持。

（4）生命的支持或者维持。

（5）妊娠控制。

（6）通过对来自于人体的样本进行检查，为医疗或者诊断目的提供信息。

2. 医疗器械的结构特征　医疗器械的结构特征分为有源医疗器械和无源医疗器械。有源医疗器械是指任何依靠电能或者其他能源，而不是直接由人体或者重力产生的能量发挥其功能的医疗器械。无源医疗器械是指不依靠电能或者其他能源，但是可以通过由人体或者重力产生的能量发挥其功能的医疗器械。

3. 医疗器械是否接触人体　根据是否接触人体，分为接触人体器械和非接触人体器械。

4. 医疗器械的使用形式　根据不同的结构特征和是否接触人体，医疗器械的使用形式包括：

（1）无源接触人体器械：液体输送器械、改变血液体液器械、医用敷料、侵入器械、重复使用手术器械、植入器械、避孕和计划生育器械、其他无源接触人体器械。

（2）无源非接触人体器械：护理器械、医疗器械清洗消毒器械、其他无源非接触人体器械。

（3）有源接触人体器械：能量治疗器械、诊断监护器械、液体输送器械、电离辐射器械、植入器械、其他有源接触人体器械。

（4）有源非接触人体器械：临床检验仪器设备、独立软件、医疗器械消毒灭菌设备、其他有源非接触人体器械。

5. 医疗器械的使用状态或者其产生的影响　根据不同的结构特征、是否接触人体以及使用形式，医疗器械的使用状态或者其产生的影响包括以下情形：

（1）无源接触人体器械：根据使用时限分为暂时使用、短期使用、长期使用；接触人体的部位分为皮肤或腔道（口）、创伤或组织、血液循环系统或中枢神经系统。

（2）无源非接触人体器械：根据对医疗效果的影响程度分为基本不影响、轻微影响、重要影响。

（3）有源接触人体器械：根据失控后可能造成的损伤程度分为轻微损伤、中度损伤、严重损伤。

（4）有源非接触人体器械：根据对医疗效果的影响程度分为基本不影响、轻微影响、重要影响。

四、我国医疗器械分类判定原则

医疗器械应当根据医疗器械分类判定表（表1-2-1）进行分类判定。

有以下情形的，还应当结合下述原则进行分类：

1. 如果同一医疗器械适用两个或者两个以上的分类，应当采取其中风险程度最高的分类；由多个医疗器械组成的医疗器械包，其分类应当与包内风险程度最高的医疗器械一致。

2. 可作为附件的医疗器械，其分类应当综合考虑该附件对配套主体医疗器械安全性、有效性的影响；如果附件对配套主体医疗器械有重要影响，附件的分类应不低于配套主体医疗器械的分类。

3. 监控或者影响医疗器械主要功能的医疗器械，其分类应当与被监控、影响的医疗器械的分类一致。

表 1-2-1 医疗器械分类判定表

接触人体器械

无源医疗器械	使用状态／使用形式		暂时使用			短期使用			长期使用		
			皮肤/腔道（口）	创伤/组织	血液循环/中枢	皮肤/腔道（口）	创伤/组织	血液循环/中枢	皮肤/腔道（口）	创伤/组织	血液循环/中枢
	1	液体输送器械	II	II	III	II	II	III	II	III	III
	2	改变血液体液器械	–	–	III	–	–	III	–	–	III
	3	医用敷料	I	II	II	I	II	II	–	III	III
	4	侵入器械	I	II	III	II	II	III	–	–	–
	5	重复使用手术器械	I	I	II	–	–	–	–	–	–
	6	植入器械	–	–	–	–	–	–	III	III	III
	7	避孕和计划生育器械（不包括重复使用手术器械）	II	II	III	II	III	III	III	III	III
	8	其他无源器械	I	II	III	II	II	III	II	III	III

有源医疗器械	使用状态／使用形式		轻微损伤	中度损伤	严重损伤
	1	能量治疗器械	II	II	III
	2	诊断监护器械	II	II	III
	3	液体输送器械	II	II	III
	4	电离辐射器械	II	II	III
	5	植入器械	III	III	III
	6	其他有源器械	II	II	III

非接触人体器械

无源医疗器械	使用状态／使用形式		基本不影响	轻微影响	重要影响
	1	护理器械	I	II	–
	2	医疗器械清洗消毒器械	–	II	III
	3	其他无源器械	I	II	III

有源医疗器械	使用状态／使用形式		基本不影响	轻微影响	重要影响
	1	临床检验仪器设备	I	II	III
	2	独立软件	–	II	III
	3	医疗器械消毒灭菌设备	–	II	III
	4	其他有源器械	I	II	III

注:本表中的"Ⅰ""Ⅱ"和"Ⅲ"分别代表第一、第二和第三类医疗器械;本表中的"–"代表不存在这种情形

4. 以医疗器械作用为主的药械组合产品,按照第三类医疗器械管理。

5. 可被人体吸收的医疗器械,按照第三类医疗器械管理。

6. 对医疗效果有重要影响的有源接触人体器械,按照第三类医疗器械管理。

7. 医用敷料如果有以下情形,按照第三类医疗器械管理,包括预期具有预防组织或器官粘连功能,作为人工皮肤,接触真皮深层或其以下组织受损的创面,用于慢性创面,或者可被人体全部或部分吸收的。

8. 以无菌形式提供的医疗器械,其分类应不低于第二类。

9. 通过牵拉、撑开、扭转、压握、弯曲等作用方式,主动施加持续作用力于人体、可动态调整肢体固定位置的矫形器械(不包括仅具有固定、支撑作用的医疗器械,也不包括配合外科手术中进行临时矫形的医疗器械或者外科手术后或其他治疗中进行四肢矫形的医疗器械),其分类应不低于第二类。

10. 具有计量测试功能的医疗器械,其分类应不低于第二类。

11. 如果医疗器械的预期目的是明确用于某种疾病的治疗,其分类应不低于第二类。

12. 用于在内镜下完成夹取、切割组织或者取石等手术操作的无源重复使用手术器械,按照第二类医疗器械管理。

当申报产品的分类找不到依据时,可向医疗器械主管部门提出书面报告,要求明确产品的分类。

五、我国医疗器械分类目录

根据《医疗器械分类规则》规定,《医疗器械分类目录》是将部分已上市的产品按照分类规则规定的原则进行划分。我国目前实施的是"分类规则指导下的分类目录制"。但是由于医疗器械产品本身品种繁多,因此不可能将已上市的产品全部罗列出来,《医疗器械分类目录》只能采用产品列举法。随着医疗器械新技术的不断涌现,分类目录的列举法越来越显示不足。因此,医疗器械监管部门需要根据医疗器械发展情况,以发文形式对目录不断进行补充和完善,对新出现的医疗器械产品进行分类界定并公告。

▶▶ 课堂活动

以下医疗器械产品分别属于第几类?

一次性输液器;压舌板;植入式心脏起搏器;心电图机;血液透析器;创可贴;电子血压计;钴60远距离治疗机;LED 手术无影灯;金属骨针。

点滴积累 ∨

1. 各国/地区均按风险高低对医疗器械产品进行分类。 中国、美国将医疗器械分为三类,欧盟、日本将医疗器械分为四类。 并对不同类别的医疗器采取不同的管理措施。

2. 在我国,医疗器械分类主要根据产品的预期目的,通过结构特征、使用形式、使用状态、是否接触人体等因素综合判定。

3. 我国目前实施的是"分类规则指导下的分类目录制"。

第二节　医疗器械的命名

医疗器械专业跨度大、结构复杂,技术发展快,对层出不穷的新产品进行快速规范命名的难度非常大,一物多名、一名多物现象时有发生,难以进行快速的识别和描述,严重影响了注册、召回追溯等监管工作效率和医疗管理水平。医疗器械产品名称是医疗器械产品特征的重要体现,也是医疗器械使用前向用户提供的重要信息。规范医疗器械通用名称的命名对于准确识别、正确使用医疗器械至关重要,是医疗器械监管的重要基础性工作。

一、国际医疗器械的命名概况

各国政府非常重视上市医疗器械产品名称,并将产品名称作为上市许可的重要评价项目,通过建立产品目录、命名法等方式对产品进行描述。全球对医疗器械命名的研究可以追溯40多年的历史,为适应全球化进程,建立区域甚至全球通用的命名法或术语集的需求日益迫切。2001年欧洲国家标准委员会(Comité Européen de Normalisation,CEN)建成了全球医疗器械术语系统(the Global Medical Device Nomenclature,GMDN),受到各界关注,很多国家都尝试应用 GMDN 来解决注册、召回、追溯等监管问题。

在欧盟,GMDN 是一个重要的工具。制造商在申请Ⅱb类及Ⅱb类以上的产品的 CE 认证之初,需要向认证机构提供 GMDN 代码。一旦发生不良事件需要向主管当局报告时,需提交 GMDN 信息。

在美国,FDA 于 2013 年发布了建立医疗器械独特识别符系统的法规,目的是确保医疗器械在分销和使用的全流程都可加以识别追溯。大多数医疗器械产品的标签以及包装上应包括可供肉眼及机器识别的唯一器械识别符(unique device identification,UDI)。UDI 是一串数字或字母组成的编码,其分两部分,包括医疗器械识别符(device identification,DT)及产品生产识别符(production identification,PI)。DI 为固定的产品信息(如厂商信息及该医疗器械的型号等);PI 为该产品的生产信息,由制造商自选,一般应包含产品的具体信息如批号、序列号、有效期、生产日期等。在 UDI 系统中建议使用 GMDN 代码进行器械的识别。

日本依据本国实际,以 2003 年免费版 GMDN 和 GHTF 的等级分类为基础,制定了日本医疗器械术语系统(Japanese medical device nomenclature,JMDN),共 4000 余个,采用代码分割方法,与 GMDN 代码进行对应。

在澳大利亚,治疗商品管理局(Therapeutic Goods Administration,TGA)是治疗商品(包括药物、医疗器械、基因科技和血液制品)的监督机构,基于 ISO 15225:2000(E)标准将 GMDN 的使用进行了法制化。

二、我国医疗器械的命名概况

我国在借鉴全球医疗器械术语系统(GMDN)的构建思路,参考美国、欧盟、日本等国家和地区对医疗器械命名的要求和做法,参照药品通用名称命名的格式和内容的基础上,深入调研并广泛征求意见,国务院食品药品监管部门组织制定了《医疗器械通用名称命名规则》(以下简称《规则》)。

医疗器械产品种类繁多、组成结构差异较大,医疗器械命名管理的总体思路是"规则统领、术语支持、数据库落地"。后续将不断完善医疗器械命名监管工作,建立起"规则-术语-通用名称数据库"架构的医疗器械命名系统。

《规则》明确了医疗器械通用名称命名遵循的原则,应当合法、科学、明确、真实,应当使用中文,并符合国家语言文字规范。通用名称由1个核心词和一般不超过3个的特征词组成。核心词是对具有相同或者相似的技术原理、结构组成或者预期目的的医疗器械的概括表述。特征词是对医疗器械的使用部位、结构特点、技术特点或者材料组成等特定属性的描述。使用部位是指产品在人体的作用部位,可以是人体的系统、器官、组织、细胞等。结构特点是对产品特定结构、外观形态的描述。技术特点是对产品特殊作用原理、机制或者特殊性能的说明或者限定。材料组成是对产品的主要材料或者主要成分的描述。

《规则》规定了通用名称的禁止性内容,通用名称除符合《规则》规定的相应要求外,不得含有"型号、规格""图形、符号等标志""人名、企业名称、注册商标或者其他类似名称""最佳、唯一、精确、速效等绝对化、排他性的词语""说明有效率、治愈率的用语"等9项禁止性要求,同时规定通用名称不得作为商标注册。

▶ **课堂活动**

为什么各国在医疗器械命名时,会考虑努力做到与国际接轨、全球统一?

点滴积累 ╲╱

1. 各国在进行医疗器械命名时,均致力于国际化、标准化、统一化。
2. 我国医疗器械命名管理的总体思路是"规则统领、术语支持、数据库落地"。
3. 我国目前医疗器械通用名称由1个核心词和一般不超过3个的特征词组成。

第三节　各国(地区)医疗器械监管概况

一、美国医疗器械监管概况

美国是最早立法管理医疗器械的国家,其监管模式的科学性和系统性已被世界上大多数国家和地区认可。美国医疗器械管理和监督机构由商务部(DC)、FDA以及医疗卫生工业制造商协会(HIMA)共同承担,在各自的职能范围内相互合作。根据1938年的《联邦食品、药品和化妆品法》,其中FDA是对医疗器械进行监管的主要机构。FDA中由器械和辐射健康中心(CDRH)及FDA监管事务办公室(ORA)负责医疗器械,确保本国和进口医疗器械的安全、有效、真实和合法。

1976年FDA颁布的《医疗器械修正案》将医疗器械分为3类,其分类标准是基于医疗器械的复杂性和风险特征,其中以Ⅲ类产品最为复杂、风险性最高。FDA对Ⅰ类产品(占47%左右)实行的是一般管控,绝大部分产品只需进行注册、列名和实施GMP规范即可进入美国市场[其中极少数产品连GMP也豁免,极少数保留产品则需向FDA递交510(k)申请,即上市前通知(pre-market notification,PMN)];对Ⅱ类产品(占46%左右)实行的是特殊控制,企业在进行注册和列名后,还需实施GMP并递交510(k)申请[极少数产品可豁免510(k)];对Ⅲ类产品(占7%左右)实行的是上市前许可(pre-market approval,PMA),企业在进行注册和列名后,须实施GMP并向FDA递交PMA申请。

美国医疗器械的上市后安全性监测通过上市后安全性问题的识别、评估和反馈进行运作。CDRH 的主要职责有收集广泛的、精确的、及时的统计学和流行病学的监测数据,衡量上市医疗器械的安全性和有效性,对潜在的风险信号进行警示;通过医疗器械有关机构与公众和企业建立伙伴关系和联盟,确保交流的持续性和信息的对称性;通过医疗器械生产者协会维持强制性核查与评估,完善质量标准,在公众健康受到影响之前发现和说明问题;以及时有效的方式,用通俗易懂的语言与大众交流每一条医疗器械风险信息;将上市后的监测结果与上市前的器械审评相结合;发现和交流企业在法规实践中的优秀范例;建立和维护支持法规和公众健康责任的信息与知识系统;不断开发人力资源,培养具备解决医疗器械安全性问题技能和知识的人才。

二、欧盟医疗器械监管概况

欧盟在医疗器械管理方面有丰富的历史和经验。20 世纪 90 年代,以英国、法国和德国为代表的欧盟各国已初步形成了自己的医疗器械管理体系,欧盟制定了 3 个欧盟指令,使投放市场的医疗器械有了统一的规定。这些法规主要用于产品上市前的审批管理,而临床试验和上市后的监督管理仍由欧盟各成员国自行负责。

为了对复杂且发展不均衡的医疗器械市场进行调控,欧盟颁布指令要求医疗器械(也适用于其他商业产品)在所有欧盟成员国间进行市场推广之前必须获得"欧洲一致"(Conformité Européenne,CE)标识。根据器械预期用途相关风险的递增,将医疗器械分为Ⅰ、Ⅱa、Ⅱb 和Ⅲ四类。每个欧盟国家的器械批准需要由被称为主管当局(competent authority)的政府机构进行审核,例如法国健康产品安全机构等。最低风险的医疗器械在向主管当局申报后,当局有可能对其进行安全检查以确保其生产标准,并对器械的技术文件进行审核。更为复杂的器械的上市审批则由指定机构(notified bodies)直接负责,指定机构是由各成员国向欧盟申报、由欧盟批准的机构,在指令的责任范畴内提供公正检测服务,这类机构一般是独立自主的公司,专门研究评估包括医疗器械在内的很多产品,被主管当局任命涵盖某种类型器械的审批。审批时,医疗器械制造商首先需要选择一个合适的指定机构。医疗器械将接受与其预期用途相关的性能和可靠性测验。欧盟将质量体系要求融入欧洲统一标准中,并在产品上市前审查中得以体现。在医疗器械指令中,已成功将对质量体系的保证作为产品上市前控制的主要手段。

目前欧盟在上市后管理方面还未制定统一的法规,仍由各国的主管部门负责。但提出在医疗器械进入市场和投入服务时,成员国主管当局应当采取一切必要的措施,确保器械正确安装、维护和使用,有义务监督这些器械的安全性和质量。欧盟要求上市后监督作为制造厂商质量管理体系的一部分。一般来说,上市后管理主要集中在以下两个方面:①对生产企业进行质量体系检查:在生产企业取得 CE 标志后,通告机构仍然每年或每 2 年至少 1 次对企业的质量体系进行审查,以确保生产企业持续生产出质量合格、安全有效的医疗器械。②建立不良事件报告和反馈体系:各种主管部门要求医疗机构建立不良事件报告制度和植入器械随访记录。同时,各个生产企业也必须建立不良事件档案,并作为质量体系检查的一个重要内容。

三、日本医疗器械监管概况

日本医疗器械业主要由通产省、厚生省和医疗器械工业协会3个部门和协会在各自的职能范围内相互配合，协同工作。其中厚生省全权负责医疗器械的监督管理，厚生省药物局根据《药事法》进行具体的行政管理。

其将医疗器械行业种类分为制造业、贩卖业和制造贩卖业。对应的行业准入方面共有4种行业许可，即制造业生产许可、贩卖业许可、制造贩卖业许可和修理业许可。在产品管理方面，日本现在对医疗器械实行承认审查制度，根据产品的危险等级不同，分别采取产品申报登记、产品第三方认证和厚生劳动大臣审查承认等不同的管理等级，不同的等级有相应不同的过程管理要求，其严格程度主要体现在QMS、GQP、GVP和广告规定的具体要求方面，其中QMS为制造管理基准、GQP为品质管理基准、GVP为制造销售后安全管理基准。将医疗器械分为4类，Ⅰ类医疗器械称为一般医疗器械，须获得地方政府的入市销售许可；这类器械不需要获得厚生省的入市批准，厚生省对它们的入市也不作管理规定。Ⅱ类医疗器械称为控制类医疗器械，须由第三方进行认证。Ⅲ和Ⅳ类医疗器械称为严格控制类医疗器械；正如其名所示，这两类医疗器械将受到严格的管理，并须获得厚生省的入市销售批准。

此外，日本非常注重医疗器械临床研究规范和医疗器械不良事件报告体系建设。

四、我国医疗器械监管概况

国家药品监督管理局负责全国的医疗器械监督管理工作。国家药品监督管理局与各级下属省市分局对医疗器械采用集权和分权相结合的监管模式。

医疗器械监督管理的法规体系为《医疗器械监督管理条例》及一系列相关的配套规章制度，与《医疗器械监督管理条例》一起初步形成"条例-配套规章-规范性文件"3个层次的、比较完整的法规体系。根据医疗器械的风险程度不同，将其划分成3类，并实行分类分级管理。

上市前，对医疗器械产品实施注册制度、对医疗器械生产企业、经营企业实施许可制度，对监管实施强制许可制度。

上市后管理与控制的主要措施和手段有加大对产品质量的监督抽查，加强许可检查的力度，加强对医疗器械生产、经营企业质量体系建立和上市后医疗器械生产现场的日常监督管理。

以上监管手段初步构建了从分类管理制度、注册许可制度、生产许可制度到医疗器械不良事件监测制度、再评价制度和召回制度等医疗器械全过程监管体系。

点滴积累 ▽ ....

1. 美国医疗器械管理和监督机构由商务部（DC）、FDA以及医疗卫生工业制造商协会（HIMA）共同承担。

2. 欧盟制定了3个医疗器械的欧盟指令，主要用于产品上市前的审批管理，而临床试验和上市后的监督管理仍由欧盟各成员国自行负责。

3. 日本医疗器械业主要由通产省、厚生省和医疗器械工业协会 3 个部门和协会在各自的职能范围内相互配合，协同工作。

4. 在我国，国家药品监督管理局负责全国的医疗器械监督管理工作。

目标检测

一、单项选择题

1. 关于医疗器械分类，以下说法错误的是_____。

   A. 第一类是风险程度低，实行常规管理可以保证其安全、有效的医疗器械

   B. 第二类是具有中度风险，需要严格控制管理以保证其安全、有效的医疗器械

   C. 第三类是具有较高风险，需要采取特别措施严格控制管理以保证其安全、有效的医疗器械

   D. 第四类是具有超高风险，需要采取特别措施严格控制管理以保证其安全、有效的医疗器械

2. 我国医疗器械产品按照_____可分为第一、第二和第三类。

   A. 风险程度　　　　B. 技术难度　　　　C. 复杂程度　　　　D. 适用范围

3. 医疗器械的结构特征分为_____。

   A. 短期医疗器械和长期医疗器械　　　　B. 复杂医疗器械和简单医疗器械

   C. 大型医疗器械和小型医疗器械　　　　D. 有源医疗器械和无源医疗器械

4. 医疗器械的通用名称一般包括_____。

   A. 关键词和辅助词　　　　B. 核心词和特征词

   C. 核心词和次要词　　　　D. 关键词和特征词

二、多项选择题

医疗器械的风险程度可通过以下哪些因素进行综合判定_____。

   A. 结构特征　　　　B. 使用形式

   C. 使用状态　　　　D. 是否接触人体

三、简答题

1. 简述如何判断医疗器械的类别。

2. 比较美国、欧盟、日本以及中国医疗器械分类的异同。

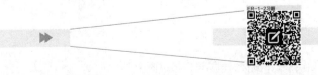

（郑彦云　彭胜华）

第三章

医疗器械的基本要求

第一节 医疗器械标准

导学情景 ∨

情景描述：

在医院，我们可能经常会听到这样的问题：这个设备测的数据准不准啊？ 这个仪器治疗效果好不好啊？ 这个产品用了到底有没有用呢？

学前导语：

医疗器械产品的基本要求就是安全有效，如何保证产品满足安全有效要求呢？ 必须关注以下几方面的内容：医疗器械标准、医疗器械检验以及质量管理。

医疗器械产品的安全、有效使用依赖于安全、合理的产品设计和持续稳定的质量体系保证，这两个方面都离不开医疗器械标准的支撑。医疗器械生产企业通过执行相关的医疗器械标准，符合相应的标准要求来保证满足法规要求，保证产品的安全、有效。同时，医疗器械标准也是国家监督管理部门实施监督管理的法定技术依据。

医疗器械标准化是一项基础工作，也是医疗器械监督管理的重要组成部分。切实做好《医疗器械监督管理条例》的贯彻落实，准确理解医疗器械强制性国家标准、行业标准的要求，明确医疗器械标准在医疗器械监督管理工作中的作用，严格监控上市医疗器械产品的质量，才能保证公正、科学地实施国家对医疗器械产品质量的监督。

一、医疗器械产品的基本要求和医疗器械标准的关系

1. 医疗器械产品的基本要求 在医疗器械监督管理工作中，其重点应紧紧围绕《医疗器械监督管理条例》的宗旨："加强对医疗器械的监督管理，保证医疗器械的安全、有效，保障人体健康和生命安全"。即《医疗器械监督管理条例》为医疗器械产品提出的基本要求，这些要求可分解为：

（1）必须是安全的：医疗器械在规定的条件使用时，为了达到预期的设计目的，必须考虑使用场合具备的技术知识、经验以及使用者受教育或培训的程度等因素，它们即便在单一故障状态下也不应该危及临床条件或病人、使用者、应用场合其他人员的安全和健康。

（2）必须根据目前认可的工艺技术设计和制造：在产品设计和生产制造过程中，所采用的方案

应该符合安全的原则以及考虑一般公认的技术状态。如果使用中存在风险,则应该权衡病人的利弊以及规定的安全和健康防护要求,设定可以接受的风险水平,在设计和生产方案中对风险采取重新设计、警告或报警,或在使用说明书中告知风险的措施。

(3) 必须达到产品的预期性能:医疗器械应该达到生产企业在产品说明书中明示的性能要求,在产品应用的每个权限定义范围内,产品的设计、制造、包装应该符合该产品的作用。

(4) 必须保证在规定的寿命周期内产品的安全和性能:生产企业应确保上市产品在使用说明书中规定的产品寿命期限内,当器械处于正常使用条件的状态下,产品的特性和性能不能下降,不能产生危及临床条件、病人和使用场合相关人员安全的影响。

(5) 产品在规定的运输、储存条件下,其安全和性能不受影响:产品的设计、制造、包装应该达到这样的要求,按照生产者提供的产品说明书,产品在运输、储存过程中,其使用特性和性能不会受到不利影响。

(6) 副作用必须在可接受的范围内:产品预期性能的功效应该大于任何副作用。

2. 医疗器械产品的基本要求和标准的关系　医疗器械的基本要求是医疗器械制造商所生产的医疗器械上市产品必须满足的,也是各国药品管理部门对其监督审查的重点;医疗器械标准既是医疗器械生产企业开发、生产全过程的主要依据,又是政府部门监督医疗器械产品质量的依据。通过执行有关的医疗器械标准,用符合医疗器械标准来证明上市产品符合基本要求,保证所生产的医疗器械产品达到安全有效的要求。因此,对医疗器械基本要求所涉及的相关内容应尽可能用产品标准的形式具体体现。当然,医疗器械标准不可能体现产品的全部风险,有些风险可能通过质量管理体系予以控制,必要时,也可以通过产品说明书将剩余风险告知用户。

二、医疗器械标准与注册/备案

(一)《医疗器械监督管理条例》中关于医疗器械标准的要求

1. 医疗器械产品应当符合医疗器械强制性国家标准;尚无强制性国家标准的,应当符合医疗器械强制性行业标准。

2. 医疗器械强制性标准已经修订,申请延续注册的医疗器械不能达到新要求的,不予延续注册。

3. 医疗器械生产企业应当按照医疗器械生产质量管理规范的要求,建立健全与所生产的医疗器械相适应的质量管理体系并保证其有效运行;严格按照经注册或者备案的产品技术要求组织生产,保证出厂的医疗器械符合强制性标准以及经注册或者备案的产品技术要求。

4. 发现使用的医疗器械存在安全隐患的,医疗器械使用单位应当立即停止使用,并通知生产企业或者其他负责产品质量的机构进行检修;经检修仍不能达到使用安全标准的医疗器械,不得继续使用。

5. 进口的医疗器械应当有中文说明书、中文标签。说明书、标签应当符合本条例规定以及相关强制性标准的要求,并在说明书中载明医疗器械的原产地以及代理人的名称、地址、联系方式。

6. 医疗器械生产企业发现其生产的医疗器械不符合强制性标准、经注册或者备案的产品技要求或者存在其他缺陷的,应当立即停止生产,通知相关生产经营企业、使用单位和消费者停止经营和使用,召回已经上市销售的医疗器械,采取补救、销毁等措施,记录相关情况,发布相关信息,并将医疗器械召回和处理情况向食品药品监督管理部门和卫生计生主管部门报告。

7. 对可能存在有害物质或者擅自改变医疗器械设计、原材料和生产工艺并存在安全隐患的医疗器械,按照医疗器械国家标准、行业标准规定的检验项目和检验方法无法检验的,医疗器械检验机构可以补充检验项目和检验方法进行检验;使用补充检验项目、检验方法得出的检验结论,经国务院食品药品监督管理部门批准,可以作为食品药品监督管理部门认定医疗器械质量的依据。

8. 生产、经营、使用不符合强制性标准或者不符合经注册或者备案的产品技术要求的医疗器械的,由县级以上人民政府食品药品监督管理部门责令改正,没收违法生产、经营或者使用的医疗器械;违法生产、经营或者使用的医疗器械货值金额不足 1 万元的,并处 2 万元以上 5 万元以下罚款;货值金额 1 万元以上的,并处货值金额 5 倍以上 10 倍以下罚款;情节严重的,责令停产停业,直至由原发证部门吊销医疗器械注册证、医疗器械生产许可证、医疗器械经营许可证。

9. 医疗器械使用单位发现使用的医疗器械存在安全隐患未立即停止使用、通知检修,或者继续使用经检修仍不能达到使用安全标准的医疗器械的,由县级以上人民政府食品药品监督管理部门和卫生计生主管部门依据各自职责责令改正,给予警告;拒不改正的,处 5000 元以上 2 万元以下罚款;情节严重的,责令停产停业,直至由原发证部门吊销医疗器械生产许可证、医疗器械经营许可证。

（二）医疗器械注册/备案

在中华人民共和国境内销售、使用的医疗器械均应当按照规定申请注册/备案,未获准注册/备案的医疗器械不得销售、使用。医疗器械注册是指食品药品监督管理部门依照法定程序,根据医疗器械注册申请人的申请,对其针对拟上市销售、使用医疗器械的安全性、有效性、质量可控性进行的研究及其结果实施系统评价,以决定是否同意其申请的审批过程。

1. 医疗器械产品的分类管理 第一类医疗器械实行产品备案管理,第二、第三类医疗器械实行产品注册管理。

2. 医疗器械注册/备案应提交的资料

（1）产品风险分析资料。

（2）产品技术要求。

（3）产品检验报告。

（4）临床评价资料。

（5）产品说明书及标签样稿。

（6）与产品研制、生产有关的质量管理体系文件。

（7）证明产品安全、有效所需的其他资料。

医疗器械注册申请人、备案人应当对所提交资料的真实性负责。

3. 申请人或者备案人申请注册或者办理备案应当遵循医疗器械安全、有效的基本要求,保证研制过程规范,所有数据真实、完整和可溯源。

4. 医疗器械注册申请人和备案人应当建立与产品研制、生产有关的质量管理体系,并保持有效运行。

（三）医疗器械产品的技术要求

1. 关于产品的技术要求 申请人或者备案人应当编制拟注册或者备案的医疗器械的产品技术要求。第一类医疗器械的产品技术要求由备案人办理备案时提交食品药品监督管理部门,第二、第三类医疗器械的产品技术要求由食品药品监督管理部门在批准注册时予以核准。

产品技术要求主要包括医疗器械成品的性能指标和检验方法,其中性能指标是指可进行客观判定的成品的功能性、安全性指标以及与质量控制相关的其他指标。

在中国上市的医疗器械应当符合经注册核准或者备案的产品技术要求。

2. 产品技术要求的编写

（1）医疗器械产品技术要求的编制应符合国家相关法律法规。

（2）医疗器械产品技术要求中应采用规范、通用的术语。

（3）医疗器械产品技术要求中的文字、数字、公式、单位、符号、图表等应符合标准化要求。

（4）如医疗器械产品技术要求中的内容引用国家标准、行业标准或《中国药典》,应保证其有效性,并注明相应标准的编号和年号以及《中国药典》的版本号。

点滴积累 ∨

1. 医疗器械产品的安全、有效使用依赖于安全、合理的产品设计和持续稳定的质量体系保证,这两个方面都离不开医疗器械标准的支撑。
2. 申请人或者备案人应当编制拟注册或者备案的医疗器械的产品技术要求。

第二节　医疗器械检验

一、医疗器械检验的相关要求

《医疗器械监督管理条例》第九条明确提出,第一类医疗器械备案和申请,第二、第三类医疗器械注册需提交产品检验报告。《医疗器械注册管理办法》进一步明确有关医疗器械检验的要求:申请第二、第三类医疗器械注册应当进行注册检验。医疗器械检验机构应当依据产品的技术要求对相关产品进行注册检验。注册检验样品的生产应当符合医疗器械质量管理体系的相关要求,注册检验合格的方可进行临床试验或者申请注册。办理第一类医疗器械备案的,备案人可以提交产品自检报告。

二、医疗器械检验机构资质要求

《医疗器械监督管理条例》第五十七条规定,医疗器械检验机构资质认定工作按照国家有关规定实行统一管理。经国务院认证认可监督管理部门会同国务院食品药品监督管理部门认定的检验机构,方可对医疗器械实施检验。

为加强医疗器械检验机构管理,规范医疗器械检验机构资质认定工作,原国家食品药品监督管理总局组织制定了《医疗器械检验机构资质认定条件》(简称《认定条件》),自 2014 年 6 月 1 日起实施。

《认定条件》作为中国国家认证认可监督管理委员会(以下简称国家认监委)《检验检测机构资质认定评审准则医疗器械检验机构评审》的补充要求,在国家认监委组织医疗器械检验机构资质认定评审时,与其制定印发的通用的《检验检测机构资质认定评审准则》合并使用。各医疗器械检验机构作为资质认定工作的申请主体,应当严格按照《认定条件》,在组织、管理体系、检验能力、人员、环境和设施、设备、检测样品处置等方面具备其要求后,方可向国家认监委申请资质认定工作。

三、医疗器械检验机构发展现状

为适应我国医疗器械行业的蓬勃发展,满足行业对于医疗器械检验的需求,我国成立了 10 家国家级医疗器械检验中心:中国食品药品检定研究院、广州医疗器械质量监督检验中心、天津市医疗器械质量监督检验中心、上海市医疗器械检测所、山东省医疗器械产品质量检验中心、辽宁省医疗器械检验检测院、湖北医疗器械质量监督检验中心、北京市医疗器械检验所、北京大学口腔医学院口腔医疗器械检验中心、浙江省医疗器械检验院,承担各自承检范围内的医疗器械产品注册检验、监督检验和委托检验工作。同时这些检测中心还是相关产品的全国标准化技术委员会秘书处所在地,负责相关标准的制修订、转化、验证和宣贯培训。

以下多个省份和直辖市均有其省级医疗器械检验机构:重庆、贵州、湖南、甘肃、四川、云南、河南、河北、吉林、江西,承担各省和直辖市辖区内的医疗器械产品检验工作。

点滴积累 V ⋯⋯⋯⋯⋯⋯⋯⋯⋯⋯⋯⋯⋯⋯⋯⋯⋯⋯⋯⋯⋯⋯⋯⋯⋯⋯⋯⋯⋯⋯⋯⋯⋯⋯⋯

1. 第一类医疗器械备案和申请,第二、第三类医疗器械注册需提交产品检验报告。
2. 经国务院认证认可监督管理部门会同国务院食品药品监督管理部门认定的检验机构,方可对医疗器械实施检验。
3. 在我国已有 10 个国家级医疗器械检验中心和多家省级检验中心。

第三节 医疗器械质量管理

医疗器械是救死扶伤、防病治病的特殊产品,对其质量的基本要求是安全、有效。医疗器械的质量不仅要有产品的技术要求来规范,而且要依靠有效的质量管理体系来保障。为此我国医疗器械监管部门将医疗器械产品技术要求和质量管理体系要求都摆在非常重要的位置,目的就是为了保障人体健康和生命安全。

《医疗器械监督管理条例》《医疗器械注册管理办法》《医疗器械生产监督管理办法》等一系列法律法规明确提出医疗器械上市前必须取得产品注册/备案和生产许可/备案,建立和实施符合要求的质量管理体系是其中一个必不可少的环节。质量管理体系是企业管理体系的一部分,它致力于达到企业的质量目标。鉴于产品质量不是检验出来的,而是通过体系生产出来的,仅靠产品技术要求和成品检验无法保证医疗器械产品安全有效,必须强化医疗器械生产质量管理体系,重视过程控制,以预防为主,实现企业质量目标。质量管理体系的建立要通过一系列质量管理活动实现,包括制定质量方针和目标,进行质量策划、质量控制、质量保证和质量改进活动。

国务院食品药品监管部门组织有关专家制定了《医疗器械生产质量管理规范》(以下简称《规范》),要求医疗器械生产企业按照《规范》建立健全质量管理体系,并规定了机构与人员,厂房与设施,设备,文件管理,设计开发,采购,生产管理,质量控制,销售和售后,不合格品控制,不良事件监测、分析和改进等方面的内容。

一、机构与人员要求

《规范》明确要求企业应当建立与医疗器械生产相适应的管理机构,并有组织机构图,明确各部门的职责和权限,明确质量管理职能。企业负责人是医疗器械产品质量的主要责任人,企业负责人应当确定一名管理者代表。并明确规定了企业负责人、管理者代表以及其他重要质量相关岗位人员的职责、权限与要求。

二、厂房与设施要求

厂房与设施应当根据所生产产品的特性、工艺流程及相应的洁净级别要求合理设计、布局和使用,保证符合生产要求。生产区、仓储区、检验区均应保证与所生产的品种和规模相适应,并满足相关需要。

三、设备要求

企业应配备与生产产品和规模相匹配的生产设备、工艺装备等,并确保有效运行。企业应当配备与产品检验要求相适应的检验仪器、设备和适当的计量器具,保证其满足使用要求。同时对以上设备应建立相应记录,记录内容包括使用、校准、维护和维修等情况,以确保设备的有效运行。

四、文件管理要求

企业应当建立健全质量管理体系文件,包括质量方针和质量目标、质量手册、程序文件、技术文件和记录,以及法规要求的其他文件。并规定文件控制要求,系统地设计、制定、审核、批准和发放质量管理体系文件。同时还应明确记录控制要求,包括记录的标识、保管、检索、保存期限和处置要求。

五、设计开发要求

企业应当建立设计控制程序并形成文件,对医疗器械的设计和开发过程实施策划和控制。明确设计和开发策划、设计开发输入、设计开发输出、设计开发转换、设计开发评审、验证与确认以及设计开发更改等过程的控制要求。同时,企业应当在包括设计和开发在内的产品实现全过程中,制定风险管理的要求并形成文件,保持相关记录。

六、采购要求

企业应当建立采购控制程序,确保采购物品符合规定的要求,且不低于法律法规的相关规定和国家强制性标准的相关要求。企业应当根据采购物品对产品的影响,确定对采购物品实行控制的方式和程度。明确企业应当建立供应商审核制度,并应当对供应商进行审核评价;应当与主要原材料供应商签订质量协议,明确双方所承担的质量责任;采购时应当明确采购信息,清晰表述采购要求,包括采购物品类别、验收准则、规格型号、规程、图样等内容。应当建立采购记录,包括采购合同、原材料清单、供应商资质证明文件、质量标准、检验报告及验收标准等;企业应当对采购物品进行检验或者验证,确保满足生产要求。

七、生产管理要求

企业应当按照建立的质量管理体系进行生产,以保证产品符合强制性标准和经注册或者备案的产品技术要求。规定企业应当编制生产工艺规程、作业指导书等,企业应当根据生产工艺特点对环境进行监测,并保存记录。应当对生产的特殊过程进行确认,并保存记录。每批(台)产品均应当有生产记录,并满足可追溯的要求。应当建立产品标识控制程序,用适宜的方法对产品进行标识,以便于识别,防止混用和错用。应当在生产过程中标识产品的检验状态,防止不合格的中间产品流向下道工序。应当建立产品的可追溯性程序,规定产品追溯范围、程度、标识和必要的记录。产品的说明书、标签应当符合相关法律法规及标准要求。企业应当建立产品防护程序,规定产品及其组成部分的防护要求,包括污染防护、静电防护、粉尘防护、腐蚀防护、运输防护等要求。防护应当包括标识、搬运、包装、贮存和保护等。

八、质量控制要求

企业应当建立质量控制程序,规定产品检验部门、人员、操作等要求,并规定检验仪器和设备的使用、校准等要求,以及产品放行的程序。检验仪器和设备的管理使用应当定期进行校准或者检定,并予以标识;做好搬运、维护、贮存期间的防护要求,防止检验结果失准;发现检验仪器和设备不符合要求时,应当对以往的检验结果进行评价,并保存验证记录;对用于检验的计算机软件应当确认。

企业应当根据强制性标准以及经注册或者备案的产品技术要求制定产品的检验规程,并出具相应的检验报告或者证书。需要常规控制的进货检验、过程检验和成品检验项目原则上不得进行委托检验。对于检验条件和设备要求较高,确需委托检验的项目,可委托具有资质的机构进行检验,以证明产品符合强制性标准和经注册或者备案的产品技术要求。每批(台)产品均应当有检验记录,并满足可追溯的要求。检验记录应当包括进货检验、过程检验和成品检验的检验记录、检验报告或者证书等。企业应当规定产品放行程序、条件和放行批准要求。放行的产品应当附有合格证明。企业应当根据产品和工艺特点制定留样管理规定,按规定进行留样,并保持留样观察记录。

九、销售和售后服务要求

企业应当建立产品销售记录,并满足可追溯的要求。销售记录至少包括医疗器械的名称、规格、型号、数量,生产批号,有效期,销售日期,购货单位的名称、地址、联系方式等内容。直接销售自产产品或者选择医疗器械经营企业,应当符合医疗器械相关法规和规范要求。发现医疗器械经营企业存在违法违规经营行为时,应当及时向当地食品药品监督管理部门报告。企业应当具备与所生产产品相适应的售后服务能力,建立健全售后服务制度。应当规定售后服务的要求并建立售后服务记录,并满足可追溯的要求。需要由企业安装的医疗器械,应当确定安装要求和安装验证的接收标准,建立安装和验收记录。由使用单位或者其他企业进行安装、维修的,应当提供安装要求、标准和维修零部件、资料、密码等,并进行指导。企业应当建立顾客反馈处理程序,对顾客反馈信息进行跟踪分析。

十、不合格品控制要求

企业应当建立不合格品控制程序,规定不合格品控制的部门和人员的职责与权限。应当对不合格品进行标识、记录、隔离、评审,根据评审结果,对不合格品采取相应的处置措施。在产品销售后发现产品不合格时,企业应当及时采取相应措施,如召回、销毁等。不合格品可以返工的,企业应当编制返工控制文件,返工控制文件包括作业指导书、重新检验和重新验证等内容;不能返工的,应当建立相关处置制度。

十一、不良事件监测、分析和改进要求

企业应当指定相关部门负责接收、调查、评价和处理顾客投诉,并保持相关记录。企业应当按照有关法规的要求建立医疗器械不良事件监测制度,开展不良事件监测和再评价工作,并保持相关记录。企业应当建立数据分析程序,收集分析与产品质量、不良事件、顾客反馈和质量管理体系运行有关的数据,验证产品的安全性和有效性,并保持相关记录。企业应当建立纠正措施程序,确定产生问题的原因,采取有效措施,防止相关问题再次发生。应当建立预防措施程序,确定潜在问题的原因,采取有效措施,防止问题发生。对于存在安全隐患的医疗器械,企业应当按照有关法规要求采取召回等措施,并按规定向有关部门报告。企业应当建立产品信息告知程序,及时将产品变动、使用等补充信息通知使用单位、相关企业或者消费者。企业应当建立质量管理体系内部审核程序,规定审核的准则、范围、频次、参加人员、方法、记录要求、纠正预防措施有效性的评定等内容,以确保质量管理体系符合本规范的要求。企业应当定期开展管理评审,对质量管理体系进行评价和审核,以确保其持续的适宜性、充分性和有效性。

点滴积累 V

1. 医疗器械生产企业按照《医疗器械生产企业质量管理规范》建立健全质量管理体系。

2. 《医疗器械生产质量管理规范》规定了机构与人员、厂房与设施、设备、文件管理、设计开发、采购、生产管理、质量控制、销售和售后、不合格品控制、不良事件监测、分析和改进等方面的内容。

第四节 医疗器械产品审评

一、简介

《医疗器械注册管理办法》明确规定,受理注册申请的食品药品监督管理部门应当自受理之日起3个工作日内将申报资料转交技术审评机构。技术审评机构应当在60个工作日内完成第二类医疗器械注册的技术审评工作,在90个工作日内完成第三类医疗器械注册的技术审评工作。需要外聘专家审评、药械组合产品需与药品审评机构联合审评的,所需时间不计算在内,技术审评机构应当将所需时间书面告知申请人。食品药品监督管理部门在组织产品技术审评时可以调阅原始研究资料,并组织对申请人进行与产品研制、生产有关的质量管理体系核查。技术审评过程中需要申请人补正资料的,技术审评机构应当一次告知需要补正的全部内容。申请人应当在1年内按照补正通知的要求一次提供补充资料;技术审评机构应当自收到补充资料之日起60个工作日内完成技术审评,申请人补充资料的时间不计算在审评时限内。申请人对补正资料通知内容有异议的,可以向相应的技术审评机构提出书面意见,说明理由并提供相应的技术支持资料。申请人逾期未提交补充资料的,由技术审评机构终止技术审评,提出不予注册的建议,由食品药品监督管理部门核准后作出不予注册的决定。

二、技术审评机构

《医疗器械注册管理办法》(国家食品药品监督管理总局令第4号)明确规定技术审评由技术审评机构负责。具体来说,境内第三类和境外医疗器械技术审评由国家药品监督管理局医疗器械技术审评中心负责,境内第二类医疗器械技术审评由省级医疗器械技术审评中心负责。

国家药品监督管理局医疗器械技术审评中心的主要职能包括以下几个方面:负责对申请注册的境内第三类医疗器械产品进行技术审评;负责对申请注册的进口医疗器械产品进行审评;参与起草医疗器械注册管理相关法规规章和规范性文件;参与制定相关医疗器械技术审评规范并组织实施;组织开展相关审评业务咨询服务;负责对地方医疗器械技术审评工作进行业务指导和技术支持;参与相关医疗器械注册核查工作。

省级技术审评中心的主要职能包括以下几个方面:承担医疗器械的技术审评及相关质量管理规范的认证工作;承担对医疗器械的研制、生产、经营、使用单位的许可事项及其变更的技术审查和现场检查的技术工作;承担对医疗器械广告的技术审查工作;保管相关技术档案及信息资料,为企业和社会提供技术指导和服务等。

三、技术审评操作规范

为规范医疗器械注册审批工作,原国家食品药品监督管理总局组织制定了《境内第三类和进口医疗器械注册审批操作规范》《境内第二类医疗器械注册审批操作规范》(本节内统称规范),明确了受理、技术审评、行政审批、批件制作等环节的要求。

规范明确规定技术审评机构对医疗器械的安全性、有效性研究和结果进行系统评价,提出结论性意见,并对技术审评阶段出具的审评意见负责。技术审评环节包括主审、复核、签发3个子环节。

主审的责任人为技术审评机构技术审评人员,其职责为按照相关法律法规、法定程序和技术审评要求,根据申请人的申请,对其拟上市销售产品的安全性和有效性研究及其结果进行系统评价;对医疗器械许可事项变更注册内容进行审查,确定变更注册内容是否符合许可事项变更注册的相关规定;对延续注册内容进行审查,确定是否符合延续注册的相关规定,出具审评意见。

复核责任人为技术审评机构部门负责人,其应对审评意见进行审查,必要时复核注册申报资料,确定审评意见的完整性、规范性和准确性,并提出复核意见。确定审评过程符合有关审评程序的规定,做到审评尺度一致。

签发责任人为技术审评机构负责人,其对审评意见和复核意见进行审核,确认审评结论,签发审评报告。

四、技术审评指导原则

为指导注册申请人对产品注册申报资料的准备及撰写,同时也为技术审评部门审评注册申报资料提供参考,原国家食品药品监督管理总局组织编写了《磁疗产品注册技术审查指导原则》《椎间融合器注册技术审查指导原则》《腹膜透析机注册技术审查指导原则》等400多个产品注册技术审查指导原则。产品注册技术审评指导原则是供申请人和审查人员使用的指导文件,不涉及注册审批等行政事项,亦不作为法规强制执行,如有能够满足法规要求的其他方法,也可以采用,但应提供详细的研究资料和验证资料。应在遵循相关法规的前提下使用指导原则。指导原则是在现行法规、标准体系及当前认知水平下制定的,随着法规、标准体系的不断完善和科学技术的不断发展,其相关内容也将适时进行调整。

点滴积累 V

1. 技术审评是医疗器械注册的一个重要环节。

2. 技术审评机构境内第三类和境外医疗器械技术审评由国家药品监督管理局医疗器械技术审评中心负责,境内第二类医疗器械技术审评由省级医疗器械技术审评中心负责。

3. 技术审评环节包括主审、复核、签发3个子环节。

4. 产品注册技术审评指导原则是供申请人和审查人员使用的指导文件。

目标检测

一、单项选择题

1. 以下内容不属于医疗器械基本要求的是＿＿＿＿＿＿＿＿。

　　A. 根据目前认可的工艺技术设计和制造

　　B. 达到产品的预期性能

    C. 副作用必须在可接受的范围内

    D. 保证始终安全有效

2. 关于不同类别医疗器械产品的技术要求,以下说法不正确的是_____。

    A. 第一类医疗器械的产品技术要求由备案人办理备案时提交食品药品监督管理部门

    B. 第一类医疗器械的产品技术要求由食品药品监督管理部门在批准注册时予以核准

    C. 第二类医疗器械的产品技术要求由食品药品监督管理部门在批准注册时予以核准

    D. 第三类医疗器械的产品技术要求由食品药品监督管理部门在批准注册时予以核准

3. 有关技术要求下列说法正确的是_____。

    A. 拟注册或者备案医疗器械均应编写产品技术要求

    B. 只有注册医疗器械需编写产品技术要求

    C. 只有备案医疗器械需编写产品技术要求

    D. 产品技术要求对于产品注册或备案并不是必需的

二、多项选择题

1. 医疗器械产品技术要求中的性能指标包括下列哪些指标_____。

    A. 成品的功能性指标　　　　　　　　B. 成品的安全性指标

    C. 与质量控制相关的其他指标　　　　D. 生产设备性能指标

    E. 成品的经济性指标

2. 医疗器械质量管理活动通常包括_____。

    A. 制定质量方针和目标　　　　　　　B. 进行质量策划

    C. 质量控制　　　　　　　　　　　　D. 质量保证

    E. 质量改进活动

三、简答题

1. 简述医疗器械标准有何作用。

2. 简述医疗器械质量管理体系建设要求。

ER-1-3题

（郑彦云　彭胜华）

第二篇

有源医疗器械

第一章

生理信息检测与处理设备

导学情景 V

情景描述:

　　2016 年 10 月 17 日 7 时 30 分, 神舟十一号载人飞船在酒泉卫星发射中心升空。 飞船入轨飞行后, 飞行员的身体健康状态备受关注。 经飞船上的生理信息检测与处理设备检测得到的心率、血压、血氧饱和度等生理参数, 由航天中心的医师判读后, 确定飞行员的身体状况一切正常。 最终, 神舟十一号载人飞船顺利返回着陆。

学前导语:

　　生理信息检测与处理设备能够提取人体的生理信号、检测和分析处理人体的生理信息。 医师通过判读相关生理参数, 可以判断人体健康状况, 也可以更快地找到病因, 为对症下药提供帮助。 本章我们将带领大家学习电子体温计、心电图机、脑电图机、肌电图机和医用监护仪器等生理信息检测与处理设备的基本原理、结构以及临床应用的相关知识。

第一节　生理信息的测量

一、简介

　　人体生理信息测量是指对人体的心电、脑电、肌电等电生理信息, 以及体温、血压、呼吸、脉搏、血氧等非电生理信息进行检测、记录和分析, 从而对人体进行医学诊断、疾病救治和健康状况识别。

　　按照测量的生理参数的多少, 可分为单参数测量(监护)类和多参数监护(测量)类。 单参数类设备包括心电图机、体温计、血压计等;多参数类设备则根据具体应用的需要, 以单参数模块为基础构成多参数监护系统, 如危重病人监护系统、手术室监护系统、麻醉深度监护系统等。

　　通常, 生理生化参数的测量采用各类传感器(sensor), 将反映人体功能状态信息的物理量(体温、血压、呼吸)或化学量(血氧、pH)转变为电(或电磁)信号。 生物量的测量常被称为传感, 电极和传感器经常合在一起, 统称为传感器。 根据我国制定的国家标准"传感器通用术语", 对传感器的定义是"能感受被测量并按照一定规律转换成可用信号输出的器件或装置, 通常由敏感元件(能直接感受或响应被测量的部分)和转换元件(能将敏感元件感受或响应的被测量转换成适于传输或测量的电信号部分)组成"。 根据这个定义, 传感器包括如图 2-1-1 所示的两个组成部分。

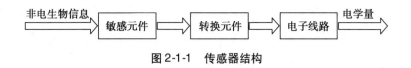

图 2-1-1 传感器结构

二、生理信息检测技术

（一）电生理信息检测技术

在生物医学领域,通常将生物机体在进行生理活动时所显示出的电现象称为生物电现象(bioelectric phenomenon),研究生物电现象的生理学称为电生理学(electrophysiology)。生物电现象在生物界是普遍存在的,其中以伴随神经、肌肉(包括骨骼肌、平滑肌和心肌)和感觉器官活动的电变化最引人注目,并成为现代电生理学的主要研究内容。

人体不同部位的生物电测量与记录能反映相应部位的兴奋性变化,是临床诊断的重要依据。例如心电变化的测量与记录是现代医学诊断心脏疾病的主要手段;脑电的测量与记录是探测脑部肿瘤和癫痫发作的重要依据;肌电的测量与记录有助于诊断肌肉萎缩和肌肉神经支配疾病等。

生物电测量涉及许多研究领域,诸如生物电的起源、生物电测量电极(体表记录电极、体内电极、微电极等)、生物电放大、记录等问题。

在测量心电图、脑电图、肌电图、眼电图及细胞电活动等体内外生物电位时采用的生物电引导电极称为生物电测量电极。生物电测量电极通常由经处理的某种金属板、金属细针或金属网制成,测量电极的性能优良与否将直接影响各种生物电位变化的测量结果。生物电测量电极种类很多(图 2-1-2),以安放的位置分,可分为体表电极、皮下电极和体内植入式电极等;按电极的形状分,可分为板状电极、针状电极、螺旋电极、环状电极和球状电极等;按电极的大小分,可分为宏电极和微电极,

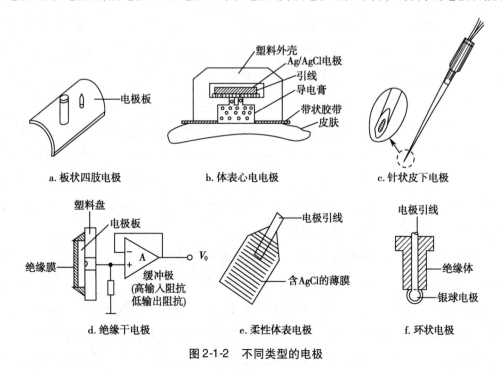

a. 板状四肢电极　　　　b. 体表心电电极　　　　c. 针状皮下电极

d. 绝缘干电极　　　　e. 柔性体表电极　　　　f. 环状电极

图 2-1-2 不同类型的电极

宏电极通常用来检测体内外机体组织的电位变化(例如心电、脑电、肌电等),在测量单细胞或神经元之内的电位变化时,必须采用比细胞尺寸还要小的电极,这种电极的尖端直径仅为 $0.5 \sim 5\mu m$,因此这种电极通常称为微电极;体表电极若按电极与皮肤之间是否采用导电膏来分,又可分为湿电极(采用导电膏)和干电极(不用导电膏),干电极仅在金属板上制作一层绝缘薄膜,因而亦称为绝缘电极。与常用的传导型电极不同,绝缘电极(干电极)是利用绝缘薄膜作为介质构成电容,作为交流静电耦合来拾取机体电位变化的,因此亦称为静电耦合型电极。

由于人体的活组织是一个含有多种金属元素的电介质,生物电测量电极拾取生物电位变化时,要经过复杂的非线性过程,因此生物电位的测量及检测电极的研究均会涉及许多基础研究。但在工程实现中,通常将电极测量生物电位变化时,看成是在电极-电介质界面上发生了从离子导电向电子导电的能量转换过程,而且将电极的电性能等效成由电容与电阻和半电池电位组成的等效电路。用等效电路来等效电极特性,有助于对电极的电参数的认识,可指导我们怎样设计与正确使用性能优良的生物医学测量电极。

(二) 非电生理信息检测技术

用于非电生理信息测量的传感器有的可以将待测量直接转换成电参量,其敏感元件和传递元件集于一体,如压电晶片和热电偶等直接将压力或热转换为电参量。也有的需要另外传递和处理的间接转换,如某些位移传感器或振动传感器等,其敏感元件和转换元件是相分离的。

生物医学传感器的种类很多,其分类方法国内外尚没有统一,总的来说可分为物理传感器、化学传感器和生物传感器。

1. **物理传感器**　利用物理性质和物理效应制成的传感器叫做物理传感器。按目前国内对传感器符号的标记方法,在这里介绍两种分类方法:一种是按传感器的工作原理分类,可分为应变式、电容式、电感式、压电式、磁电式、热电式和光电式等传感器;另一种是按被测量分类,可分为位移、压力、振动、流量、温度和光学等传感器。由于一种被检测量往往可以用数种工作原理的传感器来测量,所以物理传感器的名称常常是在被测量的前边加上不同的工作原理定语,如应变片式压力传感器、压阻式压力传感器和压电式压力传感器等。

2. **化学传感器**　化学传感器是将人体内的某些化学成分、浓度等转换成与之有确切关系的电参量的器件,它多是利用某些功能性膜对特定成分的选择性作用将被测成分筛选出来,进而用电化学装置将它变为电参量。一般多是按膜电极的响应机制、膜的组成和结构进行分类,通常有离子选择电极、气敏电极、湿敏电极、涂丝电极、聚合物基质电极、离子敏感场效应管、离子选择性微电极和离子选择性电极薄片等。目前可利用各种化学传感器测量人体中的某些化学成分,如用离子选择电极测量钾、钠、氯、钙等离子;利用气敏电极测定氧分压和二氧化碳分压等。

3. **生物传感器**　生物传感器是利用某些生物活性物质具有的选择识别待测生物化学物质的能力而制成的传感器,是一种以固定化的生物体成分(酶、抗原、抗体、激素)或生物体本身(组织、细胞、细胞器)作为敏感元件的传感器。根据所用的敏感物质的不同,有酶传感器、免疫传感器、微生物传感器、组织传感器和细胞传感器等;根据所用的信号转换器的不同,又可将生物传感器分为电化学生物传感器、半导体生物传感器、测热型生物传感器、测光型生物传感器和测声型生物传感器等。

为了更明确反映传感器的敏感特性和转换特性,实用中常综合使用上述两种分类法,如酶传感器中常分酶电极、酶热敏电阻、酶场效应管和酶光极等。

从传感器的效果看,上述的物理、化学和生物传感器分别代替人体的视、听、触、嗅、味 5 种感觉器官,所以也可按人的感觉功能分类,将传感器分为视觉传感器、听觉传感器、触觉传感器、嗅觉传感器和味觉传感器。

三、生理信息测量系统的基本组成

生理信息测量系统包括被测对象、测量仪器与测量环境三大部分。测量仪器种类繁多,复杂程度各异,但其基本组成通常包括信息获取、信号加工和记录与显示三大部分,如图 2-1-3 所示。

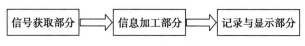

图 2-1-3　生理信息测量仪器的基本组成

信息获取部分用于感知被测信息(一般为物理量或化学量),并使之转换成易于测量和加工的电信号或其他性质的信号。信号获取通常是采用电极或传感器来实现,它们是测量系统与生物体相耦合的界面,是生理信息测量仪器的关键部分,对仪器的性能和生物体的安全起决定性作用。

信号加工部分用于将经电极或传感器获取的信号进行放大、存储、处理等加工,以便于对测量结果的分析、识别和量化,并提供给记录与显示部分。随着电子技术的进步,生理信息测量仪器的信号加工部分已普遍采用数字技术和计算机技术,各种适用的算法已用于不同的信号处理中,使仪器的整体功能愈来愈强。可以说,信号加工部分对生理信息测量仪器的功能起关键作用。

记录与显示部分是将各种测量结果最终以一定形式显示给需要者,并按其需要记录下来,供存储、分析。记录与显示部分应具备良好的人机界面和适宜的性能,以便于测量结果的应用,保证能正确地重复被测信息的特征和内容。

点滴积累 ╲

1. 人体信息有电生理(如心电)和非电生理(如血压)两类信息,这两类信息在工程上分别采用了电极及传感器从人体身上提取,学习时要注意区分。
2. 生理信息测量系统由被测对象、测量仪器与测量环境三大部分组成,其中测量仪器包括信息获取、信息加工以及信息记录与显示三大部分。

第二节　温度测量设备

一、简介

体温是指机体内部的温度,有深部温度和表层温度之分,是反映人体健康状况的重要指标之一,对疾病的诊断、治疗和护理有重要影响。由于深部温度不易测试,临床上常用腋窝、口腔、直肠等处的温度来代表机体体温。用于测量人体温度的仪器称为体温计。

体温测量主要有接触式和非接触式两种方式。

（一）接触式体温测量仪

常用的接触式体温测量仪有水银体温计和电子体温计。使用这类体温计进行测量时,体温计与被测部位应充分接触,可精确测得相应部位的温度。

1. 水银体温计 水银体温计利用水银热胀冷缩的物理特性进行体温测量,因其结构简单、性能稳定而广泛应用。但其热平衡时间长(一般需 3~4 分钟),测量速度慢;采用折光原理读取数据困难,且准确度较低;水银复位不方便,易破碎,破碎后带来汞污染等。

2. 电子体温计 电子体温计利用温度传感器,将体温以数字形式显示。电子体温计读数方便、灵敏度高、测量时间短、安全。临床应用证明,电子体温计的临床使用效果与水银体温计无明显差异。

（二）非接触式体温测量仪

非接触式体温测量仪多用在不方便进行直接测温或对人体核心温度不太关注的场合,如红外体温测量仪。

红外体温测量仪利用红外辐射测温的原理,通过红外线传感器检测物体放射的红外线来测出物体的相应温度。在临床使用过程中,红外体温计相较水银体温计操作简单、读数方便、测量时间短、安全可靠、减少了交叉感染的机会。不足之处是使用时易受环境的影响,空气中灰尘过多会影响红外线的传播,周围有温度过高的物体会影响被测者的温度等。

▶ **课堂活动**

试问水银体温计的温度测量原理是什么?

二、电子体温计

可作为电子体温计温度敏感元件的有热敏电阻、热电偶等。

1. 热敏电阻 热敏电阻(thermistor)是温度敏感传感器,用镍、锰、钴等金属氧化物制成,其电阻值会随温度的变化而变化。

常用的热敏电阻有两种:阻值随温度升高而升高的热敏电阻,称为正温度系数热敏电阻;阻值随温度升高而降低的热敏电阻,称为负温度系数热敏电阻。医用温度计的热敏电阻探头必须做得很小而且很轻,这样它对温度变化的响应速度就很快。

2. 热电偶 热电偶(thermocouple)是连接在一起的两种不同金属构成的温度传感器,它基于1821 年 Seebeck 发现的热电动势效应:当两种不同金属的 2 个连接端点分别置于不同的温度下时,就会产生电动势(electromotive force, EMF)。EMF 的大小取决于两端的温度差以及金属材料的特性。这意味着热电偶只能识别两端之间的温度差,而不能直接测量热力学温度。利用"冷端补偿"原理开发的专用集成电路可以实现对被测物体进行热力学温度检测。

热电偶体积小,响应快,结构设计灵活可靠,非常适用于在体测量。通过皮下注射器或导管可以将热电偶插入人体,在许多医疗仪器、深部组织温度监测、低温治疗等医学领域都有热电偶的应用。

电子体温计的外形如图 2-1-4 所示。电子体温计在实际使用中读数清晰、携带方便,且具有记忆及蜂鸣器提示功能。目前电子体温计已呈系列化,有妇女用精密型体温计,误差不超过±0.02℃;奶嘴式体温计,供婴幼儿使用;还有软体体温计,专供特殊病人使用等。

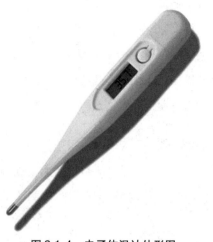

图 2-1-4　电子体温计外形图

三、红外体温测量仪

红外测温技术早已被广泛应用于航天、机械等工业领域,但由于医用环境对精度、卫生等具有特殊的要求,直到 20 世纪 80 年代才逐渐进入医疗保健领域。目前应用中的红外体温测量仪大致可以分为耳腔式红外体温测量仪、表皮式红外体温测量仪、医用红外热成像仪以及红外体温监测仪 4 种,不同形式的红外体温测量仪又具有不同的特点。

1. **耳腔式红外体温测量仪**　下丘脑被视为人体体温调节的主要中枢,由于其血管与耳膜区域直接相通,因此可以将耳膜温度作为评估人体核心温度的最佳部位。常用传感器为热释电探测器,当遇到温度变化热释电传感器会产生电动势,根据所产生的电动势的强度来计算热辐射的强度。需要注意的是,耳腔式红外体温测量仪需将探头插入人的耳道内,对操作人员的要求很高,还需要配备一次性探头,以防止交叉感染。红外体温测量仪尽管使用方便快捷,但由于其自身局限性所限制,并不适合在机场、海关等人群聚集的地区进行快速筛查,一般多用于医院门诊或家庭自测。

2. **表皮式红外体温测量仪**　表皮式红外体温测量用于测量人体表面皮肤的温度,常用的是额温计。与耳温计的原理类似,额温计采用热探测器探测人体额头皮肤的红外辐射强度,将其转换分析以得到人体额头温度信息。由于其所测量的部位为人体的额头皮肤,不用接触或介入体内,使用起来较耳腔式红外体温测量仪更加方便。但与耳膜温度能代表人体体温不同,由于被测者自身情况特点及环境温度等诸多复杂因素的影响,有时额头温度与体温之间的差异会明显,因此在临床上不能作为体温的医学确认。

3. **医用红外热成像仪**　医用红外热成像仪的原理与耳腔式、表皮式红外测温基本一致,不同之处在于,红外热成像仪显示的是整个人体体温分布的二维投影。其红外探测部分是一个阵列,在信号的采集、传输与处理上较上述温度计更为复杂,而且还要随时显示人体的二维图像,其显示单元部分也是一整块大显示屏,主要显示被测者辐射强度的强弱分布。更高级的红外热成像仪还添加了复杂的光学系统和冷却系统,成本大大高于普通的红外热成像仪,一般只在大型医院或实验室中使用。

4. **红外体温检测仪**　红外体温检测仪是在近年来在 SARS、甲型 H1N1 流感等传染病暴发流行期间开始逐渐广泛使用的一类特殊的非接触式体温测量仪,其目的是为了对具有发热症状的人群进行快速筛查。这类仪器的原理与表皮式红外温度测量仪相同,以测量人的额头皮肤温度为主,主要用于人流较大的公共场所如车站、机场、海关等。根据探头固定与否可分为 2 种类型,一种主要通过探头的转动来寻找目标区域(额头)并最终完成测量;另一种则采用固定探头的方式,在人流行进的过程中捕捉目标区域的温度信息。与表皮式红外体温测量仪相同,红外体温监测仪所测的都是皮肤表面温度,并不能代表人体实际温度,而且大多是在公共场所使用,更容易受环境等诸多复杂因素的影响,因此只能用于传染病暴发等非常时期的发热症状初步筛查。由于其简单方便的优点,虽然对某些无发热症状的人群具有一定程度的漏检,也不能排查出处于潜伏期的病人,但仍不失为传染病暴发流行期间对发热人群进行快速筛查的最高效且快速的方法。

点滴积累 ∨

体温测量主要有接触式和非接触式两种方式,接触式以水银体温计和电子体温计常见,非接触式以红外体温测量技术为主。

第三节　心电图机

一、简介

世界上第一台采用弦线式电流计做记录的心电图机在 1903 年研制成功,发明者是诺贝尔生理学与医学奖获得者——荷兰莱顿大学教授威廉·爱因托芬(William Einthoven)。尽管他研制的设备现在已经不再使用,但其发明的心电图记录方法仍为现代心电图描记设备所应用。

心电图机是记录心电的专用仪器,包括单道心电图机和多道心电图机。多道心电图机可以同时记录多导联的心电,最多可同时记录 12 个导联,而单道心电图机只能顺序记录 12 个导联。根据控制方式和导联切换方式的不同,有手控的模拟心电图机,也有程控的数字式心电图机。

▶▶ **课堂活动**

请讲讲你所见过或使用过的心电图机,试着描述使用心电图机记录心电的过程。

二、心电图

(一) 心电的产生

心脏在搏动之前,心肌首先发生兴奋,在兴奋过程中产生微弱的电流,该电流经人体组织向各部分传导,由于身体各部分的组织不同,各部分与心脏间的距离不同,因此在人体体表各部位表现出不同的电位变化。体表的电位变化可通过导联线送至心电图机记录下来,形成动态曲线,就得到了心电图。心电图是从体表记录心脏电位变化的曲线,它反映出心脏兴奋的产生、传导和恢复过程中的生物电位变化。图 2-1-5 所示为心脏传导示意图。

正常心脏电激动传导过程:窦房结位于右心房外膜,每分钟产生 60~100 个电脉冲,通过房间束传到左心房,通过结间束传到房室结(延迟)→希氏束(房室束)→左、右束支→浦肯野纤维→左、右心室肌。

(二) 心电波形识别

心电波由一系列波形组成:P 波代表左、右心房的去极,前一半主要由右心房产生,后一半主要

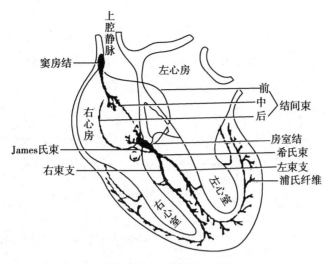

图2-1-5 心脏传导示意图

由左心房产生,波宽不大于0.11秒,振幅<0.25mV。P-R间期代表心房去极开始至心室去极开始的时间,即从P波开始处到QRS波群的开始处。P-R间期随年龄的增大而有加长的趋势,成人为0.12～0.20秒。若P-R间期延长,则表示房室传导阻滞。QRS波群代表全部心室肌激动过程所需要的时间,反映左、右心室的去极过程,其最大振幅不超过5mV,宽度<0.1秒。S-T段是指QRS波群终点到T波开始的一段,此时心室全部处于去极状态,心室各部分无电位差存在,所以正常时与基线平齐,也称为等电位线。若S-T段偏离等电位线一定范围,则提示心肌损伤或缺血等病变。T波表示心室复极波,它是一个较钝而宽的波,T波由基线慢慢上升到达顶点,随即快速下降,故而上、下支不对称。T波不应低于R波的1/10,T波异常表示心肌缺血或损伤。U波在T波之后,U波在正常心电图中是看不到的,人们对它的认识还在探讨之中。图2-1-6为心电波图形的命名。图2-1-6波形的数据以标准Ⅱ导联的理想波形为例,心电图机的灵敏度为10mm/mV,走纸速度为25mm/s。

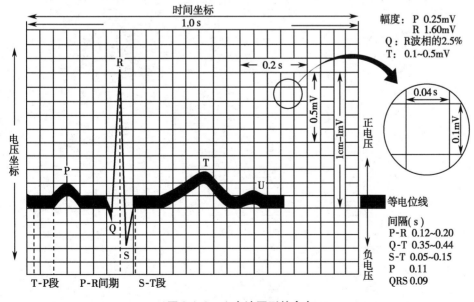

图2-1-6 心电波图形的命名

（三）心电信号的基本特点

1. 基波频率低　正常人心脏每分钟跳动 75 次,它代表的一个心动周期频率略大于 1Hz。T 波频率大约是 1.3Hz,QRS 波群大约是 15Hz。由于二次以上谐波衰减很快,而基波和二次谐波占了总能量的 85% 以上,所以心电频谱主要取决于基波及二次谐波。

2. 谐波丰富　QRS 波群虽然其频率仅为 15Hz,但其前沿上升率极陡,对于早期隐伏的心脏病病人来讲 QRS 波群常有切迹,偶尔可达 200Hz;而 S-T 段几乎平直,在 0.14 ~ 0.8Hz。

3. 心电信号极其微弱　峰值在 1 ~ 5mV,而最小电压只有 20μV 左右。

三、心电图机的导联

将两个电极安放在人体表面的相关部位,通过导联线分别与心电信号放大器的正、负极端相连,用以描记体表两点间的电位差,这种放置电极的方法及其与心电图机的连接方式称为心电图导联。

（一）常用的导联

心电图机的常用导联包括标准肢体导联、加压单极肢体导联和胸导联。

1. 标准肢体导联　是最早使用的传统方式,属于双极导联的一种。它包括标准第一导联（Ⅰ）、第二导联（Ⅱ）和第三导联（Ⅲ）。

2. 加压单极肢体导联　是由单极肢体导联改进而来的。单极肢体导联是指探查电极分别置于右上肢（R）、左上肢（L）及左下肢（LF）,并与心电图机的正极相连,将中心电端与心电图机的负极相连。加压单极肢体导联（aVR、aVL 和 aVF 导联）的连接方式是断开测量肢体与中心电端的连接,在波形不改变的基础上,使振幅增大了 50%。

3. 胸导联　是指将探查电极放在前胸壁,无关电极与威尔逊（Wilson）中心端连接,电极安放的部位有 6 个,分别称为 V1 ~ V6 胸导联。图 2-1-7 为心电图导联示意图,图 2-1-8 为 12 导联心电图。

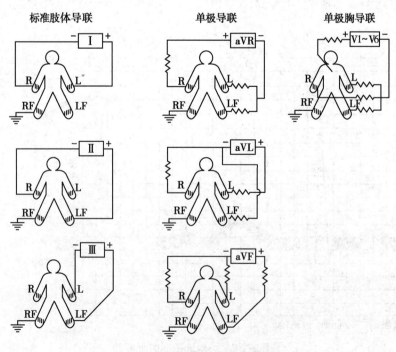

图 2-1-7　心电图导联示意图

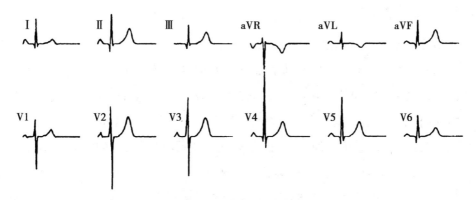

图2-1-8 12导联心电图

（二）电极安放位置

按照国际标准12导联体系，一共需要放置10个探查电极，分别位于四肢和胸部，依次为右上肢（R）、左上肢（L）、左下肢（LF）和右下肢（RF）、右胸骨边缘第4肋间空间（V1）、左胸骨边缘第4肋间空间（V2）、V2和V4中间（V3）、锁骨中线第5肋间空间（V4）、腋下线前与V4同一高度（V5）、腋下线上与V4同一高度（V6）。一般情况，四肢电极采用平板电极，胸部电极采用吸附式电极。电极材料通常由银-氯化银或不锈钢等适合作为乏极化电极的材质构成。

知识链接

威尔逊中心端

记录单极肢体导联心电信号时，需要一个电位为0的参考电极点，若将3个肢体连成一点作为参考电极点，在心脏电活动过程中，这点的电位并不为0。威尔逊提出3个肢体上各串联1只5kΩ的电阻（可在5～300kΩ选择，称为平衡电阻），组成一平均电位的中心端，称为威尔逊中心端。威尔逊中心端在心动周期内获得一个比较稳定的电压，作为体表电位的基准值。威尔逊中心端用于单极胸导联的参考电位，理论上该点的电位应该为0。

四、心电图机的工作原理

心电图机是指能接收心脏产生的微弱电流，并记录心电图的仪器。心电图机的工作原理是将电极连接到人体心电信号采集点上，电极经导联线与心电图主机构成电路，采集到的心电电流经主机放大处理后，再由描记或记录装置显示出对应心电信号的曲线。心电图机的基本组成包括主机、记录器、导联线、电极、电源线、地线等。心电图机通常记录的是体表心电信号，显示出的是体表心电图。

通常，体表心电经电极、导联线送至心电图主机，心电图机主机从原理上可分为输入回路、导联线选择、放大电路、描笔驱动和走纸部分，现代心电图机还有程控部分。

输入部分有较大的输入阻抗，一般都在10MΩ以上，通常采用射极跟随的缓冲放大器。此外，还应有过电压、过电流的保护电路，有右腿驱动电路或屏蔽驱动电路以减少50Hz干扰等措施。导联选择通常由一个选择开关和一个电阻网络（威尔逊网络）组成，通过选择开关选择不同的电阻组合来选择不同的导联,导联选择可以是手动选择或者程控选择。放大器可以分为前置放大器、后级放大器、功率放大器等。前置放大器是由差分放大器组成的,以获得较高的共模抑制比,选择的元件必须是低噪声的,从安全用电角度考虑又往往是做成电气隔离(浮地)的,1mV 定标电路也连在前置放大器上。后级放大器主要进行电信号放大,以及对信号进行滤波,以获得特定的频率响应特性,这包括阻容耦合电路、闭锁电路、增益选择、截止频率和50Hz 陷波等。功率放大器是对得到的心电信号进行功率放大,以获得足够的电流去驱动记录器工作。记录器是将心电信号的电流变化转换为机械移动的装置。传统模拟式心电图机通常使用动圈式记录器或位置反馈式记录器,而现代数字式心电图机则采用热线阵打印式记录器。走纸部分是由马达传动结构和控制电路组成的,其目的是将记录纸的线速度稳定在25 或50mm/s,而对于存储以后再打印的非实时系统,则走纸速度只需与采样频率相匹配即可。除了上述心电信号的通道以外,通常还有控制部分和键盘操作部分,用于导联选择、参数设置、结果打印、信号存储和传输等作用。图 2-1-9 为心电图机原理示意图。

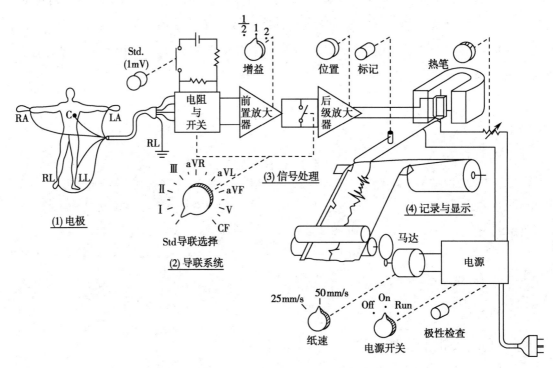

图 2-1-9　心电图机原理示意图

五、心电图机的技术指标

心电图机的主要技术指标包括共模抑制比、频率响应、时间常数、灵敏度、走纸速度、线性度、阻尼、电安全性能等。

(一) 共模抑制比

可表示为 $CMRR=A_d/A_{cm}$,其中 A_d 为系统总的差模增益,A_{cm} 为系统总的共模增益。共模抑制比常用分贝(dB)表示,即 $CMRR=20lgA_d/A_{cm}$,该值

▶ 课堂活动

1. 心电图机是由哪位科学家发明的?

2. 至今为止共有几位科学家因有关医疗器械的发明而获得了诺贝尔奖?

3. 数字心电图机与模拟心电图机相比有哪些优点?

体现了仪器抗共模干扰的能力。心电图机的共模抑制比应大于 60dB 以上,目前产品的共模抑制比一般在 100dB 以上。

（二）频率响应

反映的是对不同频率信号的不同灵敏度,要求心电图机对 0.1 ~ 25Hz 频率范围内的信号,频率响应曲线必须是平坦的($<\pm0.5$dB),截止频率是指灵敏度下降到 70.7%（-3dB）时的频率。

频（率）响（应）范围是指高频截止频率（f_H）和低频截止频率（f_L）之间的通频带范围。对于诊断用的心电图机的频响要求是 0.05 ~ 100Hz;对于监护用的心电图机则频响要求可低些,如 0.1 ~ 40Hz。

（三）时间常数

反映的是仪器的低频特性,实际测量时是记录 1mV 标准信号幅度下降到 37% 时所需要的时间（t）,要求 $t>3.2$ 秒,也可换算成截止频率 $f_L=0.19/t$。

（四）灵敏度

指输入 1mV 电压时描笔的偏转量,至少分 3 档（$\times0.5$、$\times1$ 和 $\times2$）,即 5、10 和 20mm/mV。

（五）走纸速度

指记录纸每秒移动的距离。记录纸的匀速运动速度为 25 或 50mm/s。

（六）阻尼

用输入 1mV 矩形波来判别描笔记录的动态响应,应使阻尼处在临界阻尼状态,避免欠阻尼和过阻尼。数字心电图机无此指标。

（七）电安全性能

符合 GB9706.1-2007 和 GB10793-2000 I 类 CF 型。

六、心电图机的临床应用

目前应用于临床的心电图机有 3、4、6、8 和 12 道心电图机。有些多道心电图机还同时具有心电自动分析功能和多路波形显示的功能,大大方便了医务人员的操作。如图 2-1-10 所示为各类心电图机。

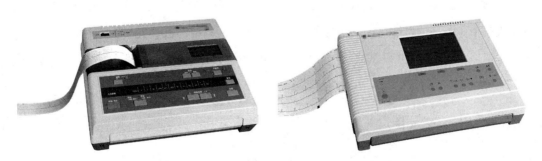

图 2-1-10　各类心电图机

各类多道心电图机在心内科、急诊科、儿科、监护病房、基础医学部、临床研究室、心功能室、健康体检中心、保健中心等科室中用来检查和分析心电图,用以发现一般单道心电图机较难分析的一些心脏疾病,如多行期前收缩的定位、定性和识别;宽 QRS 波心动过速的鉴别诊断;室内传导阻滞的诊断;Q-T 离散度和心律失常的分析和诊断等。

由于心脏的生理功能与心电图存在密切的对应关系,当心脏的生理功能发生失常变化时,均可从心电图的波形变化上反映出来。心电图有助于心脏房室肥厚的诊断、心肌缺血的诊断、心肌梗死的诊断、各类心律失常的诊断、心脏异位搏动及心脏缺损的诊断等。

点滴积累 ∨

1. 心电图机的工作原理 将电极连接到人体心电信号采集点上,电极经导联线与心电图主机构成电路,采集到的心电电流经主机放大处理后,再由描记或记录装置显示出对应心电信号的曲线。

2. 心电图机的导联 标准第一导联(Ⅰ)、第二导联(Ⅱ)、第三导联(Ⅲ)、加压单极肢体导联(aVR、aVL 和 aVF 导联)和胸导联(V1 ~V6),共 12 导联。

3. 心电图机的技术指标 包括共模抑制比、频率响应、时间常数、灵敏度、走纸速度、线性度、阻尼、电安全性能。

心电图虽然有重要诊断价值,但有些心电图的改变不是特异性的,所以检查时要配合其他必要的实验室检查。

第四节 脑电图机

一、简介

1924 年,法国学者 Berger 首次用头皮电极记录到人脑的电活动,精确地描述了 α 和 β 节律,采集到人类癫痫发作时的脑电图,确立了脑电活动起源于脑组织的理论。

脑皮质由数以亿计的神经元组成。神经元像人体中的其他细胞一样,具有生物电活动。在头皮上引导的脑电信号振幅,在正常情况下,其峰-峰值为 $10 \sim 100 \mu V$(而从大脑皮质上引导的电位变化可达到 1mV),其频率范围从小于 1Hz 到 50Hz。脑电波形因位置而异,与觉醒和睡眠的水平有关,还存在很大的个体差异。测量记录大脑的电活动的装置称为脑电图机(electroencephalograph,EEG),它能用来描记大脑两半球电活动曲线——脑电图(electroencephalogram),供临床诊断和神经生理研究,诸如诊断颅内占位性病变、癫痫、针麻观察以及从事航空神经生理活动研究。

二、电极安放标准

电极的安放按照脑电图国际标准"10-20 系统"标准方法。由于头部形状和大小因人而异,故采用百分数来定位划分,即以 10% 和 20% 来计算电极安放位置(图 2-1-11)。主要按照 3 条线:前后正中线($F_{PZ} \sim O_Z$)、冠状线($A_1 \sim C_Z \sim A_2$)及侧连线($F_{PZ} \sim T_3/T_4 \sim O_Z$)分布。

10-20 系统电极法:根据国际脑电图学会的建议,目前 10-20 系统电极法已成为世界通用的标准

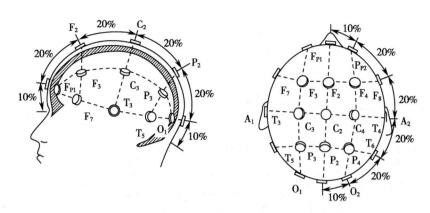

图 2-1-11　按照国际"10-20 系统"所用的 21 个电极的位置

方法,它简单、合理、基于明确的解剖标志,同时其电极间距相等、对称,便于放置及比较。其前后方向的测量是以鼻根到枕骨粗隆连成的正中线为准,在此线左右等距的相应部位定出左右前额点(F_{P1},F_{P2})、额点(F_3,F_4)、中央点(C_3,C_4)、顶点(P_3,P_4)和枕点(O_1,O_2),前额点的位置在鼻根上相当于鼻根至枕骨粗隆的 10% 处,额点在前额点之后相当于鼻根至前额点距离的 2 倍即鼻根正中线距离的 20% 处,向后中央、顶、枕诸点的间隔均为 20%。

三、导线的连接方式

与心电图类似,脑电图的电极连接可采用单极或双极导联方式。

(一) 单极导联法

该方法是由一个放置于头皮的作用电极与一个距离要检查的脑组织区域越远越好的中性电极(一般取两耳作中性电极)构成导联的方法,通常被认为是只描记来自于单个作用电极的电位改变,所以叫做单极导联(图 2-1-12a)。因此当在某处记录到波形及频率异常时,则应该考虑该处可能是病变区。这种连接方法记录的波幅高,可探测深度深,异常脑电活动易于发现,但干扰较大。

(二) 双极导联法

把头皮上的两个作用电极分别连接到差动放大器的两个正、负输入端进行记录的方法叫双极导联法,记录到的是两个作用电极间的电位差(图 2-1-12b)。可将相邻的电极纵向或横向连接。一般将前面(或左面)的电极连到放大器的正端,将后面(或右面)的电极连到放大器的负端,双极记录至少应有一种前后串联和一种横向串联,这种连接由于距离短,所以干扰小、定位精确,但波幅较低。

四、脑电图的分析

脑电图是由不同频率、不同幅度和不同形态的脑电波所组成的,脑电图的特征与大脑皮质的活动程度紧密相关,例如在觉醒和睡眠状态下有明显的差异,但在某些情况下,如在某些正常的精神状态(不同的意识水平)和病理条件下(如癫痫)可见到固定形态的脑电图信号,如图 2-1-13 所示,其规律性远不如心电图那样明确。健康人除个体差异外,在一生的不同年龄阶段,脑电图都各有其特点,但就正常成人来讲,其波形、波幅、频率和相位等具有普遍性的规律。临床上根据其频率的高低将波形分成如表 2-1-1 所示的 4 种。

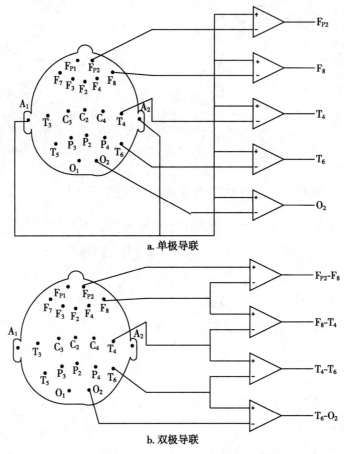

图 2-1-12　单极和双极导联方式

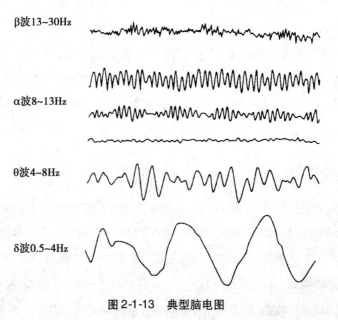

图 2-1-13　典型脑电图

表 2-1-1　脑电图中各波的频率范围和幅值

类型	频率范围	幅值
α 波	8～13Hz	20～100μV
β 波	13～30Hz	<20μV
θ 波	4～8Hz	<100μV
δ 波	0.5～4Hz	<200μV

α 波通常在人觉醒、精神宽舒和闭眼时出现在枕叶。睁眼时，α 波活动消失，而出现频率较高、幅度较低的波。α 波的个体差异很大，频率在 8～13Hz，波幅在 20～100μV。以顶枕部最明显，双侧大致同步。

β 波具有较高的频率，出现在顶叶和额叶，常见于紧张的精神活动期间。

θ 波常见于成人浅睡时，但主要见于儿童，出现在顶部和颞区。

δ 波包含频率为 4Hz 以下的全部脑电活动，出现在成人深睡时、早产婴儿和幼儿，主要在额区，是正常儿童的主要波率。单个的和非局限性的小于 20μV 的 δ 波是正常的，局灶性的 δ 波则为异常。δ 波和 θ 波统称为慢波。

由于计算机技术及信号处理技术的飞速发展，目前脑电图机已经能实现初步的自动分析。常见的分析项目有 α、β、δ、θ 波各时间序列的数据，α、β、δ、θ 波各振幅积分值周期分布、振幅分布、平均振幅，异常节律的检测值等；然后根据这些结果，利用判别准则判断脑电的正常和异常。近年来人工神经网络方法已经引入脑电的自动分析领域，在许多方面取得了实际应用。

为了更加直观地分析脑电信号，在脑电图的基础上，通过计算机的二次处理，将脑电曲线波转变成能定量和定位显示的彩色图像，可生成脑电地形图。脑电地形图形成原理为脑电采集、A/D 转换、FFT 变换、频带分类、插值计算、求等效电位并且打印。脑电图机的临床应用范围包括癫痫病的诊断、分型及术前定位，脑炎、脑膜炎、脑肿瘤、脑震荡及脑外伤的定位和诊断，脑卒中和脑卒中预测及老年痴呆的诊断，精神病、神经衰弱及精神分裂症的诊断等。

知识链接

脑电波与人兴奋度的关系

脑电图的波形随生理情况的改变而变化。一般来说，当脑电波由高振幅的慢波转为低振幅的快波时，表示兴奋过程的增加；反之，由低振幅的快波转为高振幅的慢波时，就表示抑制过程的发展。

五、脑电图机

测定脑电的装置称为脑电图机（electroencephalograph，EEG），它能用来描记大脑两半球电活动曲线——脑电图，供临床诊断和神经生理研究。典型的脑电图机通常由 8 或 16 道组成，它可同时记录多道脑电信号。图 2-1-14 是脑电图机的典型框图。

8 道脑电图机通常由电极开关选择器、脑电放大器、信号调理和脑电记录等部分组成。人体

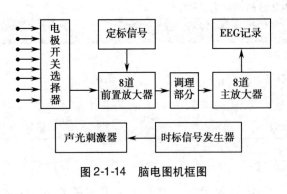

图 2-1-14　脑电图机框图

脑电信号由头皮电极引出,输入电极选择开关器。电极开关选择器的作用是选择电极导联的接法(双/单极)及交换左、右半球的电极。不同的电极组合成的 8 路脑电信号被同时送入 8 道前置放大器进行放大。经信号调理器过滤信号、干扰抑制、增益控制等调节,再送到主放大器。8 路主放大器将脑电信号放大到足够功率以推动墨水记录笔,以同步描记 8 路脑电波。

16 道脑电图机主要由输入部分、前置放大器部分、主放大器部分、记录部分和电源部分等组成,主要结构和 8 道脑电图机类似。而 16 道脑电图机能同时测量和描记 16 道脑电波形,用 16 笔的墨水笔记录仪描记脑电波形。

目前,采用微处理器控制技术的通用脑电图机,其记录部分已经采用热敏记录技术,记录波形清晰,永无墨水滴漏和记录笔堵塞之忧。

脑电图机中通常还有声、光刺激,可产生周期性的声、光信号,对病人的耳、眼进行刺激。从受刺激病人的头皮表面取得诱发电位,以判别听觉、视觉神经功能的正常与否。

目前已经出现了脑电信号输出无纸化的趋势。将脑电信号放大到合适的电压再经过 A/D 转换后送入微机系统,这样数字化的脑电信号可以被存储保存,以便于进行各种参数的自动分析、测量、后处理和图形输出。脑电的数字化大大简便了测试过程,数字脑电图机框图如图 2-1-15 所示。

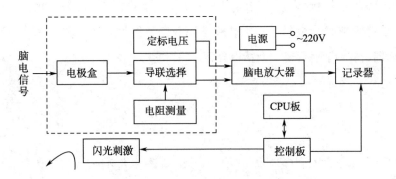

图 2-1-15　数字脑电图机的结构框图

数字脑电图机采用了微处理器控制技术,可实现人机交互与测量自动控制等功能,如接收按键命令实现相应导联切换、放大器增益控制、记录存储方式选择、滤波频率选择等基本功能。另外,通过软件可实现自动测量、脑电信号自动分析等功能,为医师诊断提供更多的参考信息。

脑电图的典型技术指标有:①灵敏度:指输入一定的电压后,记录笔偏转的幅度。为了适应不同脑电信号之间的差异,一般有 5、10、20、50、100、500 和 1000μV/cm 几个档可供选择。②输入噪声:指整机电路产生的噪声折合到放大器输入端的等效值,一般应低于 3μVp-p。③共模抑制比 CMRR:应大于80dB。④时间常数:可在所有通道实现0.1、0.3和1秒3档的同时切换。⑤频率响应:滤波器的高频截止频率可分成15、35、50、70和100Hz及"关"几档。⑥输入阻抗:>10MΩ。⑦增益控制:总增益1/4、1/2、1和2的分增益,共4档。⑧走纸速度:通常分为15、30和60mm/s 3档。⑨安全指标:符合国家GB9706.1标准。

脑电图机适用于脑电诊疗科室、监护病房、保健治疗中心等医疗系统部门,可就病人的相关病情做常规观察和监护观察。图2-1-16给出两种类型的脑电图机。

▶▶ **课堂活动**

　1. 脑电图机与心电图机电极放置的位置有何不同?
　2. 试比较心电图机与脑电图机组成及技术指标的异同点。

点滴积累 ∨

1. 脑电图的电极连接方式　单极、双极导联方式。　单极导联记录一个电极处绝对电位的变化,双极导联记录两个电极之间相对电位的变化。

2. 按频率由高到低的4种脑电波波形　β波、α波、θ波和δ波。　一般来说,脑电波的振幅越大,频率越低。　当脑电波由高振幅的慢波转为低振幅的快波时,表示兴奋过程的增加;反之,由低振幅的快波转为高振幅的慢波时,就表示抑制过程的发展。

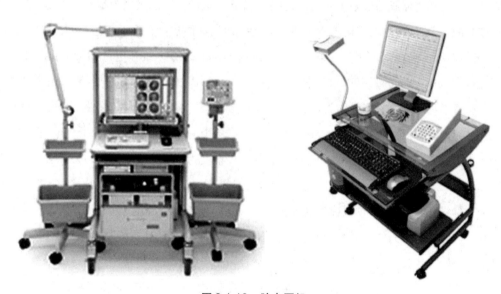

图2-1-16　脑电图机

第五节　肌电图机

一、简介

肌电图(electromyography,EMG)是研究神经和肌肉细胞电活动的科学,有广义和狭义之分。狭义的肌电图是指以同心圆针插入肌肉中,收集针电极附近一组肌纤维的动作电位,以及肌肉处于静息状态或肌肉做不同程度的随意收缩时的电活动。广义的肌电图学还包括神经传导、神经重复电刺激、诱发电位等有关周围神经、神经肌肉接头和肌肉疾病的电诊断学。肌电图检查诊断是通过描述神经肌肉单位活动的生物电流来判断神经肌肉所处的功能状态,最后结合临床对疾病作出诊断。利用肌电图检查可帮助区别病变是肌源性或是神经源性损害。

▶ 课堂活动

请谈谈你所见过的肌电图检查经历,试着分析比较肌电图与心电图及脑电图的不同之处。

二、肌细胞中的生物电位

人体骨骼肌数以百计,每块肌肉都是由许多肌细胞(肌纤维)借结缔组织连接在一起,两端和肌腱相连,加上其中的神经、血管和淋巴管共同形成的。每块肌肉附着在骨骼及其他结缔组织上,在神经系统的随意管理下,成为一个具有执行一定运动功能的机械效应系统。

肌纤维(肌细胞)主要由肌膜、肌原纤维、肌浆、线粒体和细胞核组成。肌膜是包被整个肌细胞的外膜,又称为质膜,主要起兴奋和传导作用。肌原纤维是一套收缩结构。肌浆管是肌浆内的膜管状结构(含三联管、横管、纵管),是一套离子转运系统或兴奋收缩耦联结构。线粒体是一套供能系统,而细胞核则是细胞的控制中心。

兴奋和收缩是骨骼肌的最基本的功能,也是肌电图形成的基础。肌电图是不同功能状态下骨骼肌电位变化的记录,这种电位变化与肌肉的结构、收缩力学、收缩时的化学变化有关。研究证明,在肌细胞中存在 4 种不同的生物电位:静息电位(resting potential,RP)、动作电位(action potential,AP)、终板电位(end plate potential,EPP)和损伤电位(injury potential,IP),它们的产生都可用膜离子学说来解释。生理学将细胞安静时膜内为负、膜外为正的现象,称为极化;其电位差称为静息电位,也称跨膜电位或膜电位,静息电位约为-90mV。当给肌细胞单个电脉冲刺激时,膜内的负电位消失,并且翻转为正电位,即由-90mV 变为+30mV,整个电位变化幅度为120mV,如图 2-1-17 所示。极化状态被去除以致反转,在生理学上称为去极化,但刺激引起的膜电位反转的时间极为短暂,它很快又恢复到受刺激前的极化状态,这个过程称为复极化(再极化)。肌细胞兴奋时,膜电位发生去极化和复极化的变化,并向周围扩布,故该过程引起的电位称为动作电位(AP),其持续时间为 0.5~1 毫秒。

哺乳类神经肌肉接头为板状接头,故称运动终板。用微电极方法可证实运动终板存在自发电活动,称为终板电位(EPP)。EPP 发生于神经接头部位的终板膜,它是一种局部电位,终板电位是一种总和叠加的结果。

如果肌肉某处受到损伤,将会导致损伤处膜的极化现象减弱或消失,因此在组织损伤处表面(-)与完整部表面(+)之间将出现一个电位差,这个电位称为损伤电位(IP),其形成的电流称为损伤电流,损伤电位存在的时间与损伤状态继续存在有关,肌损伤电位值为 50~80mV。有些研究者认为,肌电图的正锐波是肌肉失去神经支配后,肌膜的生理特性发生变化而产生的一种损伤电位。

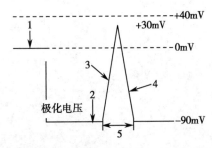

图 2-1-17 肌细胞的静息电位(RP)和动作电位(AP)

1. 微电极刺入肌细胞;2. 单个电脉冲给予刺激;3. 去极化(去极相);4. 复极化(再极相);5. 0.5~1 毫秒

三、肌电的引导与记录

为研究骨骼肌的电活动,可采用针状电极和表面电极来引导,如图 2-1-18 所示。针状电极有单极同心针状电极、双极同心针状电极、多导同心针状电极、单极针状电极等,由铂金丝作为材料,经消毒后插入被检肌肉内引导肌电信号。表面电极一般是用银或不锈钢板制成的,厚度为 $0.2 \sim 0.5 \mathrm{mm}$,直径为 $8 \mathrm{mm}$。放在皮肤表面的引导电极用来引导电极下局部肌肉的电活动,是一种无创检测方法,适用于引导诱发电位或运动时肌电的变化。它引导出的肌电为多条肌纤维的综合电位,因此不能进行运动单元电位的分析。运动单位电压的分析必须依赖于针状电极。

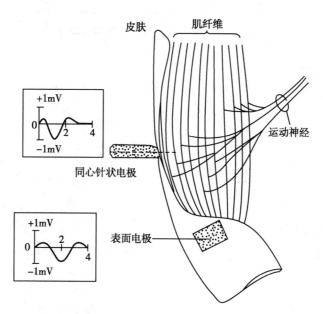

图 2-1-18　用同心针状电极和表面电极得到的肌电图

知识链接

肌电图与心电图、脑电图频率比较

肌电图波形的频率要较心电图和脑电图宽,一般在 $5 \sim 2000 \mathrm{Hz}$,而心电图为 $0.05 \sim 100 \mathrm{Hz}$,脑电图为 $0.1 \sim 100 \mathrm{Hz}$,因此肌电放大器的设计会与心电、脑电放大器有所不同。

四、典型肌电图机的结构与指标

(一)肌电图机的结构特点

肌电图机能够自动显示生理参数,可用于常规肌电图、定量分析、传导速度、感觉电位、体诱发电位、H 反射、F 反应、重复刺激等检查。

典型肌电图机方框图如图 2-1-19 所示,整机由放大器、刺激器、显示器、监听器、打印机、稳压电源等组成,系统可根据用户的需要扩展视觉、听觉诱发电位部分。

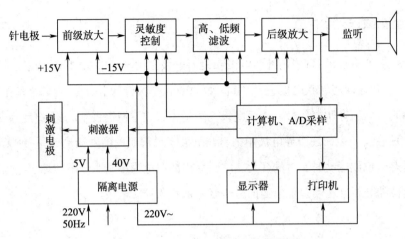

图 2-1-19　典型肌电图机构造方框图

（二）主要技术指标

1. 软件功能

（1）检查项目：常规肌电图、电位分析、运动神经传导速度、H 反射、F 反应、重复刺激、感觉神经传导速度、体感诱发电位。

（2）仪器参数设置：灵敏度、低频滤波、高频滤波、刺激方式、刺激频率、刺激脉宽、扫描速度。

（3）时间设置：检查日期、时间。

（4）病人输入：代号、姓名、性别、年龄等。

（5）操作功能：采样、显示、冻结、测量、记忆、存盘、回放、打印、退出。

2. 放大灵敏度　5～5000μV/div。

3. 共模抑制比　≥100dB。

4. 滤波　上限为 5、2、1 和 0.5kHz；下限为 2、10、20 和 100Hz。

5. 输入阻抗　≥10MΩ。

6. 噪声　3μV（有效值）。

7. 监听音量可控。

8. 刺激频率　0.5、1、2、5、10、20 和 50Hz。

9. 刺激脉宽　0.1、0.2、0.5 和 1.0 毫秒。

10. 刺激幅度　0～300V。

11. 扫描速度　1、2、5、10、20、50、100 和 200ms/div。

12. 安全性能　符合 GB9706.1 中 Ⅰ 类 B 型（普通）设备的规定。

五、肌电图检查

在临床上，做肌电图包括自发肌电图、诱发肌电图、反射检查等之前，应根据不同的目的，对病人选择检查项目，并做好肌肉选择，让病人做好相关的准备工作，以及做好针状电极的选择和消毒等前期工作。

（一）肌电图检查

正常肌电图包括电静息（electrical silence）、插入电位（insertion potential）、单个运动单元电位和多个运动单元电位等。正常骨骼肌在处于松弛状态时，插入肌内针状电极下的肌纤维无动作电位出现，荧光屏上呈现一条直线，称为电静息；在电静息条件下，插入及移动针状电极的瞬间，即当电极位置在肌肉内移动之际，或叩击时，电极针尖机械刺激肌纤维所诱发的动作电位称为插入电位。正常肌肉做轻度收缩可出现分开的单个运动单元电位，引导电极虽仅接触数条肌纤维，但因容积导电，故可引导出数条或数十条亚运动肌纤维的动作电位，单个运动单元电位反映单个脊髓前角细胞及其轴突所支配肌纤维的综合电位或亚运动单元的综合电位；多个运动单元是指骨骼肌做轻、中度或最大用力收缩时，参加活动的运动单位增多，多个运动单位能持续活动出现混合相、干扰电位等。

（二）异常肌电图

异常肌电图包括安静状态下的异常肌电图和随意收缩时的异常肌电图两大类十多种，如图 2-1-20 所示。

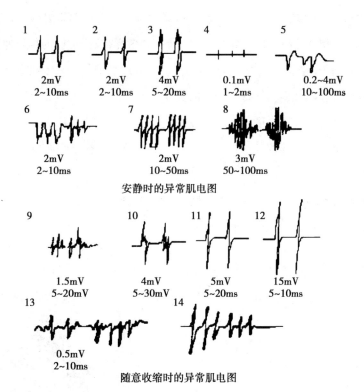

图 2-1-20　各种异常肌电图波形

1. 单个运动单元电压；2. 单纯束颤电位；3. 复合束颤电位；4. 纤颤电位；5. 正锐波；6. 肌紧张电位；7. 复发电位；8. 群发电位；9. 多相电位；10. 不完全同步电位；11. 完全同步电位；12. 大再生电位；13. 低振幅运动单元电位；14. 振幅渐减

（三）诱发肌电图

1. 反射性肌电图　将刺激电极放置在周围神经的运动点上，用不同频率、不同强度的电压刺激周围神经干的运动点，如图 2-1-21 所示，观察该神经所支配的肌肉诱发电位的波形、刺激阈值及潜伏期，该诱发电位的波为 M 波。

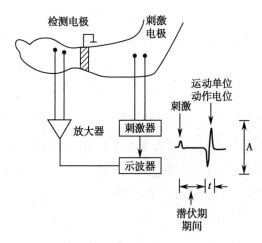

图 2-1-21　电压刺激示意图及肌肉诱发电位

2. 神经传导速度的测定　神经疾病病灶的精确位置可用测量神经的传导速度来确定。为了测定神经传导速度,可用脉冲宽度为 0.2~0.5 毫秒的短脉冲通过放在覆盖于神经上面的皮肤上的电极来刺激神经,使在神经纤维中引起冲动,当兴奋传到肌肉时,肌肉便进行一次短促的挛缩。由于全部神经纤维同时受到刺激,而且由于所有正常神经纤维的传导速度几乎相等,故实际上是产生全部肌纤维的同步活动。用表面电极或针状电极可引导肌肉的动作电位,并连同刺激脉冲一并显示在示波器上。刺激脉冲与肌肉动作电位之间的延迟时间,即通常所称的潜伏期系由神经传导冲动的时间、冲动在神经末梢分支和神经肌肉接点处传导的时间所组成。为了测定某一节段神经的传导速度,需要测定该段神经在近端(距离为 L_2)及远端处(距离为 L_1)的潜伏期 t_2 和 t_1,如图 2-1-22 所示。这样,该段神经的传导速度就可用两个刺激点的距离 L_1-L_2 除以两个潜伏期之差 t_1-t_2 来计算,即传导速度 V。

随着计算机软硬件技术及弱信号检测技术的提高,通常将肌电图项目的测试集成在诱发电位检测系统中。该系统通常包含了肌电图、神经电图和诱发电位等测试项目,而诱发电位测试包括体感诱发电位、视觉诱发、听觉诱发等检查项目,这些项目分别对感觉、视觉和听觉等功能的检查在临床上有重要意义。

肌电图机在临床上,可用于多种肌肉/神经性疾病的诊断,例如可用肌电图来鉴别神经性肌萎缩以

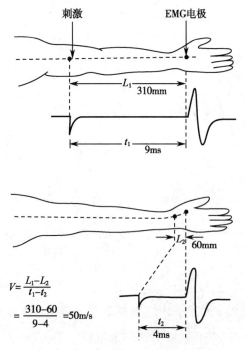

$$V = \frac{L_1 - L_2}{t_1 - t_2}$$

$$= \frac{310 - 60}{9 - 4} = 50 \text{m/s}$$

图 2-1-22　运动神经传导速度的测量

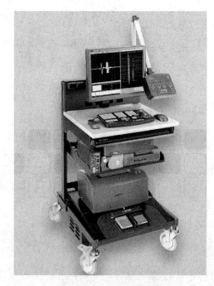

图 2-1-23　肌电图机

及肌源性肌萎缩;判别神经损伤的程度和部位;可进行神经再生和矫形手术前后肌肉功能的分析;可用来作针灸、针刺麻醉、咀嚼肌功能、膀胱括约肌功能、子宫功能等研究的手段;在运动医学方面,肌电图机也可用来分析各种运动时肌肉的作用、力量和疲劳的肌电图指标等。图 2-1-23 为肌电图机。

点滴积累 ∨

1. 肌细胞中可用膜离子学说来解释生物电位,肌细胞中存在 4 种不同的生物电位:静息电位(RP)、动作电位(AP)、终板电位(EPP)和损伤电位(IP)。

2. 典型肌电图机的结构 整机由放大器、刺激器、显示器、监听器、打印机、稳压电源等组成,系统可根据用户的需要扩展视觉、听觉诱发电位部分。

第六节 医用监护设备

一、简介

医用监护设备是一种用以测量和监视病人的生理参数,并可与已知设定值进行比较,如果出现超差可发出报警的装置或系统。随着现代医疗技术和相关学科的不断发展,医用监护设备已经成为生理信号检测与处理设备中不可缺少的一大类设备,在医院中起着越来越重要的作用。医用监护设备因其可向医护人员提供病人生命体征的重要信息,使临床医师能够更全面、及时、准确地掌握病人病情的变化情况,为制订治疗方案和进行应急处理提供重要依据,获得最佳治疗效果,而被广泛应用于医院的 ICU(intensive care unit)、CCU(coronary care unit)、麻醉手术室及有关临床科室。随着计算机和信号处理技术的不断发展以及临床对危重病人和潜在危险病人监护要求的不断提高,医用监护设备的监测参数越来越多、结构组合更加灵活、网络功能日渐完善、操作界面更加友好简便。

(一)意义和作用

医用监护设备能够对人体的生理参数进行长时间的连续检测,可以对检测结果进行存储、显示、分析和比较,出现超差可发出报警。临床上危重病人必须对其进行监测,一旦发生险情,立即报警,通知医师及时抢救。此外某些病症现象出现的时间短暂,需借助较长时间不间断的测量才能记录到异常现象,供医师诊断。

监护仪的使用不仅减轻医务人员的劳动强度,提高护理工作的效率,更重要的是使医师能随时了解病情,当出现危急情况时可及时进行处理,提高了护理质量,大大降低了危重病人的死亡率。

(二)临床应用范围

根据临床护理对象已经开发和设计出下列几类护理或监护病房:

1. 手术中和手术后护理病房。

2. 重症监护病房。

3. 外伤护理病房。

4. 冠心病护理病房。

5. 儿科和新生儿病房。

6. 肾透析病房。

7. 高压氧舱监护病房。

8. 放射线治疗机的病人监护病房。

（三）监护仪的分类

1. 按仪器构造功能分类　按仪器构造功能可以将医用监护设备分为一体式监护仪和插件式监护仪。

一体式监护仪具有专用的监护参数，通过连线或其他连接管接入每台医用监护仪之中，它所监护的参数是固定的、不可变的。

插件式监护仪具有一个明显的特点，即每个监护参数或每组监护参数各有其一个插件，使监护仪功能扩展与升级快速、方便。这类插件可以根据临床实际的监测需要与每台医用监护仪的主机进行任意组合，同时也可在同一型号的监护仪之中相互调换使用。

2. 按仪器接收方式分类　按接收方式可分为有线监护仪和遥测监护仪。

有线监护仪是病人的所有监测数据通过导线和导管与主机相连接，比较适用于医院病房内卧床病人的监护。优点是工作可靠，不易受到周围环境的影响；缺点是对病人的限制相对较多。

遥测监护仪是通过无线的方式发射与接收病人的生理数据，比较适用于能够自由活动的病人。优点是对病人的限制较少，缺点是易受外部环境的干扰。

3. 按功能分类　按功能可分为通用监护仪和专用监护仪。

通用监护仪就是通常所说的床边监护仪，它在医院 CCU 和 ICU 病房中应用广泛，它只有几个最常用的监测参数如心率、心电、无创血压。

专用医用监护仪是具有特殊功能的医用监护仪，它主要针对某些疾病或某些场所设计、使用。如手术监护仪、冠心病监护仪、胎心监护仪、新生儿早产儿监护仪、呼吸率监护仪、心脏除颤监护仪、麻醉监护仪、脑电监护仪、颅内压监护仪、睡眠监护仪、危重病人监护仪、放射线治疗室监护仪、高压氧舱监护仪、24 小时动态心电监护仪、24 小时动态血压监护仪等。

4. 按使用范围分类　可分为床边监护仪、中央监护仪和远程监护系统。

床边监护仪是设置在病床边与病人连接在一起的仪器，能够对病人的各种生理参数或某些状态进行连续的监测，予以显示报警或记录，它也可以与中央监护仪构成一个整体来进行操作。

中央监护仪又称为中央监护系统，它是由主监护仪和若干床边监护仪组成的，通过主监护仪可以控制各床边监护仪的工作，对多个被监护对象的情况进行同时监护，它的一个重要任务是完成对各种异常的生理参数和病历的自动记录。

远程监护系统是指利用信息技术实现对病人生理参数的远距离监护。系统包括监护中心、远端监测设备和通信网络。远程监护的生理参数主要有心电、血压、体温、血氧饱和度、呼吸波等。系统完成了生理参数的采集、传输、分析和数字化管理，有效地实现医师与用户之间的信息交互，免去用户去医院的往返奔波之苦，满足了人们足不出户、在家中享受医疗保健的愿望。

5. 按检测参数分类　可以分为单参数监护仪和多参数监护仪。

单参数监护仪只能监护一个生理参数,适用范围较小;多参数监护仪可以同时监护多个生理参数,适用范围较大,目前绝大多数医用监护仪都是多参数监护仪。

（四）医用监护设备的原理框图

目前在医院临床应用中,由模拟电路组成的监控系统已逐渐被采用微机技术的自动监控系统取代。图2-1-24为全自动监护系统的原理框图。该系统可分为三大部分:一是工业电视摄像与放像系统,用以监护病人的活动情况;二是必要的抢救设备,它是整个系统的执行机构,如输液泵、呼吸机、除颤器、起搏器和反搏器等;三是多参数智能监护仪。对于多参数智能监护仪,可分为信号检测部分、信号的模拟处理部分、计算机部分和人机接口部分。

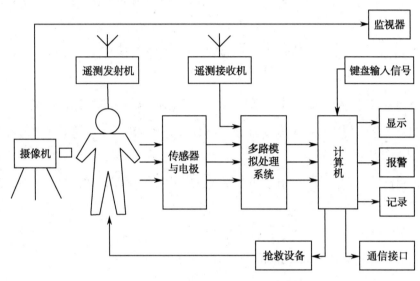

图 2-1-24　全自动监护系统的原理框图

1. **信号检测部分**　包括各种传感器和电极,有些还包括遥测技术以获得各种生理参数。电极能提取人体的电生理信息,例如心电、脑电等,而传感器是整个监护系统的基础,有关病人生理状态的非电量信息都是通过传感器获得的。传感器有测电压、心率、心音、体温、呼吸、阵痛和血液 pH、PCO_2、PO_2 等各类,其中每一类又有许多种适合不同要求的传感器。

监护系统中的传感器要求能长期稳定地检出被测参数,且不能给病人带来痛苦和不适等。因此,它比一般的医用传感器要求更高,还有待于今后进一步研究和发展。除了对人体参数进行监视的传感器以外,还有监视环境的传感器,这些传感器和一般工业上用的传感器没有多大的差别。

2. **信号的模拟处理部分**　这是一个以模拟电路为核心的信号处理部分,它主要是将电极和传感器获得的信号加以放大,同时减少噪声和干扰信号以提高信噪比,对有用的信号中感兴趣的部分实现采样、调制、解调、阻抗匹配等,最后模拟量被量化为数字量供计算机处理。"放大"在信号处理中是第一位的,根据所测参数和所用传感器的不同,放大电路也不同。用于测量生物电位的放大器称为生物电放大器,生物电放大器比一般的放大器有更严格的要求。在监护仪中,最常用的生物电放大器是心电放大器,其次是脑电放大器。

3. **计算机部分**　这部分是今后系统发展很重要的部分,它包括信号的运算、分析及诊断。根据监护仪的不同功能,有简单和复杂之分。简单的处理是实现上、下限报警,例如血压低于某一规定的值、体温超过某一限度等;复杂的处理包括整台计算机和相应的输入、控制设备以及软件和硬件,可实现:

（1）计算:如在体积阻抗法中由体积阻抗求差、求导,最后求出心输出量。

（2）叠加平均:以排除干扰,取得有用的信号。

（3）做更多更复杂的运算和判断:例如对心电信号的自动分析和诊断,消除各种干扰和假象,识别出心电信号中的 P 波、QRS 波、T 波等,确定基线,区别心动过速、心动过缓、期前收缩、漏搏、二联脉、三联脉等。

（4）建立被监视生理过程的数学模型:以规定分析的过程和指标,使仪器对病人的状态进行自动分析和判断。

4. 人机接口部分 包括键盘输入、信号的显示、记录、报警和网络接口部分等,这部分是监视仪与人交换信息的部分。包括:

（1）键盘输入实现了信息的录入,例如参数的上、下限值;显示模式切换等功能。

（2）显示以液晶或 CRT 屏幕显示为主,以显示行进的或固定的被监视的各参数值及随时间变化的曲线,供医师分析。

（3）用记录仪做永久的记录,这样可将被监视参数记录下来作为档案保存,目前大多采用热线阵打印机。

（4）光报警和声报警。

（5）通讯接口能实现与中央台的联网,可实现监护信息的互传。

二、生理信息监护仪

（一）多参数床边监护仪

多参数床边监护仪是一种用来对危重病人的众多生理（或生化）参数进行连续、长时间、自动、实时监测,并经分析处理后实现多类别的自动报警、自动记录的监护装置。其目的不仅是为了减轻医务人员的劳动强度,提高护理工作的效率,更重要的是可用来随时了解病人的病情,在出现危急情况时可及时报警和处理,提高护理质量,大幅降低危重病人的死亡率。图 2-1-25 为多参数床边监护仪。

1. 多参数床边监护仪的组成 多参数床边监护仪虽然形式多样、功能不一,但其基本组成部分相同,通常由信号采集、信号处理、人机接口三大部分组成,见图 2-1-26。

信号采集部分包括各类传感器和电极。根据各种生命指征,诸如生物电（ECG、EEG、EMG、EDG、EGG

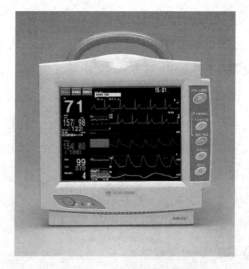

图 2-1-25 多参数床边监护仪

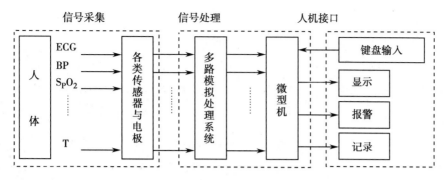

图 2-1-26　多参数床边监护仪结构框图

等)和各类非生物电量(血压、血氧饱和度、脉搏、体温、呼吸、心输出量、血气等)的特征,合理选用电极与传感器从人体提取各类生理和生化信息,往往起到关键作用,针对各类传感器需要配用相关的检测电路(电桥、振荡电路等)。信号处理部分一般包括信号的模拟处理(放大、滤波、校正、变换、匹配、抗干扰等)和数字信号处理(计算、滤波、变换、分析、识别、分类等)两部分,前者往往采用硬件(电子电路)来完成,后者采用计算机软件来实现。人机接口部分实现信号的显示、记录与报警,是仪器的输入、输出装置,是监护仪与使用者进行信息交换的部分,其中显示大部分采用液晶屏显示各类波形、文字、数字和统计曲线,并可提供图形或色光报警信息,用扬声器可提供声报警,各类记录仪可将被监护参数及趋势图进行记录、拷贝,作为永久记录存档或进一步由医师分析判别。图 2-1-27 给出了典型多参数床边监护仪的两种显示界面,显示了 ECG 波形、心率(HR)、心输出量(CO)、有创血压(AP、PA)、无创血压(NP)、血氧饱和度(SpO$_2$)以及体温(T)等多种生理参数的指示值和病人的其他相关信息。

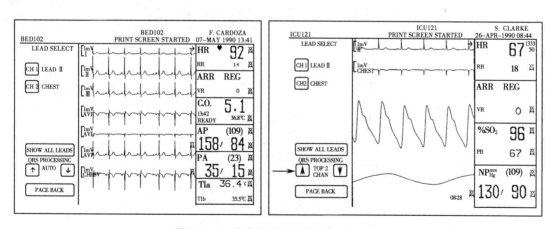

图 2-1-27　多参数床边监护仪的显示界面

2. 多参数床边监护仪中各类生理参数的检测　多参数床边监护仪往往需监护两类以上的生理和生化参数,常被监测的生理参数有:

(1) ECG:心电图(ECG)是多参数床边监护仪最基本的监护内容,心电监护往往采用Ⅱ导联,亦有采用Ⅰ、Ⅱ、Ⅲ标准导联或全 12 导联监护,视需要而定。在 CRT 屏幕上除给出心电波形外,应同时给出心率(HR),并具

▶ **课堂活动**

监护仪心电测量电极安放的位置与心电图测量有什么不同吗?

有心律失常自动分析的功能。

（2）有创血压 BP：利用心导管插入术和采用血压传感器，可直接高精度测量与监护动脉血压（AP）、中心静脉压（CVP）、右心房压（RA）、右心室压（RV）、肺动脉压（PA）和肺动脉楔压（PAWP）等血压值。在危重病人或开胸手术病人的监护中，采用心导管有创监测左、右心腔的压力波形和压力值，是判别病人心血管功能状态的主要信息来源。一般多参数床边监护仪中设有 2 ~ 3 个直接（有创）血压检测通道，检测血压波，算出收缩压 P_S、舒张压 P_D 和平均值 P_M，并显示在荧光屏上。有创血压检测系统应具备自动校零功能、灵敏度校正功能、负载（传感器）感知功能等，还应具有良好的测压响应，并可选择不同的量程，以提高测压的精度。

有多种方法可进行血压的有创（直接）测量。图 2-1-28a 和 b 分别给出了采用导管末端（在体外）放置的血压传感器以及在导管头端部的血压传感器的示意图。

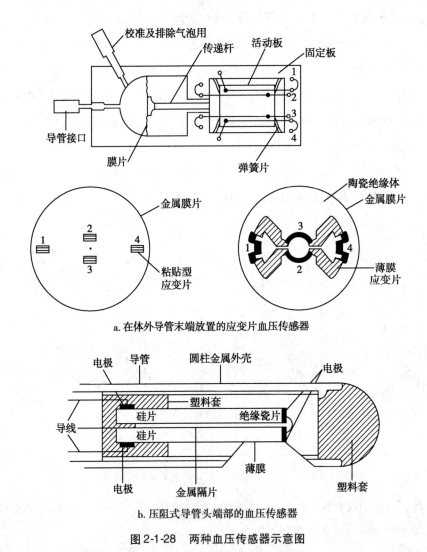

a. 在体外导管末端放置的应变片血压传感器

b. 压阻式导管头端部的血压传感器

图 2-1-28　两种血压传感器示意图

（3）无创血压：有多种方法可实现血压的无创测量，在多参数监护床边仪中通常采用柯氏音法和测振法两种方法。柯氏音法是通过检测袖带下的柯氏音（脉搏声）来测定血压的，柯氏音无创血压监护系统包括袖带充气系统、袖带、柯氏音传感器、音频放大及自动增益调整电路、A/D 转换器、微处理器及显示部分等。与柯氏音法不同,测振法检测的是气袖内气体的振荡波,振荡波源于血管壁的搏动,测量振荡波的相关点就可测定血压值(P_S、P_D 和 P_M)。测振法可借助微音器和压力传感器获得脉搏振动波。

（4）血氧饱和度:血氧饱和度是衡量人体血液携带氧的能力的重要参数。血氧饱和度的测量目前广泛应用透射法（或反射法）双波长（红光 R:660nm 和红外光 IR:920nm）光电检测技术,检测红光和红外光通过动脉血的

▶ 课堂活动

试比较柯氏音法和测振法血压测量的精度。

光吸收引起的电流变化成分之比 I_{IR}/I_R 和非脉动组织（表皮、肌肉、静脉血等）引起光吸收的稳定分量（直流）值,通过计算可得到血氧饱和度值 SpO_2。由于光电信号的脉动规律与心脏搏动的规律一致,所以根据检出信号的周期可同时确定脉率,因而亦称该方法为脉搏血氧饱和度测量。

（5）呼吸波与呼吸率:呼吸是人体生命体征的重要参数之一,也是危重病人被监测的必备参数,是多参数床边监护仪所配置的基本测量功能。在监护仪中,通常测量呼吸波并测定呼吸频率（次/分）。呼吸频率的测量可通过热敏电阻（传感器）直接测量呼吸气流的温度变化,经过电桥电路将这一变化变换成电压信号,也可采用阻抗法来测量呼吸频率,因为呼吸运动时,胸壁肌肉交变张弛,胸廓交替变形,肌体组织的电阻抗也随之交替变化。

（6）体温:体温是了解生命状态的重要指标。监护仪中,体温的测量常采用负温度系数的热敏电阻作为温度传感器,采用电桥作为检测电路。现在已有集成化测温电路可供选用。高档的监护仪可提供两道以上的测温电路,以测量两个不同部位的温差 $\Delta T = T_2 - T_1$。体温探头（传感器）可采用体表探头和体腔探头,分别用来监护体表和腔内温度。在一些特殊场合,为了避免交叉传染,亦可以采用红外非接触测温技术。监护仪中,测温精度应在 0.1℃,应有较快的测温响应。

（7）心输出量:心输出量是指心脏在单位时间内输出的血量（L/min）,它是衡量心功能的重要指标。在监护仪中,心输出量的测量常采用漂浮导管和热稀释法,图2-1-29 给出了一个采用热稀释法的四腔导管示意图。该导管全长 110cm,每 10cm 有一刻度,测心输出量（CO）距顶部 4cm 处加热敏电阻探头,距顶部 30cm 处有一腔开口,可进行右心房压力（RA）监测。图2-1-29 中同时给出了导管末端气囊的详图。

将冷液（生理盐水或葡萄糖溶液）注入漂浮导管中,当冷液与血流混合后将会发生温度变化,温度变化由导管前端的热敏电阻检出,并通过计算获得心输出量,这种方法可高精度地反复测量不同时间的心输出量,其测量间隙最短可达 2 分钟。

3. 监护仪的主要技术指标

（1）测量范围:对各生理参数测量均在一定的范围内进行定标,量程范围应视不同的生理参数而定。例如体温测量范围在 19～45℃,脉率范围在 35～250 次/分,SpO_2 范围在 0%～100%,无创血压范围 P_S 在 60～250mmHg、P_D 和 P_M 在 45～235mmHg。

（2）灵敏度:在量程范围内,仪器在稳态时,输出信号变化量与输入信号变化量之比称为灵敏度,一般希望灵敏度高,且在满量程范围内保持稳定。

（3）线性度:线性度反映仪器偏离输出与输入关系曲线呈线性的程度,通常用输出量与输入量

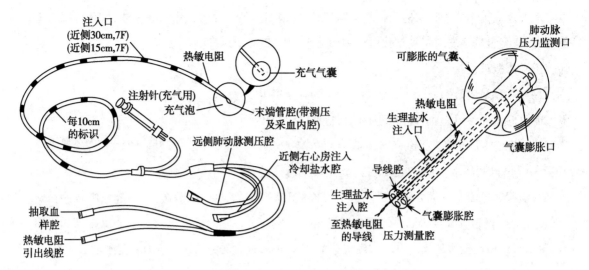

图 2-1-29　热稀释系统的四腔心导管

的实际关系曲线偏离直线的最大偏移值与输出满量程之比的百分值来表示非线性误差。

（4）漂移：仪器在无输入的情况下，输出朝一个方向偏移的现象称为漂移。在零输入的情况下，输出值随时间的漂移称为零点漂移。由温度变化引起输出值的偏移称为温度漂移。

（5）分辨力：是指仪器所能检测出的输入信号最小变化的能力，例如测温的分辨力 $0.1℃$、测距的分辨力为 $1mm$ 等。

（6）频率响应：当用正弦信号作为输入时，仪器输出与输入之间的幅值比、相位延滞随输入正弦信号频率而变，前者称幅度-频率响应，后者称相位-频率响应。

除上述各项主要技术指标外，仪器外形、体积和重量，仪器的安全性指标以及仪器的正确使用也应在说明书中标注。

（二）多参数中央集中监护系统

多参数中央集中监护系统是用来同时监护多床位病人的多个生理（生化）参数的系统。该系统能同时监护病人的心电、血压、体温、脉搏、血氧饱和度、呼吸等波形和参数值。一个中央集中监护仪通常可管理 4～16 个床边台，床边监护仪和中央集中监护仪间由接口电路和数据通信线路连接，中央集中监护仪可发送控制指令至床边监护仪，直接控制其工作，床边的超限报警信号可同时出现在中央监护仪上，并指出相应的床号和生命指征参数。

1. 组成原理　如图 2-1-30 所示为典型的多参数中央集中监护系统组成框图。

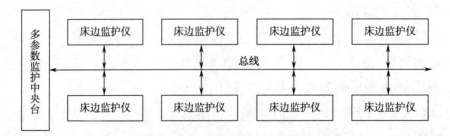

图 2-1-30　多参数中央集中监护仪组成框图

它由多参数监护中央台、8个床边监护仪或遥测系统组成。中央台采用高性能计算机,具有专用的中心监护系统软件;能根据需要显示8床位ECG或显示各床位的5种生理参数波形,并在波形附近显示相应的生理参数值;能采用字符显示软件菜单、操作说明、报警显示等;能实现显示8床位、14种趋势曲线;能实现报警回顾及报警参数显示,以及显示年、月、日、时、分等。中央台应有专用的心律失常分析软件,能根据需要对某床位进行跟踪分析,或根据报警要求自动转入更为迫切的危重病人的生理参数分析,并将分析结果送往屏幕显示。中央台的功能调度皆由硬件及各种软件菜单来实现。系统中的床边监护仪可采用多参数床边监护仪。床边台和中央台之间采用RS-485等总线通信方式实现网络互连。有些多参数中央集中监护系统的中央台和床边台之间采用了局域网的方式相连,通过网络设备可方便地扩充床边台的数量。

2. 核心技术

(1)多参数监护中央台的主机:多参数中央监护仪(简称中央台)应采用高性能计算机,是一个带远程终端和本地外设的多CPU系统。它能连接4~16个多参数床边台。中央台从床边台采集的波形有心电、血压、血氧、脉搏及呼吸波,数据有心率、血压、血氧、体温、呼吸值,以及心率、心律失常、血压、呼吸、体温等超限报警、电极脱落报警等。为了减轻床边台与中央台的通信压力,各种趋势图由中央台自身产生。中央台实时地采集上述波形和数据后送至显示器进行监测,并根据需要进行心律失常分析。

(2)多参数监护中央台的外围设备

1)显示器:中央台显示器能用色彩、字符、波形及表格等方式显示各类医务人员所关心的病人信息。

2)记录装置:中央台一般配备有打印机或热敏阵列式记录仪,用于打印各种参数、趋势图以及实时描记心电波。

3)多参数监护中央台的软件:系统软件可对来自于床边机的参数报警、S-T段报警和心律失常报警进行二次通告及报警管理;可对每台床边机长达240小时的趋势数据进行存储及回顾;中央台还应具备多种自检功能,包括开机自检和手动自检两部分。开机自检主要进行对主机的故障检查;手动自检主要包括显示器及有关主要接口芯片的故障检查。

4)多参数监护中央台与床边台的连接:中央台与床边台之间的连接可采用串行总线(如RS-485)、联网方式或无线方式进行数据的传递。两者应能在一定的范围内(>100m)实现数据的互换,且要求传输速率在1~10Mb/s。上述连接方式都能满足要求。中央台还可通过网络接口与临床信息系统(clinical information system,CIS)相连接,共享全院信息。

5)多参数床边监护仪。

3. 主要技术指标

(1)监护参数:基本的6个参数有全导联心电、呼吸、无创血压、血氧饱和度、体温、脉搏;选配参数有双有创血压、心输出量、呼吸末二氧化碳分压、麻醉气体、氧气。

(2)中央监护数量:一般在4~16台。

(3)安全指标:符合GB9706,Ⅰ类CF型。

其余指标可参见多参数床边监护仪。

4. 应用领域　在 ICU、CCU 监护病房可同时对多位危重病人的心电、血压、体温、脉搏、血氧饱和度、呼吸等人体重要的生理参数进行实时监护,以及时帮助医护人员发现病人的身体状况是否恶化,以便于及时进行抢救。

(三)　动态心电监护仪

动态心电图(dynamic electrocardiogram,DCG)是心电学的一个分支,它通过便携式记录器连续监测、记录人体 24 小时或更长时间内的心电动态变化信息,经过计算机系统回放、处理和分析,再由打印机输出心电图。通过 DCG 能够发现短暂性或一过性的异常心电变化,从而为临床诊断、治疗及研究提供重要的客观依据。

1. 组成原理　动态心电监护仪也称 Holter,按工作方式,该系统可分为回放分析型和实时分析型两类。目前,临床应用以回放分析型为主。图 2-1-31 为动态心电图仪回放分析型的结构及数据处理过程。

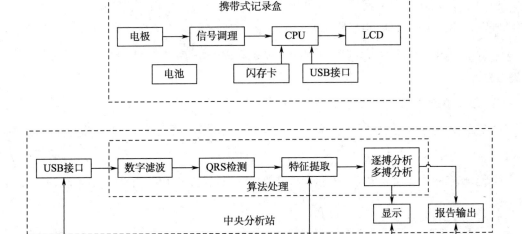

图 2-1-31　动态心电图仪的结构及数据处理过程

回放分析型 Holter 心电图仪由携带式记录盒和中央分析站组成。记录盒由电极、信号调理、微处理器 CPU、闪存卡及 LCD 显示器组成。心电信号经电极、心电电缆线被引入便携式记录盒中的信号调理电路,该电路完成信号放大、去干扰滤波等功能。CPU 一般采用自带 A/D 转换器的微处理器,将经过处理的模拟量心电信号转换为数字量,该数字量序列会被无压缩地存储在闪存卡中。闪存卡能保存 24 或 48 小时的心电信息。LCD 显示器具备显示开机状态、记录状态设置、ECG 波形等功能。USB 接口用于与计算机连接,便于将存储在闪存卡中的心电数据上传至计算机。

计算机上安装有心电分析软件,也称为 Holter 系统中心站。它能从 USB 接口或从读卡器直接读取便携式记录盒上存储的心电数据,并能实现对这些数据进行快速阅读及处理,具有对 24 小时的心电波(约有 10 万个)进行分析、处理、检索、建档、管理和输出诊断报告及图形拷贝的功能。中心站的软件应能向医师提供浏览和搜索感兴趣的波形的方便,并在找到所需的波形段后将其显示出来;应能对 24 小时心电波进行统计处理,实现按特征分类的全局浏览;应向医师提供人机对话的方便,可使医师能方便地对心电数据加注和标记,或修正实时分析中的错误;能提供一定的波形处理功能,特别是复杂波形的分析算法;提供诊断报告的编辑功能,以及诊断报告硬拷贝的输出功能;应能提供病人长时间心电数据的管理系统。这一系列要求是不难实现的,因而目前长期动态心电监护(Holter)系统的关键仍然是大容量佩戴式心电记录仪,要求其具有低失真、大容量、低功耗、高可靠性、低价格、小体积等许多互相矛盾的苛刻指标。

表 2-1-2 为美国 Mortara 公司 H3+数字记录器及 H-Scribe 动态心电分析系统的主要特征及规格。

表 2-1-2　Mortara 动态心电分析系统的主要特征及规格

H3+数字记录器	
特征	规格
工具	Holter 记录
输入频道	2～3 通道
显示导联	Ⅰ、Ⅱ和Ⅴ或两极的 1 和 2 通道
输入阻抗、输入动力学、频响	满足和超过 ANSI/AAMI EC38 的要求
采样率	180 点/(秒·通道)
特殊功能	起搏器监测,记录期间可显示心电图
A/D	12-bit
存储	内存,不易丢失
设备分级	CF 型使用防(电击)去纤颤器
重量	1 盎司(28g),不包含电池
电池	1AAA 碱性电池,可供 48 小时使用

H-Scribe	
存储器	硬盘
输入设备	闪光卡读卡器、键盘和鼠标、光驱
监视器	彩色监视器
报告功能	1、2、3 或 12 导条图;总报告;多个趋势图包括 12 导 ST、室早、室上早、心动过速和 R-R 变异;用户选择条图,24 小时全览图
打印设备	高速激光打印机
操作环境	周围温度:10～35℃
电源要求	100～220VAC,50Hz/60Hz

2. 应用领域　在心脏科、儿科、心功能室、综合诊疗中心、保健中心等科室中用来检查和分析动态心电图,以及时发现和治疗早期心脏病及各类隐性、偶发性心律失常、心肌局部缺血等疾病。

▶▶ **课堂活动**

试比较 ECG 和 DCG 临床测量的精度及临床应用各自的特点。

(四)心电图无线遥测监护仪

在对可行走(活动)病人的心电图监护中,常采用无线远距离监护仪器。

图 2-1-32 给出了一个心电图无线电遥测监护仪的简要框图。与常规心电监护仪不同的是,病人的心电图是通过无线电电磁波进行传送的,其主要组成部分包括测量电极、心电前置放大器、发射

机、接收机、记录机和其他终端设备。心电图经放大后经过调制在一个高频载波上,然后通过发射天线向空间辐射电磁波。远端的接收机通过电磁波的接收、调制信号的解调后恢复原先的 ECG 信号,送至监护仪进行分析处理、显示和记录。

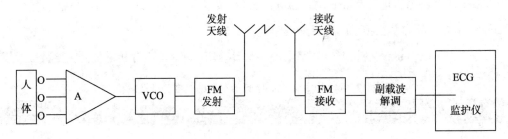

图 2-1-32　心电图无线遥测监护仪

心电图无线电遥测的作用距离由发射功率、接收灵敏度、天线方向性和环境条件所决定。遥测距离可按需确定,可由几米至几千米。为了保证清晰地显示与记录心电图,无线遥测系统的信噪比应在 80dB 以上。心电遥测发射机由病人佩戴,应有小型化、低功耗、高可靠性等要求,发射天线多采用磁耦极子天线,或采用射频振荡线圈并作天线。调制方式常采用调频制(FM)或双调频制(FM-FM),双调频制是先将信号对副载频调频(采用压控振荡器 VCO),然后用已调频的副载波对高频载波再次调频,这种双调频方式的特点是抗干扰性强,并可实现频分复用(FDM)传送多道信息。在遥测通道数较多的场合,常采用时分多路复用,调制方式可采用脉幅调制(PAM)、脉宽调制(PWM、PDM)、脉位调制(PPM)和脉冲编码调制(PCM),时分制系统主要采用数字集成电路来实现,抗干扰性和可靠性等指标可进一步提高。病人佩戴的小型心电遥测发射机通常用电池供电,属于浮地电源,病人与监护系统间处于完全的电绝缘状态。在监护端产生地线开路等故障时,由于病人与市电电源无直接联系,因而可确保病人的安全。因此心电遥测技术已被广泛应用在 ICU/CCU 室、可行走病人的监护,并广泛应用于运动生理研究中。

除采用射频电磁波传送外,心电无线遥测还可以采用超声(尤其是水下遥测)和红外光遥测等方式。

三、特种监护仪

(一) 除颤监护仪

心脏除颤器是一种应用电击来抢救和治疗心律失常的医疗电子设备。只有当心脏的所有肌纤维在精确的同步收缩下,心脏才能产生有效搏动。当病人发生严重的快速性心律失常如心房扑动、心房纤颤、室上性或室性心动过速等时,往往造成不同程度的血流动力学障碍。尤其当病人出现心室颤动时,正常而规律性的心室收缩被快速无规律的颤动所代替,引起严重的血液搏出锐减。如果正常的心律不能迅速恢复,病人很快就会死亡。除颤器就是对心脏实施瞬间高能量电击,使心肌细胞去极化而停止不协调的收缩,然后窦房结就能恢复正常的窦性节律。

除颤监护仪是心脏除颤器与心电监护仪的组合装置,除了具有除颤器的功能外,还可以通过除颤电极或独立的心电监护电极获取心电信号，显示在监护屏上。它通常只作为心电监护仪使用，当出现心室颤动时发出报警，由操作者利用除颤器进行除颤，并可通过监视器观察除颤波形及除颤后的心电恢复波形。有的除颤监护仪除了有示波器显示之外，还带有记录仪，当心律出现异常或除颤之后能自动记录，将除颤器的输出波形以及异常心电图自动描记在记录纸上。图 2-1-33 为除颤监护仪。

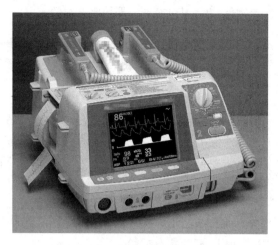

图 2-1-33　除颤监护仪

1. **除颤监护仪的工作原理**　该系统由心电信号模拟放大电路、微处理器控制电路、电击除颤电路、高压放电电路、电池充电器、记录器等组成，其工作原理框图如图 2-1-34 所示。

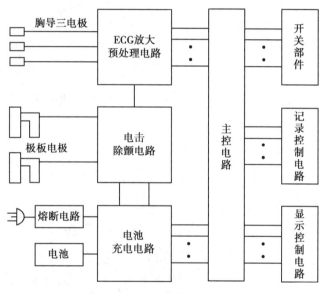

图 2-1-34　除颤监护仪原理框图

（1）心电信号模拟放大电路：该部分电路的工作原理与心电图机的浮地前置放大电路部分基本相似。

（2）微处理器控制系统：该系统由主控电路、显示控制电路、记录控制电路三部分组成。主控电路在仪器中起主导作用，对全系统进行控制，对操作控制部分的读取、病人 ECG 的处理、除颤器放电和充电的控制、系统的自检诊断，以及通过软件计算 ECG 心率、增益、放电电量等；显示电路接收心电信号和其他信息做同屏显示；记录器控制电路接收主控电路送来的记录数据、控制打印，并反送记录器的有关状态信息。

（3）电击除颤电路：由充电器、高压电容器、高压充电变压器、电流变送器、2 个电击极板、极板接触及状态指示器、操作开关和切换用继电器等组成，是除颤治疗的最重要的电路部分。

充电电路是一组 DC-DC 高压开关功率电源，在接到安全继电器工作信号、充电允许信号、充电时间控制信号后,其脉宽调制器按照选定的充电时间要求,经过高压充电变压器输出线性上升的电流,经病人继电器充电位置开关对高压电容器充电。充电过程中,安全继电器脱开高压电容器上的分流电阻。电压检测电路检测出电容器上的电压,经缓冲送至控制板以便按要求的能量重复充电到规定值。

放电时流向人体的峰值电流由高压电容器、高压电感、电流变送器、测试负载电阻、极板及人体(阻抗)等电路决定。电容器提供除颤能量,高压电感器用以平滑放电波形。电流变送器用 1∶2500 的比例对放电电流分流,输送模拟心电信号放大电路作峰值检测用。测试负载电阻安在放置电板架内,用来等效 50Ω 的病人电阻的放电。

两个极板与人体的接触,其接触阻抗应尽量小。为此在使用时须涂导电膏,还有接触阻抗指示装置,直接指示极板接触的状态。

(4)软件功能:以主控处理机为核心,对 A/D 转换器进行服务,为显示处理及记录控制传送数据,读出面板开关键和能量选择开关的控制要求,病人心电信号的数字滤波、QRS 波的检出、心率计算报警,高压电容器的充电及放电控制,系统的自检等。

2. 技术指标

(1)除颤器

1)波形:阻尼正弦波。

2)输出能量:分 2、3、5、7、10、20、30、50、70、100、150、200、300 和 360J。

3)充电控制:触板上按钮控制。

4)充电时间:由充满的电池供电时,10 秒即可充至 360J。

5)输出能量显示:监控器显示出 50Ω 阻抗上的能量和自检能量。

6)充电指示:充电完毕发出声响、电极板接触指示器灯亮。

7)触板:胸前式标准触板,成人电极为 $83cm^2$,儿科电极为 $21cm^2$。

8)同步器:同步工作方式时,监控器显示"SYNC"(同步),并定期标示在记录显示仪上。每检出 R 波便发出声响,指明放电点,启动后在标示脉冲的 30 毫秒范围内放电。

(2)监控器

1)心电输入:可选Ⅰ、Ⅱ、Ⅲ导联输入或配置五导联线以得到全导联 ECG。

2)触板输入。

3)导联故障:电极脱落时监控器显示"LEADSOFF"闪光信号。

4)CMRR:>100dB。

5)显示器:5 寸(7.6cm×10.2cm),显示 4 秒心电数据、不消隐、固定扫描轨迹。

6)扫描速度:标准值为 25mm/s。

7)心率显示:数字显示 20~300 次/分。

(3)记录器:类型为感应式、热敏打印纸(5cm 宽幅)或电脑闪卡打印记录,记录纸速为 25mm/s。

(4)电池类型:25Ah,可充电密封铝酸电池。

（二）麻醉深度监护仪

麻醉是指在手术时对伤害性刺激的无反应和无回忆,强调对意识的抑制和对伤害刺激反应的抑制,即创造良好的手术条件所采取的保障病人安全的方法。但是在外科手术中,麻醉用药的安全变化范围很小,常因麻醉药物用量不足,病人会在手术过程中苏醒过来;也有许多人因用药过量,导致苏醒延迟而出现意外,尤其在临床麻醉中广泛使用肌松药后,"术中知晓"屡见报道,以致麻醉深度的监测更加引起了临床医师的关注。在全身麻醉的过程中,由于难以监测病人的麻醉状态,往往只是对其麻醉深度进行大概的估计,常导致麻醉剂用量的不准确,容易出现一些麻醉意外和并发症,因此在外科手术中进行麻醉监护有着十分重要的意义。

目前麻醉师主要依靠定性的身体特征来判断病人的麻醉程度和决定药物的使用量,比如:①氧合、通气和循环连续检测评估:监测脉搏血氧饱和度、呼吸活动、心电图、血压和心率等;②扩展监测:选择监测尿量、中心静脉压、有创动脉压、呼吸末二氧化碳分压、体温、脑功能、呼吸力学、血液生化、血气分析、肌松、凝血功能、肺动脉压、心输出量等。这些自律行为的特征常会因不同病人对手术和麻醉剂的反应不同而缺乏准确性,而且使用药物也会减弱这些自律行为的变化,因此需要更适当的技术来监控麻醉的深度以提供更准确的参考指标。随着计算机技术的快速发展和在医学上的广泛使用,目前一些监护仪已经能利用对脑电图的检测和分析来自动评估麻醉的深度。

1. 脑电图应用于术中麻醉监护的仪器

（1）脑电双谱指数(bispectral index scale,BIS):传统的脑电信号处理方法是用快速傅里叶变换(FFT)。但 FFT 为典型的线性分析方法,适用于平稳、非随机的正态分布信号。而脑电活动为随机非正态分布信号,因此用这种方法分析脑电图具有一定的局限性。而双谱分析则依赖于功率谱、相位谱以及不同频谱相位角的偶联定量化。根据大量的临床数据与镇静、深睡眠状态之间具有相关性的事实,脑电双谱指数 BIS 将脑电信号的不同双频谱描述整合,并转化为简易信号。它综合 4 个脑电参数:时域的参数突发抑制率、抑制指数和频域的参数 β 比率、同相快慢波比,得到一个 0～100 的无量纲数字。100 代表清醒状态,0 代表完全无电信号。一般认为 BIS 值在 65～85 时,病人处于睡眠状态;在 65～40 时为全麻状态;<40 为暴发抑制状态。图 2-1-35 为自发脑电 BIS 监护仪。

1996 年,脑电双谱指数被 FDA 批准作为监测麻醉深度和镇静水平的指标作用,BIS 监护仪已应用于 ICU、手术室以及临床研究。

脑电双谱指数 BIS 用于临床麻醉可以较好地反映镇静药的作用程度、意识恢复程度,有助于减少"术中知晓"的发生,提高麻醉恢复期病人的苏醒质量,并且可以指导术中麻醉药量的控制,节约麻醉相关费用。但 BIS 的不足之处在于其监护效果明显与麻醉药的种类及病人的个体差异有关,而且其对麻醉期间意识从有到消失以及从消失到恢复的反应不甚灵敏,还有就是 BIS 不能预测体动。

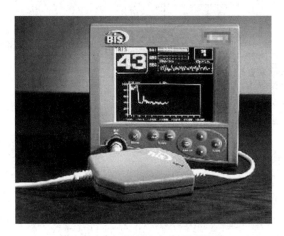

图 2-1-35　自发脑电 BIS 监护仪

（2）听觉诱发电位指数（auditory evoked potential index，AEP index）：听觉是麻醉过程中病人最后消失也是最先恢复的感觉，且听觉的消失是随麻醉的加深逐渐被抑制的。听觉诱发电位是听觉系统接收声音刺激后，从耳蜗至各级听觉中枢产生的相应电活动，共15个波形，分三部分：脑干听觉诱发电位（BAEP，接受刺激后的0～10毫秒）、中潜伏期听觉诱发电位（MLAEP，接受刺激后的10～100毫秒）、长潜伏期听觉诱发电位（LLAEP，接受刺激100毫秒后）。其中，MLAEP与大多数麻醉药呈剂量的依赖性变化，适用于监测麻醉深度。随着麻醉程度的加深，MLAEP波幅降低、潜伏期延长，可以通过数学方法将波形指数化。经典AEP index是采用移动时间平均数（moving time average，MTA）模式得出的，即进行256次扫描后取平均数得出，每个扫描需144毫秒，获取信号的时间延迟为36.9秒。由于无法及时地反映麻醉深度的变化，近年来，随着数字滤波器技术的发展，A-line ARX-index（AAI）指数得到了临床推广应用。通过ARX（autoregressive）模型快速提取（2～6秒）AEP窗口的20～80毫秒信息，并经过数学计算得到AAI指数，用其来反映病人的意识镇静水平。最新的AEP Monitor/2麻醉深度监护仪，其AAI指数是通过计算MLAEP和自发脑电变化得到的复合指数，依赖于提取到的MLAEP的信噪比，通过先进的数学方法对信噪比进行估计，若信噪比<1.45，这时的AAI指数就不是由MLAEP而是基于EEG的β率和暴发抑制得到的。AAI指数从0～99，99表示完全清醒，0表示深度镇静，推荐适合外科手术的AAI值为15～25。如图2-1-36所示。

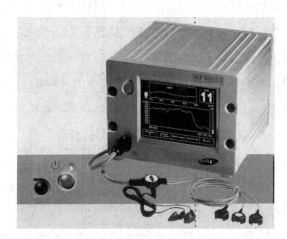

图 2-1-36　麻醉深度监护仪/听觉诱发电位监护仪

仪器原理：麻醉镇静深度监护仪的硬件系统主要包括高性能隔离生物电放大器（5万～50万倍可调）、12位以上数据的采集与处理系统、声刺激器（能发不同强度的"短声"或"短纯音"）、计算机和显示器等，如图2-1-37所示。

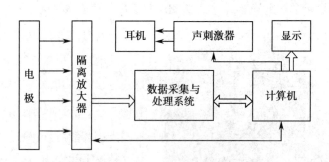

图 2-1-37　麻醉镇静深度监护仪硬件系统

与BIS相比，AAI除了具备BIS类似的作用外，还可以较好地提示病人清醒与睡眠的转换。麻醉苏醒过程中，BIS值逐渐升高，能完整反映麻醉苏醒的过程，而AAI在从无意识到有意识转变的瞬间是突然升高的，并且AAI在意识清醒和消失之间无交叉重叠现象，因而与BIS相比，AAI能更好地鉴别意识存在和消失。另外,AAI 还可以监测伤害性刺激的反应,预测病人体动,这是 BIS 所做不到的。但是 AAI 的应用也存在一些问题,和 BIS 一样,AAI 不能有效评价某些麻醉相关药物如氧化亚氮的镇静程度,另外 AAI 可能会受肌源性因素的影响,而且 AAI 并不适用于听力有障碍的病人,在监测中还需要尽力避免其他电器的电磁干扰。

2. 技术发展趋势　近年来,应用于麻醉深度监测的脑电分析法研究已取得了不少成果,如 Narcotrend 指数、熵指数、意识指数等,但各种方法在临床应用时仍存在很多局限。其中的 BIS 和 AEP index 都得到了广泛的认可,但是 BIS 不能提供手术刺激、镇痛等多个方面的信息,且在麻醉诱导期、恢复期因其反应速度较慢,限制了其在临床的应用。而且在非稳定药代动力学下,BIS 和 AAI 都不能实时反映麻醉深度,同时在手术中易受手术室内其他设备的干扰。这些分析方法目前虽已有临床应用,但要作为一种全面的麻醉监护方法还有待于进一步研究和不断完善。

点滴积累 ╲╱

　　1. 医用监护设备是生理信号检测与处理设备中的一大类设备,监护仪的分类方法较多,建议从临床应用的角度出发来加强理解和记忆。

　　2. 医用监护设备中心电监护常采用 3、5 或 12 导联监护,要注意心电监护时的心电电极位置;无创血压的监护多采用测振法;血氧饱和度采用透射法双波长光电检测法等。

　　3. 动态心电监护适用于对短暂性或一过性的异常心电变化的发现、记录和诊断。

第七节　其他生理信息检测与处理设备

一、血压计

(一) 血压测量基础

血液在血管内流动时对血管壁产生的侧压力即血压。血管分为动脉、静脉和毛细血管,血压也就有动脉血压、静脉血压和毛细血管血压之分。我们通常所说的血压是动脉血压的简称。

心室收缩将血液射入动脉,通过血液对动脉管壁产生侧压力,使管壁扩张,并形成动脉血压。心室舒张不射血时,扩张的动脉管壁发生弹性回缩,从而继续推动血液前进,并使动脉内保持一定血压。心室收缩时,动脉血压所达到的最高值称为收缩压;心室舒张时,动脉血压下降,它所达到的最低值称为舒张压。收缩压与舒张压之差称脉压,它表示血压脉动量,一定程度上反映了心脏的收缩能力。血压波形在一个周期内的积分除以心动周期称为平均压;正常情况下,平均压可用舒张压加上 1/3 的脉压来表示。

血压的单位为 kPa(1kPa = 7.5mmHg),测量血压时,是以血压和大气压作比较,用血压高于大气压的数值表示血压的高度。如测得的动脉血压是 100mmHg,即表示动脉内血液对血管壁的侧压力比大气压高 100mmHg。

动脉血压在上臂部测量,正常成人的动脉收缩压为 12 ~ 18.7kPa(90 ~ 140mmHg),舒张压为 8 ~

12kPa(60～90mmHg),脉压为4～6.7kPa(30～50mmHg)。

各类血管的血压随它们在血液循环系统中所处的位置不同而不同,在整个血液循环中,主动脉由于离心室最近,它的压力最高,约为13.33kPa。主动脉血压维持较高水平对于推动血液循环,维持血流速度,保持足够的血流量具有重要的意义。

血压测量可分为直接测量血压和间接测量血压两种方法。直接测量血压法精确、可靠,但它属于一种创伤性检查,因而临床上广泛应用血压计间接测量血压。

（二）血压的直接测量法

直接血压测量方法都需要通过手术的方法(导管术),借助X射线透视技术监视导管顶端的位置将其送至需要测量的位置。导管术不仅用来测量动脉压,还可以测量和监视中心静脉压、肺动脉和肺毛细血管楔入压及左心房、左心室等的压力;插入肝、肾附近的血管,用以检查肝脏和肾脏的病变。

先将导管通过穿刺,植入被测部位的血管内,导管的体外端口直接与压力传感器连接,在导管内注入生理盐水。由于流体具有压力传递作用,血管内压力将通过导管内的液体被传递到外部的压力传感器上(图2-1-38),从而可获得血管内压力变化的动态波形,通过特定的计算方法可获得收缩压、舒张压和平均压。在进行有创血压测量时要注意,监测开始时,首先要对仪器进行校零处理;监测过程中,要随时保持压力传感器部分与心脏在同一水平上;为防止导管被凝血堵塞,要不断注入肝素盐水冲洗导管。由于运动可能会使导管移动位置或退出,因此要牢牢固定导管,并注意检查,必要时进行调整。

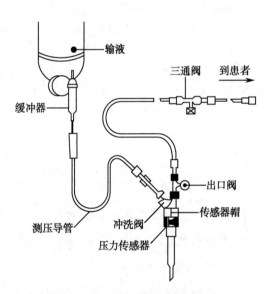

图2-1-38 有创血压测量图

（三）血压的间接测量法

1. 柯氏音法 柯氏音法测压时,先用连接水银柱的袖带将被测者的臂膀扎住,关闭阀门,然后对袖带打气,再适当松开阀门进行放气。在放气期间,将听诊器听筒放在袖带与臂膀之间的动脉附近,听脉搏音,见图2-1-39。开始时因为袖带压力大将脉搏阻断,几乎没有声音或声音很小;随着袖带压力下降,脉搏音逐渐增大,在一个点上会感到声音明显增大,到最大后再逐渐减小,最后声音变调、消失,如图2-1-40所示。上述过程中,脉搏音明显增大的时刻所对应的水银柱高度为收缩压,而脉搏音从大到小开始变调的时刻所对应的为舒张压。

2. 测振法 电子血压计通常采用测振法。

（1）基本原理:测振法的基本原理是在血压检测部位施加一外力,当外力超过某一值后,在减压过程中根据检测到的脉搏波和压力值计算出血压值,亦称示波法。测振法与柯氏音法的不同之处在于,放气过程中不是检测柯氏音,而是检测气袖内气体的振荡波。振荡波起源于血管壁

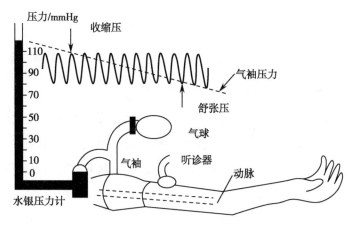

图 2-1-39 柯氏音法测量示意图

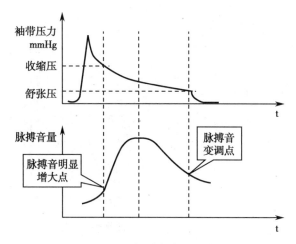

图 2-1-40 柯氏音法测量曲线

的搏动。如图 2-1-41 所示,当气袖压高于收缩压 P_S 时,动脉被压闭,此时因近端脉搏的冲击而呈现细小的振荡波;当气袖压小于收缩压 P_S 时,则波幅增大;当气袖压等于平均压 P_M 时,动脉管壁处于去负荷状态,波幅达到最大值 A_M;当气袖压小于舒张压 P_D 以后,动脉管腔在舒张期已充分扩展,管壁刚性增加,因而波幅维持在较小的水平。因此只要在气袖放气过程中连续测定振荡波(振荡波一般呈现近似于抛物线的包迹),振荡波的包络线所对应的气袖压力就间接地反映了动脉血压。

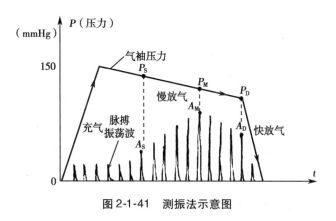

图 2-1-41 测振法示意图

（2）系统结构：图2-1-42给出了测振法无创血压测量系统的结构框图。充气袖套由一压缩气泵充气，用电磁阀来进行放气。启动测量后，电磁阀闭合，气泵打气，到设定值时停止打气，此时袖带气压保持恒定。CPU记

▶▶ **课堂活动**

　　试问无创血压测量还有其他方法吗？

录压力信号，并识别脉搏振动信号，当确认有脉搏振动信号后，记录此时的振动强度信号，CPU发出以台阶量逐步放气的指令，并检测袖带压力，检测到脉搏振动信号后继续放气到下一级台阶。当压力下降量到达设定值时，立即关闭电磁阀，保持袖带压力，开始新的一轮压力及振动信号的记录，记录到振动信号后再到下一个台阶测量。

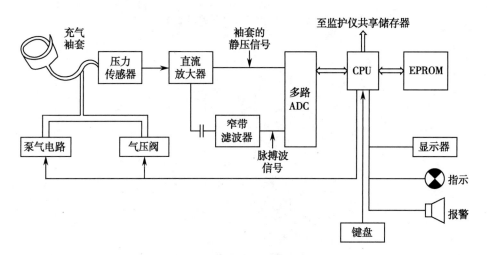

图2-1-42　测振法无创血压测量系统

知识链接

无创血压测量技术的放气方式

　　无创血压测量方式有连续放气和阶梯放气之分。连续放气测量方式缺乏抗干扰能力，任何干扰如轻微运动、说话、打喷嚏等都将严重影响测量精度，甚至导致测量失败；而阶梯放气测量方式可保持压力至干扰消失再进行检测，并且它在每个台阶上压力是恒定的，可取两个或两个以上的脉搏振动信号幅度进行相关性识别，可准确识别脉搏，区分出干扰，故抗干扰能力很强。

图2-1-43为电子血压计。

二、视觉电生理检查系统

　　视觉电生理检查系统是测定视网膜被光照射或图像刺激时，在视觉系统中不同神经元所产生的生物电活动。应用视觉形成过程中生物电的变化作为观察指标，对视觉系统疾病进行诊断和鉴别诊断，并可对视觉系统疾病进行病情监视、预后评估、疗效鉴定和发病机制的研究，是一种无创伤性的视觉功能的客观检查方法，在眼科临床已被越来越广泛地使用。

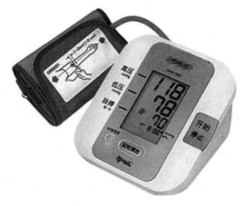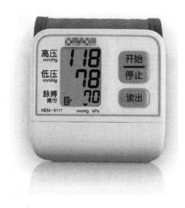

图 2-1-43 电子血压计

视觉电生理检查包括眼电图(electrooculogram,EOG)、视网膜电图(electroretinogram,ERG)及视觉诱发电位(visual evoked potential,VEP)三大部分。EOG 主要反映视网膜色素上皮——光感受器复合体的功能。ERG 主要反映视网膜感光细胞到双极细胞及无长突细胞的功能。VEP 主要反映视网膜神经节细胞至视觉中枢的传导功能。根据刺激方式和刺激条件的不同,如闪光或图像刺激、视网膜适应状态、刺激光的强度和频率、刺激光的颜色、图像翻转频率和对比度等,每项检查方法又可分为许多更加局限的检查方法。

1. **视网膜电图和眼电图** 当视网膜受到瞬间闪光刺激时,安放在网膜内表面或角膜上的探测电极与安放在前额或耳垂部位的参考(无关)电极间可记录到短暂的电位顺序变化,这些电位变化总合起来称为视网膜电图。图 2-1-44 给出了一个典型的视网膜电图,A、B 和 C 3 个波反映了正常视网膜的特性,其中 B 波最具有临床价值,因为它来源于视网膜,患色素性视网膜炎的病人其视网膜电图没有 B 波出现。

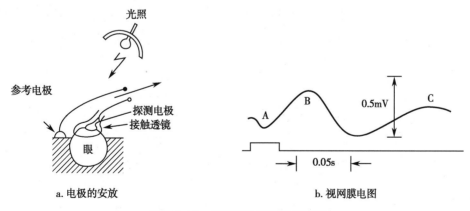

a. 电极的安放   b. 视网膜电图

图 2-1-44 视网膜电图及电极安放

眼电图是眼运动引起的电位变化记录,在测量时,将一对电极附着在眼睛的两近侧,当眼睛的位置在固定参考点时,眼电图的电位定义为 0;眼球水平移动时,眼电图的电位发生变化。眼电图可提供眼睛的取向、角速度、角加速度的影响,可作为研究药物对眼运动的影响,以及研究睡眠和视角搜查时眼运动的手段。

现代眼电图诊断系统的记录和分析部分已实现了自动化,通常它的软、硬件部分功能都可和

ERG合用。在记录软件中主要是数据处理和分析的功能,硬件主要由计算机、记录电极、放大器、刺激屏和显示装置等部分组成,如图2-1-45所示。

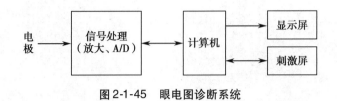

图2-1-45　眼电图诊断系统

（1）计算机:用于管理和协调仪器各部分的工作,执行EOG的测试程序,控制光刺激器的工作,定时控制背景光的开关,以及数据的采集、分析和处理,并最后给出检查的数据。

（2）记录电极:EOG的记录电极共5只,每眼2只,地电极1只,两眼共用。材料一般采用Ag-AgCl电极,或用镀金的电极,也可用不锈钢材料制成的电极。电极的形状可做成盘状或杯状,它们的直径以4~5mm最好。

（3）放大器:放大器分为直流(DC)和交流(AC)两种,它们对同样的信号所记录的波形是不同的。直流放大器记录的静息电位比较真实,但是波形漂移太大,记录比较困难,要求设有补偿机制。交流记录系统记录的静息电位虽然有些失真,但是漂移较少,记录比较容易。放大器的频带范围一般在0.1~10Hz。

（4）视屏:一般使用视网膜电图的Ganzfeld刺激器,它能提供50~100cd/m^{2}及400~600cd/m^{2}两种不同亮度的背景光,可分别用于记录大瞳孔和自然瞳孔时的EOG。视屏中引导眼跳动角度的注视点,通常是用红色的发光二极管指示和控制眼球的水平跳动运动。

（5）显示器:一般应用示波器或计算机的CRT作为显示器,即时显示记录的实时波形;在同一窗口还显示即时的静息电位的时间-振幅曲线,即每分钟采样的平均值和最后的曲线。

2. 视觉诱发电位、图形视网膜电图(pattern electroretinograms,PERG)及视觉诱发谱阵列(visual evoked speetrum array,VESA)的微机自动分析系统　该系统的硬件框图如图2-1-46所示。

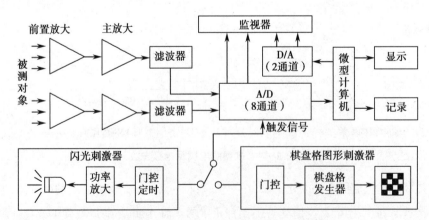

图2-1-46　视觉诱发电位的微机自动分析系统

受试者的视觉电信号(VEP和PERG及VESA等)经双通道前置放大器、主放大器及滤波器后,在四道曲线示波器上显示两道原始信号,并通过A/D转换后送入微型计算机,经平均叠加及快速傅里叶变换等信号处理后,通过 D/A 转换器恢复出模拟信号在四道监视器上显示,同时用记录仪绘制曲线。该系统备有闪光刺激器和棋盘格图形刺激器,分别通过 A/D 转换器向微机输送触发信号,闪光刺激器的闪光频率及棋盘格黑白交替转换的频率可调,棋盘黑白格大小可以选择。由于 VEP 和 PERG 信号一般很小(1~5μV),而眼动信号(EOG)比较大(100μV 以上),因此在测试 VEP 和 PERG 信号时,采用平均叠加、伪迹屏除技术来消除眼动引起的干扰。VESA 是对应于各种不同闪光频率刺激诱发的功率谱丛,通过快速傅里叶变换后,可描绘出不同刺激频率的左、右两组(对应左、右大脑半球同源区的)6 条功率谱 PL 和 PR 曲线,即视觉诱发谱阵列(VESA)。

视觉电生理检查是一种无创伤性的视觉功能的客观检查方法,它不仅适合于一般的病人,更适合于不能进行心理物理检查的病人,如婴幼儿、智力低下者或伪盲者;另对屈光间质混浊,看不到眼底者,它可克服混浊的障碍,测定到视功能,如白内障、玻璃体混浊、视网膜脱离术前的视觉电生理检查可帮助预测术后视力恢复情况。此外,如将视觉电生理检查方法联合应用,可对整个视觉系统疾病进行分层定位诊断,从功能上对视觉系统进行断层扫描。因而,视觉电生理检查在眼科临床已被越来越广泛地使用。

三、听力计

听力计是对人的听觉能力进行测试的电声仪器。听力计由纯音振荡器、以分贝为标度的衰减器和耳机(气导或骨导)组成。频率一般使用 125、500、1000、2000、3000、4000 和 8000Hz。受试者戴上听力计的耳机后,记录他刚刚能听到的声压级(dB),然后将以不同频率测得的结果,以 dB 数为纵坐标,以频率为横坐标画出听力曲线,然后再与标准零级曲线相比,即可知道受试者的听力是否有所损失以及在某一频率上损失的若干分贝数。

(一) 听力计的类型

1. 按功能分类　国际电工委员会根据对纯音听力计的功能规定了 5 种不同类型,不同类型听力计的功能(可做的检查项目)有较大的差别。

(1) 一型听力计(高级诊断听力计):多为双通道,有两套独立的系统,操作方便。其频率范围一般为 125Hz~10kHz,气导最大输出为 120dB,骨导最大输出为 70dB。具有宽带和窄带两种掩蔽噪声,并能将噪声加到同侧或对侧气导或骨导耳机。采用数码或液晶显示频率和分贝值,设有 1~5dB 衰减档。具有多种测试功能,除基本纯音气、骨导测试外,还可进行言语测听、声场测听、短增量敏感指数、辩差阈、声衰减、交替双耳响度平衡试验和啭音测试等。

(2) 二型听力计(诊断听力计):频率范围为 125Hz~8kHz,气导最大输出为 110dB,骨导最大输出为 60dB。能发出连续纯音或脉冲音,并有调幅装置。设有白噪声及窄带两种掩蔽噪声。可进行口声、唱片或录音磁带等言语测听及 SISI、DL 测试。

(3) 三型听力计(简便诊断听力计):频率范围为 250Hz~8kHz,气导最大输出为 100dB,骨导最大输出为 50dB。有或无掩蔽噪声。体积小,便于携带,适用于基层单位或巡诊。

(4) 四型听力计(筛选听力计):分集体筛选与便携式筛选两种。频率范围为 250Hz~4kHz 或 6kHz,只有气导,无骨导,听力级在 0~70dB 或 90dB 之间。

（5）五型听力计:频率及听力级更加简单,最低要求未做硬性规定,可按需选定。

2. 按操作方式分类　按操作方式,听力计分为3类。

（1）手控听力计:测试信号的出现、频率的选择、听力级的改变及结果的记录均为手动操作。

（2）自动记录听力计:测试信号的出现、频率的改变是自动的,听力级变化的方向由受试者控制,对受试者的反应自动记录。

（3）计算机控制听力计:检查程序由计算机控制。

（二）纯音听力计的结构及工作原理

纯音听力计是应用电声学原理设计研制而成的综合性测试仪器。它通过电子振荡、放大、衰减等线路产生不同强度的多种纯音和掩蔽噪声信号,经耳机传送,以测试人耳听觉功能。其结构示意图见图2-1-47。

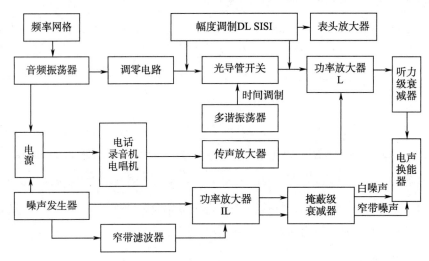

图 2-1-47　纯音听力计结构示意图

1. 音频振荡器　亦称纯音发生器。采用振荡线路做成稳定的音频信号发生器,借助频率网络产生不同频率的纯音。

2. 功率放大器　采用功放电路,将纯音信号放大到足够的强度,推动耳机发声,以不失真为度。在中频气导最大输出为 110～120dB(HL),骨导最大输出为 60～70dB(HL)。

3. 衰减器　即声强和音量调节器。用以控制耳机输出的纯音和掩蔽噪声的强度,常用可调范围为 10～110dB(HL),每5dB 为 1 档。两相邻衰减档的偏差应不大于±1dB。进行双耳响度平衡试验时,由两套衰减器分别控制左、右耳。衰减多采用滑动接点式(圆周或直线形)的分组线路,或用电子开关线路。要求操作灵活轻便,无开关杂音,分档误差及累积误差小。

4. 调零电路　由于人耳对不同频率声音的可闻声压级不同,电路配合衰减器部分补偿电路,可将振荡器产生的等幅纯音信号调到每个频率所对应的基准等效阈声压级。

5. 噪声发生器　系采用稳压二极管(或三极管 P-N 结)的固有噪声,经三级放大后而得。它分成两路,一路直接经功放给出白噪声(white noise,WN),用于言语听力测试中作掩蔽声;另一路经窄带滤波器而形成窄带噪声(narrow band noise,NBN),用于纯音听力测试中作掩蔽声。

6. 传声放大器　可将唱片、录音带或由话筒输入的言语信号经放大后由耳机或扬声器输出,供言语测听或通话用,要求频带宽、噪声小、高保真。

7. 多谐振荡器(时间调制)　为避免听觉疲劳与测试误差,需将连续纯音信号变为断续或脉冲信号。振荡器可给出不同的振荡周期,以控制产生不同间隔的脉冲信号。

8. 纯音信号开关(通与断)　为克服在信号通/断时产生的杂音而设计出特殊线路,常用光导管,场效应管作信号开关;有些听力计装有控制纯音脉冲的持续及(或)一定重复率的门电路。这些开关及其有关电路,应使受试者对测试纯音作出反应,而不是反映机械噪声或瞬态声。

9. 表头放大器及音量表　根据指针摆动大小,用以指示纯音信号(连续音或脉冲音)及言语信号的强弱,可供言语测听时调零用。

10. 电声换能器　测听用的换能器分为气导耳机和骨导耳机。气导耳机从外形结构上看,又分为耳罩式耳机、压耳式耳机和插入耳机等。

知识链接

听力学检查

1. 电测听设备(纯音听力计)　主要是用于检测耳听阈值,对于声音传导和外耳的敏感性有一个大概了解的一种检测设备。

2. 中耳分析仪(也叫声阻抗)　主要检测中耳的一些数值是否异常,以及检测鼓膜传导功能、镫骨肌反射功能的一种设备。

3. 耳声发射　耳声发射系一种产生于耳蜗,经听骨链及鼓膜传导释放入外耳道的音频能量,主要用于内耳耳蜗检测。

(三) 临床应用

听力计是听功能测试用的声学电子仪器,用于临床、科研等方面,可为听力损失的定性、定量和定位诊断提供依据,是近代耳病诊治和听力学研究的重要设备。图 2-1-48 为各类听力计。

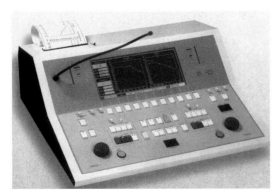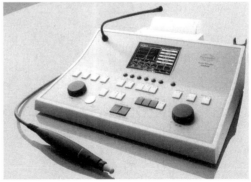

图 2-1-48　各类听力计

点滴积累 ⋁ ....

1. 血压测量包括直接测量法和间接测量法。直接测量血压采用导管法，是有创的测量方法；间接测量血压常采用柯氏音法或测振法等方法，是无创的测量方法。

2. 视觉电生理检查包括眼电图（EOG）、视网膜电图（ERG）及视觉诱发电位（VEP）三大部分。

3. 听力计是听功能测试用的声学电子仪器，可为听力损失的定性、定量和定位诊断提供依据，是耳病诊治和听力学研究的重要设备。

目标检测

一、单项选择题

1. 生物电测量电极的作用是将人体中存在的＿＿＿＿＿＿＿＿。

　　A. 离子电流转换为电子电流　　　　　　B. 电子电流直接提取

　　C. 电子电流转换为离子电流　　　　　　D. 以上都不是

2. 心电图测量时的 aVR 导联属于＿＿＿＿＿＿＿＿。

　　A. 单极胸导联　　　　　　　　　　　　B. 双极胸导联

　　C. 单极加压肢体导联　　　　　　　　　D. 双极加压肢体导联

3. 心电图测量的导联数一般有＿＿＿＿＿＿＿＿。

　　A. 1　　　　　　　B. 3　　　　　　　C. 6　　　　　　　D. 12

4. 与脑电图机相比，心电图机一般没有以下哪种电路＿＿＿＿＿＿＿＿。

　　A. 滤波电路　　　　　　　　　　　　　B. 电极阻抗测试电路

　　C. 导联切换电路　　　　　　　　　　　D. 时间常数电路

5. 心电图的 5 个波 P、Q、R、S、T 中，T 波表示了＿＿＿＿＿＿＿＿。

　　A. 心室去极　　　　B. 心房去极　　　　C. 心室复极　　　　D. 心房复极

6. 脑电电极的放置有相对统一的标准，称为＿＿＿＿＿＿＿＿。

　　A. 10-10 系统电极法　　　　　　　　　B. 10-20 系统电极法

　　C. 20-10 系统电极法　　　　　　　　　D. 20-20 系统电极法

7. 根据频率和振幅的不同将脑电波分为 α 和＿＿＿＿＿＿＿＿。

　　A. δ、β、γ 波　　　　　　　　　　　　B. σ、β、θ 波

　　C. δ、β、λ 波　　　　　　　　　　　　D. β、θ、δ 波

8. 脑电、心电图机与肌电图机相比，都不具备以下哪个电路＿＿＿＿＿＿＿＿。

　　A. 波形描记或打印电路　　　　　　　　B. 放大滤波电路

　　C. 声音监听电路　　　　　　　　　　　D. 电源整流电路

9. 测振法测量血压时需同时记录袖带中的静压和＿＿＿＿＿＿＿＿。

　　A. 袖带中的振荡波压力　　　　　　　　B. 袖带中的压力变化

　　C. 血管中的脉搏波　　　　　　　　　　D. 手腕的脉搏波

二、简答题

1. 心电图记录有哪几个常用导联？各导联是怎样连接的？

2. 简述模拟心电图机与数字心电图机有哪些区别和各自的特点。

3. 心电图机的主要技术指标有哪些？

4. 与心电放大器相比,脑电放大器有什么特殊要求？

5. 血压测量的方法有哪些？比较它们之间的优缺点。

6. 调研:脑电图在临床诊断中的最新进展。

7. 调研:无创血压测量的最新技术及实现。

ER-2-13题

（蒋淑敏　邓如兵）

第二章

医用放射设备

导学情景

情景描述：

  张三在打球时不小心崴到了左脚，整只脚不能动弹，就近去医院诊断，经医师问询、触诊，首先提出拍片诊断后再做治疗。经 X 射线摄影诊断，左脚脚踝骨裂，需要打石膏固定，静养休息。

学前导语：

  医师在对患者进行问询、触诊的过程中，判断患者不是皮外伤，需要借助 X 射线影像设备查看脚踝内部情况。X 射线摄影装置就是观察人体组织形态学特征的设备，借助 X 射线装置拍片可以清晰地观察脚踝的骨骼组织形态是否正常。本章将围绕医用放射设备展开讲解，为今后学习影像设备等专业课程奠定基础。

第一节　概述

  医用放射设备主要包括诊断和治疗两个方面。1895 年 11 月 8 日，德国物理学家威廉·康拉德·伦琴（Wilhelm Conrad Rotgen）发现 X 射线，并用 X 射线给夫人拍摄了第一张手骨照片，人们第一次透过皮肤看到体内骨骼，由此诞生了新的学科——放射诊断学，为医学影像学奠定了基础。20世纪 50 年代始，各种新技术相继被应用到医学成像系统中，形成的医学图像不仅提供了人体组织在解剖上的形态结构，而且为器官功能检查提供了可能。下面将简述几种主要的医用放射设备。

  1. X 射线成像设备　1896 年，德国西门子公司研制出世界上第一支 X 射线球管。同年，英国伦敦外科医师经 X 射线透视，成功地从病人手中取出一枚钢针异物。20 世纪初，出现了常规 X 射线机。以后的近百年里，X 射线图像随着其他相关学科的发展，在灵敏度、分辨力以及解决影像重叠问题等方面都得到了显著改变。但是这种普通 X 射线成像（屏-片系统成像）是一种模拟成像，图像是从几乎完全透明（白色）到几乎不透明（黑色）的一个连续的灰阶范围成像。数字成像技术的出现使医学影像技术发生了巨大的变化。

  20 世纪 70 年代初，X 射线计算机体层摄影设备（X 射线 CT）问世，它以高密度分辨力和无重叠的清晰的体层图像，显示出普通 X 射线检查所不能显示的病变，显著提高了病变检出率和准确率。CT（computed tomography）的问世是放射诊断学发展史上又一新的里程碑，继伦琴于 1901 年获得诺贝尔物理学奖之后，两位有突出贡献的学者——美国物理学家 A·M·Cormack 和英国工程师 G·N·

Hounsfield 荣获 1979 年度诺贝尔医学和生理学奖。至今,CT 技术几经发展,由头部 CT 发展到全身 CT、多层螺旋 CT、电子束 CT 等,极大地提高了成像速度和空间分辨率。

20 世纪 80 年代开始,数字化透视摄影(digital fluorography,DF)、计算机摄影(computer radioogy,CR)、直接数字化 X 线摄影(direct digital radiography,DDR)等技术相继问世,传统的 X 射线影像开始迈入数字化行列。数字成像改变了图像的显示方式,图像解读由只用照片观察过渡到兼用屏幕观察,到计算机辅助检测。影像诊断也试用计算机辅助诊断,以减轻图像过多、解读费时的压力。图像的保存、传输与利用由于有了图像存档与传输系统而发生巨大变化,并使远程放射学成为现实,极大地方便了会诊工作。由于图像数字化、网络和图像存档及通信系统(picture archiving and communication systems,PACS)的应用,影像科将逐步成为数字化或无胶片学科。

2. **核医学成像设备** 核医学成像是将放射源(放射性核素)置于病人体内,有选择性地测量摄入体内的放射性药物放射出的γ射线,利用体外检测法获得数据,进行成像。它能反映体内的生理、生化和病理过程,可以显示出组织、器官的功能等。

1958 年,美国人 Anger 研制的γ闪烁照相机能够快速显像,核素影像诊断从静态进入动态观察,能够显示脏器的生理代谢功能。20 世纪 70 年代后期,放射性核素扫描与 CT 技术结合,单光子发射型计算机断层仪和正电子发射型计算机断层仪相继研制成功。发射型计算机体层扫描技术不仅对各种脏器及其病变进行立体显像,能动态观察各种脏器的形态、功能和代谢的变化,而且能进行体层显像。目前,发射型计算机断层成像(emission computed tomography,ECT)在临床上已得到广泛的应用,PET 研究人脑功能等有其独特的优点。

3. **医用放射治疗设备** 放射治疗是利用放射线治疗各种肿瘤的临床方法。放射治疗与外科手术治疗、化学药物治疗是现代临床治疗肿瘤的三大手段。世界卫生组织(WHO)的统计数据表明:①70% 左右的肿瘤病人需要接受放射治疗;②肿瘤治愈率 45% 中,手术治疗贡献为 22%,放射治疗为 18%,化疗为 5%。因此,放射治疗在肿瘤治疗中所起的作用是不可替代的。

医用放射源按其产生的方式,可分为天然源(如天然放射性物质)和人工源(如人造放射性核素、X 射线机和加速器等)两大类,目前以后者的使用为主。按所用的放射源进行分类,放疗设备主要分为 4 类:①钴 60 治疗机、伽玛刀和后装治疗机;②浅层、深部 X 射线治疗机;③医用加速器;④重离子加速器。

X 射线治疗机和钴 60 治疗机属于早期的放疗设备;医用电子直线加速器是目前放疗设备的主体,基于加速器的精确放疗系统,包括 X 刀、适形放疗和调强放疗是放射治疗的先进设备,这些设备的使用需要有严格的质量保证程序;伽玛刀分为头部、体部和全身 3 种类型,适应证已经从颅脑扩展到全身;后装治疗机属于肿瘤近距离治疗设备,有不同的施源器分别适于管内、腔内肿瘤的治疗和肿瘤的组织间插值治疗。放疗设备的进展表现在两个方面:①四维和实时的调强适形放疗系统,主要是在直线加速器上集成容积 CT 和影像引导设备;②重粒子加速器的研制和开发,目前国内

▶▶ **课堂活动**

1. 请问一般在什么情况下到医院使用或接触放射诊断设备? 使用何种诊断设备?

2. 放射治疗设备在哪些疾病中使用较多?

第一台质子加速器已安装使用。

点滴积累 ∨ ·································

1. 1895 年，德国物理学家伦琴先生发现 X 射线。

2. 医用放射设备包括医用放射诊断设备、核医学成像设备和医用放射治疗设备。

第二节　医用 X 射线诊断装置

一、X 射线成像基础

（一）X 射线的基本特性

X 射线的本质和普通光一样都属于电磁波，但其波长比可见光短，介于紫外线和 γ 射线之间。X 射线除具有电磁波的共同属性外，还具有以下几种主要特性：

1. **穿透性**　X 射线波长短，对各种物质具有不同的穿透能力，能穿透可见光不能穿透的物体。X 射线的穿透力与 X 射线管电压密切相关，电压愈高，X 射线波长愈短，穿透力也愈强；反之其穿透力也弱。X 射线穿透物体的程度与物体的密度和厚度相关，密度高、厚度大的物体吸收的多、通过的少。X 射线对人体组织穿透性能的差别是 X 射线成像基础，如表 2-2-1 所示。

表 2-2-1　X 射线对人体的穿透能力

易透过性组织	中等透过性组织	不易透过性组织
气体 脂肪组织 （密度小）	结缔组织 肌肉组织 软骨组织 血液 （密度近于水）	骨骼 （密度大）

2. **荧光效应**　荧光效应是进行透视检查的基础。X 射线能激发荧光物质，如硫化锌镉及钨酸钙等，使波长短的 X 射线转换成波长长的可见荧光。

3. **电离效应**　X 射线通过任何物质都可产生电离效应。空气的电离程度与空气所吸收 X 射线的量成正比，因而通过测量空气电离的程度可检测 X 射线的量。X 射线射入人体，也产生电离效应，可引起生物学方面的改变，即生物效应，是放射治疗的基础，也是进行 X 射线检查时需要注意防护的原因。

4. **感光效应**　感光效应是 X 射线摄影的基础。涂有溴化银的胶片经 X 射线照射后，感光而产生潜影，经显影、定影处理，感光的溴化银中的银离子（Ag^+）被还原成金属银（Ag），并沉积于胶片的胶膜内，此金属银的微粒在胶片上呈黑色。而未感光的溴化银在定影过程中，从 X 射线胶片上被清除，因而显出胶片片基的透明本色。依金属银沉积的多少，便产生了从黑至白的不同灰度的影像。

5. **脱水效应（着色作用）**　某些物质经 X 射线长期照射后，因结晶脱水而逐渐改变颜色，如荧光屏、增感屏等。

（二）X射线成像的基本原理

X射线之所以能使人体组织结构在荧屏上或胶片上形成影像，一方面是基于X射线的穿透性、荧光效应和感光效应，另一方面是基于人体组织结构之间有密度和厚度的差别。当X射线透过人体的不同组织结构时，被吸收的程度不同，所以到达荧屏或胶片上的X射线量即有差异。这样，在荧屏或X射线片上就形成明暗或黑白对比不同的影像。因此，X射线图像的形成基于以下3个基本条件：

1. X射线具有一定的穿透力，能穿透人体的组织结构。

2. 被穿透的组织结构存在着密度和厚度的差异，X射线在穿透过程中被吸收的量不同，以致剩余下来的X射线量有差别。

3. 有差别的剩余X射线是不可见的，经过显像过程或数字成像过程，例如用X射线胶片显示，获得具有黑白对比、层次差异的X射线图像。

实例解析

实例：通常情况下，下列哪种或哪几种症状可以借助X射线机诊断设备进行诊断？

    A. 扭伤   B. 肚子痛   C. 头痛   D. 咳嗽

解析：如正文所述，X射线对各种物质具有程度不同的穿透能力，且穿透物体的程度与物体的密度和厚度相关，参考表2-2-1，对人体各部位的X射线成像可根据被检查部位与其周围组织结构的密度、厚度差别情况，判断能否获得有对比度的影像。

（三）X射线的产生

X射线是一种高能光子束，是由于靶物质受高能电子流轰击而产生的。X射线机产生定向的、实用的X射线应具备4个条件：第一，应有电子源（阴极）来发射电子；第二，应有一个受电子轰击而辐射X射线的物体（阳极靶）；第三，要有加速电子使其增加动能的电位差（管电压）；第四，要有一个高度真空（$P<10^{-4}Pa$）的环境（玻璃外壳），使电子在运动过程中尽可能减少能量损耗，保护灯丝不被氧化。

X射线球管能产生定向的、实用的X射线，球管结构如图2-2-1所示。在X射线管内，抽真空的玻璃管中装有阴极和阳极，阴极由钨丝制成螺旋状，并由低压电源加热；阳极靶由钼、钨或铜等金属

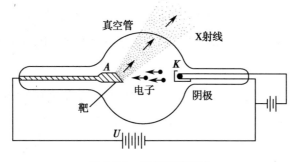

图2-2-1 X射线的形成

制成。在阳极和阴极之间加有几万伏或几十万伏的直流高压。阴极发射的热电子流被高压电场加速,以很大的速度轰击在阳极靶面上而骤然停止,电子流的动能立即被转变为 X 射线波段的电磁能辐射(绝大部分能量转化为热能),辐射从管壁或窗口穿出,也就形成了 X 射线。

(四) X 射线机的分类

1. X 射线机按输出功率分为　①大型 X 射线机,管电流在 1000mA 以上;②中型 X 射线机,管电流在 100～1000mA;③小型 X 射线机,管电流在 100mA 以下。

2. X 射线机根据高压变压器的工作频率可分为　①工频 X 射线机(50Hz);②中频 X 射线机(400Hz～20kHz);③高频 X 射线机(>20kHz)。

3. X 射线机按照安装形式可分为移动式 X 射线机和固定式 X 射线机两大类。

4. X 射线机按照用途可分为诊断用 X 射线机和治疗用 X 射线机,其中诊断用 X 射线机又可分为:①透视用 X 射线机(胃肠 X 射线机);②普通摄影用 X 射线机;③专用 X 射线机,为医院某科室或为人体某部位专用,如体层摄影用 X 射线机、心血管造影用 X 射线机、牙科用 X 射线机、床边 X 射线机、手术用 X 射线机等。

5. 技术发展使得数字式 X 射线机逐步推广,如数字减影血管造影技术、计算机 X 射线摄影技术等。

二、常规 X 射线成像装置

常规 X 射线成像设备主要由主机和外围设备两大部分组成,如图 2-2-2 所示。主机是指主电路及其元部件所构成的系统,包括 X 射线管装置、高压发生装置、控制装置、电源等设备。外围设备则指除主机以外的各种辅助和直接为临床诊断服务的设备,包括影像装置、机械装置及其他辅助装置。X 射线成像装置通过控制 X 射线的产生、X 射线过滤实现 X 射线摄影。

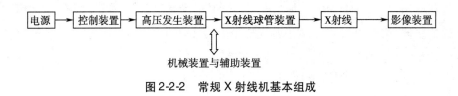

图 2-2-2　常规 X 射线机基本组成

(一) X 射线球管装置

X 射线球管是一个能量转换器,电子流在管内从阴极流向阳极时,电子损失能量,转换为 X 辐射能和热能。X 射线管按用途分为诊断用 X 射线管和治疗用 X 射线管;按焦点结构分为单焦点 X 射线管和双焦点 X 射线管;按阳极性质分为固定阳极 X 射线管和旋转阳极 X 射线管。X 射线管的组成如图 2-2-3 所示。

1. 阳极　阳极是承受高速电子冲击产生 X 射线的部件,主要功能是将电子能量转变为 X 射线辐射,并将转换过程中的热量散掉。阳极结构由阳极靶和靶面的支撑、散热装置构成。

在总的电子能量中,转换成 X 辐射的部分(效率)由阳极靶材料的原子序数(Z)和电子本身能量决定。钨($Z=74$)、铼(Re)钨合金是最常用的材料。某些特殊应用场合,例如乳房 X 射线照相术

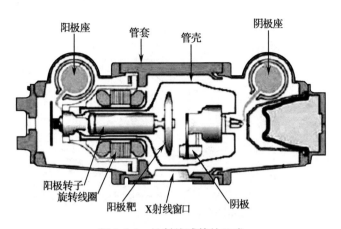

图 2-2-3 X 射线球管的组成

中的软 X 射线管使用钼靶。钼的原子序数($Z=42$)居中,但它产生的标识 X 射线光子所具有的能量很适合软组织摄影。

常用的阳极有固定阳极和旋转阳极。固定阳极 X 射线管一般用于治疗设备或少数特殊用途的小功率 X 射线机。在诊断设备中,由于要求焦点小、功率大、曝光时间短,固定阳极的散热能力无法适应,旋转阳极 X 射线管可以更好地解决提高功率和缩小焦点之间的矛盾。旋转阳极的靶面做成倾斜的圆盘形,阳极组件安装在轴承上,实际上构成了一个电动机的转子。X 射线管被一组构成电动机定子的线圈包围着,当线圈由电源供电时,转子驱使阳极高速旋转(如 8500 和 17 000r/min),使得电子束在不同时间冲击在焦点轨迹上的不同地方,电子轰击所产生的热量被均匀地分布在转动的圆环面积上,从而较大地提高了球管功率,高速旋转一般能使管子的功率容量增加 60%。同时阳极倾角较小,有效焦点减小,大大提高了影像清晰度。

2. **阴极** 阴极的主要作用是发射电子,并将其会聚成电子束聚焦在阳极上。阴极主要由灯丝(小线圈)和聚焦装置组成,如图 2-2-4 所示。灯丝一般由直径为 $0.05 \sim 0.5mm$ 的钨丝制作,利用流过它的电流加热,当灯丝从电路中获取足够的能量而致热时,电子就能逸出导体而进入自由空间,这种电子发射称为热电子发射。聚焦装置与灯丝处于同电位,可使电子更好地聚焦于阳极,焦点大小与灯丝尺寸及灯丝在聚焦装置中的位置有关。

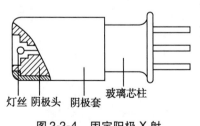

灯丝 阳极头 阳极套 玻璃芯柱

图 2-2-4 固定阳极 X 射线管的阴极结构

3. **焦点** 并不是整个阳极都参与 X 射线的产生,X 射线辐射产生于阳极表面上电子实际轰击的面积,称之为焦点,如图 2-2-5 所示。焦点的大小由阴极电子束的线度决定,大多数 X 射线管的焦点均为矩形,其线度一般为 $0.1 \sim 2mm$。焦点小的管子可以产生比较清晰的图像,焦点大的管子散热能力较强。X 射线管都有大、小两个焦点,供操作者根据成像要求而任意选用。

4. **管壳** 阳极和阴极结构均密封在管壳内,管壳多采用耐高温、绝缘强度高、膨胀系数小的钼组硬质玻璃制成。在一些特殊场合,亦有用金属和陶瓷作管壳的。管壳的主要作用是固定阳极和阴极部件,以及使它们相互绝缘,同时保持管内的高度真空。真空度应保持在 $10 \sim 6mmHg$ 以下,以保

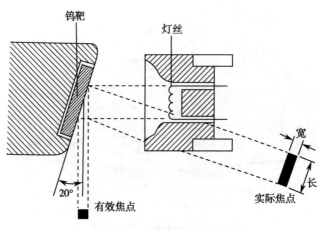

图 2-2-5　X 射线管的焦点

证灯丝的正常加热和电子飞向阳极的速度。

5. **管套**　X 射线管的管套是放置 X 射线管的一种特殊容器,现代管套均为防电击、防散射、油浸式。

（二）高压发生装置

高压发生装置用来提供 X 射线管工作所需要的管电压（50~150kV）和灯丝加热电压（5~15V）。灯丝电压通过降压变压器获得,而管电压通过升压变压器升压后整流获得,以保证阴极发出的电子有足够大的加速力奔向和轰击阳极产生 X 射线。

传统 X 射线机采用工频电（50Hz）供电,也称工频/低频 X 射线机。大功率 X 射线机的高压电路通常采用双三相全波整流电路（其输出电压脉动率<5%~6%）,可大大提高 X 射线管的功率以及所发射的 X 射线的质量。高压发生装置采用钢板制成长方形或圆形箱体,内有高压变压器、灯丝变压器、高压整流器和高压交换闸等。箱体内充满变压器油,用作绝缘和散热,箱体接地防高压电击。高压发生装置与 X 射线管之间用高压电缆连接。

（三）控制装置

X 射线机的控制装置包括控制台和控制电路。X 射线机的电路结构尽管不同,但控制装置都必须满足 X 射线管产生 X 射线的下列基本要求。

1. **可调管电流**　能给 X 射线管灯丝提供一个在规定范围内可以调节的加热电压,以改变 X 射线管灯丝的加热温度,达到控制 X 射线量的目的。

2. **可调管电压**　能给 X 射线管提供一个很高且可以调节的管电压,使 X 射线管灯丝发射的电子以高速撞击阳极而产生 X 射线,达到控制 X 射线的质的目的。

3. **可调曝光时间**　使供给 X 射线管的高压在选定的时间内接通和切断,以准确控制 X 射线的发生时间。

X 射线管所产生的 X 辐射的量和质可以通过调节加在管子上的电压（kV）、电流（mA）和曝光时间（秒）来控制。在 X 射线诊断中,常用 X 射线管的管电流与曝光时间（产生 X 射线的时间）的乘积来表示 X 射线的量（mA·s）。X 射线的质通常用"硬度"来描述,也即 X 射线的穿透能力,硬度越大,表示穿透能力越强,它与管电压的关系如表 2-2-2 所示。

表2-2-2 X射线质的分类及用途

名称	最短波长（Å）	管电压（kV_p）	用途	滤过板材料
极软X射线	2.5～0.62	5～20	软组织摄影	胶纸板
软X射线	0.62～0.12	20～100	透视与摄影	铝片
硬X射线	0.12～0.05	100～250	较深组织治疗	铜片
超硬X射线	0.05以下	250以上	深部组织治疗	锡、铅

控制装置最初以实现X射线管在透视和摄影过程中的管电压、管电流和曝光时间3个基本参量的控制为主要任务，一般称之为三钮制控制阶段。二钮制控制主机系统即在X射线摄影前只预选kV值和代表X射线总辐射量的mA·s值。1970年以后出现单钮制控制主机系统，在摄影操作过程中只需选定kV值，即可在X射线管允许的最大容量范围内，通过X射线管负载自动降落系统，在极短的时间内和充分发挥X射线管的效率的前提下进行曝光，使X射线摄影时曝光参量的调节和操作程序大为简化。单钮制控制主机系统出现不久，由于计算机技术在X射线机领域的应用以及广泛采用大面积电离室自动曝光和胶片密度自动控制、X射线电视亮度自动稳定系统等装置，又出现了零钮制控制主机系统和逻辑程序操作电路，按人体脏器分类设置部位按钮。摄影前，只需按动相应的部位按钮，被摄影部位的曝光参数即自动选定，操作程序进一步简化。但由于某些摄影条件搭配的灵活性的需要，三钮制仍被普遍使用。

知识链接

滤过板简介

设置在X射线球管窗口的滤过板，目的是用于吸收原发X射线波长较长的软射线，这类长波X射线对摄片不起作用，但是增加了受检者的皮肤辐射剂量并造成皮肤损伤。滤过板的材质和厚度对其吸收性能的影响较大，同时kV值的不同也会影响滤过板的性能。

（四）影像装置

根据X射线机的用途不同，摄影用X射线机和透视用X射线机的成像装置不同。

1. 摄影用X射线机 X射线摄影时，X射线透过人体的拍摄部位投射到X射线胶片上，使之感光形成潜影，然后通过显影、定影等化学处理将潜影变成可见光影像，即X射线照片，供医师读片、诊断。

实际X射线摄影中，为增大胶片感光、缩短曝光时间、提高影像的清晰度，常在暗盒中将胶片夹在两级增感屏之间进行曝光，如图2-2-6所示。增感屏是增强X射线胶片感光效应的装置，其结构分为4层：荧光体层、保护层、反射层和支持体层。

2. 透视用X射线机 荧光屏是X射线透视中用以观察X射线影像的专门装置，它是一种将X射线激活某些物质（例如硫化锌镉一类的荧光物质）而产生荧光（可见光）影像的转换装置。由于转换效率较低（1/10左右），可见光的图像比较暗淡，通常只能在暗室中进行观察。为了提高

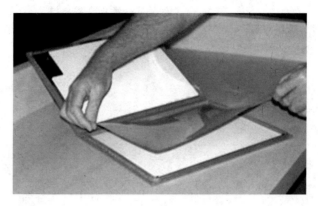

图 2-2-6　X 射线胶片与增感屏

X 射线透视的影像亮度，20 世纪 50 年代研制了 X 射线影像增强器，其亮度比荧光屏增强了 1000 倍，也可在很大程度上减少 X 射线的照射剂量，使操作者在没有 X 射线辐射的房间内进行观察。

（1）X 射线影像增强器：影像增强器（image intensifier，II）是一种能将 X 射线转变为光信号并将其增强的器件。II 是一种电真空器件，如图 2-2-7 所示，内有输入荧光屏、光电阴极、聚焦电极、阳极和输出荧光屏等。输入荧光屏将穿过受检体的 X 射线光子转变为可见光光子，光子撞击光电阴极发射出光电子，在影像增强器两端高压的作用下加速和聚焦，管电压越高，加速后的电子能量越大，并以此能量到达输出荧光屏。输出荧光屏和输入荧光屏相比，面积缩小 10 倍左右。光电子在输出荧光屏上形成一个亮度增大、尺寸缩小的倒置图像，可以直接用眼睛观察，也可以通过电视摄像机或者普通照相机来观察。

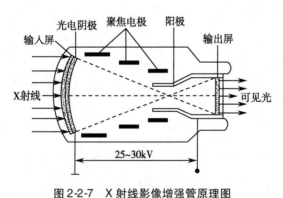

图 2-2-7　X 射线影像增强管原理图

（2）电视系统：X 射线影像增强器输出荧光屏上的光学图像经光学透镜系统后送至电视/摄影两用系统，图 2-2-8 给出了采用 X 射线影像增强器的 X 射线电视系统示意图。该系统中装有半透明的折射棱镜，使影像增强器的输出图像分路，一路送至电视系统，另一路送至照相机。两路的光通量可调整，在检查时，先将 90% 的光送至电视系统，而在照相记录时，则将 90% 的光送至照相机。由于采用了 X 射线影像增强器，病人接受的 X 射线剂量可大幅减少。

电视系统最主要的作用是将图像从一个地方传输至另一个地方。在传输过程中图像质量会受到损失，特别是在模糊的形成以及损失细节可见度等方面。同时，电视系统也会引入噪声，特别是在视频信号很弱时会显示出现。

（3）X 射线影像增强器-电视系统的优点：①亮度高，使 X 射线透视摆脱了暗室操作；②X 射线剂量低，仅为一般荧光屏透视剂量的 1/10 左右；③提高了影像清晰度，由于剂量低，可使用更小焦点的 X 射线管；④可供多人同时观察，扩大会诊和教学效果；⑤便于传递、录像和图像的信息处理；

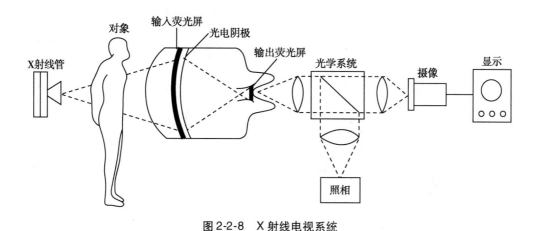

图 2-2-8 X 射线电视系统

⑥便于实现遥控、遥测,使观察者完全避免了 X 射线辐射;⑦便于进行动态记录和观察,如脏器活动和体内异物的观察,并可在直接透视条件下指导做骨折复位等手术。

（五）机械装置及辅助装置

1. 机械装置

（1）摄影床和胸片架:在普通 X 射线摄影时,摄影床用于安置病人和摆放体位。摄影床主要由床架、床面构成,床面可沿床纵轴/横轴方向移动,靠手柄和电磁阀固定。床边有手动控制开关,床下有脚踏开关,可控制床面的电动升降及床面水平各方向的锁止。摄影床上一般配有活动滤线器和简易体层摄影装置等,以用于滤线器摄影和简易体层摄影。胸片架是拍摄胸部 X 射线片的专用装置,胸部摄影时病人通常是站立位,所以又称立位摄影。胸片架也称为立位摄影台,其结构比较简单,多配有长焦距(120cm 以上)、高栅比(10～12)的固定或活动滤线器。胸片架的高度可以根据需要调整,其锁止可以手动也可电动。

（2）诊视床和点片架:诊视床是胃肠 X 射线机必配的辅助设备之一,主要用于透视和点片摄影。点片摄影是供医师在透视检查过程中,对被检部位或病变进行点片摄影,以适时记录有诊断价值的影像。点片架安装在诊视床上,并与透视媒介的支架等合理搭配,形成一个既能透视又能点片摄影的 X 射线机。观察媒介的位置与床下的 X 射线管保持准直对应并联动,可一起做上下和左右方向的二维扫描。装置本身还能单独做压迫向动作,做透视或摄影时尽量靠近病人,减少影像的放大和模糊。压迫向动作是通过设在床边的专用支架的滑动来完成的。点片架还要求送片系统和透视互不影响,点片摄影时,迅速把胶片送入曝光区,即送到透视观察媒介的正前方,胶片中心对应观察媒介的中心,然后曝光,把透视观察到的病灶抓拍下来。从点片摄影的角度来说,透视对点片摄影起定位和病灶观察的作用。从透视的角度来说,点片摄影是透视的记录手段。因此,点片架就是透视和点片摄影两种功能的结合体。如图 2-2-9 所示。

（3）X 射线管头支持装置:X 射线管头支持装置用于将 X 射线管头锁定在摄影所需的位置和角度上,使 X 射线管在一定的距离和角度上进行摄影。在 X 射线摄影中,根据不同的被检部位,要求 X 射线中心线以不同的入射方向和规定的焦片距进行摄影。其结构形式有立柱式、悬吊式和 C 形臂式等。

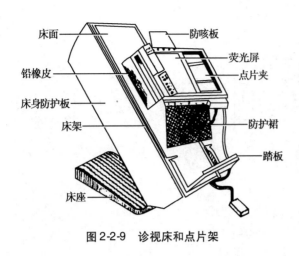

图 2-2-9　诊视床和点片架

2. 辅助装置

（1）遮线器：又称为缩光器，安装在 X 射线管管套的窗口部位，用来控制 X 射线照射野的大小，遮去不必要的 X 射线。

较简易的遮光器是一个金属框内装有两对活页铅板的装置，活页铅板的张合程度可以手动调节，亦可电动调节。较复杂的遮光器具有多层活页铅板，内部设有光源和反射镜，模拟 X 射线管焦点的位置，用作照射野和中心线的指示，如图 2-2-10 所示。遮线筒又称集光筒，其作用与遮光器作用相同，但照射视野不可调节。

（2）滤线器：自 X 射线管发出的原发 X 射线透过人体时，因撞击人体组织而产生向四周散射的波长较长的软射线，称为散射线或二次射线。这些散射线作用于胶片上，使胶片背景灰雾、影像模糊，胶片影像质量下降。

滤线栅也称滤线板，是滤线器的主要组件，多为聚焦式，如图 2-2-11 所示。滤线栅外观为一厚 4～8mm 的平板，内部有极薄的铅条和纸条、木条或铝片交替向焦排列，上、下再用薄铝板封装而成。滤线栅中心两侧的铅条向中心倾斜一定的角度，将

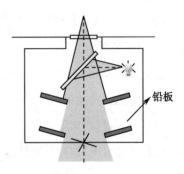

图 2-2-10　遮线器

所有铅条沿倾斜方向延长，汇聚成一条线，该线与滤线栅平面中心垂直线的交点称为滤线栅的焦点。聚焦的一面为正面，或称为聚焦面；另一面称为背焦面。滤线器可分为固定滤线器和活动滤线器两大类。

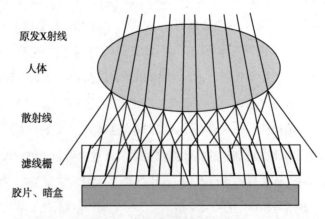

图 2-2-11　滤线栅及作用示意图

（六）常规 X 射线诊断装置的性能指标

1. X 射线管的管电压峰值（kV_P）。

2. X 射线的照射时间（秒）。

3. X 射线管的管电流(mA)。

4. X 射线机的输出剂量。

5. 半值层(half-value layer,HVL)。

6. X 射线管的焦点大小(mm×mm)。

7. 摄影和透视的准直和线束对准。

8. 高对比分辨力。

9. 低对比分辨力。

10. 自动亮度控制功能。

11. 最大入射照射量率。

12. 感光计时器。

13. 滤线栅对准。

14. 其他专用设备指标。

（七）常规 X 射线诊断装置的应用

常规 X 射线透视与拍片用的诊断装置作为一个具有观察人体内部形态学的情况和变异功能的常规手段,已在诊断许多疾病上起决定性作用。X 射线诊断装置一直围绕着提高影像质量、降低受照剂量的方向发展,同时在体系上取得进展,包括采用影像增强器加电视的方法、X-CT 的体层摄影以及造影摄影等。为了适应临床的不同要求,不仅出现了多种万能诊断床,而且还出现了各种专用 X 射线诊断装置,常见的有:

1. **荧光摄影装置**　是一种将透射后的 X 射线投射在带有密纹滤线栅的荧光屏上的影像缩影技术,亦称间接摄影(缩影),应用于结核病和其他职业病检查,可与 X 射线装置一起安装在汽车上,进行流动的集体 X 射线检查。

2. **乳腺摄影装置**　采用软 X 射线检查乳腺、脂肪和结缔组织纤维等低对比度组织的装置,可早期诊断乳腺癌或其他病变。

3. **便携和移动式 X 射线装置**　便携和移动式 X 射线装置用于家庭、病人转移途中,手术、儿科及危重病人监护病房。现大多采用中、高频 X 射线装置。

4. **牙科摄影装置**　主要用于口腔内牙颚系统摄影,可获得面部和双颌全景图像。采用窄缝 X 射线,病人所受的辐射剂量很低。

5. **颅脑摄影装置**　专用于颅脑的 X 射线摄影,具有活动滤线栅装置,通常与大功率 X 射线发生装置一起使用,以保证脑血管造影中进行快速连续摄影。

6. **儿科摄影装置**　专为儿童设计的 X 射线摄影装置,尽量使用大功率的 X 射线发生装置,用短时间曝光获取快速的器官活动,采用专门装置保证曝光与呼吸相位同步。

7. **神经系统摄影装置**　从神经系统解剖学特点出发,有多种投影角度、检查方法和摄影装置的形式,可对头颅、脊椎进行观察与造影等。

8. **泌尿系统摄影装置**　应根据泌尿系统(肾、输尿管、膀胱、尿道等)的特点专门设置泌尿床,可进行透视、点片、小片摄影和体层摄影。

三、数字 X 射线成像装置

随着电子学、光学和计算机科学技术的进步,数字化医学影像设备迅猛发展。数字 X 射线成像装置利用计算机进行后处理,为实现影像进入信息网络系统提供了可能。由此,计算机 X 射线摄影、医学影像计算机化和 PACS 正是基于这种医学影像的发展方向应运而生的。

数字 X 射线成像设备是指将 X 射线图像进行数字图像处理,进行图像显示的 X 射线设备。根据成像原理不同,这类设备可分为计算机 X 射线摄影(computed radiography,CR)、数字荧光 X 射线摄影(digital fluorography,DF)、数字化摄影(digital radiography,DR)和 X 射线计算机体层摄影设备4 种。

(一) 计算机 X 射线摄影

最早由日本富士公司于 20 世纪 70 年代研制,80 年代推出,90 年代上市的计算机 X 射线摄影系统即 CR 成像系统,是将通过被检者的 X 射线信息潜像记录在成像板(imaging plate,IP)中,通过激光对 IP 板进行扫描,输出光信号,以光电倍增管转换成电信号,再经 A/D 转换成数字信息输入计算机处理,形成数字化的 X 射线图像,如图 2-2-12 所示。CR 成像是将 X 光影像通过 IP 板再转化为数字图像,所以也是间接数字化 X 射线成像。IP 可以重复使用,但没有影像显示功能。

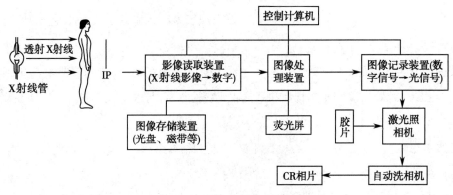

图 2-2-12　CR 系统的基本结构

(1) IP 的原理:IP 的结构如图 2-2-13 所示。射入 IP 的 X 射线量子被 IP 荧光层内的光激励(photo stimulation light,PSL)荧光体吸收,释放出电子。其中部分电子散布在荧光体内呈半稳定态,形成潜影,完成 X 射线信息的采集和存储。当用激光来扫描(二次激发)已有潜影的 IP 时,半稳态的电子转换成光量子,即发生光激励发光现象(简称光致发光现象)。产生的荧光强度与第一次激发时 X 射线的能量精确地成正比,完成光学影像的读出。IP 的输出信号还需由读取装置继续完成光电转换和 A/D 转换,经计算机图像处理后形成数字影像。

IP 在再次使用时,最好重做一次光照射,以消除可能存在的任何潜影。由于 IP 上的荧光物质对 X 射线的敏感度高于普通 X 射线胶片,要求有很好的屏蔽。

(2) 读取装置:CR 系统的读取装置可分为暗盒型和无暗盒型。暗盒型读取装置是将 IP 置入与常规 X 射线摄影暗盒类似的盒内,它可以代替常规摄影暗盒在任何 X 射线机上使用。而无暗盒读

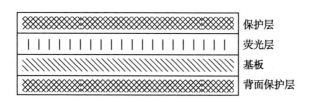

图 2-2-13　IP 结构图

取装置配备在专用机器上,常规 X 射线摄影设备不能配备此装置。配备此装置的机器集投照、读取于一体,有立式和卧式两种形式。IP 在 X 射线曝光后直接被传送到激光扫描和潜影消除部分处理,供重复使用。

(3) 计算机图像处理:常规 X 射线照片的影像特性是由照相条件、增感屏及胶片决定的,不能加以改变。CR 系统则不同,由于使用高精度扫描及读出的数字信号可通过计算机进行图像后处理,所以能够在大范围内改变影像特性,最终得到稳定的、高质量的影像。

(4) 激光照相机:因诊断、阅片的需要,常用激光照相机将数字 X 射线影像记录在专用胶片上,该专用胶片对特定波长的激光具有较高的敏感度。激光照相机的主要特点:①数字化:灰阶密度调整范围为 8～12bit,可提供 256～4096 级灰度,分辨力高,曝光宽度大。②影像放大(或缩小)技术:采用内插法,影像放大后像素数目保持不变,因此放大后的影像保留了原影像的所有细节。③自动窗口技术:窗口的技术参数由计算机算出后存储在激光照相机内。④多幅照相:根据成像设备显示的影像,选择和排列多幅影像数据存入大容量存储器,然后一次打印成像,形成多幅影像。⑤激光照相机始终保持标准的影像密度:内置密度计,可在打印前重检每幅影像,并自动调整反差、密度等。机内提供 10 个标准灰阶密度值,用于测试影像密度;存储多组胶片特性曲线,以备更换胶片或调整显影条件时选用。

综上所述,CR 具有常规 X 射线摄影方式不具备的各种处理功能,保证获得良好的影像质量;可与原有的 X 射线成像设备匹配工作;曝光剂量显著降低,可为常规 X 射线摄影剂量的 1/10～1/5;具有影像数字化带来的各种优点。

(二) 数字荧光 X 射线摄影

DF 沿用影像增强管-电视系统(Ⅱ-TVs),即 X 射线曝光后经 Ⅱ-TVs 形成亮度增强的荧光影像,电荷耦合器(charge coupled device,CCD)或真空摄像管将荧光影像转换成视频电信号,再经 A/D 转换后形成数字图像信号,由计算机进行信息储存、后处理等过程(图 2-2-14)。此种方式也称为间接数字化摄影(indirect digital radiography,IDR)。DSA 也属于此类装置,成像原理基本相同,只是图像要进行减影处理。

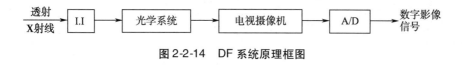

图 2-2-14　DF 系统原理框图

(三) 数字化摄影

数字化摄影系统是通过平板检测器(flat panel detector,FPD)技术将 X 射线影像直接转化成数字影像,所以这种方法属于直接数字化 X 射线成像(direct digital radiography,DDR)。DDR 最早由美国 Sterling 公司开发并投入市场。其检测器呈板形,称为平板探测器,固定于立式胸片架或平床的滤线器中,外形与普通 X 射线设备无任何区别。在曝光后的几秒钟即可显示图像,无须暗盒。和传统 X 射线成像相比,具有成像快、图像质量高、易于保存和检索、运行成本低等诸多优势。DR 系统原理框图如图 2-2-15 所示。

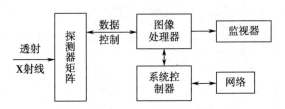

图 2-2-15 DR 系统原理框图

平板检测器 FPD 可分为直接和间接两类。

直接 FPD 的结构主要是由非晶硒层加薄膜半导体(thin film transistor,TFT)阵列构成的平板检测器(图 2-2-16)。由于非晶硒是一种光电导材料,因此经 X 射线曝光后由于电导率的改变就形成图像电信号,通过 TFT 检测阵列,再经 A/D 转换、处理获得数字图像在显示器上显示。

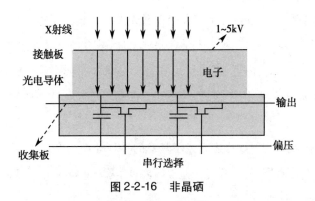

图 2-2-16 非晶硒

间接 FPD 的结构主要是由闪烁体或荧光体层加具有光电二极管作用的非晶硅层再加 TFT 阵列构成的平板检测器(图 2-2-17)。此类平板的闪烁体或荧光体层经 X 射线曝光后,可以将 X 射线光子转换为可见光,而后由具有光电二极管作用的非晶硅层变为图像电信号,经过 TFT 阵列其后的过程则与直接 FPD 相似,最后获得数字图像。

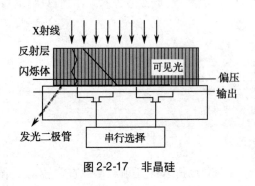

图 2-2-17 非晶硅

以上两种类型的探测器各有优缺点。非晶硅型平板探测器中,闪烁体层由于晶体结构的关系,在传递信号的同时不可避免地有光散射的发生,吸收率有所下降,但对最终的图像质量影响不大。其较高的量子检测效能,可在较低剂量的 X 射线曝光的情况下获得高质量的图像。由于成像快,可用于透视及时间减影等领域,大大增加了 X 射线检查的使用范围。而以硒作为光电导体可以直接将光信号转换为电信号,避免散射的发生。但其对 X 射线的吸收率较低,在低剂量条件下图像质量不能很好保证。且硒层对温度较敏感,使用条件受到限制。

平板探测器和 X 射线球管组成了直接数字成像的主要部分。另一部分则是操作、质量控制和后处理部分。大部分的工作都是由计算机承担的。

随着技术不断进步,DDR 技术不断成熟,更多的厂商将 DDR 集成到自己的影像产品中,在不久的将来越来越多的屏胶系统将为 DDR 所取代。

（四）数字减影技术

数字减影血管造影技术(digital subtraction angiography,DSA)是常规血管造影术和电子计算机图像处理技术相结合的产物。由于普通的血管图像重叠于很多的解剖结构(如骨骼、肌肉、脂肪、血管及气腔等)的影像中,要想单独观察血管较为困难。为此,早在 20 世纪 60 年代就出现了 X 射线照片减影术,主要用于脑血管造影。它是将同部位、同体位的血管造影片与平片进行光学减影,从而获得仅有血管显示的图像,而其他非血管结构的背景均被消除,这种方法操作烦琐而且对比较差。70 年代以后,随着电子计算机的发展,DSA 很快被作为一种新的检查方法引入了放射诊断。80 年代初,成批的 DSA 系统被生产出来并投入应用。由于它只需很少量的造影剂就可以立即获得图像;可应用细小直径的导管进入分支血管进行造影,解决诊断及治疗所遇到的问题;安全、痛苦小、时间短,可以在门诊检查中解决相当一部分临床诊断的问题;可以使检查结果定量化等优点,所以 DSA 作为一种改进的血管造影方法,在过去一直习惯于靠形态学的变化来进行判断的放射学专家们面前展开了一个新的前景。

数字减影的原理是利用介入插管技术,对人体检查部位,在高压注射器的配合下,分别获取注入造影剂前后的 X 射线电视图像,然后将这两幅图像相减,其余组织结构的影像被全部消除,获得减影后的图像,就是血管系统的减影像。图 2-2-18 为数字减影处理过程。系统的基本功能是将造影剂注射前和后的两帧图像进行相减。造影前的图像即不含造影剂的图像称之为基像(又称掩模像),广义地说,基像不一定是造影前的图像,基像是要从其他图像中减去的基准图像,所以造影过程中的任一幅图像都可以成为基像。注入造影剂后得到的图像称之为造影原像,造影原像减去基像,一幅减影的图像就获得了。

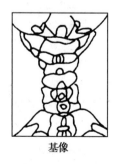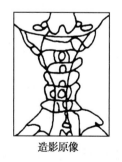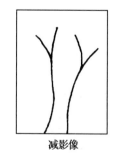

基像　　　　　　造影原像　　　　　　减影像

图 2-2-18　减影处理过程

数字减影技术的实施必须借助数字化 X 射线机系统。X 射线投照人体后,在影像增强器上形成可见光图像,摄像机摄取可见光图像,在摄像机中,图像转变为视频信号,经过 A/D 转换后变成数字信号,然后放置在图像处理器的帧存储器中,经过计算机的特定运算处理后形成数字减影图像。一幅好的减影图像的获得,常常需要经过一系列的处理,常见的处理有:①对数变换处理;②时间滤波处理;③对比度增强处理。DSA减影方法有多种,其依据减影过程中所涉及的物理学变量(时间、能量、深度等)的不同分为时间减影、能量减影、体层减影、混合减影等。

> **知识拓展**
>
> DSA 成像方式
>
> DSA成像方式分为动脉DSA(IADSA)和静脉DSA(IVDSA)。 动脉DSA是指经皮穿刺股动脉或肱动脉,拔出针芯,根据诊断的需要放置导管先端,将导管接入高压注射器,注药后投影。 静脉DSA是指经静脉途径置入导管或套管针进行DSA检查,根据导管先端置入位置的不同分为中心静脉法和外围静脉法。

图2-2-19为实际的DSA系统框图,包括以下几部分:①射线质量稳定的X射线机部分;②X射线成像到视频信号到数字信号的图像检测器部分;③计算机数字图像处理部分;④计算机对系统各部分及外设的控制接口部分;⑤图像显示、存储显示、存储、拷贝等外设部分。

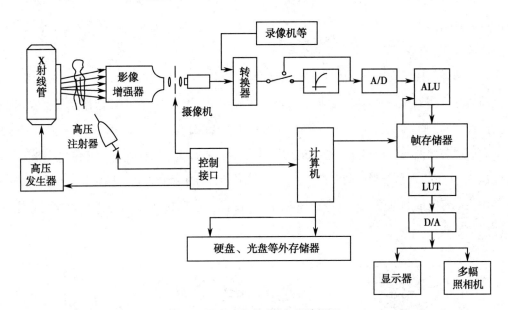

图2-2-19 实际的DSA系统框图

数字减影技术的根本目的实际上是为了能够更清晰地分辨人体内的血管组织,并不只是追求消除人体背景组织,将背景减去只不过是人们在追求血管清晰度过程中的一种手段或方法。因此,数字减影处理的注意力应该集中在如何更清晰地表现和反映血管,以利于医师对病变的诊断。在DSA设备中,特别重视和强调高信噪比的信号源,只有保证原始图像具有很高的信噪比,才能使得最后显示的减影图像具有较高的清晰度和良好的信噪比,也才能使得数字血管减影图像具有较高的临床诊断价值。

点滴积累 ∨

1. X 射线是电磁波，除具有光的一般特性外，还有穿透作用、荧光作用、电离作用、感光作用和生物效应。

2. 产生 X 射线应具备 4 个条件：第一，应有电子源（阴极）来发射电子；第二，应有一个受电子轰击而辐射 X 射线的物体（阳极靶）；第三，要有加速电子使其增加动能的电位差（管电压）；第四，要有一个高度真空的环境（玻璃外壳），保护灯丝不被氧化。

第三节　X 射线计算机体层摄影装置

常规 X 射线摄影以及后来出现的各种数字化 X 射线成像技术是人体三维结构的二维重叠显示，其结果必然使人体内部组织影像互相重叠，不易分辨出病灶的确切位置和细节。此外，常规 X 射线摄影对于吸收系数很接近的组织肝脏、胰腺中的病变难以区分，这些部位在临床上被视为常规 X 射线诊断的盲区。

1914 年，俄罗斯学者 K. Maenep 依照运动产生模糊的理论，首先提出体层摄影的理论。1961 年，美国神经内科医师 Oldendorf 提出了电子计算机 X 射线体层技术的理论。1963 年，美国物理学家 A. M. Cormack 发明了简单的 CT 模拟装置。1968 年，英国工程师 Hounsfield 与神经放射学家 Ambrose 共同协作设计，于 1972 年由英国 EMI 公司制造了用于头部扫描的电子计算机 X 射线体层装置并在英国放射学会学术会议上公诸于世，称 EMI 扫描仪。1974 年在蒙特利尔（Montreal）召开的第一次国际专题讨论会上正式将这种检查方法称作电子计算机体层摄影（computed tomography，CT）。为此，Hounsfield 和 Cormack 获得了 1979 年的诺贝尔生理和医学奖。

一、X 射线计算机体层摄影装置的成像原理

X 射线计算机体层摄影（X-ray computed tomography，CT）又称"计算机体层摄影"，是利用人体内的各种组织对 X 射线的吸收差异，即以测定 X 射线在人体内的衰减系数为基础，采用一定的数学方法，经过计算机处理，得出该层面内的衰减系数值在人体内的二维分布矩阵，并转变为图像画面上的灰度分布，从而实现建立断层图像的现代医学成像技术。

（一）CT 成像的基本原理

1. CT 成像的几个基本概念

（1）体层：所谓体层，指的是受检体中的一个薄层，又称之为断层，此断层的两个表面可粗略视为是平行的平面。CT 建立一幅图像的扫描过程中，受检体中被 X 射线束透射的部分就是此断层。

（2）像素：所谓像素，是指构成图像的基本单元，是具有一定分辨能力的感光点。对于二维图像来说，像素就是图像平面的面积元，按一定的大小和一定的坐标人为划分。一幅图像划分的像素数越多，像素就越小，画面就越清晰，携带的生物信息量就越大。各像素的坐标排序要与各体素的坐

标排序相同,即像素和体素在坐标上一一对应。

（3）体素：所谓体素,是指在受检体内欲成像的层面上按一定的大小和一定的坐标人为划分的小体积元。对划分好的体素进行空间编码,即形成编好排序的体素阵列。一般体素的大小是长和宽为 $1 \sim 2mm$,高(体层的厚度)为 $3 \sim 10mm$。实际上划分体素是对扫描野,即受检体所在的接受扫描层面的划分。划分的方案有多种,如 256×256、320×320 和 512×512 等。

2. 线性衰减系数 CT 本质上是一种利用 X 射线穿透人体后的衰减特性作为诊断依据的。在物理学原理方面,CT 与普通 X 射线检查具有一致性,都遵从 X 射线指数衰减规律。如图 2-2-20 所示,对于辐射强度为 I_0 的单能 X 射线穿过厚度为 d 的均匀物质后,其出射的强度 I 可由公式 $I = I_0 e^{-\mu d}$ (朗伯-比尔定律)表示,其中的 μ 即为此均匀物质的吸收系数。在 CT 图像中的像素值(即灰度值)就是人体相应位置体素的 μ 值的反映(当然假设体素是均匀的)。

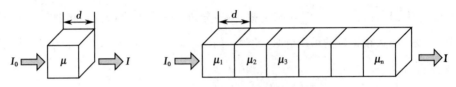

图 2-2-20 X 射线穿过介质的衰减特性

当 X 射线穿过一组厚度相同 μ 值不同的物体时,其强度与入射 X 射线的强度关系为：

$$I = I_0 e^{-\mu_1 d} \cdot e^{-\mu_2 d} \cdot e^{-\mu_3 d} \cdots e^{-\mu_n d}$$

即：

$$I = I_0 e^{-(\mu_1 + \mu_2 + \mu_3 + \cdots + \mu_n)d} = I_0 e^{-d \sum_{i=1}^{n} \mu_i}$$

沿 X 射线束路径 s 上的介质对 X 射线的衰减系数是不均匀的,随 s 连续变化。对上式两边取对数,得：

$$\sum_{i=1}^{n} \mu_i = \frac{1}{d} \ln \left(\frac{I_0}{I} \right) \qquad 式(2-1)$$

式(2-1)即为建立 CT 图像的基本方程。如果式中入射 X 射线的强度 I_0、通过物体吸收后的 X 射线强度 I 和物体的厚度 d 均为已知数,那么沿 X 射线路径上的吸收系数之和就可以计算出来。而每个小单元的吸收系数的求解必须从不同方向进行扫描,收集足够的数据建立以足够多的线性方程式,求得各个吸收系数。

3. CT 值 CT 图像中的像素值并不使用衰减系数 μ 值,因为 μ 值在使用不同的管电压或滤过器时是不同的,这将使图像像素值的直接比较显得困难。因此,相对于水的衰减计算出来的衰减系数称为 CT 值。为了纪念 CT 的发明者,将 CT 值的单位指定为 Hounsfield 单位(HU)。对于一组织 T,它的衰减系数为 μ_T,则它的 CT 值由式(2-2)表示：

$$CT 值 = \frac{\mu_T - \mu_{水}}{\mu_{水}} \times 1000 \qquad 式(2-2)$$

由此可知,水的 CT 值 $=0$,空气的 CT 值 $=-1000HU$,人体其他组织的 CT 值见表 2-2-3,临床医学中提供的 CT 值范围为 $-1024 \sim 3071HU$。因此,可以获得 $4096 (= 2^{12})$ 个不同的 CT 值,CT 图像的像素值可以用 12 位二进制数表示。

表 2-2-3 人体部分组织的 CT 值

人体组织	CT 值（HU）	人体组织	CT 值（HU）
骨组织	>400	肝脏	50～70
钙质	80～300	脾脏	35～60
血块	64～84	胰腺	30～55
脑白质	−25～35	肾脏	25～50
脑灰质	28～44	肌肉	40～55
脑脊液	3～8	胆囊	10～30
血液	13～32	甲状腺	50～90
血浆	3～14	脂肪	−100～−20
渗出液	>15	水	0
空气	−200 以上	漏出液(蛋白<30g/L)	<18±2

（二）CT 图像重建原理

CT 中将采集的各个剖面数据(也叫原始数据)通过计算机计算获得图像的过程叫图像重建。目前 CT 图像重建方法很多，综合起来，大致有以下两大类。

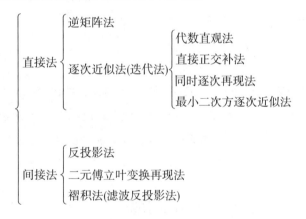

（三）CT 技术和指标

1. **窗宽和窗位** CT 图像的像素值范围为 4096，所以可以显示 4096 个灰度级，但是人眼只能识别最多 64 个灰度级，所以在图像显示时一般只显示感兴趣的一段 CT 值，这段 CT 值范围叫窗宽，其中心位置的值叫窗位。大于窗宽的 CT 值在显示时都显示为白色，小于窗宽的 CT 值在都显示为黑色。通过调节窗宽和窗位可以使图像显示不同的细节，有利于图像的诊断。CT 中的这种图像显示技术称为窗口技术。

2. **空间分辨率** 也叫高对比度分辨率，是指图像中对比度最大(CT 值最大和最小)的两点之间的分辨能力，也即 CT 对空间两点的辨别能力，常用 mm 或线对数/cm 表示。

3. **密度分辨率** 也叫低对比度分辨率，是指分辨对比度较小(CT 值之差<10HU)的物体微小差别的能力，也即描述不同人体组织物理密度的微小差别的能力。常用百分单位表示，通常 CT 机的密度分辨率为 0.3%～2%/cm^2。

4. **伪影** 在图像中存在，但在实际物体中并不存在的那部分图像;CT 图像中，伪影的出现可以表现为一个虚假结构(像混杂伪影、线束硬化伪影、运动伪影和局部容积伪影)或 CT 值错误。

5. CT 的主要参数

(1) 扫描时间:是指完成一次数据采集 X 射线穿透人体所持续的时间;螺旋 CT 的扫描时间是指限定扫描架旋转 360°的时间。

(2) 扫描方式:是指球管和探测器的运动方式,有第一和第二代 CT 的平移/旋转方式、第三代 CT 的旋转/旋转方式和第四代 CT 的旋转/静止方式。螺旋 CT 属于螺旋扫描方式,有低压滑环和高压滑环之分。

(3) 断层厚度:是指扫描切片的厚度,有 0.5、1、2、5 和 10mm 之分,在扫描时可以选择。

(4) 重建时间:是指在主计算机的控制下,将原始数据重建成显示图像的数据矩阵所需要的时间。

(5) 重建矩阵:是指将原始数据计算出的 CT 图像的矩阵大小。早期有 256×256,现在常用为 512×512,高的有 1024×1024。

(6) 探测器数目:第三代阵列探测器或第四代环形探测器的数目。

(7) 球管热容量及球管焦点。

知识拓展

CT 的临床应用

　　CT 对脑部、颈部、纵隔、肺、胸壁、经皮穿刺检查、大血管、脊椎、后腹膜、肝、脾、肾、胰、胆囊、肾上腺、子宫、卵巢、膀胱、异物等软组织病变、侵犯程度以及病变位置的确认有很好的临床应用价值。 CT 不仅对疾病的诊断有帮助,还有助于疾病治疗计划的实施,特别是放射治疗计划的制订。

二、X 射线计算机体层摄影装置的组成

一台完整的 CT 由 3 个主要部分构成(图 2-2-21):①数据采集系统:它包含 X 射线高压发生器、

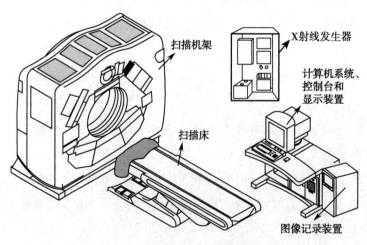

图 2-2-21　X 射线 CT 扫描装置的组成

X 射线管、准直器、滤过器、探测器、扫描架、扫描床、前置放大器及接口电路等;②计算机及图像重建系统;③图像显示、记录和存储系统:它包含显示器、光驱、多幅照相机、激光照相机、洗片机等。

（一）数据采集系统

1. 扫描机架 CT 的扫描机架由两部分组成。一是旋转部分,主要由 X 射线管及其冷却系统、准直器及其控制系统、滤过器、数据获取系统(包括探测器阵列)、滑环部分、高压发生器等组成;二是固定部分,主要由旋转支架、旋转控制电机及其伺服系统、机架主控电路板组成。

扫描机架的中间是扫描孔,孔径大小为 500~720mm 不等,病人通过床面的平移将需要扫描的部位移至扫描孔内进行扫描。为满足不同人体不同部位检查的需要,扫描机架还可以进行 ±30° 的倾斜。

（1）X 射线管:X 射线管是产生 X 射线的器件。CT 机使用的 X 射线管与一般 X 射线机上使用的 X 射线管的结构基本相同,也有固定阳极 X 射线管和旋转阳极 X 射线管两种。多采用旋转阳极球管,因扫描时间短,要求管电流较大,一般扫描时间在 0.5~7 秒,管电流在 100~600mA,管电压在 100~140kV。旋转阳极焦点小,要求热容量大,可达 3~6M 个热单位,因此 CT 管的结构、靶面材料、灯丝热变形系数、旋转轴承的自由膨胀系数、高温下的真空保持等都要求有特殊的工艺措施才能保证在上述严格的条件下正常运转。当前的 CT 管靶面多采用新型复合靶结构,配有较大体积的石墨基以增大热容量。外壳多为金属或陶瓷材料,同时配有油循环系统以使产生的热量尽快扩散。部分产品采用飞焦点或动态焦点技术。

（2）高压系统:包括高压发生器和稳压装置。高压发生器的主要作用是给球管提供必要的管电压和管电流,以及提供旋转阳极 X 射线管所需的阳极启动电压。与常规 X 射线机相比,对于管电压和管电流的控制 CT 中有它特殊的要求:管电压的波动会影响 X 射线的能量,X 射线的能量与物质的衰减系数 μ 值密切相关,从而影响根据 μ 值重建的图像质量。因此,提供给 X 射线管的管电压和管电流必须有足够的稳定度(0.01%~0.05%)。现在多采用高频逆变高压技术,电压一致性好、稳定、纹波干扰小、图像分辨力更高。

为了能与扫描运动步调一致,X 射线发生器必须由计算机控制,然而为了调试和维修的需要,常设有手动操作控制 X 射线的方式。

（3）水冷系统:一般扫描架内有两个冷却电路,即 X 射线管冷却电路和电子线路冷却电路。X 射线管用绝缘油与空气进行软交换,扫描机架静止部分则用风冷或水冷进行热软交换。球管和机架内有热传感器将信号传给主计算机,当温度过高时会产生中断信号,机器停止工作,直到温度降低到正常范围内才可以重新工作。同时,主计算机根据扫描参数的设定预算热量值,当预算值超过正常范围时,计算机会在屏幕上给出提示,操作者可通过修改扫描方案,如缩短扫描范围、降低电流、电压,螺旋 CT 可用增大螺距的方法等,直到计算机认可。扫描机架内部温度一般在 18~27℃,过高会影响电子电路的热稳定性。

2. 数据获取系统 数据获取系统(digital acquisition system,DAS)包括探测器、缓冲器、积分器和 A/D 转换器等组成。由探测器检测到模拟信号,在计算机控制下,经缓冲、积分放大后进行模数转换,变为原始的数字信号。探测器是将 X 射线的能量转化为电信号(模拟信号)的装置,要求有高的探测效率、快的响应时间、良好的稳定性和宽的动态范围。一般 CT 用探测器有两种基本类型：一种是收集电离电荷的探测器，有气体和固体探测器，气体探测器主要是电离室（如高压氙气电离室）、正比计数器等，固体探测器主要是半导体探测；另一种是闪烁晶体探测器，结构包括闪烁晶体［如 NaI(Tl)、CaF_2、BGO、$CdWO_4$、陶瓷稀土氧化物等］、光电倍增管等。数据传输一般由光导纤维将数字信息传输给计算机，可消除外界干扰。

3. **滤过器**　CT 扫描要求 X 射线束必须为能量均匀的硬射线，而实际上 X 射线管产生的 X 射线能是连续的，所以必须使用专门的滤过器，位置如图 2-2-22 所示。其作用是：①吸收低能量的 X 射线以减少病人的受照剂量；②让穿过椭圆形人体截面的 X 射线强度分布均匀，如采用凹形滤过器或蝴蝶领结形滤过器。

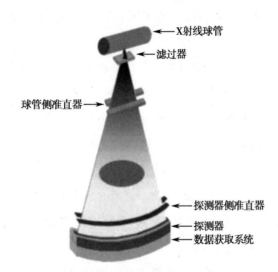

图 2-2-22　CT 的数据采集系统结构图

4. **准直器**　准直器的作用是决定扫描层厚度和吸收散射 X 射线，以提高图像质量，它分为球管侧准直器（前准直器）和探测器侧准直器（后准直器）。前准直器决定层面宽度和射线束的扇形角度；后准直器主要起到减少散射线，配合前准直器完成切层厚度的作用。在第三代 CT 以后，焦点尺寸很小，经滤过器和前准直器的调整，X 射线束具有很好的方向性，探测器窗口很小，中心射线以外的散射线很难到达探头，并且因扫描速度加快，前、后准直器的协调难以同步，影响接收质量，所以不加后准直器。

（二）扫描床

扫描床的设置供安放病人进行扫描之用，由床面和底座构成。床面通常由碳素纤维做成，可减少对 X 射线的吸收和较大的载重能力，它在安放病人时水平方向通过开关可以自由活动，但在扫描时则由计算机控制进行步进运动，每步进 1 次扫描出 1 个层面。在螺旋 CT 扫描中，床面进动是连续的，可获得连续的容积数据。扫描床的动作要求有很高的精度、准确的重复性和稳定性。

底座内置有控制床面水平和垂直运动的机械和电器部件，床面的垂直运动使病人方便上床和下床，这对老、弱、伤、残者尤为重要。

（三）扫描控制系统

扫描控制系统（scan control unit，SCU）设置在扫描机架内，其中央处理器连接在数据总线和控制总线上，接收来自于主计算机的各种操作指令和向主计算机输送数据。CT 机的扫描过程都是在主计算机控制下由 SCU 来完成的，其硬件主要包括调整单元、脉冲控制、旋转控制和遮光板控制等。机架内设有各种检测探头，如旋转速度检测、机架倾角、床面位置等，将检测信号通过数据总线传给主计算机，主计算机通过控制总线给 SCU 发出指令。

（四）计算机系统

CT 机的计算机系统由主计算机、阵列计算机和软件组成。

1. 主计算机 主计算机是中央处理系统,主要功能有:①扫描监控,存储扫描所输入的数据;②CT值的校正和输入数据的扩展,即进行差值处理;③图像的重建控制及图像后处理;④CT自身故障诊断。

2. 阵列计算机 CT扫描速度快,数据量大,成像质量要求高,并要求实时重建,必须由专用的数据处理设备——阵列处理器来完成。

3. 软件 CT软件的基本功能是控制CT设备进行断层扫描,对探测器所获得的数据重建,在显示器上显示图像。①扫描软件,包括普通扫描、动态扫描、快速连续扫描、定位扫描、目标扫描等;②图像后处理软件,如窗宽和窗位的调整、多平面重组、三维重建、最大或最小密度投影、骨密度测量、平滑过滤、参数测量等;③功能软件,如诊断功能、照相及存储功能、图像处理功能、机器故障诊断等。

（五）操作控制系统及图像显示记录系统

操作台(operator console,OC)是操作员与计算机对话的工作平台。扫描参数的编辑与设定、扫描过程的控制、观察分析、病人资料的输入及机器故障诊断均在OC平台上完成。

图像显示由操作台上的显示器显示,或由工作站的显示器显示。记录系统由硬盘、外部存储器等组成。辅助储存装置可有软盘、硬盘、光盘和磁光盘等,负责储存图像数据和病人资料等。对CT图像的硬拷贝记录(胶片记录)的要求是严格的,因为这些图像是诊断的依据。这就要求记录的图像有好的密度分辨率和高的空间分辨率,以区分组织在密度上的细微差异。目前主要有两种胶片记录系统:多幅照相机和激光照相机。

X射线CT扫描能对被检查的人体进行横断体层成像,彻底解决了内部重叠显示问题,而且能将人体各种组织对X射线的吸收系数以相当精确的数字(CT值)表示出来,因而对软组织中的病变也能正确诊断。X射线CT扫描机与常规X射线体层摄影的原理和成像方法也完全不同,它没有纵向体层摄影时上、下层模糊影像对目标体层的影响,因为它是由被检查层各点的CT值经数学方法重建出来的图像。

实例解析

实例:决定CT扫描层厚度的是CT机的哪部分结构?

解析:CT具有两种准直器——球管侧准直器(前准直器)和探测器侧准直器(后准直器),其中前准直器决定层面宽度和射线束的扇形角度。

三、X射线计算机体层摄影装置的演进

根据CT的结构特点和发展次序而分为第一、第二、第三、第四和第五代CT扫描机。

（一）第一代CT

第一代CT的X射线管为固定阳极,采用单管、单探测器。通过准直器产生一笔形细束X射线,穿过人体后由对面的探测器接收。扫描方式如图2-2-23所示,属于平移/旋转方式。即先进行直线(平行移动)扫描,每扫描1次采集240个透射点;然后球管与探测器同步旋转1°,再同步平移扫描

进行数据采集,直到转完180°。第一代CT机的缺点是采集数据少,图像质量差,层面厚,成像时间长,扫描1个层面需要3~6分钟,主要用于颅脑检查,现已被淘汰。

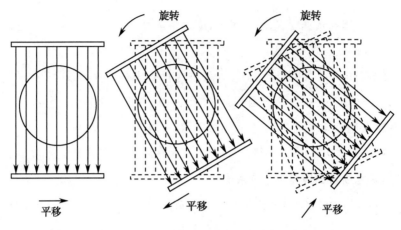

图2-2-23　第一代CT的扫描方式

（二）　第二代CT

与第一代CT没有质的差别,仍然是平移/旋转型扫描方式,只是由单一笔形X射线束改为扇形线束(3°~5°)、由扇形排列的多个探测器(增至30个以上)代替单一的探测器,如图2-2-24所示。扫描时间缩短至18秒,目前也已淘汰。

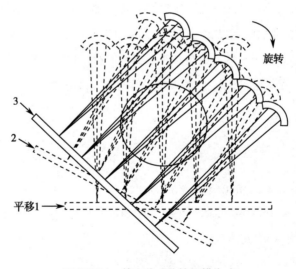

图2-2-24　第二代CT的扫描方式

（三）　第三代CT

X射线管为旋转阳极,配有水或油循环冷却装置,增加了管电流,发射的X射线为30°~45°的大角度扇形束,探测器可增至360~800个并呈扇形排列,扇形角度包括整个扫描视场。扫描方式为旋转/旋转方式,即X射线管与探测器呈同步旋转运动,可围绕人体行360°旋转扫描,如图2-2-25所示。扫描时间2~4秒,成像质量显著改善,适用于全身各部位扫描。

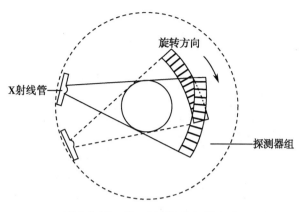

图 2-2-25　第三代 CT 的扫描方式

（四）第四代 CT

探测器增至 800～1500 个,呈环形排列且固定不动,仅 X 射线管做旋转运动,故称为静态/旋转方式。球管位于环内或环外,扫描速度明显增快,可达 2～5 秒,从而在克服图像伪影方面前进了一步,应用于全身扫描。如图 2-2-26 所示。

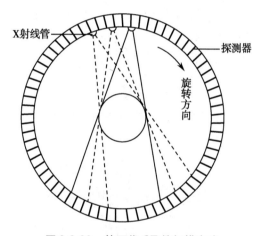

图 2-2-26　第四代 CT 的扫描方式

（五）电子束 CT（electron beam computed tomography,EBCT）

也称为超高速 CT（ultrafast computed tomography,UFCT）或第五代 CT。在 20 世纪 80 年代初,由美国 Imatron 公司的工程师 Boyd 首先将电子枪应用到 CT 机上,取代了 X 射线管并制成产品问世。电子束 CT 主要由电子枪、聚焦线圈、偏转线圈、8 排探测器群、台面高速运动的检查床和控制系统组成,如图 2-2-27 所示。电子束经聚焦偏转轰击平行钨靶环产生旋转的 X 射线源,代替了 X 射线管和探测器的机械运动,所以可实现高速扫描,扫描时间缩短到毫秒级,故在心脏大血管、血流检查、血管造影的 CT 成像方面,EBCT 的性能更优。随着科技的发展,EBCT 会有更广阔的发展前景。

（六）螺旋 CT（helical or spiral CT,SCT）

又称为容积 CT（volumetric CT）,扫描方式类似于第三代 CT（故一般不称为第六代 CT）,只是球管和探测器只进行单方向连续旋转扫描,如图 2-2-28 所示,故扫描速度高于第三和第四代 CT。

1. **滑环技术**　螺旋 CT 机的单方向连续旋转扫描是通过滑环技术（slip-ring transmission technic）

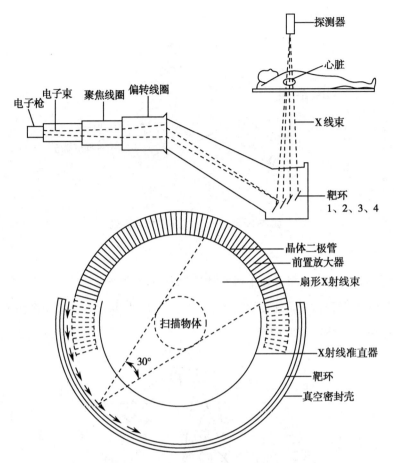

图 2-2-27 第五代 CT 的扫描方式

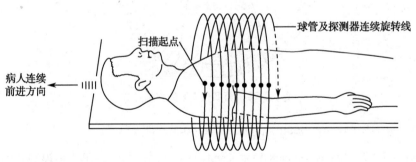

图 2-2-28 螺旋 CT 的扫描方式

来实现的。滑环技术是用一个多圈滑环和一个碳刷架代替电缆,当电刷沿滑环滑动时,则电源经滑环与碳刷向 X 射线球管供电。由于 X 射线发生器与探测器的所有部分都安装在一个滑环上,使滑环可单方向连续旋转,如图 2-2-29 所示。利用滑环馈入低压直流电压,并通过组合机头内的逆变器产生高压给球管供电的方式叫低压滑环技术;利用滑环技术将高压电流电压馈入机架内给 X 射线管供电的方式叫高压滑环技术。目前低压滑环应用较广。

2. 螺旋 CT 扫描中有关的主要参数

(1)周数:一次数据采集中 X 射线球管的旋转周次。

(2)螺距:如图 2-2-30 所示,X 射线管旋转 1 周时扫描床移动的距离。

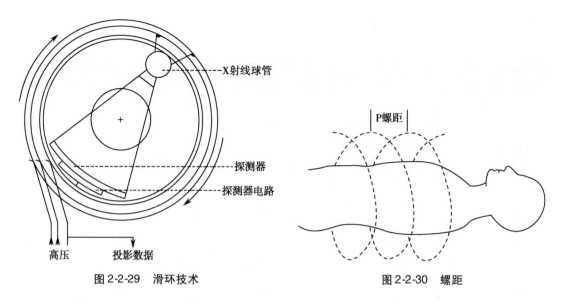

图 2-2-29 滑环技术

图 2-2-30 螺距

（3）螺距系数：X 射线管旋转 1 周时扫描床水平方向上移动的距离 Δd 除以通过 X 射线管辐射时产生的体层切片数目 N 与标称体层切片厚度 T 的积，又称螺距因子，或简称螺距。CT 螺距系数 = $\Delta d/N \times T$。

（4）重建间隔：是相邻两层面的纵向距离。螺旋 CT 可以在 1 周内重建出一个或多个图像。重建层数主要由层厚和重建间隔决定。

（5）回顾性重建：螺旋 CT 的一个重要特性是回顾性重建。也就是说，先收集螺旋原始数据，然后可以在任何位置上对图像进行断层重建。这样重建出来的图像可以得到比传统扫描好得多的纵向分辨力。

3. 多层螺旋 CT　目前，螺旋 CT 已经从单层螺旋 CT 发展到多层螺旋 CT。如图 2-2-31 所示，与 SSCT 机相比，MSCT 机的主要特征是探测器采用 2D 分布，目前的探测器从几排到几十排不等，扫描 1 周可重建产生 2、4、8 和 16 层等，甚至将发展到 32 和 64 层。全球各厂商对于 2D 探测器的排列结构并不相同，以 4 层 MSCT 为例，GE 公司、东芝公司和西门子公司的多排探测器排列方式如图 2-2-32 所示。

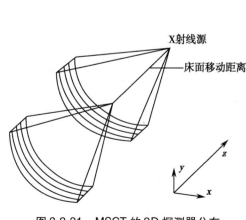

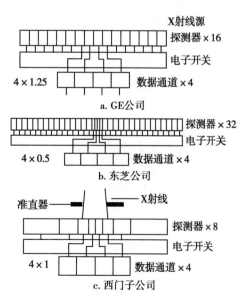

图 2-2-31　MSCT 的 2D 探测器分布

图 2-2-32　各类多层 CT 的探测器排列方式

111

表2-2-4列举了3种典型CT机器的性能比较。

表2-2-4　3种典型CT机器的性能比较

机器型号	No.1	No.2	No.3
扫描时间(秒)	3,4.8	1.3,2,3.4,8	0.6,1,2,3,4
扫描方式	旋转/旋转	旋转/旋转	低压滑环
机架孔径(mm)	550	700	700
断层厚度(mm)	2,5,10	1.5,3,5,10	1,3,5,7,10
重建矩阵	320×320	512×512	512×512
重建时间(秒)	15	5~15	10~11
显示矩阵	640×640	512×512	512×512
空间分辨率	1.0mm	11Lp/cm	15Lp/cm
探测器数目	511(个)	736(个)	852(个)
球管热容量	350kHU	1500kHU	3500kHU
球管焦点(mm)	0.6×0.6	0.7×0.9	0.7×0.9 1.2×1.2
探测器类型	高压氙气	高压氙气	固体(硒土陶瓷)

知识拓展

CT技术的最新进展

1. 双源CT　2005年推出的双源CT已经解决高心率的冠状动脉成像问题。双源CT采用了双X射线管(零兆电子束控金属球管)和双检测器来快速采集CT数据,能将心脏半扫描的时间减少一半,达83毫秒。

2. 双能量CT　双能成像取决于组织的化学组成成分,而不是组织的密度,从而改变以往只能通过CT值来做密度分辨率对比的局面,可谓另辟新境。真正临床应用的双能量成像技术是双源CT,于2006年通过FDA认证。

3. 宽体检测器CT　2007年北美放射学会(RSNA)的一大亮点是新推出的320排16cm宽检测器的CT技术。Z轴的大范围覆盖和更快的扫描速度结合,使CT的临床应用和科研有了一个飞跃的进步。

4. Revolution CT　是一种宝石CT。整个探测器、球管、高压发生器、滑环、旋转系统迭代重建都进行了大幅更新设计;实现"能谱""宽体""时间分辨率"一站式检查,在任何心率条件下,1-beat 1-stop心脏成像;还可以针对性地减少对X射线敏感器官的曝光强度。

点滴积累 ∨

1. X射线成像设备包括电源、X射线管装置、高压发生装置、控制装置、机械装置及其他辅助装置等设备。

2. X射线球管是一个能量转换器,电子流在管内从阴极流向阳极时,电子损失能量,转换为X辐射能和热能。

3. 数字化摄影系统是通过平板检测器（flat panel detector，FPD）技术将 X 射线影像直接转化成数字影像。

4. CT 的构成主要包含数据采集系统、计算机及图像重建系统、图像显示记录和存储系统。

第四节 核医学与核医学仪器

核医学（nuclear medicine）亦称原子核医学，是一门利用开放型放射性核素诊断和治疗疾病的学科。分类如图 2-2-33 所示。诊断核医学按放射性核素是否引入受检者体内分为两类。凡不引入体内者称体外检查法或体外核医学，最有代表性的是放射免疫分析。它是一项超微量生物活性物质测量技术，对医学的发展有巨大影响，其发明者之一 Yalow 博士因此而荣获 1977 年的诺贝尔医学奖。凡要将放射性核素引入体内者则称为体内检查法或体内核医学，根据最后是否成像又分为显像和非显像两种。利用放射性核素实现脏器和病变显像的方法称作放射性核素显像，这种显像有别于单纯形态结构的显像，是一种独特的功能显像，为核医学的重要特征之一。

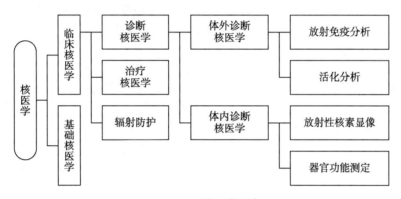

图 2-2-33 核医学分类

核医学成像和核素体外分析都是建立在放射性核素示踪技术基础上的，放射性核素具有类似的化学性质，参与组织、器官内的生理、生化过程，但放射性核素都具有容易探知的放射性，这样核医学诊断就具有鲜明的特色。

1. 放射性核素显像 核医学显像是利用进入人体内的放射性药物来显示器官和病变组织的解剖结构和代谢、功能相结合的显像。即利用放射性药物的代谢和生物学特性，能特异性地分布于体内特定的器官或者病变组织内，并且标记在这些放射性药物分子上的放射性核素所释放出的射线还能在体外被检测到。例如利用 γ 照相机、单光子发射型计算机断层装置（SPECT）、正电子发射型计算机断层装置（PET）等实现核医学成像。

2. 器官功能测定 利用放射性药物在人体内能被某一器官摄取、代谢或者排出等特性，了解其在相应器官中的摄取速度、存留时间、排出速度等，以推断出该器官的功能状态。例如使用邻碘（^{131}I）马尿酸进行的肾功能测定。

3. 体外检查法 利用放射性核素标记的示踪剂来检测人体样品内微量生物活性物质含量的方法，能准确定量检测血、尿、组织液等标本内含量极微的激素、酶、神经介质、配体、受体、药物以及核酸、蛋白质等生物活性物质。如20世纪60年代初最早用于临床的放射免疫法。

4. 放射性核素治疗 利用射线的生物效应(电离)杀伤病变组织,而正常组织及全身受到的辐射损伤较少。使用方便,良、恶性病变均可应用,经济花费较低,疗效肯定,用途广泛,潜力较大。

体内治疗是通过放射性药物在机体内能够高度选择性地浓聚在病变组织内,利用射线的辐射作用杀伤病变的组织细胞,从而达到治疗疾病的目的;同时利用核素发射的γ射线,经显像方法观察放射性药物在体内的分布和在病灶内的浓聚情况。对放射性药物的要求:对靶组织的高度选择性(针对性强)、合适的半衰期、适当能量的β射线治疗作用、γ射线的显像作用等。体外治疗是对瘢痕、血管瘤、容易出血和溃疡等部位采用敷贴治疗。

5. 辐射防护 是针对放射线对人体的生物效应所采取的卫生防护措施。如个人剂量检测仪、表面污染及场所剂量检测仪等。

放射防护的剂量限制原则是:①实践正常化原则:避免一切不必要的照射,对有辐射的实践活动需权衡利弊,决定取舍;②防护最优化原则:选择最合适的防护,取得最有利的效果;③个人剂量限制化原则:个人受到的剂量当量不得超过国家标准限制。

针对从业人员的外照射防护三原则是减少受照时间、延长照射距离、利用屏蔽物质。

一、核医学基础

(一) 放射性核素

自然界中的一切物质均由各种不同的元素组成,构成每一种元素的最基本的单位是该元素的原子,原子的中心称原子核,核外电子在一定的轨道上绕核运转。原子核占有原子的体积很小,但原子的质量几乎都集中在核中,原子核由质子和中子组成。原子核所带的电荷数 Z 等于该原子核的质子数,也等于该元素的原子序数。原子核的质量数 A 等于组成该核的质子数和中子数 N 的总和,即 $A=Z+N$,通常用 $_Z^A X$ 来表示原子核。将具有确定的原子序数和质量数并处在一定能级的原子核统称为核素,亦即核素的差异可由质量数 A、电荷数 Z 以及所处的能量状态来区别。

在已发现的元素中,有将近1900种核素,这些核素按其性质可分为稳定的和不稳定的两大类。凡原子核处在不稳定状态,会自发地转变为另一种核素并放出射线者通常称为放射性核素。原子序数在83以上的元素均为放射性核素。而这类核素自发地发生结构及能量状态的改变,放出射线并转变为另一种核素的过程称为核衰变,包括α衰变、β衰变和γ衰变。

核医学中,$t_{1/2}$ 表示各放射性核素的物理半衰期,是核素的固有特性,表示放射性核素的原子核数目减少到原来的一半所需的时间。在核医学中,还常用到生物半衰期(t_b)和有效半衰期(t_{eff})的概念。生物半衰期表示生物体内的放射性核素由于生物代谢过程从体内排出到原来的一半所需的时间,而有效半衰期则是指放射性核素由于放射性衰变及生物代谢过程的共同作用而减少到原来的一半所需的时间。

由于原子核并不是完全稳定的,最后都会经历内部变化,形成更稳定的核结构。这种自发的变化称为放射性转变,转变前的核称为母体,转变后的核称为子体。在放射性转变中,能量是以辐射形式放出的。大多数放射性转变是分步转变的,对多数放射性核素来说,第一步是同量异位转变,通常继之而后的是同质异能转变和沿轨道运行电子相互作用。在核医学中感兴趣的3种同量异位转变是β发射、正电子发射和电子俘获。放射性原子核经过同量异位转变后,通常都含有太多的能量而不是处在其最后稳定的子体状态,处在这些中间状态和最后状态的核称为同质异能核素,因为它们的原子序数核质量都相同,处在中间状态的原子核将通过发射能量降到基态的方式而经历同质异能转变。在多数同质异能的转变中,一个原子核会以γ光子的形式放出它的多余能量,称为γ发射。在某些情况下,来自于同质异能的能量可以传递给原子内的电子,这种能量和电子的结合能,可使电子脱离原子,这个过程称为内转换。各种同量异位转变或同质异能转变都会产生光子核粒子辐射的集合,并应用在临床中。

存在于自然界中的放射性核素一般在临床研究中并不适用,在临床中,绝大多数的放射性核素是用粒子(中子或质子)轰击原子核而制成的,β发射体是用中子轰击而产生的,正电子发射和产生电子俘获的核素是用正粒子(如质子)轰击而产生的,中子可以从原子核反应堆或加速器中得到,正粒子是从加速器(通常是从回旋加速器)中得到的。

(二)核医学仪器的主要原理

在医学实践中,用于探测和记录放射性核素发出射线的种类、能量、活度及其随时间变化在空间分布的仪器统称为核医学仪器。它是核医学工作中必备的条件。

核医学仪器探测的基本原理都是利用射线与物质相互作用,并根据使用的实际情况而设计的。主要原理有:

1. 电离作用 射线引起物质电离,产生相应的电信号。

2. 荧光现象 带电粒子能使闪烁物质发出荧光,荧光通过光电倍增管产生电信号,再由仪器测出射线的性质和活度。例如闪烁计数器。

3. 感光作用 射线使感光材料形成潜影,经显影和定影处理后,形成黑色颗粒沉淀,显示出黑影,根据黑影在被测样品的部位和它的灰度,对被测样品中的放射性作出定位、定性和定量判断。例如放射自显影。

二、γ照相机

1958年美国科学家Anger成功研制出了第一台γ照相机(γcamera),使得核医学影像技术从放射性核素扫描仪的静态显像发展到了动态显像。为了纪念Anger,所以γ照相机又称为Anger相机。γ照相机可采用闪烁探测器、半导体探测器或多丝正比室等探测器。采用闪烁探测器的γ照相机称为闪烁γ照相机,简称闪烁照相机。

γ照相机可对人体内脏器中的放射性核素分布进行一次成像,同时可动态观察、显示、记录放射性药物在人体脏器内的代谢情况。所以γ照相机不仅具有人体脏器的形态显像功能,而且具有功能显像功能,同时又具有动态显像功能。

(一)γ照相机的基本结构

γ照相机的基本结构包括闪烁探头、探头支架、病床和操作控制台,如图2-2-34所示。

探头支架上安装闪烁探头,探头上下运动和前后倾角运动,病床左右移动,这样可使探头视野充

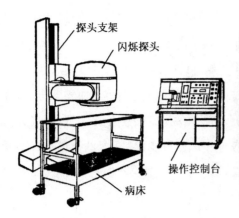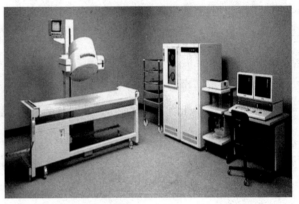

图 2-2-34 γ 照相机及其基本结构

分对准病人的脏器部位。操作控制台上安装有能量选择器、显示选择器、控制器、定时器、定标器、摄影显示器。另外还有储存器和各种高低压电源等。

（二）γ 照相机的成像原理

γ 照相机的成像原理如图 2-2-35 所示。将放射性药物引入人体内,药物被脏器和组织吸收后,放射出的 γ 射线首先经过准直器准直,然后打在闪烁晶体上与其相互作用而产生大量的可见光光子,可见光光子射入按六角蜂窝状排列的光电倍增管（photomultiplier tube,PMT）阵列中,任何一次 γ 射线的作用均可在 PMT 中产生不同的响应,响应的强弱与 PMT 距作用点的位置有关。距作用点愈近,则产生的响应就愈强。将所有 PMT 的输出信号经加权法位置计算电路计算出作用点的坐标位置（X^+、X^-、Y^+、Y^-）,一方面通过脉冲总和电路计算出脉冲总幅值,即 $Z = X^+ + X^- + Y^+ + Y^-$,这个总幅值就代表 γ 射线的能量,然后经过脉冲幅度分析器进行筛选,即判断该 γ 事件是否被记录,如果是则此 Z 信号将控制示波器起辉显示该点;另一方面将坐标位置（X^+、X^-、Y^+、Y^-）信号经过位置电路处理成

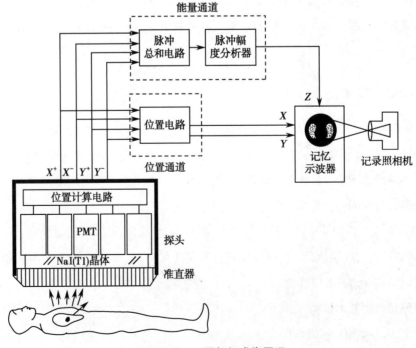

图 2-2-35 γ 照相机成像原理

归一化的坐标位置信号,即 $X=(X^++X^-)/Z$、$Y=(Y^++Y^-)/Z$,并将此(X,Y)坐标信号送入示波器控制显示点的位置,经过一定时间的测量后,在示波器上可以显示出人体内 γ 射线分布情况的二维闪烁图像。此闪烁图像也就反映了放射性药物在人体内的分布情况。

（三）γ 照相机的探头组成

探头主要由准直器、闪烁晶体、光电倍增管阵列、位置计算电路组成。

1. 准直器 作用是限制非规定方向和非规定能量范围的射线进入探测器,仅使局限于某一空间单元的射线通过准直器孔进入探测器。准直器还起空间定位、限制探测器视野、提高分辨率等作用。一般准直器使用铅材料,有时为增强屏蔽能力使用钨合金铸成。

2. 闪烁晶体 作用是将高能量、短波长的 γ 光子转换成可见光光子供光电倍增管接收。闪烁体的形状有矩形和圆形,圆形闪烁晶体最常用,直径为 200～550mm,矩形晶体可达 600mm×400mm。晶体厚度为 6.2～12.7mm,通常为 9.3mm。薄的晶体可提高空间分辨率,但灵敏度和探测效率就会降低。闪烁晶体的材料主要有 NaI、BGO、CsF、LSO 等。

3. 光电倍增管阵列 安装在闪烁晶体的后面,排列依晶体的形状而定,一般呈圆形,另有六角形或方形(图 2-2-36)。光电倍增管的数目取决于晶体尺寸和光电倍增管的大小,最少 19 个,最多可达 91 个或 91 个以上,以便覆盖整个闪烁晶体。增加光电倍增管的数目可以提高分辨率,但各光电倍增管的离散性会影响探测器的均匀性。

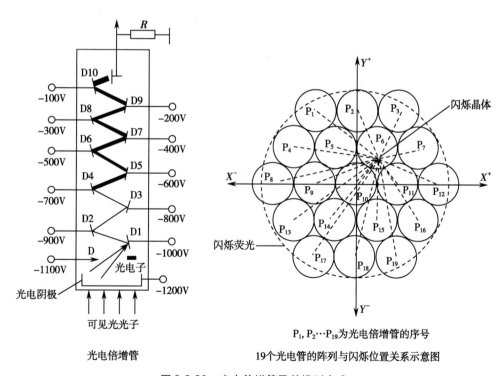

$P_1, P_2 \cdots P_{19}$为光电倍增管的序号

19个光电管的阵列与闪烁位置关系示意图

光电倍增管

图 2-2-36 光电倍增管及其排列方式

4. 位置计算电路 γ 照相机之所以能快速成像,是采用巧妙的位置计算原理实现的。当闪烁体的某一位置发生荧光闪烁时,不同强度的光线照射到光电倍增管阵列的许多光电倍增管上。阵列中的每个 PMT 都会有输出信号,靠近闪烁点的光电倍增管得到较强的照射,远离闪烁点的 PMT 则

得到较弱的照射。根据各个 PMT 输出信号的大小和各自的位置值通过加权法可以确定闪烁点的位置(图 2-2-37a),这种位置计算的电路称为定位网络电路。定位网络电路可采用电阻矩阵法、电容矩阵法、延时线时间变换法等来获得,一般 γ 照相机多采用电阻矩阵法(图 2-2-37b)和延时线变换法。

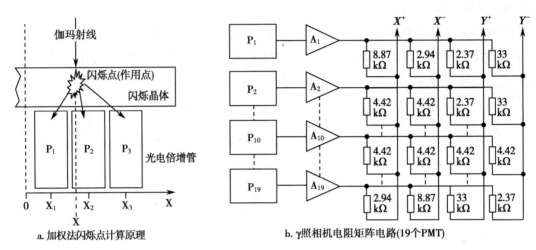

a. 加权法闪烁点计算原理　　　　b. γ照相机电阻矩阵电路(19个PMT)

图 2-2-37　电阻矩阵法位置计算电路

(四) γ 照相机的主要性能指标

1. 分辨率　指临床上分辨出两个点源或线源的最小距离。γ 照相机的总分辨率是由准直器分辨率和照相机的固有分辨率构成的。固有分辨率通常用坐标概率分布曲线的半高宽表示,一般为 3~6mm;有时也用铅模宽度表示,一般为 1.5~3mm。

2. 灵敏度　定义为用 3.7kBq 的放射性核素药物经由人体吸收后,放出的 γ 射线通过 γ 相机探测,每分钟能够探测到的 γ 射线事件数。

3. 均匀性　指整个视野范围内的信息灵敏度一致性的程度,反映了 γ 相机对入射 γ 事件的响应一致性。通常用探测面上各小区灵敏度相对差异的百分数表示,一般为 ±5% 左右。

4. 线性　指一个直线放射源在显像装置上同样重现为直线图像的水平,反映了空间分布重现的能力,也即位置畸变的程度,一般为 1%~3%。

5. 能量分辨率　指 γ 相机测量出的 γ 射线能谱中,全能峰的半高宽与峰位值比。反映了 γ 照相机鉴别原 γ 闪烁事件与散射事件的能力。

6. 最大计数率　指 γ 相机所能探测到或记录到的最大计数率。

7. 死时间　指能分辨出两个 γ 事件的最小时间间隔,反映了对两个相邻入射 γ 事件能够分辨的能力。

8. 有效视野　指整个 γ 相机视野中,分辨率、灵敏度、线性性、均匀性等一切性能在允许范围内的这部分视野。

9. 象限数　指有效视野内所包含的图像点阵的数量。

(五) 数字式 γ 相机

现代 γ 相机一般都采用大规模集成电路包括模数转换、微处理器、高密度数字存储器等,实现了数字化处理数据功能,比如将位置电路计算出的模拟位置信号值和能量信号值经 ADC 转换后成为数字信号,然后输送给计算机进行处理,这种相机称为模拟-数字混合式γ相机。目前有些厂家生产全数字化γ相机,即将 PMT 输出的信号立即进行 ADC 转化成数字信号,位置信号和能量信号直接交于计算机处理,所以这种γ相机才是真正的数字化γ相机。目前市场上的模拟-数字式和数字式γ相机都配有旋转探头系统,并配上计算机断层数据处理功能,可以实现断层显像的功能,即单光子发射型计算机断层装置 SPECT。

(六) 临床应用

临床上,利用γ相机可对脏器进行平面显像、动态显像、门控显像和全身显像。动态显像和门控显像主要用于心脏血管检查,平面显像和全身显像有甲状腺显像、脑显像、肺显像、肾脏显像、肝胆显像和骨全身显像等。

三、单光子发射型计算机断层装置

普通的核素扫描仪和γ照相机成像是将脏器组织形态的三维信息变成二维平面影像。示踪核素在体内的浓度分布是不均匀的,由于前、后组织放射性的重叠,平面影像不能将脏器组织中的病灶以三维方式真实地显示出来。如果利用计算机辅助体层成像技术,就可以以断层的方法将人体脏器和组织以三维方式显示出来,这就是发射型计算机断层成像(emission computed tomography,ECT)。ECT 包括两种:一种是单光子发射型计算机断层(single photon emission computed tomography,SPECT);另一种是正电子发射型计算机断层(positron emission computed tomography,PECT),简称为 PET。

SPECT 的研制工作早于 X 射线 CT,1963 年 Kuhl 和 Edwards 等人研制了一种称为横向断层面的扫描装置,该装置已具备了 X 射线 CT 的概念,只是在图像重建方法上采用了简单的反投影法,图像模糊、对比度差。Kuhl 等人以后又做了不少改进,引入了计算机校正,终于在 1979 年成功研制出了第一台头部 SPECT,SPECT 真正应用于临床还是在 80 年代初期,主要商业产品均为γ照相机型的 SPECT。

(一) SPECT 的数据采集原理

根据数据采集方式的不同,SPECT 分为扫描机型和γ照相机型两种。扫描机型的数据采集方式是类似于第二代 X 射线 CT 的数据采集方式,即平移加旋转的方式。只是 X 射线 CT 是通过人体外的 X 射线源穿过人体后,在相对位置上的几十个线性阵列探测器接收 X 射线的衰减信息数据;而 SPECT 则是通过人体内的放射性药物释放出来的γ射线,直接在相应断层面的切向位置通过几十个线性阵列探测器来接收γ射线的强度信息数据,然后再通过平移加旋转的方法,得到各个方向上的投影截面数据,供计算机进行图像重建。

γ照相机型 SPECT 有固定式和旋转式。固定式采用 4 个固定式γ照相机探头安装而成,90°扫描通过旋转病床来实现,这种机器特别适合于胸部成像。旋转式其整个γ照相机探头可实现旋转扫描,这是目前最常用的方法,一般由单探头、双探头和三探头之分(图 2-2-38)。旋转角度根据探头的多少而定,单探头为 360°、双探头为 180°、三探头为 120°。整个系统再配上计算机和图像重建软件,可实现断层成像。由于这种采集方式可以直接获得面投影数据,所以一次旋转采集可得到多个断面的重建数据,即容积扫描方式,如图 2-2-39 所示。容积扫描方式在图像重建时根据不同位置的数据可得到任意截面的图像,如横断面、冠状面、矢状面等。

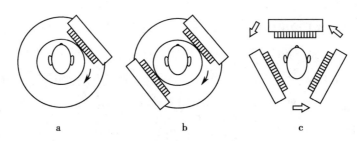

图 2-2-38　SPECT 的探头
a. 单探头旋转型　b. 双探头旋转型　c. 三探头旋转型

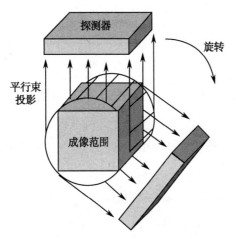

图 2-2-39　SPECT 的容积采集

对于双探头旋转型结构的 SPECT，探头的安装角度可以是 180°或 90°或任意夹角。另外若配上高能准直器和符合电路测量功能就可以实现正电子的测量，即实现 PET 的功能。

SPECT 的图像重建方法最常用的是滤波反投影法和代数迭代法，代数迭代重建方法可以得到高质量的重建影像，能够消除 FBP 图像重建方法所不能解决的星状伪影，在一定程度上补偿了放射性核素衰减。

（二）γ 相机型 SPECT 的结构

SPECT 通常由探头、机架、病床、控制台、计算机以及外围设备构成，如图 2-2-40 所示。

探头与 γ 相机的探头是一样的，包括准直器、闪烁晶体、PMT、位置计算电路等，最终得到 γ 光子

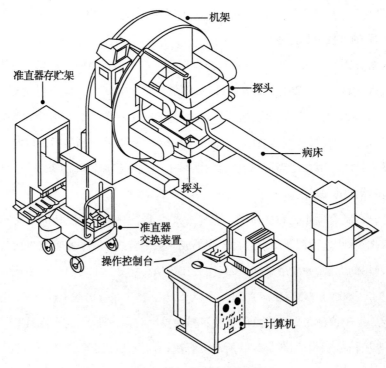

图 2-2-40　SPECT 的组成

的位置信息和能量信息传送给计算机处理。

机架一般要求稳定、可靠、安全,还应该能迅速灵活地调整定位,采集数据时应旋转平稳、精度高、旋转中心准确。为了能提高采集数据的灵敏度,除采用圆形旋转外,许多厂商设计成椭圆形旋转或自动人体轮廓旋转。

病床也叫检查床,可让病人平躺在床上,完成数据的采集工作。

控制台负责数据的录入(如病人资料的输入、扫描控制命令及图像处理参数的选择等)和图像后处理的功能。

外围设备包括显示器、磁盘、光盘、打印机、照相机、不同类型的准直器、准直器交换装置以及生理信号检测设备等。

(三) SPECT 的主要性能参数

SPECT 的主要技术指标包括线性、均匀性、空间分辨率和死时间等,可以参考 γ 照相机部分的内容。

目前 SPECT 的能量测量范围为 50 ~ 600keV。一般临床应用的核素有^{99m}Tc[锝]、^{201}Tl[铊]、^{133}Xe[氙]、^{67}Ga[镓]等。空间分辨率在 3 ~ 5mm 内,最大计数率容量一般在 100 ~ 300kcps(20% 的窗宽)。

旋转中心是指探头平面旋转时的旋转轴心。机器会由于机械精度的不良或老化等原因造成旋转中心变化,从而会降低图像分辨率,产生伪影,所以必须经常校正。旋转中心的误差小于 1mm。

衰减校正是指对于能量为 50 ~ 600keV 的 γ 射线,在人体组织中的衰减是相当明显的,所以减小伪影和定量测量的误差必须进行放射性衰减校正。

(四) SPECT 的临床应用及特点

旋转 γ 相机型 SPECT 成像主要分为平面成像、动态成像、门控成像、全身成像和断层成像 5 种方式,其中前 4 种为 γ 相机成像功能,而断层成像为 SPECT 的特有功能,断层功能不仅可以呈横断面,还可以呈冠状面、矢状面以及任意方位的截面,也可以呈三维立体像。SPECT 的诊断率比普通 γ 照相机明显提高,目前应用已相当广泛。

SPECT 的成像空间分辨率比 X 射线 CT 低,但是由于两者在成像原理上的本质差别,在医学诊断上的价值是完全不同的。X 射线 CT 反映的是病变组织的密度差,而 SPECT 反映的是人体正常组织与病变组织的摄取和代谢功能差异,对于肝血管瘤、脑缺血、癫痫、痴呆等疾病的诊断,SPECT 比 X 射线 CT 还是有明显的优越之处的。

实例解析

实例:试比较 X 射线 CT 与 SPECT 成像技术的主要异同点。

解析:X 射线 CT 是透射式成像设备,射线源是 X 射线,来自于人体外部;SPECT 是发射式成像设备,射线源是 γ 射线,来自于人体内部。X 射线 CT 测得的图像反映的是脏器形态;SPECT 测得的图像可反映脏器的结构和功能。

四、正电子发射型计算机断层装置

PET是医学影像领域中最先进的技术之一，代表了现代核医学影像技术的最高水平，现已在医学生物研究和临床诊断及处理中担任重要角色。PET是从人体分子水平反映人体内脏器和组织的功能及代谢状况的诊断技术。

将含有正电子放射性的药物（如^{18}F-FDG）注入人体，由于FDG的代谢情况与葡萄糖非常相似，可聚集在消耗葡萄糖的细胞内，尤其是生长迅速的肿瘤组织内，^{18}F衰变放出的正电子将与组织中的负电子发生湮灭反应，产生两个能量相等、方向相反的γ光子，通过环绕人体的探测器阵列，利用符合测量技术测量出这两个γ光子，就可获得正电子的位置信息，再用图像重建软件进行处理后可得到正电子在人体内分布情况的断层图像。由于PET可进行三维成像，有较高的灵敏度，可在短时间内获得清晰的三维图像，这就使得连续获取图像成为可能。以时间为轴的这样一系列三维图像，经过数学处理，可从中提炼出有用的功能信息——组织对某种物质的摄取比、生物率常数（如代谢常数、血流）等。

（一）PET的物理基础

1. 正电子　1927年P. A. M. Dirac预言了正电子的存在，5年后C. Anderson观测到了第一个正电子。正电子放射性核素通常为富质子的核素，它们衰变时会发射正电子，衰变的方程式如下：

$$p \rightarrow \beta^+ + n + v$$

其中p为质子，n为中子，β^+为正电子，v为中微子。

正电子的质量与电子相等，电量与电子的电量相同，只是符号相反。中微子几乎不与周围的物质发生作用，正电子在物质中慢化（移动大约1mm）后与周围的电子发生相互作用，产生湮灭反应，转化成能量相等（=0.511MeV，即电子的静态质量能量）、方向相反（互为180°）的两个γ光子，见图2-2-41。

临床上使用的正电子核素有^{11}C、^{13}N、^{15}O和^{18}F等，这些核素的半衰期分别为20、2、10和110分钟。其中最常用的是^{18}F，可制成^{18}F-FDG（2-[^{18}F]-2-脱氧-D-葡萄糖）放射性药物。通常正电子（β^+）衰变核素都通过人工方式产生，目前广泛使用的是回旋加速器，如将质子或氘核通过加速器到达一定的能量，轰击$H_2^{18}O$，则^{18}O就会转化为^{18}F，然后通过放射化学标记设备合成^{18}F-FDG药物。

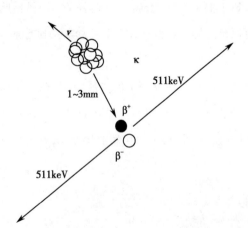

图 2-2-41　正、负电子湮灭事件

2. 正电子的测量　如图2-2-42所示，利用相对的（互为180°）两个探测器，测量人体内正电子湮灭产生的两个能量相等、方向相反的γ光子（如光子1与4、2与5），若单道分析器分析出γ光子的能量为511keV，则输出脉冲（如脉冲1与4、2与5），经符合电路输出两个脉冲，代表在探测器直线上有两个正电子湮灭事件，即此直线位置有两个正电子。这种测量方法称为符合测量。显然，不在探测器直线范围内的正电子湮灭事件不可能同时被两个探测器同时测量到（如光子3和6），也就不能符合输出,这种测量方法实际上相当于起到了一个准直器的作用,称为电子准直。与 SPECT 相比,由于 PET 不必使用铅准直器,因而提高了系统的灵敏度。

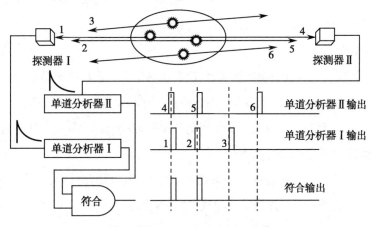

图 2-2-42 正电子的符合测量法

3. **符合测量的误差** 符合测量是探测同时发生的闪烁事件(图 2-2-43 中的正电子事件 1,称之为真符合事件),但是从电子学角度说两个探测器的触发总有一定的时间差异,这时间差异称为符合线路的分辨时间,也就是输出脉冲的宽度。由此在分辨时间内进入两个探测器的不同位置的 γ 光子也会被记录下来,这种不是由湮灭作用产生的符合称为随机符合(图 2-2-43 中的正电子事件 5a、5b)。

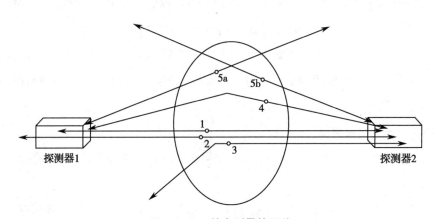

图 2-2-43 符合测量的误差
1. 真符合时间 2. 因灵敏度或死时间丢失的真符合事件 3. 因光子衰减丢失
的真符合事件 4. 散射符合事件 5a 和 5b. 随机符合事件

另外 γ 光子在飞行过程中还会产生康普顿散射,γ 光子与吸收物质的一个电子作用,改变了电子动能的同时使 γ 光子改变飞行方向,这样就有可能与其他飞行的 γ 光子同时进入两个相对的探测器,并发生符合探测,这种符合称为散射符合(图 2-2-43 中的正电子事件 4)。

还有因 γ 光子与人体发生相互作用而衰减(图 2-2-43 中的正电子事件 3)和 γ 光子与探测器不发生作用而丢失(图 2-2-43 中的正电子事件 2)的真符合事件。

偶然符合、散射符合、射线的衰减和丢失事件将会引起测量的误差,严重影响图像质量,特别是偶然符合所产生的误差,所以我们必须进行修正。

4. **PET 的符合测量** PET 机器的符合探测器是由数百个探测器排列成环形组成的,称为探测器环。环上的每一块晶体与对面的一组晶体都有符合关系,形成一组扇形束的符合线,扇形束的宽度决定了 PET 的径向视野。对于这样一个扇形束经过单道分析器进行能量筛选后,在经过符合电路即可得到一个投影方向上的数据。如果同时获得各不同角度的扇形束的投影数据,通过图像重建技术就可以得到 FOV 内的正电子分布情况的断层影像。

（二）PET 的结构

PET 装置由扫描机架、主机柜、操作控制台、检查床等组成。扫描机架是最大的部件,内部装有探测器环、激光定位器、电子学测量线路等。主机柜主要有 CPU、输入与输出系统、内外存储系统等,主要负责数据的存储、处理和图像重建。操作控制台主要是由一台计算机和软件组成,负责整个检查或质量过程的控制、图像显示和分析等。

1. PET 的探头　决定 PET 性能好坏的关键部件是探头。PET 的探头由若干个探测器环组成(7~32 个环),每个环由 500 多个探测器块组成,每个探测器块由 64 个块状小晶体和 4 个 PMT 组成。目前最常使用的探测器材料是锗酸铋(BGO)晶体,还有 CsF 和 BaF_2。

2. 图像重建方法　PET 图像一般均采用迭代图像重建方法,为了加速图像重建过程也采用傅里叶变换后的图像重建方法。

3. 飞行时间技术在 PET 中的应用　利用湮没辐射发射出的两个 γ 光子的同时性,我们可以得到一些闪烁事件发生的空间位置信息。由于湮没辐射的两个 γ 光子同时发生,且向相反方向运动,如果知道了它们到达两个探头的时间,它们两个的出发点、原始位置也就知道了。例如两个湮没辐射的 γ 光子正好发生在两个探头的中间,它们将同时到达两个探头,没有时间差。湮没辐射发生在其他位置,两个 γ 光子到达两个探头的时间是不相等的,有时间差,这个时间差称为飞行时间。知道了飞行时间及两个 γ 光子到达探头的先后,就可以确定闪烁事件发生的位置。将飞行时间信息加入 PET 中的机器称为 TOF-PET。

（三）PET 的主要性能参数

PET 的性能参数主要有空间分辨率、灵敏度、信噪比、时间分辨率、能量分辨率等,这些也是决定图像质量的关键。

1. 空间分辨率　通常以 3 个垂直方向上点源响应的半高宽来表示空间分辨:沿扫描仪纵轴的横向分辨、与之垂直的横断面上的径向和切向分辨。视野中心由于取样的缘故,空间分辨最好;当远离视野中心时(横向),由于光子穿透效应空间分辨会逐步降低。目前一般医用 PET 在视野中心的空间分辨为 4~6mm,而实验室 PET 最好可达 2mm,接近理论极限。

2. 灵敏度　是指扫描仪在单位时间内单位辐射剂量条件下所获得的符合计数。这在 PET 系统的动态扫描和临床应用中有着非常重要的意义,它决定了扫描时间的长短、统计误差和辐射剂量的大小。灵敏度主要由两个因素决定:探测器所覆盖的立体角和探测效率。

3. 噪声等效计数　对于一个含有一定比例的散射和偶然计数的数据而言,它的等效噪声计数是在无散射和偶然符合条件下有同样信噪比的真实事例率。这样,等效噪声计数给出的是在一定的源强条件下,PET 设备可如何有效地利用符合计数来获得一定质量的图像。

4. 时间和能量分辨　时间响应是指一对湮灭光子被探测到时的时间间隔的分布,它的半高宽和 1/10 高宽给出了时间分辨的性质。能量响应则是系统对入射光子能量响应的曲线。这两种分辨表明了 PET 系统对散射和偶然计数这两种误差来源的处理能力。

（四）PET 的临床应用及特点

PET 是目前唯一可在活体上显示生物分子代谢、受体及神经介质活动的新型影像技术,现已广泛用于多种疾病的诊断与鉴别诊断、病情判断、疗效评价、脏器功能研究和新药开发等方面。

目前 PET 检查 85% 是用于肿瘤的检查,现多用于肺癌、乳腺癌、大肠癌、卵巢癌、淋巴瘤、黑色素瘤等的检查,其诊断准确率在 90% 以上。还可用于癫痫病灶定位、阿尔茨海默病早期诊断与鉴别、帕金森病病情评价以及脑梗死后组织受损和存活情况的判断。另外对于心血管疾病病人,能检查出冠心病心肌缺血的部位、范围,并对心肌活力准确评价,确定是否需要行溶栓治疗、安放冠状动脉

> ▶▶ **课堂活动**
>
> 请对应说出下列名词的含义：CR、DR、DSA、CT、MRI、ECT、PET

支架或冠状动脉搭桥手术。能通过对心肌血流量的分析,结合药物负荷,测定冠状动脉储备能力,评价冠心病的治疗效果。

（五）正电子发射断层显像/X 射线计算机体层摄影装置（PET/CT）

近年来,影像诊断学的一个重要进展就是图像融合技术的发展与应用。图像融合包括硬件与软件,是一个全自动图像配准及多种图像的解读技术,它不仅具有全自动的功能与解剖图像的融合,还可以让具有不同特征的影像在同一平台显示、解读、对比与分析,为临床诊断与治疗之间架起了一座高速、流畅的桥梁。图像融合最引人瞩目的产品就是 PET/CT（positron emission tomography/computed tomography）,就是将 PET（功能代谢显像）和 CT（解剖结构显像）两种先进的影像技术有机地结合在一起的新型影像设备。

世界上首台 PET/CT 原型机始于 1998 年,它联合一台单排 CT 扫描仪和一台 PET 安装在同一个旋转机架内,并且使用同一张 CT 检查床。数据采集和图像重建则分别在各自的计算机系统上进行。同机配准的 CT 图像使得 PET 图像的解读更加精确,并可帮助确认 ^{18}F-FDG 非特异性摄取,因此提高了图像解读的准确性。使用 PET/CT,异常摄取的区域可定位到淋巴结之类的特殊形态结构上。CT 图像的解读也可通过相关的 PET 扫描结果予以修正:阴性 CT 图像上 ^{18}F-FDG 摄取的升高仍有指示疾病的意义。病人和显像中心运作所获得的最大便利是一次预约,一次到医院检查,相关的医师就可获得疾病解剖和功能状态的完整评估。自首台商用 PET/CT 于 2001 年 5 月安装之后,所有主要的医疗影像设备生产商都生产了至少一款 PET/CT,这项技术出人意料地被核医学和放射科迅速接受。2006 年之后 PET/CT 的销售全面取代了单独的 PET。与最初的原型机一体化的方式不同,目前市场上的 PET/CT 包含前后排列、各自独立的一台多层螺旋 CT 和一台 PET 扫描仪。检查时,病人首先通过 CT 扫描仪然后再进入 PET 的视野。CT 和 PET 采用同一个数据采集工作站。PET/CT 的整体工作性能取决于各个独立组件如 CT 组件、PET 组件、电脑硬件和综合软件系统的功能等。在经过许多年缓慢但却稳定的发展之后,CT 在过去几年硬件和软件方面已经有了显著进步。PET 在过去的 10 年中则经历了更加引人注目的发展,这些进步包括硬件和软件两个方面,如新型的闪烁体、更好的空间分辨率、更高的灵敏度、更精确的重建技术;最近重新引入了飞行时间 TOF2（time of flight

2)及 TOF3,从而提高分辨率,改善生理运动产生的伪影,增强 PET 的图像质量。作为当今最完美、最高档次的医学影像设备,PET/CT 全面实现了医学影像学的"四定"目标——"定位":发现病变和明确病变部位;"定性":明确显示形态和功能变化的病理和病理生理性质;"定量":量化疾病或病变在形态学上及功能上的改变;"定期":确定疾病的发展阶段。

PET/CT 在医学中的应用主要体现在肿瘤疾病的诊断与治疗、冠心病诊疗、在大脑疾病中的作用、在癫痫诊疗中的作用及在健康人体格检查中的应用。随着应用领域的不断扩大,PET/CT 必将对人类的健康发挥更加重要的作用。

五、其他核医学诊断仪器

(一) 放射免疫 γ 计数器

放射免疫计数器简称 γ 计数器,用于医学中的放射免疫分析的测量,是一种利用放射性核素示踪技术的灵敏性和免疫学反应的特异性来对生物样品中的物质含量进行微量测定分析的 γ 射线计数器。主要适用于放射免疫样品测定任务繁重的医疗单位和放射免疫中心,具有灵敏度高、特异性强的特点,是目前广泛应用的核医学仪器之一。

1. 测量原理　放射免疫反应是一种竞争性抑制反应,反应式如下:

$$\left\{ \begin{array}{c} {}^{*}\mathrm{Ag}+\mathrm{Ab} \rightleftharpoons {}^{*}\mathrm{Ag}\cdot\mathrm{Ab} \\ + \\ \mathrm{Ag} \\ \Updownarrow \\ \mathrm{Ag}\cdot\mathrm{Ab} \end{array} \right\} \qquad 式(2\text{-}3)$$

式中,${}^{*}\mathrm{Ag}$ 为游离标记抗原;Ag 为游离抗原;Ab 为特异性抗体;${}^{*}\mathrm{Ag}\cdot\mathrm{Ab}$ 为标记抗原-抗体复合物;$\mathrm{Ag}\cdot\mathrm{Ab}$ 为未标记抗原-抗体复合物。

如被测标本中含有未标记的游离抗原 Ag(实际是人体待测物质)及一定量的放射性标记抗原 ${}^{*}\mathrm{Ag}$ 和不足量的特异性抗体 Ab 相混合,则标本中的未标记游离抗原和标记抗原共同竞争特异性抗体,并与之结合。标本中的未标记抗原 Ag 越高,${}^{*}\mathrm{Ag}$ 与 Ab 的结合就越受抑制,而剩下的游离抗原 ${}^{*}\mathrm{Ag}$ 也越多;反之亦然。这种现象称为竞争性抑制现象,它构成了放射免疫分析法的理论基础。

由此可见,当上述免疫反应达到平衡后,测出标记抗原-抗体复合物 ${}^{*}\mathrm{Ag}\cdot\mathrm{Ab}$ 和剩余的游离标记抗原 ${}^{*}\mathrm{Ag}$ 的放射性强度,即可推算出标本中的 Ag 浓度。

在实际工作中,常常先用已知不同浓度的标准抗原与一定量的标记抗原及一定量的特异性抗体进行反应,分离后测定 B 和 F,其中 B 表示标记抗原-抗体复合物 ${}^{*}\mathrm{Ag}\cdot\mathrm{Ab}$ 的放射性强度,F 表示剩余的游离标记抗原 ${}^{*}\mathrm{Ag}$ 的放射性强度,则从其不同浓度的标准抗原就可得到相应的不同放射性标记抗原-抗体复合物。用横坐标表示标准抗原浓度 Ag,纵坐标表示放射性 B 和 F 之比值,就可绘出一条曲线,即标准曲线(图 2-2-44)。

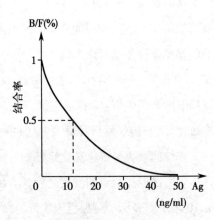

图 2-2-44　标准曲线

样品测量时,条件应与上述标准抗原测量条件相同,将被检样品测得 B/F 值,与标准曲线比较,就能确定被检样品中的抗原浓度,即求得了待测物质的浓度。

2. **仪器的基本结构及原理**　整机结构如图 2-2-45 所示,由核测量部分、换样部分和计算机部分组成。核测量部分由铅屏蔽、NaI(Tl)晶体、光电倍增管、前置放大器、放大器和单道组成;有些仪器有多探头结构(如 10 个),称为多探头放射免疫测定仪,这样可以一次完成多个样品的测量。换样部分由机械装置和控制装置组成,一次可装 100~500 个样品,可完成多样品的自动测量,提高工作效率。整机系统在计算机的管理下完成样品计数、自动换样和数据处理等,其中包括曲线和线性回归、反查曲线解高次方程、计算相关系数和标准偏差、打印处理结果、绘制曲线等全部工作,需要时可自动关机,实现无人管理。

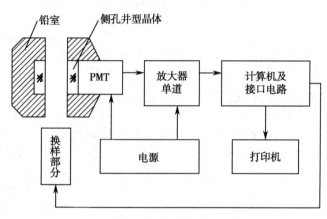

图 2-2-45　放射免疫计数器基本原理结构框图

系统开始工作后,换样部分控制将待测样品送入侧孔井型探头,样品所放出的射线经过晶体转换成光脉冲,再由光电倍增管转换成电脉冲,经放大、单道脉冲幅度分析和计数后,再经接口电路进入计算机进行数据处理。在本样品处理结束后,由计算机发出指令使换样部分工作,将样品移出,并将下一个样品送入井型探头。这样依次处理 100~500 个样品,测量结束时,其结果在打印机上按一定表格打出。

(二)脏器功能动态检查仪

利用放射性示踪核素作脏器功能的动态检查,称为脏器功能测定仪器,是核医学临床诊断的一个重要方面。根据特定探测对象要求的不同,用于脏器功能测定的仪器主要有甲状腺功能仪、肾功能仪、核听诊器、脑血流量测定仪等,重点介绍前两种测定仪。

1. **甲状腺功能仪**　吸碘试验是医学上进行甲状腺功能检查的常用方法之一。主要是根据甲状腺对碘具有选择性吸收的生物化学特点,借助于对碘的核素^{131}I 放出的 γ 射线进行测量,达到甲状腺功能检查的目的。在临床应用时,只要让病人空腹口服微居里级的示踪放射性碘(常用 Na^{131}I),则该放射性核素^{131}I 就会被甲状腺摄取而积聚于甲状腺内。利用放射性碘能放出 γ 射线的特性,将甲状腺功能仪对准病人颈部(甲状腺部位)测定不同时间内甲状腺摄碘百分率的变化情况即可反映无机碘进入甲状腺的数量和速度,从而判断甲状腺的功能状态。在不同时间内测量甲状腺所含的放射性以诊断甲状腺功能正常、亢进或低下。甲状腺吸碘功能测试曲线如图 2-2-46 所示。

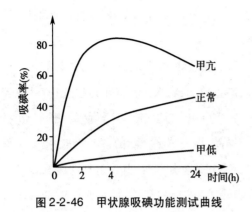

图 2-2-46 甲状腺吸碘功能测试曲线

甲状腺功能仪的基本结构如图 2-2-47 所示。由 NaI 晶体、光电倍增管、前置放大器与准直器一起构成的探头对准人体的甲状腺部位进行测量，前置放大器输出的信号经过接口电路进行放大、甄别成形输送给计算机，然后通过计算机计算出甲状腺吸碘百分率。根据时间-吸碘百分率曲线来诊断甲状腺功能疾病。

2. 肾功能仪 肾功能仪是根据示踪原理，将邻碘(^{131}I)马尿酸钠给受检者静脉注射以后，示踪核素即随血流进入肾脏，由肾小管上皮细胞吸收并分泌到肾小管管腔内，随尿液汇集到肾盂，经输尿管流入膀胱排出体外。用探测仪器(闪烁探头)在肾区连

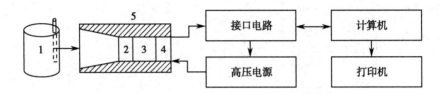

图 2-2-47 甲状腺功能仪的基本结构
1. 颈模型 2. NaI 晶体 3. 光电倍增管 4. 前置放大器 5. 准直器

续测量，就可以记录一条开始逐渐上升，继而逐渐下降的起落曲线，即肾图(图 2-2-48)。它的上升段 a 和聚集段 b 反映邻碘(^{131}I)马尿酸钠在肾内聚集，下降段 c 则反映排出。根据聚集和排出的情况，可以对肾血流量、肾功能和输尿管畅通情况等进行分析判断。这种方法就叫做肾图检查法。因为可以用两个探测器分别对准左、右肾区，同时得到两个肾图，所以这种方法的特点是能够简便地在体表测定分肾功能。

仪器的原理结构如图 2-2-49 所示。两个探头分别由张角型准直器、NaI(Tl)闪烁晶体、光电倍增管和前置放大器组成，分别对准人体的两个肾脏，测量肾脏部位发射出来的 γ 射线，并将射线能量转化为电脉冲，再经放大、甄别成形送入计算机，计算机将两路信号分别进行计数，并绘制成肾图，另外还可以通过打印机输出。其中高压电源是给两个光电倍增管供电的。

3. 多功能仪 所谓多功能仪是指可作两种或两种以上脏器功能测定的放射性核素功能仪。在不同脏器功能测定有共性的基础上设计主机和探头，充分考虑到不同脏器功能测定的特殊要求，可以实现一机多用的多功能测定目的。可对心、肺、肝、

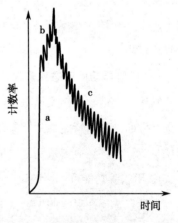

图 2-2-48 肾图

胃、甲状腺等脏器进行静态或动态功能定量测定，可提供甲状腺吸碘率、肾放射图、脑放射图、肾血浆流量测定、心血流和色层分析等分析软件。

(三) 放射性药物活度测量计

活度计是对待测样品或环境中的放射性进行相对或绝对定量分析的仪器，广泛应用于体外放射

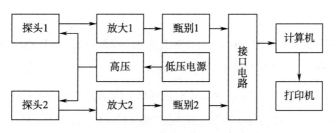

图 2-2-49 肾图仪原理结构框图

分析及其他示踪研究等方面,对保证影像和测量结果的可靠性、疗效和安全性至关重要。核医学科最常用的活度测量仪器是电离室活度计,已纳入《中华人民共和国强制检定的工作计量器具目录》,电离室活度计实行定点定期强制检定,可见其重要性。

电离室活度计如图 2-2-50 所示,它包括一个有铅壁的气体电离室、后续电路和显示器。有的配置计算机显示测量和质控结果,并打印记录,这对于一般的核医学科并非必需。

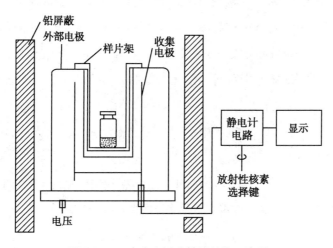

图 2-2-50 电离室活度计及结构示意图

气体电离室为一全封闭的井型圆柱形薄金属室,其内充有气体,放射源置于井内,电离室几乎有 4π 的立体角,故这种电离室又称 4π 电离室。电离室中心有金属阳极,四壁为阴极。当工作电压置于饱和区,放射源的射线直接或间接引起电离室内的气体电离,所产生的电子和离子各自向极性相反的电极漂移,从而产生电脉冲信号。由于在饱和区基本上不存在离子对的复合,也没有气体放大作用,经过一定的电路放大、转换和记录这些信号,加以适当的能量校正,即可准确显示放射源的活度。这种电离室的优点在于它具有长期稳定性,便于直接测量盛在容器(包括注射器)内的放射性溶液,有很宽的测量范围,操作方便,直读。

活度计最重要的性能是被测活度的精密度、准确度和线性。有不少因素可以影响测量结果,需加以控制,因此应十分重视性能测试和常规操作检查。仪器的精密度和准确度一般在验收时和每年由国家计量检定部门进行 1 次检定,每个季度由核医学科自行测试 1 次,其他性能测试也由核医学科自己进行。

点滴积累 ∨

> 1. 核医学仪器是指利用射线与物质相互作用,探测和记录放射性核素发出射线的种类、能量、活度及其随时间变化在空间分布的仪器。
>
> 2. PET/CT 就是将 PET(功能代谢显像)和 CT(解剖结构显像)两种先进的影像技术有机地结合在一起的新型影像设备,它全面实现了医学影像学的 4 个目标:定位、定性、定量、定期。

第五节　医用放射治疗设备

一、钴 60 远距离治疗机

钴 60(^{60}Co)远距离治疗机是一种利用 ^{60}Co 放射性核素衰变释放出的 γ 射线从体外治疗疾病的设备,其 γ 射线的平均能量为 1.25MeV,射线能量高、剂量输出率大、穿透力强。因 ^{60}Co 的 γ 射线最大能量吸收发生在皮肤下 4~5mm 的深度,皮肤剂量相对较小,故能较好地保护皮肤。同时骨与软组织对该能量射线的吸收大致相同,因而在射线穿过正常骨组织时不至于引起骨损伤。在一些组织交界面处,等剂量曲线形状变化较小,尤其适合于头颈部肿瘤治疗。此外 ^{60}Co 的 γ 射线还有旁向散射小的优点,可做常规固定源皮距治疗、等中心治疗、旋转治疗、摆动治疗及大面积不规则野照射,机架可做全周旋转,以任何角度进行照射。

治疗床操作灵活方便,可前后左右移动和升降,还可做床面床基旋转,配合治疗头光学测距尺和激光定位灯可做到精确定位,控制台配有双道数字计时器、断电时间记忆、源位指示灯、急停按钮,以及多路连锁装置,可对设备进行全面监控,保证设备安全可靠地工作。

另外 ^{60}Co 远距离治疗机的结构简单、成本低、维修方便、经济可靠。但是由于 ^{60}Co 的衰变问题,需要定期更换放射源(一般为 3~5 年)。由于 ^{60}Co 源的体积不可能很小,存在源的半影问题,这些可为高能加速器所克服。

(一)^{60}Co 放射源

^{60}Co 是一种放射性核素,是由普通的金属 ^{59}Co 在反应堆中经热中子照射轰击所产生的不稳定的放射性核素。即:

$$^{59}_{27}Co + n \rightarrow ^{60}_{27}Co + \gamma$$

反应堆中子密度越高、轰击时间越长,得到的 ^{60}Co 放射比度(单位质量的放射性活度)就越大。由于 ^{60}Co 是富中子放射性核素,它将会把多余的中子转变为质子并放出能量为 0.31MeV 的 β 射线,同时释放出能量为 1.17 和 1.33MeV 的两种 γ 射线,其平均能量为 1.25MeV。衰变的最终产物是 ^{60}Ni(镍-60)。衰变方程式如下:

$$^{60}_{27}Co \rightarrow ^{60}_{28}Ni + \beta^- + \gamma_1 + \gamma_2$$

^{60}Co 的半衰期为 5.26 年,平均 28 天衰变 1%。

（二）^{60}Co 远距离治疗机的一般结构

图 2-2-51 为^{60}Co 远距离治疗机的一般结构。

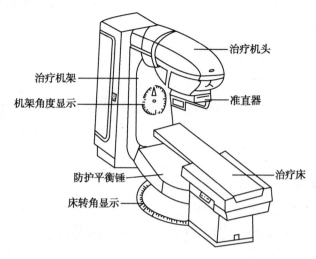

图 2-2-51 ^{60}Co 远距离治疗机及其一般结构

1. 钴源 一般是由直径为 1mm、高 1mm 的^{60}Co 圆柱状小颗粒组成的,放在一个直径为 2～3cm、高 2cm 的很薄的不锈钢密封容器中。也有用直径为 2～3cm、厚 1mm 的薄片组成 2cm 高的钴源,同样密封在很薄的不锈钢容器中。

2. 源容器及防护机头

（1）源容器:如上所述^{60}Co 源密封在很薄的不锈钢容器中,但由于其放射性活度大,不便于应用、防护和更换,因此把它再固定在一个长 60～80cm 的钢柱中心内,源底面暴露,也有用圆形、椭圆形或方形钢柱的。

（2）防护机头:治疗机头的主要结构是一个大而安全的防护壳,它用高密度材料制成,一般用铅或钨合金浇铸而成,外表用钢做套壳。根据国际放射防护委员会（ICRP）推荐,任何一个远距离放射性核素治疗机,当^{60}Co 源处于关闭位置时,距离^{60}Co 源 1m 处,各个方向的平均剂量<2mR/h,在此距离处不应有超过 10mR/h 的地方。根据这样的机头防护要求,用铅屏蔽其厚度需为 26cm,钨合金为 20cm,铀为 13.5cm。

3. 遮线器装置 所谓遮线器就是截断^{60}Co 射线源的装置。当遮线器处于开的位置时,射线束就可以通过一定方向出来,进行治疗;当遮线器处于关闭位置时,射线束就会被截断,只有少部分漏射线出来。

4. 准直器系统 准直器就是限制射线束的范围,即限定一定的照射野大小以适应治疗需要。根据 ICRP 推荐要求,准直器的厚度应使漏射量不超过有用照射量的 5%。若使用铅,其厚度应为 5.7～6cm,但又由于^{60}Co 源的半影问题,所以铅准直器的厚度应大于 7cm。

5. 控制台 ^{60}Co 治疗机的控制台配有总电源开关、源位指示器、双道计时系统、治疗机控制钥匙开关、门连锁开关与指示器、气源压力指示、机头机架角度指示、电视监控和微机接口、对讲机等。

6. 治疗床 一般要求治疗床能承受病人,而且当射线通过时,其吸收剂量小、散射少。同时床面能垂直升降,既满足治疗需要,病人上、下床也方便,左右移动灵活,又可固定,纵向移动也有同样要求。床座和床面都可转动±90°。

7. 平衡锤　平衡锤除平衡机头的中心外,还可以吸收和阻挡 γ 射线,降低屏蔽土的建设造价。

（三）^{60}Co 远距离治疗机的主要技术指标

1. 钴源活度　7000Ci（1Ci=3.7×10^{10}Bq）。

2. 机架旋转范围　0°~360°。

3. 源轴距离（source axid distance,SAD）　放射源到机器旋转中心轴的距离（也就是旋转半径）,允许精度为±0.5cm。

4. 等中心精度误差　1.5mm。

（四）^{60}Co 远距离治疗机的临床应用

用于各种恶性肿瘤的术前、术中、术后放疗,根治性放疗,立体定向放射外科以及姑息性放疗;良性肿瘤的治疗,包括血管瘤、瘢痕增生、嗜酸性肉芽肿、浆细胞瘤等;其他疾病,如涎瘘等。

二、医用电子直线加速器

医用电子直线加速器（linear accelerator）是利用百万电子伏特（MeV）高的能量沿直线加速物质的电子,撞击钨片靶区而产生高能量 X 射线（相对于一般放射诊断科 X 射线机能量的数百、数千倍）的一种治疗装置。直线加速器利用高能量高穿透率的 X 射线来清除病人体内较深处的肿瘤细胞,而利用穿透率较低的电子射线治疗较浅部或体表的肿瘤细胞。

医用电子加速器是目前国内外放射治疗的主流设备和发展方向,加速器的种类很多,用于放射治疗的加速器主要有电子感应加速器、电子直线加速器和电子回旋加速器。电子感应加速器由于剂量率低、照射野小、稳定性差等缺陷而逐渐被放射治疗所摒弃。最常用的医用加速器是电子直线加速器,自从 1953 年第一台直线加速器在英国使用以来,医用电子直线加速器得到了突飞猛进的发展,且技术不断完善,运行更加可靠,并以其剂量率高、束流稳定、剂量计算准确、治疗时间短等独特的优点受到肿瘤治疗专家的普遍欢迎。又由于电子计算机在医用电子直线加速器和治疗计划系统等附属设备中的广泛应用,医用电子直线加速器的剂量计算的精确性明显提高,治疗方法更加多样化,治疗效果显著提高。适合全身肿瘤的放射治疗,克服了^{60}Co 治疗机半影大、半衰期短和需要放射防护等方面的缺点,已成为目前肿瘤放射治疗的主要设备。

（一）直线加速器的基本原理

由于一般的电场不能将电子加速到很高的速度和能量,只能通过微波电场。使用不同的微波电场,就有不同的加速原理和加速结构。按加速场不同,医用电子直线加速器可分为医用行波电子直线加速器和医用驻波电子直线加速器。

1. 行波加速原理　行波电子直线加速器的基本原理如图 2-2-52 所示。由电子枪热致发射的电子和微波源产生的微波功率同时馈入加速管内,加速管终端接以匹配负载可以激励起 $TM^{°}_{01}$ 型行波。这时微波形成的电场可视为沿轴向行进,而电子（图 2-2-52b 中的点表示）可被认为是像踏着冲浪板,骑在电场波上进行加速。如能做到使波速与被加速电子速度一致,就可以用行波电场持续地对电子进行同步加速。实际上微波的速度是大于光速的,不能直接用于加速,必须采取必要的慢波措施才可能实现这种同步加速。利用盘荷波导式加速管设计,即在光滑的圆波导内周期性放置带圆孔的金属圆盘模片,使波速减慢,起到慢波作用。

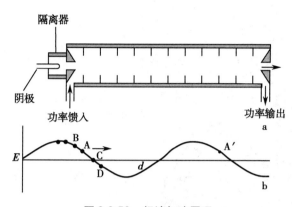

图2-2-52 行波加速原理
a. 行波加速管示意图 b. 行波及轴向电场分量沿轴分布示意图 A、B、C、D表示加速电子的位置,*E*为电场强度,*d*为轴向距离

为了提高加速效率,应该使同步电子加速相位尽量取在加速电场的峰值附近,如图2-2-52所示的A点。而B点电子所受的加速力大,单位距离得到的能量大于同步电子(A点),运动速度大于波速,加速相位向右(波前方向)滑动;反之,C或D点的电子能量小于同步电子,速度也小于波速,加速相位向左移动。这一过程称为电子聚束过程。当电子的速度接近光速时,电子加速基本能在电场峰值附近进行,这可提高加速效率,又使能散度减到最小限度,经过聚束段以后,加速器中电子的速度不会增加,其能量的增加将主要表示为电子相对质量的增加。

2. 驻波加速原理   如图2-2-53所示,一般讲,驻波加速结构可认为是一系列按一定方式耦合起来的谐振腔链(图2-2-53a)。在驻波工作方式时,波导式加速管的始末端不像行波工作方式那样接以匹配负载(末端),而是接有一导盘,这样微波在末端将以 π/2 相移形成反射微波叠加在入射微波上,在系统中建立驻波方式(图2-2-53b)。图2-2-53中的箭头表示在谐振腔中1、3和5中,电子在轴向的受力方向。从图2-2-53中可以看出,电子在通过腔2、4和6中没有获得能量。经过一个半周期,整个波形反翻,如果电子从腔1~3所需的时间为一个半周期,则电子在系统中可以交替得到加速而获得能量。

由于加速电子在腔2、4和6中不能获得能量,可将这些谐振腔移到加速管两侧(图2-2-53c),形成边耦合式驻波加速管。这一设计在电子驻波加速器中得到广泛采用。

驻波加速器较行波加速器由于反射波的利用,加速电子的效率高、能耗小。另一优点是微波电场强度高,可使电子在更短的距离内获得预定能量,如产生 4～6MV 的 X 射线加速管的长度仅为30cm。

（二）直线加速器的基本结构

医用电子直线加速器的外形结构如图2-2-54所示。不论是行波医用电子直线加速器还是驻波医用电子直线加速器,也不论是低

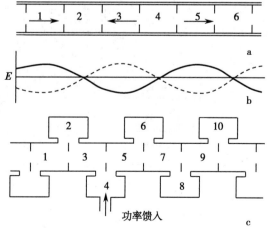

图2-2-53 驻波加速原理
a. 驻波加速管;b. 驻波波形;c. 边耦合式加速管

能医用电子直线加速器还是中高能医用电子直线加速器,尽管在结构上各有千秋,但基本组成是一致的。其主要由加速管、微波功率源、微波传输系统、电子枪、束流系统、真空系统、恒温水冷却系统、电源及控制系统、照射头、治疗床等组成。行波医用电子直线加速器的一般结构如图 2-2-55 所示。

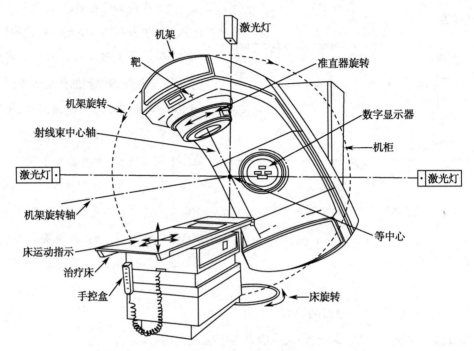

图 2-2-54　直线加速器的外形结构

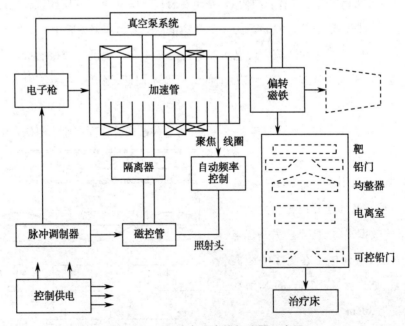

图 2-2-55　行波电子直线加速器示意图

加速管是医用电子直线加速器的核心部分,电子在加速管内通过微波电场加速。加速管主要有两种基本结构——盘荷波导加速管和边耦合(轴耦合)式加速管。

微波功率源主要有两种——磁控管和速调管。行波医用电子直线加速器和低能医用电子直线加速器使用磁控管作为微波功率源,中、高能驻波医用电子直线加速器使用速调管作为功率源。

微波传输系统主要由隔离器、波导窗、波导、取样波导、输入与输出耦合器、三或四端环流器、终端吸收负载、频率自动稳频等组成。

电子枪为医用电子直线加速器提供被加速的电子。行波医用电子直线加速器的电子枪的阴极采用钨或钍钨制成,有直热式、间接式和轰击式3种加热方式。驻波医用电子直线加速器的电子枪由氧化物制成。

束流系统由偏转线圈、聚焦线圈等组成。控制束流的运动方向,提高束流的质量。

真空系统为被加速的电子不因与空气中的分子相碰而损失掉提供保证。一般使用离子泵保持医用电子直线加速器的运行真空。

恒温水冷却系统带走微波源等发热部件产生的热量。为保证整个系统恒温,恒温水冷却系统需要一定的水流压力和流量。

照射头和治疗床属于应用部分。

(三) 主要临床应用

用于鼻咽癌、肺癌、食管癌、乳腺癌、皮肤癌、淋巴瘤等多种肿瘤的常规治疗,具有精度高、性能稳定的特点。

三、γ 刀系统

γ 刀(γ knife)如图 2-2-56 所示,是利用 γ 射线几何聚焦原理,在精确的立体定向技术辅助下,将经过规划的大剂量 γ 射线于短时间内集中照射于颅内的预选靶点,一次致死性地摧毁靶区组织,以达到类似于外科手术治疗目的的一种治疗仪器。γ 刀毁损靶点的作用可直接用以治疗颅内占位性病变,也可通过毁损脑内特定的神经核团,治疗某些功能性神经外科疾病。

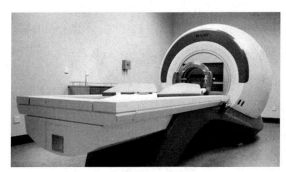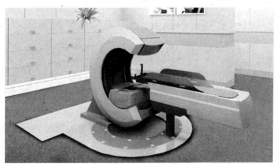

图 2-2-56 γ 刀装置

(一) γ 刀的主要结构和组成

目前 γ 射线立体定向放射治疗系统可分为静态式 γ 刀和旋转式 γ 刀两大类,均主要由放射治疗系统、立体定位系统、电气控制系统和治疗计划系统 4 个子系统构成。

自 1969 年世界上第一台 γ 刀问世以来,随着放射影像技术、立体定向神经外科技术和计算机技术的不断发展,产品不断更新换代,至今已生产出第四代 γ 刀产品。20 世纪 90 年代,中国在世界上率先研制出旋转式γ刀,在静态式γ刀的基础上做出了重大改进,使设计更为合理。下面分述静态式和旋转式γ刀。

1. 静态式γ刀　静态式γ刀在世界各地得到较为广泛的应用,主要由以下几部分组成。

(1) 放射治疗系统:由放射源装置、头盔和屏蔽装置组成。

1) 放射源装置:静态式γ刀体内安装有201个^{60}Co放射源,每个放射源由20个直径为1mm的^{60}Co源颗粒组成。放射源密实地排列在一个半球形的双层不锈钢包壳内,201个放射源之活度均不小于30Ci,γ刀的总活度可高于6400Ci。治疗时在焦点处的剂量率可达4Gy/min左右。

2) 头盔:头盔为半球形金属壳,上面钻有和放射源相对应的201个管状准直孔,用于完成对射线束的最后准直。每台γ刀配有4个头盔,每个头盔大小一样,都是外径225mm、内径165mm、厚度60mm的铸铁球壳;各个头盔的管状准直孔直径不同,分别是4、8、14和18mm,从而决定了在焦点处形成的小圆形射野的直径大小。治疗规划时可根据病灶大小和形状选用不同型号的准直器。每个头盔部配有一些与其准直孔相对应的钨合金塞子(厚度为60mm),为了改变照射野的剂量分布或避开重要组织如眼晶状体、视交叉等,在治疗中可将相应的准直孔堵塞。

3) 屏蔽装置:放射源装置配备了足够安全的屏蔽装置,以确保辐射防护安全,使得医务人员能在接近γ刀的环境里长期工作。屏蔽装置主要由上部半球壳、下基体、中间体和屏蔽门组成。

上部半球壳屏蔽体的外径为825mm、厚度为400mm、内径为425mm,其内侧是安置钴源的中间体,厚度为195mm、外径为420mm、内径为225mm,用4根钢闩紧固在下基体上。上间体的下方有一个球顶式空腔,可将病人移至此空腔内,其侧面和下面部有屏蔽。

屏蔽门由钢板制成,内夹有约13mm厚的铅板,总厚度为185mm,在一个铰拉面上转动并向内开启,以便于病人进室治疗。

(2) 立体定位系统:用以确定靶点位置,并在治疗时固定病人头部,使靶点准确地定位在射线焦点上,主要由以下几部分组成。

1) 立体定位框架:立体定位框架具有三维坐标定位功能,在MRI/CT扫描时,借助于MRI/CT图像,以确定靶点的位置坐标、大小和形态,在治疗时将靶点定位在射线的焦点上。基本结构是1个与头形相适应的方框架和4个垂直固定销(两个位于额部、两个位于枕部)。

2) MRI/CT框架和适配器:MRI/CT框架是一种指示器,由特殊材料制成三维刻线。扫描时,在图像上产生x、y、z轴坐标标记,以确定靶点的位置。适配器是立体定位框架与MRI/CT定位床相吻合的附件。

3) 定位支架:定位支架是带有x向调定器的支撑装置,治疗时可实现支撑立体定位框架并具有x向定位作用。

4) 治疗床:治疗床由固定床身和移动床组成,定位支架连接在移动床上,治疗时将病人送入射源装置内,使预选靶点与射线焦点重合,治疗完毕后推出病人。

(3) 治疗计划系统:是一套计算机图像处理、剂量规划装置。硬件配置包括MRI/CT图像输入装置、三维图像处理工作站和治疗文件输入装置。

1) 图像采集:通过MRI/CT影像诊断设备的视频输出口采集图像,或通过扫描仪输入胶片图像。

2）图像处理和剂量规划：可在 3 个主要投影平面上获得合成的等剂量曲线分布图，也可根据靶区的治疗剂量计算出所需照射的时间。

3）治疗方案输出：可以形成特殊格式的文件直接传输到治疗控制台，也可打印输出。

4）控制台：包括总控制台（装有各种控制开关、工作显示灯、计时器、出错报警、紧急处理等装置）、声像监视系统及不间断电源等。

2. 旋转式 γ 刀 旋转式 γ 刀采用旋转聚焦的方法，装在旋转式源体上的 30 个 ^{60}Co 放射源绕靶点中心做锥面旋转聚焦运动。由于射线束不是以固定路径穿越周围组织，周围组织所受的照射剂量更加分散，每个单位体积的周围组织只受到瞬时、几乎无伤害的照射，从而在靶灶中心形成良好的聚焦治疗效果。另外，旋转式 γ 刀明显减少了放射源的数目，去除了静态式 γ 刀笨重的头盔装置，简化了结构，节省了装源时间和费用。当然，旋转式 γ 刀的临床应用时间尚短，治疗经验有待于进一步总结。

旋转式 γ 刀在装置的结构上与静态式 γ 刀不同的是它有一个使射线源和准直器旋转的旋转驱动装置，由直流伺服电路构成。当源体旋转时，准直器可随其进行同步跟踪旋转，钴源发出的 γ 射线经过准直器精确地汇集在球心形成焦点；准直器也可相对于源体单独转动，进行换位选择，以产生不同大小的焦点或实现非治疗时间的屏蔽。

（二）γ 刀的临床应用

早期的 γ 刀系统主要用于治疗功能性神经外科疾病，随着近年来影像学的发展及 γ 刀设备的不断更新和日趋完善，其应用范围不断扩大，主要临床应用有颅内的静脉畸形，颅内的良性小肿瘤（如听神经鞘瘤、垂体腺瘤、脑膜瘤、颅咽管瘤、胚胎瘤、脊索瘤等），颅内转移瘤，松果体区肿瘤，胶质瘤，涉及眼、耳、鼻的头部良性和恶性肿瘤（如黑色素瘤、鼻咽癌），不适合开颅手术的较小的肿瘤，开颅手术未能切除干净的肿瘤，功能性神经疾病（如顽固性疼痛、帕金森病、癫痫、原发性三叉神经痛等），精神科疾病。

四、X 刀系统

19 世纪 50 年代初，神经外科的手术死亡率高达 40% 左右，其致伤、致残率更高。因此，探索一种无创或微创、不出血、无痛苦地治疗颅脑疾病的新途径，始终是神经外科医师的共同愿望。1949 年瑞典的神经外科专家 Leksell 首先提出了立体定向放射外科的概念与设想。不久，他利用自己设计的立体定向仪与一台中电压 X 射线机相配，使 X 射线管沿 C 形臂的轨迹旋转，因而实现了将 X 射线汇聚到靶点。这其实就是附属于兆伏级高压加速器的立体定向放射外科（X 刀）的前身。从这一意义讲，X 刀（X knife）的产生先于 γ 刀，Leksell 同时也是 X 刀的创始人。

随着放射物理学、放射生物学的发展，以及直线加速器在医学上的广泛应用，巴黎的 Betti 于 80 年代初探索将新一代的脑立体定向仪与直线加速器相结合，开始实施等中心直线加速器放射外科，即 X 刀技术。同年意大利的 Colombo 亦提出 X 刀的理论与方法。80 年代末和 90 年代初，研究人员相继在德国、美国研究出了比较成熟的图像三维重建与放射剂量分布三维重建相结合的软件系统，同时对准直器、立体定向仪进行改进,还开始尝试无创、重复定位框架和无框架定位系统,使 X 刀治疗技术逐步走向成熟。

90 年代初是 X 刀的年代,在短短的 1~2 年的时间内,世界范围内出现了上百个 X 刀治疗单位。近年来全世界各种商品化和非商品化的 X 刀正以每年百余台的速度迅速普及推广,出现了 X 刀逐步取代 γ 刀的趋势。

由直线加速器产生的 X 射线与 ^{60}Co 释放的 γ 射线均为光子,具有相似的放射生物学效应。直线加速器的机架在旋转时是做等圆运动,但在实际运行中是从一个端点向另一个端点沿圆弧运动,在该圆弧上的任何一点由机架发出的 X 射线束均投向该弧的圆心,该圆心即为 X 射线的等中心。当治疗床位于某一位置时,机架绕转中心对靶点实施的旋转照射称为单弧面旋转照射。如果不断改变治疗床的角度,机架绕转中心多次重复旋转照射,位于等中心处的颅内靶点会受到从不同角度实施的多个单弧面旋转照射,这种照射方法即为多非共面弧旋转照射。多非共面弧旋转照射使 X 射线的总剂量集中于靶区内,而靶区以外的剂量锐减。研究资料表明,4~11 个非共面弧旋转照射的剂量分布与 γ 刀的剂量分布非常接近,而当总照射弧度达到 300° 时,5 个非共面弧照射的治疗计划最适于 X 刀的临床应用,增加照射弧数目对剂量分布无明显影响。

（一）X 刀系统的结构

一台完整的 X 刀系统主要由放射源系统、立体定向定位系统和治疗计划系统(TPS)三部分组成,如图 2-2-57 所示。

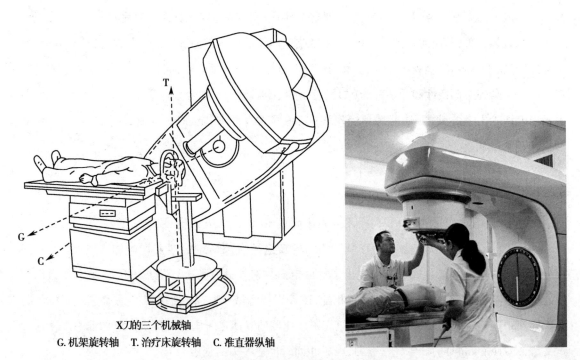

X刀的三个机械轴

G.机架旋转轴　T.治疗床旋转轴　C.准直器纵轴

图 2-2-57　X 刀及其机架系统示意图

1. 放射源系统

（1）直线加速器:用于 X 刀的直线加速器的稳定性能要求较高,其机械误差不能超过 1mm。图 2-2-57 中 G 为机架旋转轴,C 为准直器旋转轴,T 为治疗床旋转轴。机架旋转轴与准直器旋转轴的交合点即为直线加速器的等中心点。机架旋转过程中的任一角度,其照射野均包括该中心点。可旋转、移动的治疗床必须使病人身体内的任何一点可以与等中心点重合,从而保证任意的床角度下照射野均经过病灶靶点。准直器轴较少使用,仅在某些不规则照射野时使用。由于重力作用和机架旋转过程中涉及的连接轴较多,机架在做等圆旋转时,其等中心位置易发生偏差。为了增加稳定性,有些厂家生产的 X 刀为直线加速器的机架专门配备一个金属地板支架,该支架固定在地板上,上端与机架相接。当机架做等圆旋转时,地板支架的臂也随机架旋转,这样可减少加速器机架旋转时的机械误差。

（2）二次准直器:普通的医用直线加速器机内已配有一个准直器,该准直器能将机架发出的 X 射线束的照射范围限制在 40mm×40mm 之内。为了进一步控制 X 射线束的照射范围,减小射线在等中心处的半影区,需要在机架上配置一个二次准直器。二次准直器的口径在 5～50mm,治疗时视病灶的大小和形状,选用不同口径的准直器,从而达到针对性的小野照射和保护靶区以外的正常脑组织。

（3）多功能治疗床:多功能治疗床的前端固定在地板的旋转轴上,旋转轴的中心线与机架的等中心相交,治疗床可以绕该中心线做水平方向旋转。治疗床还可以上下移动,当病人躺在治疗床上时,调整治疗床的高度坐标,使颅内靶点正好位于加速器的等中心上,这样无论治疗床旋转至哪个角度,均能保证颅内靶点与加速器机架旋转的等中心相吻合。

（4）控制台:由一台微机控制直线加速器的旋转,完成 X 刀的照射治疗。

2. 立体定向定位系统

（1）立体定向固定头架:立体定向固定头架为圆环状或方形金属框,也称为基架。基架上有 4 根可调节高度的金属立柱,立柱的上端有螺孔,可装入螺钉,借此可将基架牢固地固定到病人头颅上。如果采用磁共振对颅内靶点定位,基架、立柱和螺钉均应为无磁材料。

（2）立体定向定位框架:定位框架有两种——圆环形和四方形。无论用哪种定位框架,在其前、后、左、右 4 个垂直面上都有一个"N"形定位杆或定位槽。将定位框架固定到头架的基架上,即可利用 CT 或 MRI 等影像设备对颅内靶点进行定位。

（3）适配器:适配器为一个与定位头架相对应的固定器,当病人进行 CT 或 MRI 扫描定位时,可将头架牢固地固定在检查床上。

3. 治疗计划系统

（1）图像扫描仪:将 CT 或 MRI 定位片放入图像扫描仪,每幅图像即能被输入微型计算机内。如果将 CT 或 MRI 的图像信号用视频线直接输入微机中,则不需配置图像扫描仪。

（2）微型计算机:定位图像被输入微机后,借助计算机屏幕对每层图像进行定位,确定每层图像的 x、y、z 三维坐标数值,然后将定位图像连同每层图像的三维坐标值输入另一台小型计算机工作站。

（3）小型计算机工作站:通过工作站视频对每层图像的轮廓、靶区及需要保护的重要功能结构进行勾画。工作站可将上述勾画的结构进行二维图像重建,绘制出颅内结构的仿真立体图像,根据病灶的大小和形状、功能迅速计算出治疗所需要的等中心点数目、准直器大小、加速器机架旋转弧的数目,以及为避开附近重要结构而选定的治疗床角度等参数。通过计算机屏幕,可以显示靶区的剂量分布和重要功能结构的受照剂量。如果治疗计划不够理想,可以反复修改。

（4）激光打印机:主要是将工作站计划好的治疗参数打印出来,为实施治疗时用。

（二）基本治疗技术及临床应用

X 刀的基本治疗技术应用多个共面旋转弧围绕一个或多个颅内靶点。照射弧的大小由机架旋转角度决定,弧面的位置与治疗床旋转所规定的病人的位置有关。一个标准的、形成球形剂量分布的治疗方案为 5 个照射弧、每个弧 100°,床角分别为 90°、60°、30°、270°、300° 和 330°,总剂量平均分配于每个弧,采用统一的准直器,如图 2-2-58 所示。采用一个等中心点治疗时,可通过改变床角、照射弧的大小、剂量、所选用的准直器来改变球形剂量分布,使之与病灶形状更加吻合。

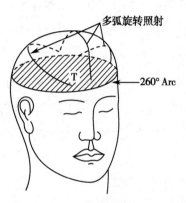

图 2-2-58　标准多弧照射示意图

与 γ 刀相比,X 刀不受治疗空间限制,配有较大口径的准直器,照射剂量在靶区内的分布较为均匀。因此,相对来说 X 刀的治疗范围更广泛,包括:①颅内良性肿瘤:如听神经瘤、脑膜瘤、垂体瘤、颅咽管瘤、松果体区肿瘤等。②脑血管畸形:位于重要功能区和脑深部的脑动静脉畸形、海绵状血管瘤等。③功能性神经外科疾病:如帕金森病、顽固性疼痛、三叉神经痛、癫痫、强迫性精神病等。④颅内恶性肿瘤:单发或多发的脑转移瘤可先行 X 刀治疗,再进行全脑照射。对于无法手术切除的颅内恶性肿瘤如胶质瘤等,可以在全脑照射的基础上辅以 X 刀治疗,也可以利用 X 刀进行立体定向分次放射治疗。⑤术后残留或复发的颅内肿瘤。⑥颅外肿瘤:位于眼眶内、颅底、高颈段或鼻咽部的肿瘤,如眼黑色素瘤、鼻咽癌等。

知识链接

北美放射学会简介

RSNA（The Radiological Society of North America）即北美放射学会。 RSNA 最早名为西方伦琴学会（Western Roentgen Society）,是由美国和加拿大两国联合组建的地区性放射学学会,现已成为世界上最高学术权威团体组织之一。 1915 年改用现名称,总部设在美国芝加哥（820 Jorie Boulevard Oak Brook,IL）。

RSNA 为全球顶级的放射医学学术团体,由美国政府财政支持其运作。 加入并成为会员并非由本人申请,而是由一个专门的信息机构在互联网上搜寻对放射医学的某一领域有着全新且独一无二的见解或创新的人,而后经他们多渠道加以证实,包括电话交谈、提供官方文件甚至面试等,最后由 RSNA 评审委员会评审,决定是否接纳其为该会会员。

RSNA 在每年 11 月的最后一周都要邀请全体正式会员赴芝加哥参加北美放射学年会。 年会一直为医学影像诊断与放射治疗、医学影像及影像技术学的国际性学术会议,为从事影像医学专业的人士提供了国际交流平台。 而 RSNA Highlights（RSNA 集粹会议）会议对过去一年尤其是 RSNA 年会上普遍受关注的项目进行深层次的探讨,不仅包括科学论文宣读、新知识讲座、专家学术报告、最新科技展示,还包括放射医学的未来展望及设想。

点滴积累 ∨

1. ^{60}Co 远距离治疗机的结构包含钴源、源容器及防护机头、遮线器装置、准直器系统、控制台、治疗床和平衡锤等装备。

2. 医用电子直线加速器是利用百万电子伏特（MeV）高的能量沿直线加速物质的电子，撞击钨片靶区而产生高能量 X 射线的一种治疗装置。

3. 医用电子直线加速器的基本构造由加速管、微波功率源、微波传输系统、电子枪、束流系统、真空系统、恒温水冷却系统、电源及控制系统、照射头、治疗床等组成。

4. γ 刀（γ knife）是利用 γ 射线几何聚焦原理，在精确的立体定向技术辅助下，将经过规划的大剂量 γ 射线于短时间内集中照射于颅内的预选靶点，一次致死性地摧毁靶区组织，以达到类似于外科手术治疗目的的一种治疗仪器。

5. X 刀系统主要由放射源系统、立体定向定位系统和治疗计划系统（TPS）三部分组成。

目标检测

一、单项选择题

1. 被电子轰击并产生 X 射线的部位是_____。

　　A. 阴极　　　　　　　B. 转子　　　　　　　C. 定子　　　　　　　D. 阳极焦点

2. CR 通过_____采集并以潜影方式记忆 X 射线影像，再通过影像读取装置将 X 射线图像转换为数字图像。

　　A. 胶片　　　　　　　B. 平板探测器　　　　C. 影像增强器　　　　D. IP 板

3. DDR 通过_____将 X 射线直接转换为数字信号，实现了直接 X 射线数字摄影。

　　A. 胶片　　　　　　　B. 平板探测器　　　　C. 影像增强器　　　　D. IP 板

4. DSA 的成像装置主要是_____。

　　A. 胶片　　　　　　　B. 平板探测器　　　　C. 影像增强器　　　　D. IP 板

5. 将人体同一部位的两帧影像相减所得的差值部分作为检查结果的 X 射线成像技术是_____。

　　A. DDR　　　　　　B. CT　　　　　　　C. DSA　　　　　　　D. ECT

6. X 射线球管的作用为_____。

　　A. 将 X 射线信号转换为光信号　　　　　　B. 散热

　　C. 保证阳极高速旋转　　　　　　　　　　D. 将电能转化为 X 射线能

7. 下列结构不在 CT 机架内部的是_____。

　　A. X 射线管　　　　B. 控制台　　　　　C. 高压发生器　　　　D. 滑环部分

8. 多层螺旋 CT 是指_____。

　　A. 可同时重建多个层面图像的 CT 设备

　　B. 可同时采集多个层面数据的 CT 设备

　　C. 可同时显示多个层面的 CT 设备

D. 可同时存储多个层面影像数据的 CT 设备

9. ECT 影像与其他影像技术比较,其主要缺点是_____。

  A. 显示功能差　　　　　　　　　　　　　B. 不能显示脏器形态

  C. 图像的解剖学分辨力差　　　　　　　　D. 是一种功能影像

10. 核医学的检查仪器主要有_____。

  A. SPECT、CT　　　　　　　　　　　　　B. SPECT、PET

  C. SPECT、MRI　　　　　　　　　　　　D. ECT、SPECT、CT

11. PET 显像使用的核素是_____。

  A. 单光子　　　　　B. 双光子　　　　　C. 正电子　　　　　D. X 射线

12. 下述对 PET 与 SPECT 的描述中,错误的有_____。

  A. SPECT 是指单光子发射型计算机断层扫描仪

  B. PET 是利用两个相对应的探测器对湮没辐射的一对光电子进行符合测定

  C. 发射型计算机断层扫描仪 ECT 包括 SPECT 和 PET

  D. PET 需要利用铅准直器对射线的来源进行定位

13. 对 SPECT 的描述,错误的是_____。

  A. SPECT 是透射式成像设备,射线源在人体外部

  B. SPECT 的射线源是 γ 射线

  C. SPECT 测得的图像可反映脏器的结构和功能

  D. 在图像重建方面,SPECT 和 XCT 一般都采用滤波反投影的重建方法

二、简答题

1. 现代医学放射成像设备主要有哪几种类型?

2. 试简述普通摄影 X 射线机的组成。

3. 请写出 X 射线 CT 的基本结构。

4. 试列举 CR、X 射线 CT 和 SPECT 设备结构及成像技术的异同。

5. 试简述 X 刀的系统组成。

（王文静）

第三章

医用超声设备

导学情景 ∨

情景描述:

　　在定期的健康体检中,医师经常会使用 B 超、彩超来进行甲状腺、肝、胆、脾、胰等脏器的检查,以便尽早发现无临床症状的疾病。 在孕妇产检过程中,医师也是用超声仪器对孕妇的羊水量,胎儿的心率、结构和容貌等情况进行观察。

学前导语:

　　医用超声设备以超声波为基础,利用超声波的传播特性以及生物效应,形成了医用超声诊断设备和医用超声治疗设备。 本章我们将带领大家学习超声波的成像原理和生物效应、医用超声诊断设备的结构和临床应用,以及医用超声治疗设备的临床应用等相关知识。

第一节　超声基本概念

一、简介

　　声波是物体机械振动状态(或能量)的传播形式。所谓振动是指物质的质点在其平衡位置附近进行的往返运动。譬如鼓面经敲击后,它就上下振动,这种振动状态通过空气介质向四面八方传播,这便是声波。人耳的听力范围是振动频率在 $20 \sim 2\times10^4\,Hz$ 的声波,因此振动频率为 $20 \sim 2\times10^4\,Hz$ 的声波称为可听声波,振动频率为 20Hz 以下的声波称为次声波,振动频率为 $2\times10^4\,Hz$ 以上的声波称为超声波(简称超声)。

　　在自然界中存在着多种多样的超声波,如某些昆虫和哺乳动物就能发出超声波,又如风声、海浪声、喷气飞机的噪声中都含有超声波成分。在临床上使用的超声波,一般是由压电晶体材料制成的超声探头产生的。

　　利用超声波在人体中传播的物理特性,临床上可以对人体内部脏器或病变进行体层显示,获取活体器官和组织的断面解剖图像,据此对一些疾病进行诊断。由于它具有操作简便、安全、迅速、无痛苦和无剂量积累的优点,临床应用十分广泛。超声波诊断对于人体的许多部位和脏器,如眼、甲状腺、乳房、心血管、肝脏、胆囊、胸腔膜、脾脏、泌尿系统以及女性生殖系统等均显示出极大的使用价值。超声诊断学已发展成一门专门学科。

一定剂量的超声波作用于人体组织,会产生一定的生物效应(热效应、机械效应以及空化效应)等,利用这些效应达到某种医疗目的,便形成了超声治疗学。

▶▶ 课堂活动

试举例说说自己日常生活中所接触或了解的超声诊断设备。

二、超声的基本物理量

(一) 声速

声速是指单位时间内声波在介质中传播的距离,用 c 表示,单位为米/秒(m/s)。声速与介质的密度及弹性模量、介质的特性以及波动的类型有关。

对于纵向传播的平面波,其声速为 $c=\sqrt{k/\rho}$。

式中,ρ 为介质密度;k 为介质的体积弹性模量。弹性模量愈大、密度愈小,声速就愈大。

由于弹性模量与温度有关,因而声速还受温度的影响。例如除水以外的所有液体,当温度升高时,介质的弹性模量减小,声速降低。水的温度低于74℃时,声速随温度升高而增加,高于74℃时,声速随温度升高而降低。空气的温度在0℃时,声速为332m/s;气温每升高1℃,则声速增加0.6m/s;至15℃时,则为341m/s。表2-3-1给出了超声在人体组织器官中和与超声诊断有关的介质中的声速。

表2-3-1 在有关介质中的超声速度

介质	传播速度(m/s)	介质	传播速度(m/s)
空气(0℃)	332	肾脏	1560
石蜡油(33.5℃)	1420	肝脏	1570
海水(30℃)	1545	头颅骨	3360
生理盐水	1534	巩膜	1604
人体软组织	1540	角膜	1550
血液	1570	房水	1532
脑组织	1540	晶状体	1641
脂肪	1476	玻璃体	1532
肌肉	1568		

(二) 周期和频率

周期是指介质中的质点在平衡位置往返振动1次所需要的时间,用符号 T 表示,单位是秒(s)。

频率是指在1秒的时间内完成振动的次数,用 f 表示,单位为赫兹(Hz)。

周期与频率呈互为倒数的关系:$f=1/T$。

超声诊断常用的频率范围在0.8~15MHz,而最常用的为2.5~10MHz。

(三) 波长

波长是指在1个周期内声波所传播的距离,用 λ 表示。

波长 λ 与声速 c 和频率 f 满足以下关系:$\lambda=c/f$。

频率和波长在超声成像中是两个极为重要的参数,波长决定了成像的分辨率,而频率则决定了可成像的组织深度。生物体内组织的声衰减系数与频率呈直线性关系。频率越低,波长越长,其幅值衰减越小,则探测深度越大,但分辨力变差了;相反,频率越高,探测深度越小,但分辨力变好了。为了提高整机的工作性能,一般采取动态频率扫描和动态跟踪滤波技术,使高分辨力和探测深度得以兼顾应用。尽管如此,为了满足临床需要,仍需要设计不同频率的换能器来诊断生物体的不同部位。表2-3-2 给出了医学超声诊断常用的几种超声波频率与其波长、周期和极限分辨力的关系。

表2-3-2　波长、周期与极限分辨力之间的关系

频率(MHz)	波长(mm)	周期(μs)	极限分辨力(mm)
1.0	1.50	1.00	0.750
2.0	0.75	0.50	0.375
2.5	0.60	0.40	0.300
3.0	0.50	0.33	0.250
3.5	0.43	0.29	0.220
5.0	0.30	0.13	0.100
7.5	0.20	0.13	0.100
10.0	0.15	0.10	0.075
15.0	0.10	0.06	0.050

注:取超声波在人体中传播的平均声速 $c = 1540mm/s$ 作为换算标准

（四）声压

纵波在弹性介质内传播的过程中,介质质点的压强是随时间变化的,介质质点的密度时疏时密,从而使平衡区的压力时强时弱,结果导致有波动时的压强与无波动时的压强之间有一定的压强差,这一压强差称为声压,用 P 表示,单位为帕斯卡(Pa)和微帕斯卡(μPa),其中 $1Pa = 10^6 \mu Pa$。

（五）声强

声强是表示声波强弱的物理量,用每秒钟通过垂直于声波传播方向每平方厘米面积的能量来度量,它的单位是焦耳/(秒·平方厘米)[J/(s·cm²)]。

声强与声源的振幅有关,振幅越大,声强也越大;振幅越小,声强也越小。当声源发出的声波向各个方向传播时,其声强将随着距离的增大而逐渐减弱。这是由于声源在单位时间内发出的能量是一定的,离开声源的距离越远,能量的分布面也越大,因此通过单位面积的能量就越小。基于这一原理,在超声诊断探头发射超声时,必须考虑波束的聚焦,它可以减小声能的分散,使声能向一个比较集中的方向传播,因而可以增加诊断探测的深度。

（六）声阻抗

声阻抗是表征介质的声学特性的一个重要物理量。在一定频率的平面超声声波作用下,介质中任何点的密度 ρ 与该点处声波的传播速度 c 的乘积称为此介质在该点处的声阻抗,以 Z 表示,即 $Z = \rho c$,单位为瑞利[g/(cm²·s)]。超声波在两种介质组成的界面上的反射和透射情况与两种介质的

声阻抗密切相关。介质越硬,传播速度 c 值越高,声特性阻抗越大。因此,声阻抗的变化将影响超声波的传播。在临床应用中,需要使用超声耦合剂擦涂于超声探头和人体皮肤上,使探头与皮肤之间的声阻抗差减小,从而减小超声能量在此界面的反射损失。

人体正常组织的声阻抗率的平均值约为 $1.5×10^6$ 牛顿·秒/立方米($N·s/m^3$),而与超声测量有关材料的密度和声阻抗率则如表 2-3-3 所示。

表 2-3-3　几种物质及人体组织的声阻抗率

介质	密度(g/cm³)	声阻抗率(×10⁶N·s/m³)
空气(0℃)	0.00 129	0.000 428
水(37℃)	0.9934	1.513
生理盐水(37℃)	1.002	1.537
石蜡油(33.5℃)	0.835	1.186
血液	1.055	1.656
脑脊液	1.000	1.522
羊水	1.013	1.493
肝脏	1.050	1.648
肌肉	1.074	1.684
软组织	1.016	1.524
脂肪	0.955	1.410
颅骨	1.658	5.570
晶状体	1.136	1.874

三、超声的特性

(一) 超声的定向性

人耳可感受的声音是无指向性的球面波,即以声源为中心呈球面向四周扩散,周围均能听到声音。而超声波频率很高,方向性强。当超声波发生的压电晶体直径尺寸远大于超声波波长时,所产生的超声波就类似于光的特性。

超声诊断装置对人体进行检测时,紧靠探头晶体辐射的区域叫近场区,超声声场接近于圆柱状;离探头晶体辐射较远的区域叫远场区,超声波声场以一定的角度扩散。近场区的长度为 $D^2/4\lambda$(D 为晶片直径,λ 为该介质中传播的超声波长),远场区的发散角由 $\sin\theta = 1.22\lambda/D$ 给出。因此,减少直径可缩短近场长度和增大发散角,即加宽了波束。增加频率即减小波长时,加长了近场区,减少了发散角,可获得较窄的波束。

声强沿中心轴距离分布,近场区的声强有强烈的起伏变化,存在着许多声强为极小值的节点,而这些节点可引起不希望有的盲点。在远场区声强的变化趋于平稳,随着距离的增加,声强逐渐减弱。

由于超声波具有很强的定向性,在进行超声波治疗时,一方面要使超声发射与作用面垂直,对准治疗部位;另一方面由于超声波在场中心处最强,愈向外侧愈弱,在治疗时要以一定的速度在治疗部位做小圆周或其他形式的移动,以使治疗部位得到的超声波剂量基本均匀,从而保证获得良好的治疗效果。

（二）超声的反射与折射

超声波在无限大的介质中传播仅在理论上是可能的,实际上,任何介质总有一个边界,超声波在非均匀性组织内传播或从一种组织传播到另一种组织,由于两种介质的声阻抗不同(介质的密度和声速不同)而形成声学界面,会发生反射和折射,并遵从反射和折射定律(图2-3-1)。

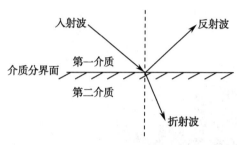

图2-3-1　反射和折射示意图

声波在界面被反射的程度决定于两种介质的声阻抗差,声阻抗差越大,反射程度也越大。超声与空气间反射近于100%,所以临床需使用耦合剂涂于声头接触的皮肤表面,以减少反射。实验证明,由声头进入组织的超声能量只有35%～40%,而60%～65%被反射。由于空气与组织间的反射,使大量超声能量丧失,所以超声波不能通过肺和充气的胃肠。基于超声传播的反射、折射原理,采用透镜及弧面反射可将声束聚焦于焦点上以产生强大的能量,临床上用来治疗某些疾病。

（三）超声衰减

超声在介质中传播,其能量将随着距离的增加而减小,这种现象称为超声波的衰减。超声衰减主要有扩散衰减、散射衰减、吸收衰减3种类型。

1. **扩散衰减**　超声波在传播时,声能的衰减是由于超声波束的扩散,因波束离开声源一定距离后将引起扩散,声场面积增大,声能逐渐衰减在增大的面积上。扩散衰减仅取决于波面的形状,与介质的性质无关。

2. **散射衰减**　超声波在介质中传播时,遇到声阻抗不同或不规则的粒子界面,界面大小与超声波长相近,形成新的波源向四周发射波动引起的衰减现象称为散射衰减。

人体中的红细胞和脏器内的微小解剖结构产生的散射超声场是医用超声诊断仪的重要依据。

3. **吸收衰减**　超声波在传播时,由于介质的吸收,将声能转化为热能,而使声能减少。主要有黏滞吸收、弛豫吸收、相对运动吸收和空化气泡吸收。

超声波在人体组织中的衰减程度从大到小的顺序是骨组织(或钙化组织)、肌腱(或软骨)、肝脏、脂肪、血液、尿液(或胆汁)。

（四）超声的多普勒效应

当一定频率的超声波由声源发射并在介质中传播时,如遇到与声源做相对运动的界面,则其反射的超声波频率随界面运动的情况发生变化,这是超声的多普勒效应。多普勒效应系指声源与接收器之间的相对运动而导致声波频率发生改变的现象(图2-3-2)。

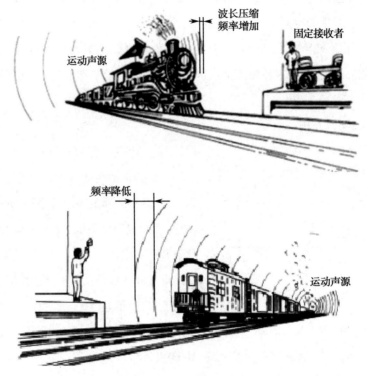

图 2-3-2　多普勒现象

当声源与接收器做相向运动时,接收器所接收到的声波频率高于声源所发出的频率,如两者的运动方向相反时,则接收频率低于声源所发出的频率,两者的频率差为频移(frequency shift)。

▶▶ **课堂活动**

试举出具有多普勒效应的其他例子。

四、超声的生物效应

超声波是一种依靠介质来传播的声波,它具有机械能,因此在传播过程中将不可避免地和介质相互作用,产生各种效应。超声应用于人体时,生物效应主要包括机械效应、热效应和空化效应。

(一) 机械效应

超声是机械振动能量,在体内传播时,介质质点振动振幅虽小,但频率很高,加速度大,声压强,超声波的这种力学效应称为机械效应。

超声波在介质中传播,介质质点交替压缩与伸张形成交变声压,从而获得巨大的加速度,介质中的分子剧烈运动,相互摩擦,引起组织细胞容积变化等,从而对组织内的物质和微小细胞结构产生一种"微细按摩作用",这种作用可引起细胞功能的改变,膜性结构的拉伸、扭曲及断裂,使其功能及结构发生许多损害反应。

超声波的机械作用可以改善血液和淋巴循环,增强细胞膜的弥散过程,从而改善新陈代谢,提高组织再生能力,所以可治疗某些局部血液循环障碍性疾病,如对营养不良性溃疡治疗效果良好。小剂量的超声波能使神经兴奋性降低、神经传导速度减慢,因而对周围神经疾病如神经炎、神经痛具有明显的镇痛作用。大剂量的超声波作用于末梢神经可引起血管麻痹、组织细胞缺氧,继而坏死。超声波的机械作用能使坚硬的结缔组织延长、变软,还可击碎人体内的各种结石。

（二）热效应

超声波在机体组织内传播时,介质分子产生剧烈振动,将超声能量转换为热能,并被组织吸收,称为热效应。这种热能的产生与超声声强、介质的声压吸收系数及单位体积内超声作用的时间有关。在单位体积内超声作用时间越长,产生的热能就越多。

超声波的热效应可使组织温度升高、血液循环加快、代谢旺盛,增强细胞吞噬作用,以提高机体防御能力和促进炎症吸收,还能降低肌肉和结缔组织张力,有效地解除肌肉痉挛,使肌肉放松,达到减轻肌肉及软组织疼痛的目的。常用于消炎镇痛（如关节炎、关节扭伤、腰肌痛等）,疗效较好的透热疗法是应用超声波的热作用使人体局部温度升高,引起血管扩张、血流加速和组织的新陈代谢加强,达到治疗目的。然而温度过高可能发生损伤,睾丸组织对超声波很敏感,超声波的热作用会引起生殖腺组织损伤,高强度作用可能导致实质性损害和不育。

（三）空化效应

超声波在生物体内传播使液体中产生微小气核（空化核）,当声压达到一定值时,发生空化泡的形成、增大和崩溃的动力学过程叫空化效应,具有稳态空化和瞬态空化两种形式。

由于液体在超声波振动下产生数以万计的微空化气泡。气泡在超声波纵向传播形成负压区生长,而在正压区迅速闭合,在这交替正、负压强下受到压缩和拉伸,气泡被压缩直至崩溃的一瞬间,伴随高温会产生巨大的瞬时压力。空化核在崩溃的瞬间产生高温、高压、发光及冲击波等极端的理化现象,导致生物体细胞发生化学和毒性反应,如细胞变性、溶解,酶活力改变,代谢障碍等,使生物体受到破坏。

点滴积累 ▽ ....

1. 超声波的定义　振动频率为 2×10^4 Hz 以上的声波称为超声波。
2. 超声波的特性　超声波方向性好,在传播过程中会发生反射和折射以及衰减,并且具有多普勒效应。
3. 超声作用于人体时,与人体组织的生物效应主要包括机械效应、热效应和空化效应。

第二节　医用超声诊断设备

一、简介

医用超声诊断设备以超声成像设备为主,本节将对超声成像设备进行介绍。

按照声学特性,人体组织大体上可分为软组织和骨骼两大类,软组织的声阻与水近似,骨骼则属固体。人体不同组织的声速、声阻抗、声吸收系数、衰减系数等基本声学特性是不同的。超声在人体内传播时,由于器官和组织的声学特性不同,其反射和折射等传播规律不同,从而使接收信号即回波信号的幅度、频率、相位、时间等参量发生不同的改变。仪器可以通过对这些参量的测量和成像来识别组织的差异,判别组织的病变特征,这是超声诊断的基础。

超声波有连续波,也有脉冲波。由于脉冲检测技术除了能对回声界面定位外,还能消除强发射信号对反射信号的影响,具有较高的灵敏度。所以,目前在临床上应用的超声诊断仪除了普通的多普勒诊断仪以外都是采用脉冲式的。医用超声诊断设备发射超声脉冲,遇界面反射,接收回波,检测出其中所携带的信息;由于界面两边的声学差异并不是很大,大部分声波穿过界面继续向前传播,到达第二个界面时又产生回波,并仍有大部分声波透过该界面继续前进;将每次的回波信号接收处理放大并进行显示。

超声回波信号中含有目标的多种信息,如幅度、频率、相位、时间等,利用的信息不同,就形成了不同的设备。从信息显示的方式,超声诊断设备主要分为幅度调制型、辉度调制型、时间-运动型、多普勒型。

1. **幅度调制型**　即 A 型超声诊断仪,它对回波实施幅度调制(amplitude modulation),即回波的脉冲大小决定显示器中脉冲的幅度。显示方法是在荧光屏上出现脉冲波形,脉冲的幅度(坐标纵轴)代表反射回波的强度,脉冲的位置或脉冲之间的距离(坐标横轴)正比于反射界面的位置或界面之间的距离。

2. **辉度调制型**　即 B 型超声诊断仪,对回波进行辉度调制,探头直线扫描人体时,可以在示波管或屏上用辉度的强弱表示相应的回波幅度,从而得到一个断面图像。

3. **时间-运动型**　简称 M 型,对回波也是辉度调制,但探头位置固定,用纵轴表示脏器深度,用横轴表示时间,故可构成一幅各反射界面的活动曲线图,可以用于进行超声心动描记等。

4. **多普勒型**　将发射频率与接收频率进行比较,利用多普勒效应对人体内运动的组织或器官进行探查,如血流、心脏等。多普勒技术包括脉冲多普勒、连续多普勒、彩色多普勒。

二、基本结构

医用超声诊断设备的类型较多,但其基本的组成相类似,主要包括超声探头和主机。主机根据不同的功能模块,又分为控制模块、超声发射/接收模块、信号处理模块、图像处理模块、图像输出模块和电源模块(图 2-3-3)。

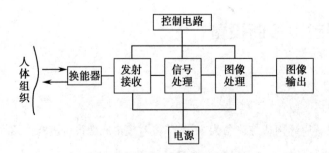

图 2-3-3　超声诊断设备组成示意图

（一）超声探头

超声诊断设备是通过探头产生入射超声波（发射波）和接收反射超声波（回波）的，它是诊断设备的重要部件。

1. **原理** 压电晶体是超声探头的核心器件。超声探头既能将电能转换成声能，又能够将声能转换成电能，所以超声探头又叫超声换能器，其工作基于晶体的压电效应。产生入射超声波时，利用的是逆压电效应，主机的高频电能激励探头中的晶体产生机械振动，从而发射超声波。接收反射超声波时，探头的晶体将回波的机械振动转换为电脉冲送入主机，利用的是正压电效应。

在压电材料的一定方向上，加上机械力使其发生形变，压电材料的两个受力面上将产生符号相反的电荷；改变用力方向，电荷的极性随之变换，电荷密度与外加机械力大小成正比，这种因机械力作用引起表面电荷的效应称为正压电效应（图2-3-4）。

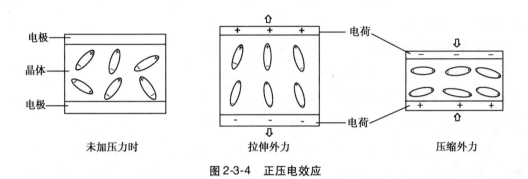

未加压力时　　　　拉伸外力　　　　压缩外力

图2-3-4　正压电效应

在压电材料表面的一定方向上施加电压，在电场作用下引起压电材料形变；电压方向改变，形变方向随之改变，形变与外加电压成正比，这种因电场作用而引起形变的效应称为逆压电效应（图2-3-5）。

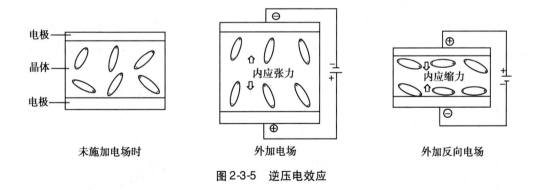

未施加电场时　　　　外加电场　　　　外加反向电场

图2-3-5　逆压电效应

一般情况下，压电效应是线性的。然而当电场过强或者压力很大时，就会出现非线性关系。

目前常用于超声探头的压电材料有锆钛酸铅、钛酸钡、石英、铌酸锂等人工或天然晶体，以人工晶体为主。

2. **基本结构** 超声探头的结构形式多样，但基本结构主要包括压电晶片、匹配层、声透镜、吸声块、外壳、电缆（图2-3-6）。

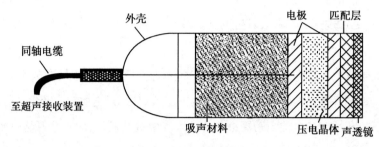

图 2-3-6　探头结构图

（1）压电晶片：压电晶片的作用是发射和接收超声波，其左、右的电极就是用于传输电信号的。根据探头种类和用途的不同，压电晶片有不同的形状、厚度和排列方式。

（2）匹配层：由于人体皮肤和压电材料的声阻抗差异大，匹配层用于解决两者的声学匹配问题，使超声有效地进入人体。

（3）声透镜：其作用是将换能器发出的波束聚焦。

（4）吸声块：用于吸收晶片背向辐射的超声，减少干扰。

（5）外壳：其主要作用是封闭、保护整个探头。

（6）电缆：用于连接主机和探头。

3. 常见的探头类型　按照晶片的数量，超声探头可分为单阵元探头、多阵元探头。多阵元探头根据形状或波束扫查方式，可分为线阵探头、凸阵探头、相控阵探头等。以下仅就部分典型探头加以介绍。

（1）单阵元探头：单阵元探头（简称单元探头）只有 1 块压电晶片，完成超声的发射和接收。主要用于 A 型眼科超声诊断仪、M 型超声诊断仪和机械扇扫式超声诊断仪中，目前在经颅多普勒（TCD）诊断仪中也有应用。

（2）机械扇扫探头：机械扇扫描探头通过在内部安装驱动装置如步进电机等，用于驱动晶片进行往返摆动。它依靠机械传动使换能器发射的声束做一定角度的扇形扫查，可显示一幅扇形的切面图像（图 2-3-7）。

机械扇扫探头有单晶片和多晶片结构，多晶片结构可以实现 360°匀速旋转，成像效果比单晶片结构要理想，在先进的机械扇扫超声诊断仪中最常见。

机械扇扫探头的主要不足在于噪声大和探头寿命短。目前，机械扇扫探头的生产已越来越少，逐渐被电子凸阵探头及相控阵扇扫探头所取代。

（3）电子线阵探头：电子线阵探头采用直线排列的多阵元（一个阵元由若干晶片组

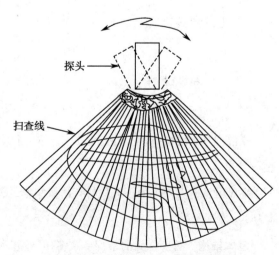

图 2-3-7　机械扇扫探头扫查示意图

成)结构,目前阵元数已达 512、1024 甚至更多。探头内部有开关控制器,每次发射和接收超声波时,若干阵元被编为一组,由一组阵元产生一束扫描声束并接收信号,然后由下一组阵元产生下一次扫描声束并接收信号(图 2-3-8)。

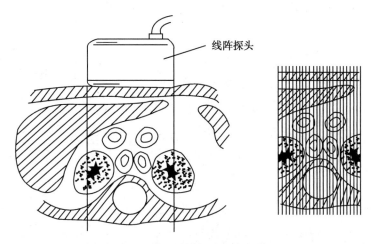

图 2-3-8 电子线阵探头扫查示意图

线阵探头主要配合主机用于外周血管、浅表器官如甲状腺、乳腺等部位的成像。

(4)电子凸阵探头:凸阵探头的结构与线阵探头相类似,但阵元不是排列成直线,而是按一定弧度排列(图 2-3-9)。相同阵元凸阵探头的视野要比线阵探头大。由于凸阵探头的扫查视场为扇形,故对某些声窗较小的脏器的探查比线阵探头更为优越,比如检测骨下脏器等(图 2-3-10)。凸阵探头常用于腹部脏器、经腹妇产科的检查。

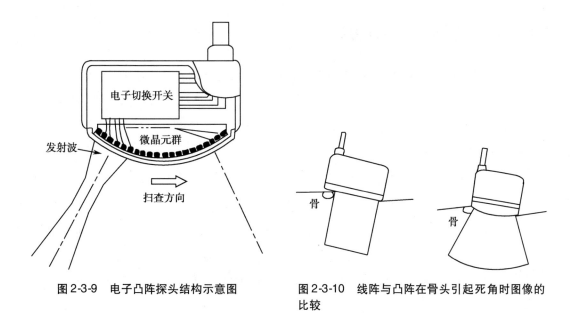

图 2-3-9 电子凸阵探头结构示意图

图 2-3-10 线阵与凸阵在骨头引起死角时图像的比较

(5)相控阵探头:相控阵探头的外形及内部结构与线阵探头有相似之处,但探头中没有开关控制器,因为相控阵探头的阵元基本上是同时被激励的,而不是像线阵探头换能器那样分组、分时工作的,不需要用控制器来选择参与工作的阵元。通过改变相控阵探头阵元的相位线性变化斜率,可改变扫查声线方向,从而形成扇形扫查。可以实现波束扇形扫描,而且体积比较小,通过一个小的"窗口"对一个较大的扇形视野进行探查。相控阵探头较多用于心脏的检查。

(6)梅花形探头:梅花形探头的形状比较特殊,其晶片分布是中心有 1 只发射晶片,周围有 6 只接收晶片,排列成梅花状(图 2-3-11)。其主要是在超声胎儿监护仪中使用,用于获取胎儿的心率。

(二)主机

1. 控制电路模块　控制电路产生各部分电路的时序信号,协调各电路有序工作,同时对系统进行监测。

2. 超声发射/接收模块　发射/接收电路用来控制超声探头的工作方式,如波束控制、动态聚集等各种技术的完成都由它来控制。

3. 信号处理模块　信号处理电路用来完成对发射和接收电信号的处理,产生有序发射信号,对接收信号进行放大、降噪等处理。

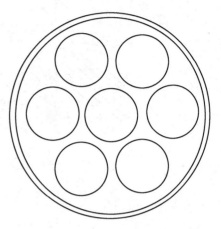

图 2-3-11　梅花形探头晶片分布图

4. 图像处理模块　图像处理部分利用回波数据,根据成像算法构建超声图像。

5. 图像输出模块　图像输出部分作为最后的输出部件,记录、显示、存储、打印及图文传输超声图像。

6. 电源模块　电源为整机提供所需的各种电源。

三、典型的医用超声诊断设备

自 1942 年奥地利科学家利用超声波诊断颅脑疾病开始,超声诊断技术得到不断发展。而近几十年间,得益于电子技术、计算机技术的快速发展及其与超声技术的结合,超声诊断技术进入了新的发展水平,医用超声诊断设备也呈现多样化。

(一)A 型超声诊断仪

A 型超声诊断仪因其回声显示采用幅度调制(amplitude modulation)而得名。A 型显示是超声诊断设备最基本的一种显示方式。探头以固定位置和方向对人体发射并接收超声波,超声在人体内传播遇到声特性阻抗不同的界面便产生反射,探头接收到反射回波将其转换为电信号,经处理后在屏幕显示(图 2-3-12)。屏幕上以横坐标代表被探测物体的深度,纵坐标代表回波脉冲的幅度,故由超声探头定点发射获得回波所在的位置可测得人体脏器的厚度、病灶在人体组织中的深度。它在厚度或距离的测量上有很高的精度,常用于眼科诊断。

由于 A 型显示的回波图只能反映局部组织的回波信息,不能获得在临床诊断上需要的解剖图形,现在临床上的应用已经不多了。

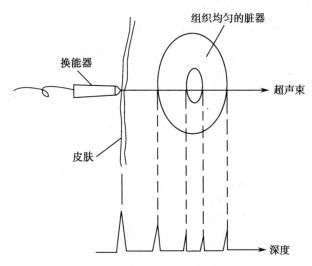

图 2-3-12　A 型超声诊断仪显示原理图

（二）M 型超声诊断仪

M 型超声诊断仪发射和接收的工作原理与 A 型基本相同,不同的是其显示方式。M 型超声诊断仪以辉度的明暗来显示回声的强弱。检查时超声探头以固定位置和方向发射和接收超声波,发射的超声遇到处于不同距离上的运动界面就产生不同强度的回声信号,显示光点的亮度与回声振幅的大小成比例,同时在时间轴上展开显示这些光点的运动轨迹,不动的界面则显示成一条直线。

M 型超声诊断仪主要用于心脏疾病的诊断。使用时将探头置于心脏部位,由于心脏有节律地搏动,心脏各肌层组织与探头的距离也随之改变,在屏幕上仅出现随心脏搏动而上下摆动的一系列光点,光点在水平方向上的移动代表着时间的增加。屏幕上显示出心脏各层组织在心脏搏动过程中的活动曲线,称为超声心动图(图 2-3-13)。

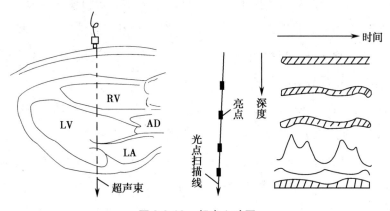

图 2-3-13　超声心动图

M 型超声诊断仪对人体中的运动脏器的检查具有优势,并可进行多种心功能参数的测量,如心脏瓣膜的运动速度、加速度等。但 M 型显示仍不能获得解剖图像,它不适用于对静态脏器的诊查。

（三）B 型超声诊断仪

B 型超声诊断仪简称 B 超,是利用超声波在人体不同组织界面产生反射和散射的回波中所携带的人体内解剖形态信息,经过处理形成不同亮度的图像来诊断疾病的仪器。B超是目前超声诊断应用广泛的机型。B型超声诊断仪和M型一样采用辉度调制方式显示深度方向所有界面的反射回波,不同的是,B超探头发射的超声束不断变动传播方向,即进行平行移动或扇形转动,以获得不同位置的深度方向所有界面的反射回波,所以B超得到的是组织或器官的切面图像(图2-3-14)。

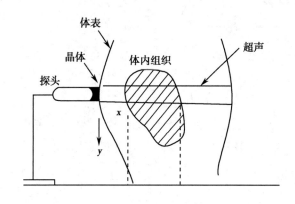

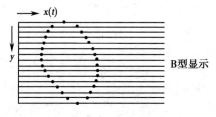

图2-3-14 B超成像示意图

B型超声诊断仪通过机械或电子的方式控制声束的扫查。机械扫查由电机通过传动结构带动换能器晶片做机械运动,形成不同方向或位置的声线,包括机械扇形扫查、机械矩形扫查、机械径向扫查。电子扫查用电子方式控制排成一线的许多阵元的工作顺序或相位,以控制声线的位置或方向,包括电子线阵扫查、电子凸阵扇扫、电子相控阵扇扫。B型超声诊断仪通过配置不同的超声探头,可实现多种扫查方式,完成对不同脏器和组织的检查。

在临床诊断中,超声医学包括介入性和非介入性两个分支。介入性诊断是指将超声探头插入口腔,或经阴道、肛门、尿道、直肠、消化道、血管或手术切口等进行的探查诊断,以及采用超声扫描显像作为监视或引导手段进行穿刺等操作过程;非介入性诊断则是将超声探头耦合至皮肤表面,进而对腹部、心脏、眼睛、脑部等以及一些小器官进行探查诊断的技术,是最常用的超声诊断方法。

根据B型超声诊断仪显示声像图的各种特征,可用来进行医学形态学定位分析是否有炎症、积液、肿瘤、纤维化等病理变化;也可以软组织声速1540m/s的数值为标准,进行各种长度、面积、时间及其他导出参数的定量诊断;亦可根据声像图上或多普勒超声图上的各种有规律的变化进行生理学诊断,诊断某些脏器、组织发生的生理性变化;还可用谱分析的方法提取更多的生理与病理信息等。基于B型超声诊断仪的多功能、多用途,其已成为医院进行普查及各类疾病诊断、治疗时进行图像引导的重要手段。

实例解析

做肝脏 B 超检查时，医师常对肝脏进行测量，根据测量的数据判断病情。 正常指标为：

1. 右肝最大斜径　不超过 12～14cm，以静脉注入下腔静脉的肋下缘斜切面声像图为标准。

2. 肝右叶前后径　不超过 8～10cm，在肋间切面声像图上测量得到的肝脏前后缘的最大垂直距离。

3. 左半肝厚度和长度　厚度不超过 5～6cm，长度不超过 5～9cm。

4. 肝尾叶长度和厚度　不超过 4.5cm。 通过下腔静脉纵切面声像图，上为肝左静脉近端，下为门静脉左支横部，宽不超过 4.0cm，厚不超过 2.0cm；通过门静脉左支的斜切面测量下腔静脉与门静脉左支之间的尾叶厚度。

（四）超声多普勒诊断仪

当用超声波测量血流速度时，由于红细胞是一种散射体，基于多普勒效应，声波在运动的血液细胞上发生的背向散射回波频率与静止组织的反射回波频率存在一个频移 f_d，称为多普勒频移。f_d 表示为：

$$f_d = f' - f_0 = 2V \cos\theta f_0 / c$$

式中，f_0 为入射超声频率；f' 为回声频率；V 为物体的运动速度；c 为声速；θ 为运动方向与声束方向间的夹角。

由以上公式可知，只要将回波信号中的频移（大小和方向）解析出来，即可以获得运动的方向和速率。在人体内部，运动的组织有血流、心脏等，所以利用多普勒效应可以显示血流和心脏的运动情况。多普勒超声诊断仪包括频谱多普勒和彩色多普勒，频谱多普勒又可分为连续多普勒、脉冲多普勒。

1. 连续多普勒超声诊断仪　连续多普勒是连续地发射和接收超声的一种多普勒系统，超声的发射和接收采用不同的晶片。通过提取回波中的频移信息转化成一幅二维（时间-速度）坐标图，以显示血流运动的速率信息，一般配合相控阵探头使用，可用于心脏、颅脑等血流的检查。连续多普勒超声诊断仪的优点是灵敏度高、速度分辨力强，能测量很高的血流速度，但由于所有运动目标产生的多普勒信号混叠在一起，无法辨识信息产生的确切部位。

2. 脉冲多普勒超声诊断仪　与连续多普勒不同的是，脉冲多普勒超声诊断仪的超声发射是以脉冲方式间歇进行的，所以发射和接收信号可以由探头中的同一个晶阵单元完成。由于超声发射是间断的，脉冲多普勒超声诊断仪既能测距又能测速，因此可以检查某个位置的血流速度，但不能准确检测高速血流。一般配合单阵元探头用于外周血管的血流测量。

3. 彩色多普勒超声诊断仪　脉冲多普勒可以方便地测量某一位置的血流，但要了解血流流动的详细分布就很困难，只能逐点测，将各点的血流速度记录下来，最后得到一个大致的血流轮廓。目前更先进、更实用的是彩色多普勒超声诊断仪（简称彩超）。彩超在超声脉冲回波成像的基础上采用多普勒和自相关技术对血流成像，并将彩色编码信息叠加在 B 模式灰阶图像上予以实时显示。彩超血流图像采用国际照明委员会规定的彩色图，用红色表示正向流，用蓝色表示反向流；并用红色和蓝色的亮度分别表示正向流速和反向流速的大小，此外用绿色及其亮度表示血流出现湍流或发生紊乱的程度。

彩超的构成主要包括 B 型超声成像、频谱多普勒信号分析和彩色血流信号显像三大部分(图2-3-15)。

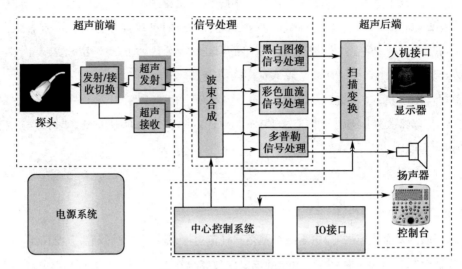

图 2-3-15　彩超功能模块图示

工作过程如下：

（1）中心控制器控制超声发射模块发射超声。

（2）超声进入人体遇到不同声阻抗的组织产生回波信号(此过程中有部分超声能量被吸收)。

（3）探头接收超声回波,回波信号经过初步处理(放大、滤波等)被送入波束合成模块。

（4）波束合成出来的信号再经过黑白图像信号处理、彩色血流信号处理或者频谱多普勒信号处理模块后,进行扫描变换,最终在显示器上显示。

彩超通过提取回波信号中的不同信息进行处理,利用的信息不同形成了不同的成像模式,在临床上的应用也不尽相同。常见的模式主要有利用幅度信息的 B/M 模式、利用频率信息的 C/PW/CW/TDI、利用红细胞背向散射信号的 Power 模式,以及利用幅度位移的弹性成像模式。现在常见的3D/4D 模式、CM 模式、造影模式都逃不开上述几种主要模式的范畴。以下对彩超的主要成像模式进行对比,如表 2-3-4 所示。

表 2-3-4　彩超的主要成像模式

模式		原理	应用	备注
基本模式	B(包括谐波成像)	将回波幅度信息转化成灰度显示。回波信号由基波和各种谐波组成,一般 B 模式下都是将基波转化为灰度图,也有利用谐波转化为灰度图成像的,这种成像也被称作谐波成像	理论上,超声可传到的组织都可以应用,但是肺部的气泡太多,不宜做超声检查	超声在空气中的衰减很大,所以带气泡和空腔的器官不宜使用
	M	B 超图像是二维图像,如果将某一条线上的回波幅度转化为灰度图,再在时间轴上展开,即 M 型成像	检查特定位置运动的情况	

模式			原理	应用	备注
彩超	彩色	C	提取回波中的频率信息转化为彩色图像以显示运动组织的运动方向	主要用于血流运动情况诊断,包括外周血管、颅脑血管等	
	多普勒	PW	提取回波中的频移信息转化成一幅二维(时间-速度)坐标图,以显示某个位置血流运动的速率信息,PW 模式时,超声发射是以脉冲发射,也称脉冲多普勒	主要用于血流运动情况诊断,包括外周血管、颅脑血管、心脏血流等	PW 模式下,超声发射是间断的,既能测距又能测速,可用于检查某个位置的血流速度,不能准确检测高速血流;CW 时超声发射是连续的,它能够检测高速血流,但是检测的是整个声扫描线上的血流速度
		CW	提取回波中的频移信息转化成一幅二维(时间-速度)坐标图,以显示血流运动的速率信息,CW 模式时,超声发射是连续的,所以也称作连续多普勒。相比于 PW,CW 模式的脉冲重复频率更高,所以可以显示高速的运动组织。CW 一般配合相控阵探头使用	主要用于血流运动情况诊断,包括外周血管、颅脑血管、心脏血流等	
		TDI 组织多普勒	成像原理同 C/PW/CW,信号处理时滤除了高速血流信号,保留了低速的组织信号	用于除血流以外的运动组织检查,如心室、心房、心壁等	组织多普勒
		Power	用红细胞背向散射信号成像	低速血流	能量多普勒
	弹性成像		将回波信号移动幅度的变化转化为实时彩色图像,以显示组织受压前后的运动位移情况,由于运动位移与组织弹性相关,又称弹性成像	获得组织的弹性系数信息,推断组织的病变情况,主要用于乳腺、肝脏等实体器官	
	衍生模式	造影成像	超声造影成像是在病人使用了造影剂的情况下进行超声检查,以增强预期部位的声反射,采用的模式还是常规的超声模式,并没有独创一种成像模式,造影成像检查下需要设定特定的超声参数,所以造影成像模式是一种参数预置模式	主要用于肝脏血流、左心室等,取决于造影剂的适用部位	
		3D	B 或者 C 模式都是二维图像,也就是显示的是病人体内的某一个截面,3D 模式显示的图像是病人体内的一个立体区域	主要用于产科、实体肿瘤等	三维成像
		4D	在 3D 的基础上增加了时间维度,即实时 3D 成像,用户可看到动态的三维图像	主要用于产科、胎儿检查	实时三维成像

彩超的主要优点是：①同时显示心脏某一断面上的异常血流的分布情况；②反映血流的途径及方向；③明确血流性质是层流、湍流或涡流；④可以测量血流束的面积、轮廓、长度、宽度；⑤血流信息能显示在二维切面像或 M 型图上，更直观地反映结构异常与血流动力学异常的关系。局限性主要在于：①彩色血流图像是显示在 B 型图像上的，所以彩色血流取样必须与 B 型图像的信息重合；②彩色血流显像对血流的显示是直观的，它对于辨别血流流动中的湍流、了解流速在血管内的分布等较脉冲多普勒好。但是，对血流的定量测定来说，脉冲多普勒和连续波多普勒是必备的工具，目前的彩色血流显像尚不具备定量功能。

> **知识链接**
>
> 伪 彩 设 备
>
> 　　市场上曾经有过伪彩设备，这种设备不是利用多普勒效应成像，而是将回波幅度信息转化成彩色图，将 B 超图像做成彩色的效果，这种设备就被叫做伪彩，不是业内通常所说的彩超。

点滴积累 ▽

1. 超声在人体内传播时，由于器官和组织的声学特性不同，其反射和折射等传播规律不同，从而使接收信号即回波信号的幅度、频率、相位、时间等参量发生不同的改变，这是超声成像的原理。
2. 医用超声诊断设备的基本结构包括超声探头和主机。 主机根据不同的功能模块，又分为控制模块、超声发射/接收模块、信号处理模块、图像处理模块、图像输出模块和电源模块
3. 根据超声回波信号利用的信息不同，超声诊断设备主要分为幅度调制型、辉度调制型、时间-运动型、多普勒型。

第三节　医用超声治疗设备

超声波是一种波动形式，它可以作为检测生物组织信息的载体，用于诊断；超声波同时又是一种能量形式，当其强度超过一定值时，它就可以通过与生物组织相互作用，去影响和改变以致破坏后者的状态、性质及结构，用于治疗。利用超声辐射压、空化、机械等生物效应，医学上研制了各类超声治疗设备。根据失控后可能造成的损伤程度，可分为中度损伤类、严重损伤类。比如超声理疗仪，用于缓解疼痛、肌肉痉挛和促进细胞生长代谢等；超声洁牙机，利用超声波清除牙结石等；超声手术设备，用于对人体组织的破碎、切割和乳化；聚焦式超声治疗仪，利用超声能量使肿瘤或体内组织凝固坏死等。本节重点介绍超声理疗仪。

一、超声理疗仪

超声理疗仪是临床应用广泛的超声治疗设备。超声理疗是指应用安全剂量的超声能量作用于

人体,并产生刺激,改善机体的功能以达到治疗疾病为目的的一种无损伤的治疗方法。超声理疗仪所使用的超声波生物物理特性主要有机械效应、热效应和空化效应。

1. 作用机制 超声理疗的作用机制主要有以下方面:

(1)局部作用:超声能量作用于人体局部,即产生了直接的局部作用,通过以机械作用为主的,继发由热及其他理化作用产生局部组织的生理或病理变化,如组织温度增高、血流加速、代谢旺盛、组织状态改善、酸碱度变化、组织间生化反应加速、酶系统活力增强等。

(2)神经体液作用:超声作用于人体局部组织,包括周围神经、自主神经末梢,其产生的影响不仅限于局部,还可以波及远离部位或人的整体。在超声作用下,局部组织的代谢产物和理化作用产生的物质,尤其是乙酰胆碱、组胺等活性物质和激素,可以通过人体体液系统作用于靶器官,产生机体效应。

(3)神经反射作用:神经反射作用的机制是以超声作为一种刺激动因,作用于神经末梢感受器,产生神经冲动,引起各级神经反射活动。神经反射作用在超声理疗中尤为重要,体内脏器、机体血管与远离器官的治疗均依赖于神经反射作用完成。

(4)细胞分子学水平的作用:低强度的超声波能刺激细胞内蛋白质复合物的合成过程,加速组织修复。

超声波还能改变铜、锌等微量元素在不同组织中的分布,而微量元素与细胞膜、核糖、蛋白质、酶、DNA、RNA 等都有关系。

(5)穴位经络学说:中医学的穴位经络学说在超声治疗上应用很广,通过以一定剂量的超声波能量取代针刺而投射入超声能量,使之在足够的深度范围内产生机械按摩和温热效应,从而获得治疗效果。

2. 结构 一般超声理疗仪由高频功率发生器及超声换能器(也称超声治疗头)两大部分组成。高频功率发生器通常包括电源电路、高压电路、振荡电路、输出电路及定时电路等(图 2-3-16)。超声换能器上常用的压电晶体有天然石英和人工合成的锆钛酸钡等。

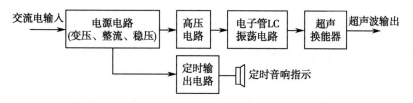

图 2-3-16 超声理疗仪组成示意图

电源电路为功率发生器提供必要的高压与功率,一般采用全波整流或半波整流,再经过稳压即可供振荡电路使用。振荡电路产生高频振荡,并通过输出电路使之与压电晶片匹配,以有效地激励晶片产生机械振动,发射超声波。定时电路提供定时脉冲,以根据临床具体需要控制治疗时间。

根据防水、防振、最大限度传递超声能量等要求,超声理疗仪的探头大部分采用图 2-3-17 所示的结构,这种固定晶片的方法简单而又便于超声波传输到治疗部位。

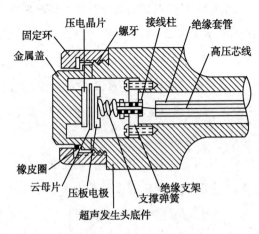

固定环 压电晶片 螺牙 接线柱 绝缘套管
金属盖 高压芯线
橡皮圈
云母片 压板电极 绝缘支架 支撑弹簧
超声发生头底件

图 2-3-17 超声治疗头结构图

3. 主要参数

（1）频率：超声理疗仪一般采用频率为 0.5 ~ 5MHz 的超声波。

（2）波形：一般为非聚焦的连续或准连续超声波。

（3）有效声强：一般不大于 $3.0W/cm^2$，可调。

（4）定时：不超过 30 分钟（<10 分钟±10%，>10 分钟±1 分钟）。

4. **临床操作** 超声理疗仪通过超声治疗头起作用。在实际应用中，超声治疗头的操作有固定法、移动法、水下法、辅助器治疗法等。

（1）固定法：用适当压力将声头固定在受治部位，多用于神经根或较小的病灶以及痛点等的治疗。即使治疗应用较小剂量（<0.5W/cm²），仍有局部过热、骨膜疼痛的可能性；此外，固定法治疗时超声波的峰值强度有可能形成驻波，从而引起血细胞停滞、血管内皮细胞损伤及促使凝块形成，因此目前已较少使用此法。

（2）移动法：轻压声头，均匀移动于受治部位，适用于范围较广的病灶治疗，为超声理疗中最常用的方法。此法可应用较大剂量，但在治疗中不得停止声头的移动。移动法是目前最常用的治疗方法，适用于范围较广的病灶。

（3）水下法：是在水中进行超声治疗的一种方法，声头应有防水装置。适用于体表不平或有局部剧痛而不宜直接接触等部位，如手指、足趾、腕、肘、距小腿关节及开放性创伤等。此法的优点是声波不仅能垂直地且能倾斜地成束投射于受治部位，且可达最高传递效率。

（4）辅助器治疗法：通过水槽、水枕、水袋等附件进行治疗，适用于不规则或不平的体表，如面部、颈部、脊柱、关节等。其优点是可使超声能高度集中于受治的病灶。

5. **主要治疗作用**

（1）镇痛解痉：在超声波作用下神经及肌肉组织的兴奋性下降。

（2）促进结缔组织分散：软化瘢痕，松解粘连。

（3）溶栓作用。

（4）减轻或消除血肿：加速局部血液循环，增加细胞膜通透性，改善组织营养，促进渗出吸收。

（5）促进组织再生、骨痂生长，加速骨折修复。

（6）通过作用于神经、体液的反射途径或穴位经络作用影响全身或调节相关的脏器功能。

二、超声乳化仪

近年来，超声乳化技术已成为现代眼科白内障治疗的主要手段。超声波发生器是超声乳化仪的重要组成部件。超声波发生器通过超声针头以一定频率的超声波反复作用于混浊的晶状体核上，超声在传播时，介质分子受声波能量的振动而发生纵波方向的弹性振动，通过产生一系列的机械效应、空化效应、破碎效应,使晶状体核松动破裂,并与眼内的平衡盐溶液混合成乳糜状,再由抽吸系统吸出眼外,同时植入 1 枚人工晶状体,使病人的视力得以恢复。与传统白内障手术方式相比,超声乳化手术具有更好的手术效果,已成为目前国际上公认的最为先进、可靠的白内障治疗方法。当然,超声乳化仪不仅由超声发生器构成,它还是集声、光、电、机械于一体的精密手术操作系统。

三、聚焦超声肿瘤治疗系统

超声波在生物组织内具有能量渗透性、方向性、聚焦性、穿透性好的特点。聚焦超声肿瘤治疗系统通过体外发射的超声波在影像系统引导下,聚焦于体内肿瘤部位,通过热效应、空化效应、机械效应、生化学效应等,使肿瘤组织出现不可逆性的凝固性坏死,使癌变组织失去增殖、浸润、转移能力,达到治疗肿瘤的目的。

点滴积累 ∨

> 超声波是一种能量形式,当其强度超过一定值时,它就可以通过与生物组织相互作用,去影响、改变以致破坏后者的状态、性质及结构,用作治疗。

第四节 医用超声诊断设备的通用要求

医用超声诊断设备种类繁多,根据它们的相似之处,通用要求可归纳为安全剂量要求、成像质量要求、环境要求、电气安全要求等几个方面。

一、安全剂量要求

超声在介质中传播时本身携带能量,以声强表示能量的大小。只有当超声强度很小时,超声对人体才是安全的;当超声强度超过一定限度时,它对人体组织也会产生损害。图 2-3-18 表示了超声使用的安全区和非安全区,但界限不像图中表示的那么明确。诊断用超声的安全性问题主要是对产科胎儿的安全性,目前医院规定胎儿超声检查遵循 ALARA 原则,即使用最低的剂量取得临床诊断所需的信息。

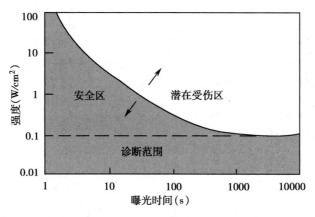

图 2-3-18 超声波与人体组织作用的安全和非安全区域划分示意图

二、成像质量要求

以彩色多普勒超声诊断仪为例,由于彩超成像一般都涉及多种模式,相应模式的成像质量通常包括下列指标。

1. B/M 模式

(1) 盲区:盲区是指 B 型超声诊断仪可以识别的最近目标距离(深度)。盲区越小,则越有利于检查接近体表的病灶。

(2) 探测深度:指在图像正常显示允许的最大灵敏度和亮度条件下,所能观测到的回波目标的最大距离。该值越大,在人体内探测检查的范围就越大。决定探测深度的因素有换能器灵敏度、超声发射功率、接收放大的增益和超声工作频率等。

(3) 轴向(纵向)分辨力:指沿超声束轴线方向(纵向)能够分辨两个回波目标的最小距离。轴向分辨力越小,声像图上纵向界面的层理越清晰。对超声脉冲回波系统,该值取决于超声脉冲的有效宽度,脉冲越窄,轴分辨力越高。

(4) 侧向(横向)分辨力:指超声束的扫查平面内,垂直于声束轴线的方向(横向)上能够区分两个回波目标的最小距离。该值越小,声像图横向界面的层理便越清晰。决定侧向分辨力的因素包括超声束宽度(声束越窄,侧向分辨力越好)、系统动态范围、显示器亮度和介质衰减系数等。

(5) 切片厚度:指垂直于扫查平面方向上显示的组织厚度。该值偏大,会导致局部立体伪像。

(6) 几何位置精度:指显示和测量目标实际尺寸和距离的准确度,包括横向几何位置精度、纵向几何位置精度。该值影响病灶在人体内的正确定位,影响该值的因素有声速设定和扫描规律形式,扇形图像的均匀性通常比线阵扫描图像的几何位置的准确度差些。

(7) M 模式的时间显示误差。

2. C/PW/CW 模式

(1) 探测深度:彩色血流成像或频谱多普勒模式下可检出多普勒血流信号的最大深度。该值越大,就可以探测越深部位的血管血流信息。

(2) 与 B 模式图像的重合度:彩色编码信息是叠加在 B 模式灰阶图像上的,因此必须与灰阶图像重合。

3. 造影成像模式

(1) 造影模式下的最大成像深度。

(2) 与 B 模式图像的重合度。

4. 弹性成像模式

(1) 弹性成像模式下的探测深度。

(2) 弹性成像模式下的空间分辨率。

(3) 与 B 模式图像的重合度。

5. 三维成像模式

(1) 三维成像模式下的侧向分辨率。

（2）三维成像模式下的轴向分辨率。

（3）三维成像模式下的盲区。

（4）三维成像模式下的探测深度。

（5）三维成像模式下的几何位置精度。

（6）三维重建体积偏差。

三、环境要求

医用超声诊断设备在工作和运输过程中，环境的温湿度、电源电压等条件可能会存在变化或不稳定的情况。为了保证成像质量，医用超声诊断设备应能适应相应环境的变化。

1. 按气候环境可分为 3 个基本组别

（1）Ⅰ组：良好的环境。通常指具有空调等设备的可调环境。

（2）Ⅱ组：一般的环境。通常指具有供暖及通风的环境。

（3）Ⅲ组：恶劣的环境。通常指无保温供暖及通风的环境，以及与此相类似的室外环境。

2. 按机械环境可分为 3 个基本组别

（1）Ⅰ组：操作时细心，运输、流通时可受到轻微的振动和冲击。

（2）Ⅱ组：使用中允许受到一般的振动与冲击。

（3）Ⅲ组：在频繁的运输、装卸、搬动中允许受到振动与冲击。

医用超声诊断设备一般应能适应气候环境Ⅱ组、机械环境Ⅱ组的环境要求，同时在额定电压偏差±10%的范围内应能正常工作。

四、电气安全要求

医用超声诊断设备基本都是利用交流网电源和（或）内部电池供电的产品，并且与病人有身体的接触及能量的传递，属于医用电气设备。国家对这类设备制定了相应的国家标准和行业标准，包括：

1. GB 9706.1-2007 医用电气设备　第 1 部分：安全通用要求。

2. GB 9706.9-2008 医用电气设备　第 2～37 部分：超声诊断和监护设备安全专用要求。

3. YY 0505-2012 医用电气设备　第 1～2 部分：安全通用要求并列标准：电磁兼容要求和试验。

点滴积累　∨

1. 安全剂量要求、成像质量要求、环境要求、电气安全要求是医用超声诊断设备的通用要求。

2. 胎儿超声检查应遵循 ALARA 原则。

3. B 型超声成像的指标包括盲区、探测深度、轴向（纵向）分辨力、侧向（横向）分辨力、切片厚度、几何位置精度、M 模式的时间显示误差。

目标检测

一、单项选择题

1. 超声成像只能用于_____区域的成像。

    A. 气体
    B. 液体或软组织

    C. 骨骼
    D. 以上都不是

2. 超声波在人体组织中的衰减程度从小到大的顺序是_____。

    A. 骨组织、肌腱、肝脏、脂肪、血液、尿液

    B. 骨组织、脂肪、肝脏、肌腱、尿液、血液

    C. 尿液、血液、脂肪、肝脏、肌腱、骨组织

    D. 脂肪、血液、尿液、肝脏、肌腱、骨组织

3. 多普勒效应为声源与接收器之间相对运动而导致声波频率发生改变的现象,当两者的运动方向_____时,接收频率高于声源所发出的频率。

    A. 相同
    B. 相反

    C. 静止
    D. 无法确定

4. 超声诊断仪能够确定目标方位与距离的方法是_____。

    A. 最大回声法
    B. 最小回声法

    C. 脉冲透射波测距法
    D. 脉冲回波测距法

5. 医用超声换能器的核心是晶片,承担机械能与电能之间的转换,即正压电效应和逆压电效应。能产生超声波的是_____。

    A. 正压电效应
    B. 逆压电效应

    C. 反射回波效应
    D. 透射回波效应

6. A 型超声诊断仪显示的是_____。

    A. 目标图像
    B. 目标距离

    C. 回波图
    D. 透射图

7. M 型超声诊断仪通常与心电图、心音图、超声心动图同步显示的方式是用于_____疾病的诊断手段。

    A. 肝脏
    B. 肾脏
    C. 膀胱
    D. 心脏

8. B 型超声诊断仪在临床应用中分为介入性和非介入性两种,下面属于介入性诊断的是_____。

    A. 心脏
    B. 肝脏
    C. 肾脏
    D. 直肠

9. 彩色血流成像用三基色提供了血流信号的_____显像,并可以和二维 B 型超声图像一起进行空间定位。

    A. 一维
    B. 二维
    C. 三维
    D. 四维

10. 三维超声成像在保留二维超声成像所有信息的同时,提供形象直观的三维立体图像,有助

于疾病的定性、定位及定量诊断,包括多普勒血流信息、透明成像和_____。

  A. 反射成像   B. 表面成像

  C. 内部成像   D. 外部成像

11. 超声多普勒胎儿监护系统的监测频率_____。

  A. ≤3.0MHz   B. ≤2.5MHz

  C. ≤2.0MHz   D. ≤1.5MHz

12. 超声作用于生物体,会产生空化效应、机械效应和_____。

  A. 热效应   B. 声效应

  C. 弥散效应   D. 辐射效应

13. 超声治疗仪的高频功率发生器一般包括电源电路、_____、振荡电路、输出电路和定时电路等。

  A. 放大电路   B. 滤波电路

  C. 高压电路   D. 整形电路

二、简答题

1. 超声波在人体软组织中传播的速度大约为多少?

2. 超声波的成像基础是什么?

3. 什么是多普勒效应? 在超声成像中有什么用途?

4. 彩超的工作原理是什么? 成像质量指标主要有哪些?

5. 简述超声理疗仪的作用机制。

（许晓萍）

第四章

磁共振成像设备

ER-2-4PPT

导学情景 ∨ ....

情景描述:

2016 年 11 月 9 日,一名出生仅 40 多天的婴儿因突发急性呼吸困难在某医院重症监护室住院,为明确病因准确施救,需要进行磁共振检查,由于呼吸机设备不能进入磁共振室,为保证检查安全,青年医师俯卧在检查床上,用两手不停地边按压气囊帮助宝宝维持正常的呼吸,边陪同孩子做检查,一个姿势坚持了近 20 分钟,就这样一个姿势一动不动,直到检查顺利结束……大家说这是最美的背影,其实这只是医护人员日常工作的一部分,为了病人早日康复大家都奉献了自己的一份力量。

学前导语:

磁共振成像(magnetic resonance imaging,MRI)是一种非常重要的医学影像诊断技术,能够无创地为临床诊断提供很多有价值的信息。由于其具有良好的软组织分辨力和对比度,已成为医学临床诊断和研究的重要工具之一。

第一节 磁共振成像基础

磁共振成像(magnetic resonance imaging,MRI)是一种生物磁自旋成像技术,利用原子核(氢核)自旋运动的特点,在外加磁场内,经射频脉冲激励后产生信号,用探测器(接收线圈)检测并输入计算机,经过处理转换在屏幕上显示图像。磁共振被认为是医学诊断中最重要的进展,它已成为诊断疾病的主要新技术之一,目前几乎被应用于任何身体部位的检查。

磁共振成像的物理基础为磁共振现象,是一种断层成像技术,随着 MRI 技术的日趋成熟,其功能日趋完善,它在医疗诊断和功能成像等各项科学研究工作中的地位也日渐重要,是当今医学影像学领域发展最快、最有潜力的一种成像技术。磁共振成像技术是在临床应用基础上发展起来的一种医学数字成像技术,具有图像分辨率高、图像信噪比高、可对任意断层进行成像、对人体无电离辐射等优点,已越来越广泛地应用于临床各系统的检查中。

一、发展简史

磁共振成像是基于磁共振现象的医学影像学技术。

(一)萌芽期(1946—1972 年)

磁共振技术刚开始主要是作为分析工具应用,随着磁共振理论的不断发展,研究对象也慢慢扩展到了生物领域。

1. 1946 年,美国哈佛大学的帕塞尔(E. Purcell)及斯坦福大学的布洛赫(F. Bloch)领导的两个研究小组各自独立地发现了磁共振现象,他们使用的实验模型是在主磁场垂直的方向上用适当的射频(radio frequency,RF)波激励进动的原子核,该激励可使其章动角增大。激励停止后原子核又恢复到激励前的状态,并发射出与激励电磁波同频率的射频信号(磁共振信号)。由于这一发现在物理、化学上具有重大意义,Purcell 和 Bloch 共同获得了 1952 年的诺贝尔物理学奖。

2. 1967 年,约翰斯(Jasper Johns)等人首先利用活体动物进行实验,成功检测出了动物体内的氢、磷和氮的磁共振信号。

3. 1970 年,美国纽约州立大学的雷蒙德·达马迪安(Raymond Damadian)利用磁共振波谱仪,对植入恶性肿瘤细胞的小鼠进行磁共振实验,发现恶性肿瘤细胞组织与正常组织的磁共振信号明显不同,而且受到激励的组织在恢复至稳态的过程中释放出两种不同的信号(T_1、T_2 弛豫信号)。这标志着研究疾病诊断可以从过去的利用形态学向利用分子物理学和组织化学信息转变。

4. 1971 年,Damadian 的研究成果在《Science》杂志上发表。他认为,由于水的特殊结构,使其具有很强的磁偶极子表现和磁共振信号,因而利用磁共振对生物体进行成像是可能的。

(二) 成熟期(1973—1978 年)

在此期间,磁共振理论与成像技术相结合。

1. 1973 年,美国纽约州立大学的劳特伯(Lauterbur)进一步指出,利用磁共振信号完全可以重建图像,他提出了磁共振成像的方法,就是将磁共振原理与空间编码技术结合,用一定的方法使空间各点的磁场强度有规律地变化,他采用 3 个线性梯度磁场选择性地激发样品,利用梯度磁场进行空间定位,相继成功获得了两个充水试管的第一幅磁共振图像和活鼠磁共振图像。Lauterbur 创建了组合层析成像法,实际上是一种投影重建的成像方法。在成像方法方面,还出现了许多新方法,大大丰富了磁共振成像的理论。

2. 1974 年,英国诺丁汉大学的欣肖(W. S. Hinshaw)提出了敏感点(sensitive point)成像方法。

3. 1975 年,瑞士苏黎世的库玛(A. Kumar)等人提出了快速傅里叶成像算法。

目前,很多成像方法大多数都已经被淘汰,只有快速傅里叶成像算法因其具有效率高、功能多、产生的图像分辨力高、伪影小等优点,被广泛应用于各种磁共振设备中。

4. 1977 年,达马迪安(Damadian)、明可夫(Larry Minkoff)博士和歌德史密斯(Michael Goldsmith)博士共同研制完成了人类历史上的首台磁共振成像机器,并且在 1977 年 7 月 3 日取得第一幅横断层面质子密度图像和人体胸部断层图像,磁共振技术进入体层摄影阶段,随后大批科学技术投入这项技术的研究中,此时的磁共振图像质量已经可以和同时期的 CT 相提并论。

5. 1978 年,英国取得了第一幅人体头部的磁共振图像。

(三) 成熟期(1978 年至今)

在这个时期,大批的科研专家和机构投入磁共振技术的研究与开发中,磁共振成像技术得到了巨大的发展,从人体局部到全身扫描,从理论探索实验到广泛应用于临床诊断,磁共振成像的质量和速度都有了很大的改善。

1. 1980 年,磁共振开始应用于临床。

2. 1983 年年末,美苏核危机愈演愈烈,在这历史背景下,美国放射学会推荐将核磁共振改为磁共振以缓解公众特别是病人对于核医学的担心,磁共振成像的术语也沿用至今。

3. 1984 年,磁共振获得美国 FDA 正式批准应用于临床,商品化的 MR 系统推出。

4. 2003 年的诺贝尔生理学或医学奖得主为美国科学家保罗·劳特布尔(Paul Lauterbur)和英国科学家彼得·曼斯菲尔德(Peter Mansfield),以表彰他们在磁共振成像技术领域的突破性成就。

近年来,磁共振技术飞速发展,高性能梯度磁场、开放型磁体、超导技术、软线圈、相控阵线圈以及计算机网络等技术的不断进步,有力地推动着磁共振各种成像技术的相继出现,为磁共振成像提供了广阔的发展前景和应用空间。目前,3T 全身 MRI 设备已用于临床,9.4T MRI 设备样机已研制成功。

二、磁共振的分类

磁共振按照不同的分类方法有不同的分类。

(一) 按照场强大小分类

磁共振成像系统的大小主要是指静磁场 B_0 的场强大小,单位为特斯拉(Tesla, T)或用高斯(Gauss)表示。

知识链接

高　斯　线

MRI 磁体所产生的磁场向空间各个方向散布,称为杂散磁场。它的强弱与空间位置有关,常用等高斯线图来形象地表示杂散磁场的分布。当杂散磁场的场强达到一定程度时,可能干扰周围环境中磁敏感性强的设备,影响其正常工作。这种影响通常在 5 高斯线以内的区域非常明显,在 5 高斯线以外的区域逐渐减弱。因此,MRI 场所常采用磁屏蔽的方法尽量将 5 高斯线所围的区域限于磁体室内。

地球虽然是一个巨大的磁体,但其表面的磁场却很弱,两极附近的强度为 0.6~0.7 高斯,赤道附近为 0.3~0.4 高斯。

按照场强大小可分为为高场、中场、低场磁共振。

1. 高场一般为场强高于 1.0T 的磁共振。

2. 中场为场强高于 0.5T 而低于 1.0T 的磁共振。

3. 低场一般为场强低于 0.5T 的磁共振。

磁场强度越高,信噪比越高,图像质量越好。

(二) 按照磁体类型分类

按照磁体类型一般分为永磁型磁共振、常导型磁共振和超导型磁共振。

三、磁共振的特点

随着现代社会科技的高速发展和医疗检测、诊断水平的不断提高,磁共振成像技术在医疗卫生领域扮演着越来越重要的角色,磁共振成像设备的应用也越来越广泛。例如磁共振成像设备可以使很多疾病得到早期诊断,特别是神经、肌肉骨骼、心血管疾病和癌症。并且磁共振成像技术能够创造人体内不同软组织的对比度,对于很大范围内的组织特性都有敏感性。磁共振成像设备被公认为一种强大的能够对人体内部结构实现可视化且没有伤害的断层成像技术。

总体而言,MRI 设备与其他影像设备相比较,具有能够早期发现病变、确切发现病变大小和范围且定性诊断准确率高等优点,可用于各个部位先天性发育异常、炎性疾病、血管性疾病、良恶性肿瘤、外伤以及退行性和变性疾病等的发现和诊断。具体有以下六大优点:

1. **无电离辐射危害,安全无痛苦**　磁共振设备的激励源为短波或者超短波段的电磁波,波长在 1m 以上($<300\,\text{MHz}$),所含的能量仅为 $10^{-7}\,\text{eV}$,无电离辐射损伤,因此 MRI 被认为是没有辐射损伤的安全检查手段。

案例分析

案例:有病人家属提出,担心磁共振会有电离辐射,请问磁共振有没有电离辐射? 我们所学的还有哪些医疗器械没有电离辐射?

分析:磁共振没有电离辐射。 磁共振设备的激励源为短波或者超短波段的电磁波,无电离辐射损伤,因此 MRI 被认为是没有辐射损伤的安全检查手段。

超声也没有电离辐射。

---

2. **多参数成像,可提供丰富的诊断信息**　一般的医学成像技术都使用单一的成像参数,例如 CT 的成像参数仅为 X 射线吸收系数、超声成像只依据组织界面所反射的回波信号等。目前使用的磁共振设备,用以成像的组织参数至少有质子密度、纵向弛豫时间 T_1、横向弛豫时间 T_2 等。上述参数既可以分别成像,也可以相互结合获取对比图像。质子密度 $N(H)$ 与 MR 信号的强度成正比,所以 $N(H)$ 成像主要反映欲观察平面内组织脏器的大小、范围和位置。T_1、T_2 参数能反映丰富和敏感的生理、生化信息,从而为临床 MRI 诊断提供丰富的组织信号,从而提高了病变诊断的准确率。

3. **高对比度成像**　在所有医学影像技术中,磁共振成像的软组织对比分辨力最高。这主要由于人体中 70% 以上是水,我们可以在水中发现质子,这些水中的质子是磁共振成像的主要来源,还有一部分质子存在于脂肪、蛋白质和其他化合物中。由于质子在体内分布极为广泛,故可以在人体内的任意部位成像。此外,由于水中的质子与脂肪、蛋白质和其他化合物中的质子的磁共振信号强度不同,所以磁共振成像的图像必然是高对比度的。

MRI的软组织对比度明显高于CT,对组织的形态及病变改变的显示具有较高的敏感性。例如MRI能很好地区分脑的灰质、白质、脑神经团,以及骨关节图像上的肌肉、肌腱、韧带、筋膜、骨髓、关节软骨、半月板、椎间盘、关节周围软组织和妇科的内膜、肌瘤等。

4. 可以任意方位的层面成像 磁共振成像设备可获得横断、冠状断、矢状断和不同角度的斜断面图像,可以多方位立体观察病变,这优于CT单一的横断位。由于线性梯度磁场的存在,人们不再需要通过旋转样品或移动病人的方法来获得扫描层面,而是用 G_X、G_Y 和 G_Z 三个梯度或者三者的任意组合来确定层面,即实现了选择性激励。在进行标准横轴位、矢状位或冠状位成像时,上述梯度磁场之一将被确定为选层梯度,其余两者在分别进行相位编码和频率编码后提供信号的位置信息。在进行任意层面检查时,选层信息由两个以上的梯度共同决定。利用 MRI 设备的任意方位断层的特点,可以从不同角度直观地从三维空间上观察分析组织结构及其病变。另外通过任意方位的扫描,可以显示 CT 通常难以显示的颅底及后颅窝等处的病变,可以通过矢状位显示正常脊髓以及髓内、髓外硬膜下、硬膜外等病变。

5. 多种特殊成像,无须使用对比剂 磁共振成像具有多种特殊的成像技术,例如各种血管成像、水成像、脂肪抑制成像。

磁共振血管造影(magnetic resonance angiography,MRA)可以行血管造影,即显示血管,可发现血管狭窄和闭塞的部位。与传统的血管造影相比,MRA 的最大优点是无创伤、不需要造影剂。随着 MRI 系统性能的改善及计算机软件的不断更新,磁共振血管成像在某些部位的血管检查上可取代常规血管造影术,例如颅脑 MRA,在无痛苦、无创伤的情况下,较好地显示颅内诸动脉的走行。

6. 可消除骨伪影干扰 之前介绍的 X 射线、CT 及超声等检查时,往往因气体和骨骼的重叠而形成伪影,给某些部位病变的诊断带来困难。例如行头颅 CT 扫描时,颅底部的骨结构经常会出现各种伪影,MRI 无此类骨伪影,从而使颅后窝的解剖结构和病变的观察更为清晰。从这个方面看,MRI 的应用价值优于其他影像设备。

点滴积累 ∨

1. 磁体类型一般分为永磁型磁共振、常导型磁共振和超导型磁共振。

2. MRI 设备与其他影像设备相比较有以下优点

(1)无电离辐射危害,安全无痛苦

(2)多参数成像,可提供丰富的诊断信息

(3)高对比度成像

(4)可以任意方位的层面成像

(5)多种特殊成像,无须使用对比剂

(6)可消除骨伪影干扰

第二节 磁共振成像原理

一、磁共振成像的物理基础

1. 电磁波 电磁波包括无线电波、红外线、可见光、紫外线、X 射线和 γ 射线,如图 2-4-1 所示。

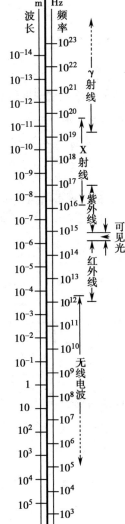

图 2-4-1 电磁波谱

所有的电磁波都有以下共同特点:

(1)它们都以光速 $c = 3 \times 10^8 \mathrm{m/s}$ 的速度进行传播。

(2)根据麦克斯韦电磁波理论,它们具有两个共同成分——电场 E 和磁场 B,并且它们互相垂直。如图 2-4-2 所示,我们将正弦波指定为电场 E,垂直于它的另一个正弦波为磁场 B,电磁波传播的方向与电场强度、磁感应强度相互垂直,可见电磁波是横波。它们彼此互相垂直,并且都以光速 c 进行传播,电场和磁场具有相同的频率 ω,两者的相位差为 90°。因为变化的电场产生磁场,同时变化的磁场又产生电场。正是由于这个原因,电磁波自身可以进行传播,并且一旦开始将无限地进行下去。

2. 原子的基本结构 原子由原子核和位于其周围轨道的核外电子构成,原子核由带正电的质子和不带电的中子构成,电子带负电。电子所带的负电荷与质子所带的正电荷数目相等,所以原子不显电性。质子数不同,元素种类不同。同一元素可以质子数相同,中子数不同,这种同一元素的不同中子数的原子核我们称为同位素,不同的元素组成不同的物质。在人体内最多的物质是水,约占人体重量的 65%,因而氢原子是人体中含量最多的原子。

3. 自旋 质子类似于小行星,像地球一样不停地转动,或者围绕着一个轴进行旋转。微观粒子绕着轴高速旋转称为自旋,如图 2-4-3(a)所示。这就是我们所说的质子具有自旋性。理论表明,一切粒子都会自旋,自旋是所有微观粒子的基本属性。由于质子表面带有正电荷,因此质子在自旋过程中就会形成电流,激发磁场,即质子的自旋运动等效为一个环电流,因而具有磁矩,因此说原子核具有磁矩,称为原子核的**自旋磁矩**,简称核磁矩。质子有自己的磁场,可以将它看作是一个小磁棒。如图 2-4-3(b)所示。

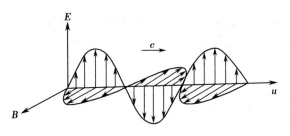

图 2-4-2 电磁波 E、B 的振动方向

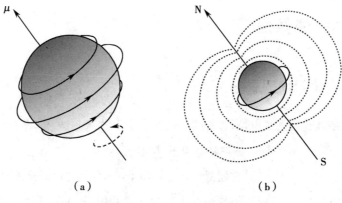

图 2-4-3　核的自旋及磁效应
(a)自旋的原子核;(b)自旋核的磁效应

当将它们放入一个强的外磁场中时,就会发生改变,它们可能会与磁场方向一致,或者与磁场方向相反,这种现象称之为磁化。然而,磁化的程度并不相同。磁化率就是一种物质的磁化程度的度量。在 MRI 中日常主要涉及 3 种类型的物质,每种都具有不同的磁化率,包括顺磁性、抗磁性和铁磁性物质。

带有正电荷的磁性原子核自旋产生的磁场称为核磁。但并非所有的原子核的自旋都产生核磁,自旋能产生核磁的原子核需要满足以下几个条件:

(1) 中子和质子均为奇数。

(2) 中子为奇数,质子为偶数。

(3) 中子为偶数,质子为奇数。

综上所述,有且至少有 1 个中子或者质子为奇数的原子核才能成为磁性原子核。目前常用于人体磁共振成像的原子是氢质子。

4. 进动(precession)　在没有外磁场时,每个质子的磁矩的轴以随机方式排列,彼此之间互相抵消,净磁场为 0,质子处于杂乱无章的排列状态。由于原子核具有磁矩,因此当它处于均匀磁场中会受到磁力矩的作用,结果导致原子核绕自身轴发生自旋的同时,又会绕着外磁场方向运动,我们称之为进动。

这种进动的形式类似于一个旋转的陀螺,受到撞击时,它进行摇摆式运动,但是不倒下。在进动过程中,旋转轴的顶端环绕成一个锥形。陀螺以一定的角速度绕自身对称轴高速旋转。

进动是磁性原子核自旋产生的小磁场与主磁场相互作用的结果,质子的进动速度用进动频率(precession frequency)来测量,即质子每秒钟进动多少次。进动频率并不是一个常数,它依赖于质子所处的场强,场强越强,进动频率也越高。这就像小提琴一样,施加的力量越强,频率就会越高。

进动频率可通过拉莫(Larmor)方程计算出来。

$$\omega = \gamma B_0$$

式中,ω 为质子进动的角频率,单位为 Hz 或 MHz;γ 为磁旋比,是一个由我们研究的原子核所决定的比例常数,不同物质的磁旋比是不同的,例如质子,$\gamma(H) = 42.6 \text{MHz/T}$;而 B_0 为外磁场强度,单位为 T。进动频率要比自转频率小得多,但是进动频率要比自转频率重要得多。例如如果磁场强度是1T,质子进动的频率为42.6×1=42.6MHz;当外磁场强度增加时,质子进动的频率也会增高,也就是在1.5T时质子进动的频率为42.6×1.5=63.9MHz。这就表明随着场强的增加,进动频率也会增高。

5. **共振(resonance)**　自然界中共振现象是普遍存在的,它是许多物体及设备吸收和发射能量的基础,但是共振又是有条件的。例如在力学中,当周期性外力的频率与振动物体的固有频率相等时,振动系统的振幅将达到最大,这就是所谓的机械共振。弦乐器就是根据这一原理发声的。生活中还有许多地方有共振的现象,例如人发声时,声音通过喉、口、鼻腔,引起喉、口、鼻腔共鸣;树梢在狂风中摆动;动物耳中基底膜的共振;电路的共振等。物理学上,共振是能量从一个振动着的物体传递到另一个物体,后者和前者的频率一致。共振的条件是相同的频率,实质是能量的传递。

磁共振的实质是处于均匀磁场中的原子核系统以一定的角频率沿磁场方向做拉莫进动,当受到频率相同的射频脉冲激励时,原子核的能级间会发生共振跃迁;当外在激励信号停止激励后,原子核释放能量又恢复到平衡状态的过程。

对于原子核来说,其共振频率是由原子核的特性和磁场强度共同决定的。只有自旋核才能发生磁共振,因为只有这类核才有磁矩。磁共振指的是某些特定的原子核置于静磁场中,受到一个适当的磁场激励时,出现的吸收和释放射频脉冲磁场的现象。

磁共振成像是一种断层成像技术,目的是使具有磁矩的原子核在静磁场中与外加射频脉冲互相作用获得原子核的成像信息。利用生物体内原子的磁性核在静磁场中被磁化,通过施加与静磁场垂直的射频场产生共振信号,经空间编码、数据处理和图像重建获得生物体断层图像的成像技术。其物理基础是磁共振理论,本质是能级间跃迁的量子效应。

二、磁共振成像的基本原理

MRI的基本原理是当处于磁场中的物质受到RF电磁波的激励时,如果RF电磁波的频率与磁场强度的关系满足拉莫方程,则组成物质的一些原子核会发生共振。此时,原子核吸收了RF电磁波的能量,当RF电磁波停止激励时,吸收了能量的原子核又会将这部分能量释放出来,即发射MR信号。通过测量和分析此信号,可以得到很多信息。如图2-4-4所示。

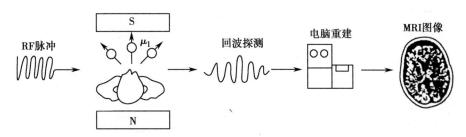

图2-4-4　磁共振成像原理

前面讨论了孤立自旋核的磁学性质、它在均匀磁场中的运动规律以及磁共振现象。但是,人们只能测量样品或被检体中大量同种核的集体行为,单个原子核的行为是无法检测的。由力学知识可知,发生共振的条件有两个:第一是必须满足频率条件,第二是要满足位相条件。

人体内的质子数是不计其数的,每个质子都能产生一个小的磁场,但是这些小的磁场是随机无序、杂乱无章的,每个质子产生的磁化矢量可以相互抵消,因此人体在自然状态下(未进入磁场前)并无磁性,也就是没有宏观磁化矢量。要想得到宏观磁化矢量,就要将人体放入一个大磁场中。进入大磁场后,人体内的质子所产生的小磁场不再是杂乱无章的,而是呈有规律的两种排列,一是与磁场方向平行并且方向相同,另一种是与磁场方向平行但是方向相反,这两种排列的质子数目并不是相同的,处于平行同向的质子数目仅仅略多于处于平行反向的质子数目。从能量角度分析,这两种质子的能量也是不同的。平行同向的质子能量低,处于低能级;平行反向的质子能量高,处于高能级。因此进入主磁场后人体内产生了一个与主磁场方向一致的磁化矢量,这种磁化矢量沿着外磁场纵轴方向,故称为宏观纵向磁化矢量,如图2-4-5a所示,与宏观纵向磁化矢量垂直的矢量我们称之为宏观横向磁化矢量,如图2-4-5b所示。

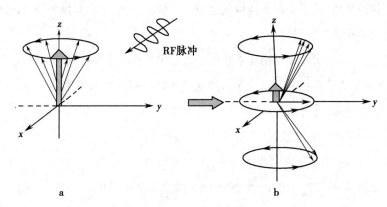

图2-4-5 磁共振现象

a. 在外磁场内,产生纵向磁化矢量;b. 发射与质子进动频率相同的RF脉冲时产生磁共振现象,由此发生两种改变。一种是部分质子吸收RF能量,呈反磁力线方向排列,致纵向磁矢量变小;另一种是质子呈同步、同速即同相位进动,由此产生横向磁化矢量

▶ **课堂活动**

下列哪一项是正确的(　　　)

A. 由于静磁场的作用,质子全部顺磁场排列

B. 由于静磁场的作用,质子全部逆磁场排列

C. 由于静磁场的作用,质子顺、逆磁场排列数目各半

D. 顺磁场排列的质子是低能稳态质子

E. 逆磁场排列的质子是高能稳态质子

答案: D

处于主磁场的质子一方面不断自旋,同时以静磁场为轴做圆周运动。

人体进入磁场后被磁化了,只产生了宏观纵向磁化矢量,没有宏观横向磁化矢量的产生,但是MRI并不能检测到宏观纵向磁化矢量,因为它与外电场方向是一致的,不能切割线圈产生电信号;MRI只能检测到旋转的宏观横向磁化矢量,因为旋转的横向磁化矢量可以切割线圈产生电信号。那么,如何才能将纵向磁化矢量转变为横向磁化矢量呢?

对静磁场中的质子群沿着垂直于静磁场的方向施加某一特定频率的电磁波,其频率在声波范围内,故称为**射频**(radio frequency,RF)。原来的宏观磁化矢量就会以射频场为轴发生偏转(章动),其偏转角度取决于射频场的施加时间、射频强度和射频波形。当然,一个关键条件是射频的频率必须与静磁场中的质子的进动频率一致。宏观磁化发生章动的实质是质子群中的一部分质子吸收了射频的能量,使自己从低能级跃迁到了高能级,这种现象即称为原子核的**磁共振现象**。如果将此时的宏观磁化进行二维分解,会发现射频激励的效果是使沿静磁场方向的磁化矢量(纵向磁化)减小,而垂直于静磁场方向的磁化矢量(横向磁化)增大了。RF脉冲有使进动的质子同步化的效应,质子同一时间指向同一方向,处于所谓的"同相",其磁化矢量在该方向上叠加起来,即横向磁化增大。使质子进动角度增大至90°的RF脉冲称为90°脉冲,此时纵向磁化矢量消失,只有横向磁化矢量。同样还有其他角度的RF脉冲。质子的进动角度受RF脉冲强度和脉冲持续时间的影响,强度越强、持续时间越长,质子的进动角度越大,且强RF脉冲比弱RF脉冲引起质子进动角度的改变要快。

原子核在外加射频场的作用下吸收了能量,磁矩旋转的角度增大,纵向磁化矢量减小,横向磁化矢量慢慢增加。当外加射频脉冲消失以后,磁矩恢复到原来的平衡状态,这个过程中一个是横向磁化逐渐减小的过程,我们称为**横向弛豫过程**,即 T_2 过程(图2-4-6);另一个是纵向磁化逐渐增大的过程,我们称为**纵向弛豫过程**,即 T_1 过程(图2-4-7)。整个过程称之为**弛豫过程**或者**核磁弛豫**。弛豫是一个能量转变的过程。纵向弛豫过程的本质是激励过程中吸收了射频能量的那些质子释放能量返回基态的过程。能量释放的有效程度与质子所在分子的大小有关,分子过大或很小,能量释放将越慢,弛豫需要的时间就越长。如水中的质子,0.5T场强下的弛豫时间>4000毫秒;分子结构处于中等大小,能量释放就很快,T_1 就短,如脂肪内的质子,0.5T场强下的弛豫时间仅为260毫秒左右。横向弛豫过程的本质是激励过程使质子进动相位的一致性逐渐散相(即逐渐失去相位一致性)的过程,其散相的有效程度与质子所处的周围分子结构的均匀性有关,分子结构越均匀,散相效果越差,横向磁化减小越慢,需要的横向弛豫时间(T_2)就越长;反之,分子结构越不均匀,散相效果越好,横向磁化减小越快,T_2 就越短。

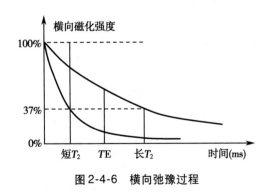

图2-4-6 横向弛豫过程

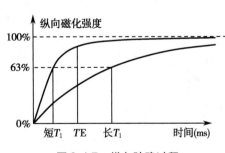

图2-4-7 纵向弛豫过程

纵向弛豫时间远大于横向弛豫时间,不同组织与器官的弛豫时间显著不同,从而对软组织及器官有较强的分辨能力。弛豫过程中,在合适的位置放一个封闭的线圈,根据法拉第电磁感应定律,线圈内将感应产生微弱的电动势,这就是磁共振现象产生的作为进行图像重建的磁共振信号。

三、空间定位

磁共振信号的三维空间定位是利用施加 3 个相互垂直的可控的线性梯度磁场来实现的。根据定位作用的不同,3 个梯度场分别称为选层梯度场(G_s)、频率编码梯度场(G_f)和相位编码梯度场(G_p);三者在使用时是等效的,可以互换,而且可以使用两个梯度场的线性组合来实现某一定位功能,从而实现磁共振的任意截面断层成像。

1. 选层 沿静磁场方向叠加一线性梯度场 G_s 可以选择发生磁共振现象的人体断层层面,RF 的频带宽度与梯度场强度共同决定层厚(图 2-4-8)。层厚与 RF 带宽呈正相关,与梯度强度呈负相关。

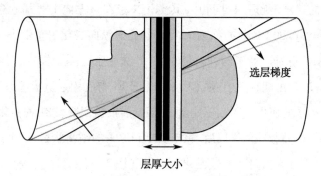

图 2-4-8 射频带宽与选层梯度场共同决定层厚

2. 频率编码 沿选定层面内的 X 方向叠加一线性梯度场 G_f,可使沿 X 方向的质子所处的磁场发生线性变化,从而使共振频率发生线性变化,将采集信号经傅里叶变换后,即可得到信号频率与 X 方向位置的线性一一对应关系。如图 2-4-9 所示。

3. 相位编码 沿选定层面内的 Y 方向施加一线性梯度场 G_p(时间很短,在选层梯度之后、读出梯度之前),则沿 Y 方向的质子在进动相位上呈线性关系,将采集信号经傅里叶变换后,可以得到 Y 方向位置与相位的一一对应关系。如图 2-4-10 所示。

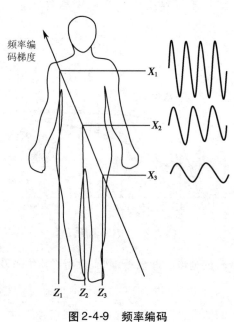

图 2-4-9 频率编码

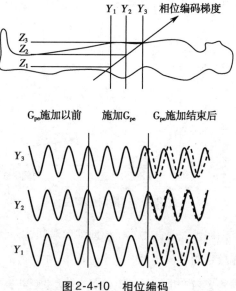

图 2-4-10 相位编码

实际的序列中还有一些梯度场不起空间定位作用,主要有相位平衡梯度、快速散相梯度、重聚相梯度等。

四、磁共振成像方法

磁共振成像方法指的是将人体组织所发出的微弱的磁共振信号如何重建成一幅二维断面图像的方法,主要有点成像法、线成像法、面成像法、体积成像法等。

1. 点成像法　对每个组织体素信号逐一进行测量成像的方法,主要包括敏感点法和场聚焦法。

2. 线成像法　一次采集一条扫描线数据的方法,主要包括敏感线成像法、线扫描以及多线扫描成像法、化学位移成像法等。

3. 面成像法　同时采集整个断面数据的成像方法,主要包括投影重建法、各种平面成像法以及傅里叶变换成像法等。

4. 体积成像法　是在面成像法的基础上发展起来的,不使用选层梯度进行面的选择,而是施加二维的相位编码梯度和一维的频率编码梯度同时对组织进行整个三维体积的数据采集和成像方法。

磁共振的成像方法很多,但选择 RF 脉冲的带宽和形状,使之能激发一个已知的频带,并控制梯度场来选取一个点、一条线、一个层面,甚至选取整个成像体积来获得信号,是各种成像方法的共同点。任何一种成像法的实现,均与机器的软硬件设计紧密相关。

▶ **课堂活动**

请讲讲磁共振成像的基本原理,试着分析磁共振使用过程中需要注意的一些问题。

五、磁共振成像脉冲序列

1. 自由感应衰减序列　磁共振成像设备中,接收信号用的线圈和发射用的线圈可以是同一线圈,也可以是方向相互正交的两个线圈,线圈平面与主磁场 B_0 平行,其工作频率都需要尽量接近 Larmor 频率。线圈发射 RF 脉冲对组织进行激励,在停止发射 RF 脉冲后进行接收。RF 脉冲停止后组织出现弛豫过程,磁化矢量只受主磁场 B_0 的作用时,这部分质子的进动即自由进动,因与主磁场方向一致,所以无法测量;而横向磁化矢量垂直并围绕主磁场方向旋进,按电磁感应定律(即法拉第定律),横向磁化矢量的变化能使位于被检体周围的接收线圈产生随时间变化的感应电流,其大小与横向磁化矢量成正比,这个感应电流经放大即为 MR 信号。由于弛豫过程横向磁化矢量的幅度按指数方式不断衰减,决定了感应电流为随时间周期性不断衰减的振荡电流,因而它是自由进动感应产生的,被称为自由感应衰减(free induction decay,FID)。90°脉冲后,由于受纵向弛豫(T_1)和横向弛豫(T_2)的影响,磁共振信号以指数曲线形式衰减,如图 2-4-11 所示,其幅度随时间指数式衰减的速度就是横向弛豫速率($1/T_2$)。

2. 磁共振脉冲序列(pulse sequence)　一幅灰度磁共振图像的实质有两个:一是每个像素与人体组织体素之间的一一对应关系,即对获取到的 MR 信号进行空间定位;二是每个像素的灰度值的确定,即尽量使正常组织和病变组织在图像上体现出较大的明暗差别(对比度)来。

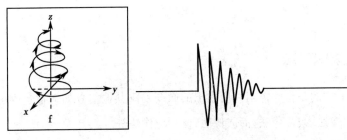

图2-4-11　自由感应衰减信号及其产生

　　磁共振脉冲序列(pulse sequence)就是为了解决第二个问题的。根据病变组织和正常组织之间的多个参数(密度、T_1、T_2、含氧量、扩散系数、弹性、温度、流动效应等)的不同,研发出不同的脉冲序列,通过不同的灰度更好地显示出病变组织和正常组织之间的对比。所谓脉冲序列就是对射频脉冲的幅度、宽度、波形、软硬以及时间间隔、施加顺序、周期等和梯度磁场的方向、梯度大小、空间定位作用的协调控制与配合施加的总称,目的是获取符合诊断要求的图像。

　　目前的脉冲序列名目繁多,各个公司推出的序列名称总计有100多种,出现了许多同质不同名的序列,如同为快速自旋回波序列,可称为TES(turbo SE)、FSE(fast SE)、RISE(rapid imaging SE)。按照MR信号的类型脉冲序列可划分为三大家族:自由感应衰减(free induction decay,FID)序列家族、自旋回波(spin echo,SE)序列家族、梯度回波(gradient echo,GE)序列家族。

　　自由感应衰减序列家族利用FID信号来进行重建图像。最早期的磁共振序列就是这一家族的部分饱和(partial saturation,PS)脉冲序列,又称为饱和恢复(saturation recovery,SR)脉冲序列,其序列形式如图2-4-12所示。实际上它是TR时间极长(3~5倍的T_1时间)而TE极短的SE序列,因此图像反映的是完全的质子密度像,与CT图像反映的组织参数相同。

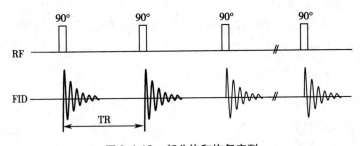

图2-4-12　部分饱和恢复序列

　　自旋回波序列家族中的SE序列是目前临床中最基础、最常用的序列,其序列形式如图2-4-13所示。该序列可以通过采用相应的TR时间和TE时间来获取不同的组织参数加权像,使得正常组织和病变组织(或两种组织)之间的不同参数的差别体现在图像对比度上。比如人脑内的脑白质和脑灰质,两者的密度参数很接近,因此反映密度参数的CT图像上两者的灰度很接近,不能很好地分辨。但两者的T_1和T_2参数差别较大,因此通过配合改变TR和TE时间,可以获得脑部的T_1加权像或T_2加权像,在这些图像上,灰质和白质将有着较大的对比。一般,较长的TR和较长的TE,获得T_2加权像(T_2WI);较短的TR和较短的TE,获得T_1加权像(T_1WI);较长的TR和较短的TE,获得质子密度加权像(PdWI)。这一序列中较常用的序列还有多层自旋回波序列(multi-slice SE)和多次回波序列(multi-echo SE)。

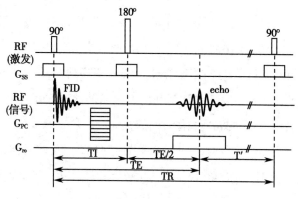

图 2-4-13 基本自旋回波(SE 序列)

梯度回波序列家族中最基本的序列就是梯度回波脉冲序列,其序列形式如图 2-4-14 所示。它利用翻转的梯度获取信号,相比 SE 序列缩短了获取信号的时间,开创了快速磁共振成像的先河。该家族序列通过对射频翻转角(α)、TR 和 TE 3 个参数的配合控制,可以在较短的时间内分别获取反映组织质子密度 Pd、T_1、T_2 和 T_2^* 参数差别的图像来,因此该序列家族得到了越来越广泛的使用。

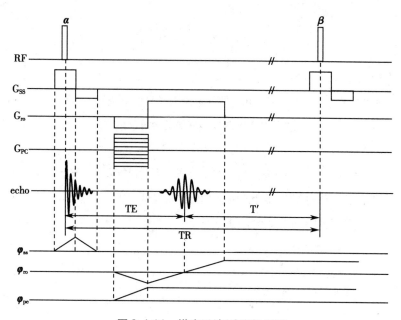

图 2-4-14 梯度回波(GRE)系列

快速磁共振成像序列是磁共振发展的一个热点,也是磁共振的生命所在。不管其如何快速,具体实现时可能是 2 或 3 种的结合,再结合减少傅里叶并行采集技术来达到缩短扫描时间的目的。快速磁共振成像序列是指可以用较短的时间内获取或重建出磁共振图像的序列。缩短磁振的扫描时间对磁共振的飞速发展和广泛使用具有极其重要的意义:①功能磁共振的开展直接取决于快速磁共振成像序列;②对一些运动器官或组织的成像也依赖于快速序列;③对于流体如血管、心脏的造影也是基于快速成像序列的基础上的;④提高磁共振的临床使用效率也得益于快速成像序列。

　　磁共振快速序列的发展基本上经历了 3 个阶段:第一阶段,使用快速自旋回波序列(fast spin echo,FSE)使成像时间从原始的 10 分钟级缩短到了分钟级;第二阶段,梯度回波序列(gradient echo,GE)使成像时间从分钟级缩短到了秒级;第三阶段,回波平面序列(echo planner imaging,EPI)将成像时间从秒级缩短到了几十毫秒级。许多方法都利用了 K 空间的对称性减少了用以重建图像所需要的数据量的技术,还有结合了不同的缩短成像时间的方法。

　　脉冲序列的控制参数主要有重复时间(TR)、回波时间(TE)、反转时间(TI)、扫描矩阵、计算矩阵、扫描视野、层面厚度、层间距、翻转角、信号平均次数、回波链长度、回波间隔时间、有效回波时间、第一回波时间等。

相关概念

　　1. 重复时间（repetition time，TR）　是指脉冲序列执行一遍所需要的时间，也就是从第一个 RF 激励脉冲出现到下一个周期同一脉冲出现时所经历的时间。

　　2. 回波时间（echo time，TE）　是指从第一个 RF 脉冲到回波信号产生所需要的时间。

　　3. 反转时间（inversion time，TI）　是指在反转恢复脉冲序列中，180°反转脉冲与90°反转脉冲之间的时间间隔。

点滴积累 ∨

1. 磁共振成像的基本原理　MRI 的基本原理是当处于磁场中的物质受到 RF 电磁波的激励时，如果 RF 电磁波的频率与磁场强度的关系满足拉莫方程，则组成物质的一些原子核会发生共振。

2. 弛豫过程　当外加射频脉冲消失以后，磁矩恢复到原来的平衡状态，这个过程中一个是横向磁化逐渐减小的过程，我们称为横向弛豫过程，即 T_2 过程；另一个是纵向磁化逐渐增大的过程，我们称为纵向弛豫过程，即 T_1 过程。

3. 磁共振成像脉冲序列

（1）自由感应衰减序列

（2）磁共振脉冲序列

第三节　磁共振成像设备

　　磁共振成像设备的基本结构如图 2-4-15 所示,主要包括主磁体、梯度磁场系统、射频系统、计算机系统和其他辅助设备。

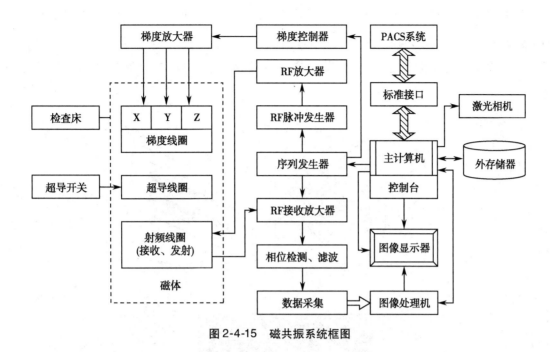

图 2-4-15　磁共振系统框图

一、主磁体系统

主磁体是 MRI 设备最重要、成本最高的部件,用以产生均匀稳定的静磁场 B_0 的主磁场,使处于该磁场中的人体内的氢原子核被磁化。当磁化强度矢量受到满足 MR 条件的 RF 交变磁场激励时,即发出 MR 信号。

（一）种类

临床用磁共振成像设备的主磁体有 3 种:永磁体、常导磁体和超导磁体,目前,常导磁体已经被淘汰。不同种类的主磁体在磁场强度、磁场均匀性、磁场稳定性等方面有显著的差别。永磁体和常导磁体的最高场强一般能达到 0.35T,要求更高的场强只能用超导磁体。这 3 类磁体的构造、性能和造价均不同。

1. 永磁体　永磁体由永磁铁拼砌而成,通常可以分为闭合式和开放式,如图 2-4-16 所示。闭合式永磁体主要有两种:环形和轭形,如图 2-4-16(1)所示。如果将轭形磁体的框架去掉一边,就成为开放式磁体,如图 2-4-16(2)所示。开放式磁体可以使医师接近病人,开展一些新的应用,例如介入治疗领域。另外开放式主磁体减轻了病人的恐惧感,使病人更容易接受检查。

永磁体结构相对简单;造价低;需要的功率极小;安装维护费用相对较低;逸散磁场小,对周围环境影响小。但是产生的磁场强度较低,一般只能产生垂直磁场,场强范围一般在0.15 ~ 0.35T;磁场的均匀度和强度也欠稳定,容易受外界因素的影响,尤其对温度变化非常敏感,磁体需要很好的恒温;磁体沉重,随着场强增大,磁体厚度增大;并且磁场不能关断,对安装检修带来困难。

2. 常导磁体　常导磁体根据电磁原理设计,当电流流过圆形线圈时,在导线的周围会产生磁场,当两个圆形线圈之间的距离等于圆形线圈的半径时,此时磁场均匀度最佳。如果在同一轴线上再增加一对圆形线圈,则磁场均匀度将得到进一步改善,这就是四线圈磁体设计的依据。

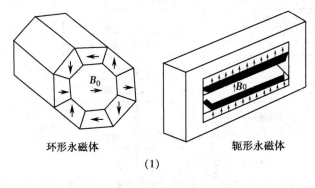

环形永磁体　　　　　　　轭形永磁体

(1)

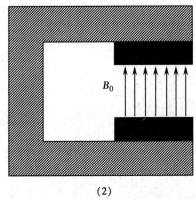

(2)

图 2-4-16　永磁体的构造
(1)闭合式;(2)开放式

常导磁体的优点是磁体生产制造较简单,造价低;重量轻,检修方便;磁场均匀度也很高,场强一般在 0.1～0.4T。但是比较耗能,运行耗费较大,通电线圈耗电达 60kW 以上,还需配用专门的供电设备和水冷系统,对电源稳定性要求较高。

3. 超导磁体　某些物质的电阻在超低温下急剧下降为0,我们将此类物质称为超导体。超导体电阻很小,因此即使流过很大的电流也不会产生热量,并且电流一旦开始,便会一直进行下去。所以超导磁体置于绝对0℃的低温环境下,通电后在无须继续供电的情况下就可以产生稳定的磁场,并且产生较高的场强,场强范围为 0.3～9T;磁场均匀性高;稳定性好;图像质量好;运输、安装、维护费用高。

目前,超导磁体的材料是铌钛合金,机械强度高,可以做成一束细丝埋在铜线中。这种导线可以负载 7000A 的电流,可用来作主磁体的线圈,线圈的匝数由所需要的场强决定。但是超导体所能承受的电流也是有一定限度的,超过这个限度超导体就会变成常导体。目前,大多数成像系统都在 3T 或者 3T 以下,可以满足临床需要。

超导磁体有两种设计方式,一种是以 4 或者 6 个线圈为基础,另一种是以螺线管为基础。磁体的设计是获得良好均匀度的关键。为了使磁体保持超导状态,磁体线圈必须浸泡在液氦里,费用就会很高,因此我们可以使磁体浸泡在真空瓶内。真空瓶是减少低温制冷剂蒸发,保持磁体在临界温度之下所必需的设备。

一直以来,磁共振的发展趋势一个是超导方向,一般为高场,场强一般在1.5~3T;另一个是永磁方向,一般为低场,场强一般在0.2~0.35T。且高场超导磁共振往往做成圆形孔腔式或站立式的磁共振;低场永磁型磁共振往往做成开放式,有C形式或立柱式;常导磁共振一般也做成圆形孔腔式。还有些公司推出了某些部位如头颅、四肢或关节专用检查的磁共振设备,其形态变化较灵活。国内企业目前主要生产永磁型磁共振。

一般来讲,低场永磁型磁共振以出诊断图像为主要目的,图像质量已经能够满足诊断要求;高场超导型磁共振主要以功能磁共振为主,因为其高场强和时间、空间内高度的稳定性和均匀性已经成为现代临床磁共振成像系统的主流。

(二) 性能指标

主磁场的主要性能指标有磁场强度、磁场均匀性、磁场稳定性以及符合需要的有效孔径等。

1. **磁场强度** MRI设备的主磁场叫静磁场。因为生物组织中含有大量质子,质子的磁旋比大,所以即使静磁场很低也可以实现质子MRI。在一定范围内磁场强度越高,信号幅度越高,图像信噪比会越高;磁场均匀性越好,图像分辨率越高。因此,MRI设备的场强不能太低。提高场强的唯一方法是采用超导磁体。随着超导材料价格和低温制冷费用的下降,现在大多数磁共振设备采用超导磁体,磁场强度在0.3~9.4T。

2. **磁场均匀性** 所谓均匀性是指在特定容积限度内磁场的同一性,即单位面积穿过的磁力线是否相同。这里的特定容积通常取一个球形空间。在MRI设备中,均匀性是以主磁场的10^{-6}作为1个偏差单位定量表示的,我们将这种偏差单位称为ppm。例如对于1.5T的磁体,1个偏差单位为1.5×10^{-6}T。这就说明,在不同场强的MRI设备中,每个偏差单位或者ppm所代表的磁场强度偏差是不同的。这样,我们就可以用均匀性标准对不同的场强或同一场强的不同设备进行比较。

磁场均匀性并不是固定不变的,由于环境等因素的影响,都会导致均匀性改变。因此,磁场是否均匀应由出厂时的最后验收为准。在使用过程中,我们必须通过匀场(shim)调整才可以达到足够的均匀性。匀场调整分为无源匀场调整(在磁体内放置铁片)和有源匀场调整(使用辅助线圈)两种方法。

无源匀场(passive shimming)是在磁体内放置铁片,在调整过程中没有使用有源元件,因而称作无源匀场。优点是可以根据机型不同,在不同位置放置铁片,可以校正磁场的不均匀,材料便宜,不需要昂贵的高精度电源。无源匀场可以减少谐波磁场,而有源匀场很难达到。

有源匀场(active shimming)是通过调整匀场线圈的电流强度,使周围磁场发生变化来调整主磁场的均匀性。因为匀强电源提供匀强线圈所需要的电流,因此电源的质量至关重要。

大多数 MRI 设备的匀场方式两者都有,一起起作用,无源匀场是有源匀场的基础,无源是装机时的一次性工作,而有源作为保证,需要经常进行。现在,大多数 MRI 设备可以在系统软件下控制有源匀场。

3. 磁场稳定性 如果磁场周围存在铁磁性物质,或者由于环境温度等因素的影响,磁场均匀性和磁场强度都会发生变化,这就是常说的磁场漂移。磁场稳定度就是指单位时间磁场的变化率,磁场是否稳定,就是靠磁场稳定度来测定的。一般来说,短期稳定在几个 ppm/h 之内,长期稳定要在 10ppm/h 之内。

稳定性下降意味着单位时间内磁场的变化率增高,在一定程度上会影响图像质量。磁场的稳定性一般可以分为时间稳定性和热稳定性。时间稳定性指磁场强度随时间变化的程度,磁体电源和匀场电源波动会影响时间稳定性,使其变差。热稳定性是指磁场强度随温度变化的程度。永磁体和常导磁体的热稳定性比较差,因而对环境温度的要求比较高。超导磁体的时间稳定性和热稳定性一般都比较好,能够满足要求。

4. 磁体有效孔径 磁体有效孔径指的是梯度线圈、匀强线圈、射频体线圈、衬垫、内护板、隔音腔和外壳等部件均在磁体检查孔道内安装完毕后,所剩余的柱性空间的有效内径。对于全身 MRI 来说,磁体有效孔径以能够容纳受检者身体为宜。对一般的磁共振,磁体有效孔径必须最少要达到 60cm。孔径小了受检者会感觉到压抑,孔径大些可使受检者感到舒适、轻松,同时也能满足肥胖者的检查需要。近年来出现了开放式磁体,优点是受检者不会感觉到压抑,并且能开展磁共振介入项目。

二、梯度磁场系统

是指与梯度磁场有关的一切单元电路,提供给系统线性度满足要求的、可快速开关的梯度场,以便动态地修改主磁场,实现成像体素的空间定位,是 MRI 系统的核心部件之一。

1. 组成 由梯度线圈、梯度控制器、数模转换器、梯度放大器、梯度冷却系统等组成。梯度磁场是电流通过一定形状结构的线圈产生的。梯度磁场是脉冲式的,需较大的电流和功率,因此梯度磁场系统包含控制、预驱动、功率驱动、反馈、高压控制、高压开关等电路。

在磁共振成像中,为了得到满意的空间分辨力,磁场梯度必须有一定的强度,因此要求梯度驱动电流比较大。并且必须有前置放大器和功率驱动器,前置放大器要求线性好、零点易调节的集成运算放大电路。多组电路并联,输出要用复合互补功率管电路。

2. 主要参数 其主要参数有磁场梯度、梯度切换率、有效容积、线性和梯度上升时间等。有效容积越大,可成像区域越大;线性越好,图像质量越好;磁场梯度越大,像素越小,空间分辨力越高。图 2-4-17 所示为超导型或常导型磁共振的 3 个梯度线圈的形状及其组合结构。

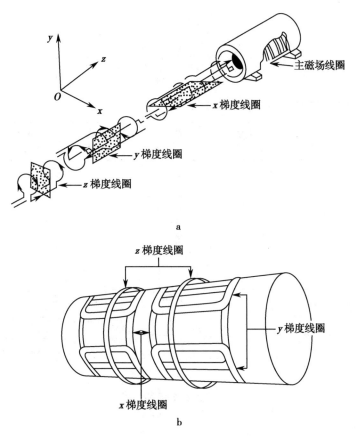

图 2-4-17 圆孔腔磁体的梯度线圈组成示意图
a. 各线圈中的电流;b. 线圈的套叠

三、射频系统

是 MRI 系统中实施射频激励并接收和处理 RF 信号的功能单元,不仅要根据扫描序列的要求发射各种翻转角的射频波,还要接收成像区域内质子的共振信号。射频子系统包括射频发射单元和信号接收单元。射频发射单元是在时序控制器的作用下,产生各种符合序列要求的射频脉冲的系统;射频接收单元是在时序控制器的作用下,接收人体产生的磁共振信号的系统。图 2-4-18 中的 a、b 分别为射频发射单元和信号接收单元框图。主要参数有射频场均匀性、灵敏度、线圈填充容积等。

四、计算机系统

1. **数据采集和图像重建子系统** 信号采集的核心是 A/D 转换器,转换精度和速度是重要指标。在 MRI 系统中,一般用 16 位的 A/D 转换器进行 MR 信号的数字化,经一定的数据接口送往接收缓冲器等待进一步处理,其结构如图 2-4-19 所示。射频子系统和数据采集子系统被合称为谱仪系统。A/D 转换所得的数据不能直接用来进行图像重建,还需要进行数据处理,即拼接带有控制信息的数据,然后通过专用图像处理计算机进行图像处理。图像重建的运算主要是快速傅里叶变换,重建速度是 MRI 系统的重要指标之一。

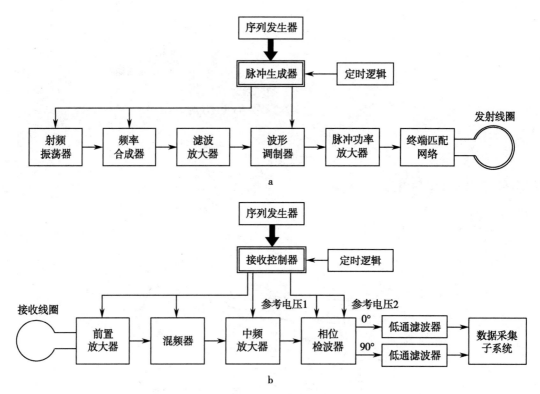

图2-4-18 射频系统发射单元和信号接收单元框图
a. 射频发射单元框图;b. 信号接收单元框图

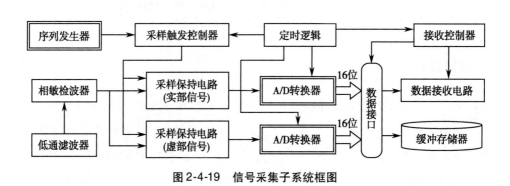

图2-4-19 信号采集子系统框图

2. **主计算机和图像显示子系统** MRI系统中,计算机的应用非常广泛,各种规模的计算机、单片机、微处理器构成了MRI系统的控制网络。主计算机介于用户与MRI系统的测量系统之间,其功能主要是控制用户与磁共振子系统之间的通信,并通过运行扫描软件来满足用户的所有应用要求。具体包括扫描控制、病人数据管理、归档图像、评价图像以及机器检测等功能。同时,随着医学影像标准化的发展,还必须提供标准的网络通信接口。

3. **MRI软件** 包括系统软件、磁共振操作系统、磁共振图像处理系统。系统软件指主计算机进行自身管理、维护、控制运行的软件,即计算机操作系统,目前磁共振可使用 Windows 2000、Windows XP、Windows NT、UNIX。磁共振操作系统包括病人信息管理系统、图像管理系统、扫描控制系统、系统维护、报告打印、图片输出等。磁共振图像处理系统指图像重建软件以及对图像进行一系列后处理,包括柔和、平滑、锐化、滤波、局部放大等的软件。

五、磁共振指标及范围

目前进入医院临床使用的磁共振型号很多,但其基本技术参数有以下几部分。

1. **磁体系统**

(1) 磁体类型:一般为永磁型、常导型、超导型。

(2) 磁场方向:一般为水平或垂直方向。

(3) 场强:目前为 0.1 ~ 3.0T。

(4) 液氦蒸发速率:指超导磁体制冷剂液氦的消耗速率,如 0.05L/H,液氦补充间隔 24 个月。

(5) 稳定性:一般<0.1ppm/H。

(6) 磁场均匀性:一般定义为以磁场中心点为球心的多少厘米半径的球体内的磁力线均匀性,比如<2.5ppm/50cm DSV。

(7) 逸散磁场(5 高斯线):一般定义为 5 高斯逸散磁场距离,分为轴向和径向,比如 2.5m/4m。

(8) 磁体形状:一般为开放式(包括 C 形、立柱式、宽孔腔式)或封闭式(一般为圆柱体孔腔式)。

(9) 匀场方式:无源(又称被动匀场,贴小磁片匀场)和有源匀场(又称主动匀场,使用通电小线圈匀场)。

2. **梯度系统**

(1) 梯度线圈形状:平面型(一般做永磁梯度)、马鞍型、线圈对型。

(2) 梯度场强度:即梯度斜率,比如 25mT/m。

(3) 梯度上升率:即梯度场达到最大强度的快慢,比如 65mT/(m·s)。

(4) 梯度非线性:梯度场的线性好坏,如<5%。

(5) 冷却方式:冷却梯度线圈产生热量的方式,一般为水冷却或空气冷却,永磁型一般不需要。

3. **射频系统**

(1) 射频功率:射频功率放大器的最大输出功率,一般为 5 ~ 45kW。

(2) 射频带宽:射频脉冲的频带宽度,比如 500kHz。

(3) 信号检测方式:正交检测还是线性检测。

(4) 接收线圈:接收线圈的种类和性质,一般有头、体、脊椎、乳房、各种关节、腔内等线圈,按性质分为表面线圈、容积线圈、正交线圈、相控阵列线圈等。

(5) 前置放大器增益:前放的放大倍数,比如 20dB。

(6) 输入/输出阻抗:分为高阻和低阻之分,比如 50Ω。

4. **谱仪图像取样功能**

(1) 预采样:一般包括自动校正中心频率、自动校正 90°射频脉冲、频率锁定、RF 自动增益设定、梯度自动优化等。

(2) 图像种类:一般包括 T_1、T_2、T_2^*、Pd 等权重像,以及 MRA、DWI、ADC、PI、脂肪抑制图像、水抑制图像、水图像以及用 BOLD 法产生的大脑功能图像等。

（3）扫描视野：指磁共振可以扫描的人体范围，一般为 10～50cm。

（4）采集矩阵：指磁共振对扫描视野进行采集所划分的矩阵范围，一般为 64～256，可为长方形或矩形。

（5）显示矩阵：指显示磁共振图像的矩阵大小，一般可为 256～1280，也可以为长方形。

（6）空间分辨率：指图像可以反映（或分辨）的最小的组织大小，一般为 0.2～1.0mm。

（7）断面视角：磁共振一般可以获取任意视角断面的图像。

（8）层厚：指磁共振图像的断面厚度，一般为 1～20mm。

（9）层间距：指数据采集层面之间的间隔，一般大于 0 而小于层厚。

（10）序列：指获取磁共振图像所使用的成像序列的配备情况。一般常用的序列有 SE、FSE、FISP、FLASH、FLAIR、STIR 等，特殊序列有黑水序列、MRA、MRCP、EPI、CINE 等。

（11）门控技术：指为了抑制运动伪影而采用的运动控制技术，一般包括心脏门控、心电门控、呼吸门控、脉搏门控等。

5. 计算机系统

（1）计算机性能：包括处理器速度、显示器最高分辨率、内存大小、存储器、外存储介质等。

（2）网络性能：一般指图像输出设备的 DICOM 接口。

（3）测试与诊断功能：指系统进行自身性能测试、远程诊断等。

6. 图像显示、处理和分析

（1）图像显示：指图像显示的各种手段，比如手动、自动图像灰阶调整、多格式显示、参数显示、文档显示等。

（2）图像处理：主要包括降噪、图像大小缩放、图像旋转、图像边缘增强、图像平滑等功能。

（3）图像分析：距离和角度测定、感兴趣区设定、病灶大小测定以及病灶标识等功能。

点滴积累 ∨

1. 磁共振成像设备的基本结构　主要包括主磁体、梯度磁场系统、射频系统、计算机系统和其他辅助设备。

   （1）主磁体是 MRI 设备最重要、成本最高的部件。

   （2）梯度磁场系统是指与梯度磁场有关的一切单元电路，提供给系统线性度满足要求的、可快速开关的梯度场，以便动态地修改主磁场，实现成像体素的空间定位，是 MRI 系统的核心部件之一。

   （3）射频系统是 MRI 系统中实施射频激励并接收和处理 RF 信号的功能单元，不仅要根据扫描序列的要求发射各种翻转角的射频波，还要接收成像区域内质子的共振信号。

2. 主磁场的主要性能指标　磁场强度、磁场均匀性、磁场稳定性以及符合需要的有效孔径等。

第四节　磁共振成像的临床应用

1980 年，磁共振成像设备的出现与发展使得磁共振技术应用到了医学诊疗领域。在应用科学领域中,磁共振还是一个比较新的学科。由于它不仅可以提供软组织的各种图像,还能反映其中的新陈代谢,因此已经迅速发展成为生物医学中的一种重要的应用技术。

随着磁共振成像系统硬件和软件的发展,磁共振成像在临床上的应用也逐步展露端倪。磁共振成像的多参数成像、任意截面成像、出色的软组织对比度、不受伪影干扰、没有电离辐射或其他危害等特有的优越性,使它越来越多地应用到各个组织各种病变的临床诊断中。主要应用于中枢神经系统、心血管系统、头颈部、肌肉关节系统、纵隔腹腔盆腔、FMRI、介入 MRI 等方面的成像。

1. 临床应用技术 相对于其他影像技术的单参数成像,磁共振的图像对比反映的是组织间的多种物理参数的差别,如图 2-4-20 所示。在临床中为了得到最高的诊断价值,往往还需要获取诸如脂肪抑制图像、水抑制图像(又称黑水图像)、水图像等。

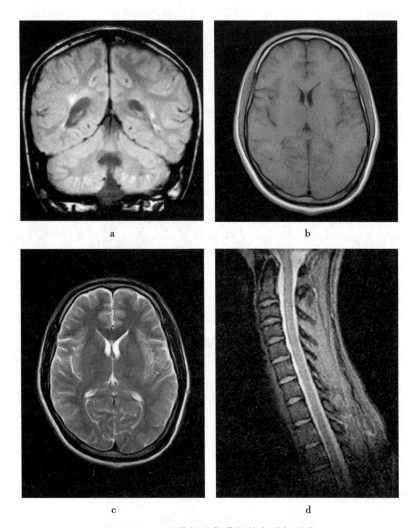

图 2-4-20 磁共振设备获取的各种权重像
a. 质子密度权重像;b. T_1 权重像;c. T_2 权重像;d. T_2^* 权重像

(1)质子密度权重像:图像灰度对比主要反映组织质子密度差别的图像,临床上一般较少使用质子密度权重像。获取该种图像的序列参数为长 TR、短 TE(GRE 序列用较小的翻转角)。图 2-4-20a 为头颅横断位的质子密度权重像,SE 序列参数为 3500 毫秒/16 毫秒。

(2)T_1 权重像:图像灰度对比主要反映组织 T_1 时间差别的图像,一般临床上使用 T_1 权重像反映组织的生态解剖情况。获取该种图像的序列参数为短 TR、短 TE(GRE 序列用较大的翻转角)。图 2-4-20b 为头颅横断位的 T_1 权重像,SE 序列参数为 350 毫秒/16 毫秒。

(3) T_2 权重像:图像灰度对比主要反映组织 T_2 时间差别的图像,一般临床上使用 T_2 权重像反映组织的病变情况。获取该种图像的序列参数为长 TR、长 TE。图 2-4-20c 为头颅横断位的 T_2 权重像,SE 序列参数为 4000 毫秒/130 毫秒。

(4) T_2^* 权重像:图像灰度对比主要反映组织 T_2^* 时间差别的图像,一般临床上使用 T_2^* 权重像反映组织的病变情况。一般使用梯度回波序列(GRE)获取该种图像,序列参数为长 TR、长 TE,较大的翻转角。图 2-4-20d 为头颅横断位的 T_2^* 权重像,序列参数为 4000 毫秒/130 毫秒/75°。

(5) 脂肪抑制图像:由于脂肪在 T_1、T_2、Pd 权重像上均显示出很高的亮度来,其高亮度很可能将病灶的信号掩盖了,不能突出显示病灶。为了突出显示出病灶,往往要采取脂肪抑制技术,比如腹部、颈部、椎管的成像往往采用该技术。目前较常用的脂肪抑制技术有短翻转恢复序列和脂肪预饱和技术。

(6) 水抑制图像:由于水具有长 T_1 和长 T_2,因此在 T_2 权重像上显示出很高的亮度来,看病变均采用 T_2 权重像,其高信号很可能将病灶的信号掩盖了,不能突出显示病灶。同样为了突出显示出病灶,需要采取水抑制技术,比如颅腔成像往往采用该技术。目前较常用的脂肪抑制技术有 FLAIR,采用超长 TR、超长 TE,TR = 6000 ~ 10 000 毫秒,T_1 = 1300 毫秒,TE = 105 毫秒。

2. 磁共振伪影 磁共振成像是目前几大医学影像技术中原理最复杂、涉及面最广的技术,也是最具潜力的技术,但同时也是出现伪影最多的影像技术。所谓伪影是指在磁共振扫描或信息处理过程中,由于某一种或几种原因出现了一些人体本身并不存在的致使图像质量下降的影像,也称假影或鬼影。所有 MR 图像中都或多或少地含有伪影,有些伪影可以消除,有些则仅能尽量减少而不能完全消除。

由于可能产生伪影的原因很多,所产生的伪影形状和表现也各不相同,因此只有正确认识伪影产生的原理,见识各种伪影的图像特征,才可以有效地限制、抑制甚至消除伪影,提高图像质量,提高诊断价值。

根据伪影产生的原因,可将伪影分为原理伪影、参数伪影、装备伪影、运动伪影、金属异物伪影五大类。

(1) 原理伪影:是指在磁共振成像过程中由于磁共振成像原理必然导致的伪影,它往往不可能完全消除,只能是调节参数尽量减轻伪影的影响。临床中出现的主要有化学位移伪影、磁化敏感非均匀性伪影、激励回波伪影等。

(2) 参数伪影:在扫描过程中由于不正确的参数设置导致的伪影,主要包括卷褶伪影、截断伪影、部分容积伪影、层间干扰伪影等,这些伪影基本上都可以通过设置正确的参数得以消除。

(3) 装备伪影:由于机器设备的某个或几个硬件的质量问题产生的伪影,主要有射频非均匀性伪影、射频干扰伪影等。这些伪影可以通过精确的安装调试使各项指标达到标准范围,使得图像上不体现出伪影来。

（4）运动伪影：由于受检者身体某部位生理性或自主性的运动导致的伪影。一般包括胸腹部的呼吸运动、心脏及大血管的搏动、脑脊液的波动以及血液的流动、吞咽运动、某些内部脏器的蠕动、眼球的转动等造成的伪影。这些伪影一般不可能完全消除，只能通过受检者的竭力控制，或加一些辅助控制设施得以减轻伪影的影响。

（5）金属异物伪影：磁共振成像对金属很敏感，受检者体内外的任何形状、大小的铁磁性金属都能对图像产生严重的变形扭曲，甚至根本出不来图像。临床常见的产生伪影的金属包括体外的发夹、胸针、胸罩钩、拉链，一些包含铁磁性成分的饰品如发胶、睫毛膏、眼影、口红等，体内的外科用金属夹、骨钉、固定用钢板、手术设备残片以及节育环等。

3. 局限性 虽然磁共振成像拥有很多优点，并且在现代的临床检查中已经是相当普遍的检测手段，但是磁共振成像仍然不是万能的检查手段，主要问题归结为以下几个方面：

（1）和 CT 一样，MRI 也是解剖性影像诊断，很多病变单凭磁共振检查仍难以确诊。

（2）信号采集过程耗时长。由于受到弛豫时间和编码过程的约束，磁共振扫描成像时间较长。在扫描成像过程中，病人往往容易出现自主性运动和难以避免的生理性运动，如血流、呼吸、心跳等，导致重建图像带有运动伪影和卷褶。也正是成像速度的问题，使得磁共振成像难以对运动器官进行扫描成像，如心脏、肺、血管等。

（3）禁忌情况多，主要有以下禁忌情况：

1）装有胰岛泵者。

2）装有心脏起搏器者。

3）体内有铁磁性金属止血夹者。

4）病情危急不宜做检查者。

5）金属、磁性血管支架者。

6）安装义肢的病人。

7）人工髋关节的病人。

8）装有义齿的病人须取下义齿才可做颌面扫描。

9）宫内有节育环的妇女需取出节育环才可做髋部扫描。

10）对疑为钙化病灶一般不做磁共振检查。

11）对肺部病变（纵隔除外）一般不做磁共振检查。

点滴积累 ∨

1. 伪影分为原理伪影、参数伪影、装备伪影、运动伪影、金属异物伪影五大类。

2. 磁共振成像的局限性

（1）和 CT 一样，MRI 也是解剖性影像诊断，很多病变单凭磁共振检查仍难以确诊。

（2）信号采集过程耗时长。

（3）禁忌情况多

目标检测

一、单项选择题

1. MR 图像通常是指_____。

    A. ^{1}H　　　　　　　B. ^{13}C　　　　　　　C. ^{19}F　　　　　　　D. ^{31}P

2. 下列设备中,不属于 X 射线成像设备的是_____。

    A. CT　　　　　　　　　　　　B. DSA

    C. MRI　　　　　　　　　　　　D. 乳腺机

3. 装有心脏起搏的病人不能进行下列检查的是_____。

    A. MRI　　　　　　　　　　　　B. CT

    C. X 射线平片　　　　　　　　　D. SPECT

4. MRI 装置所不包含的内容有_____。

    A. 磁体系统　　　　　　　　　　B. 梯度磁场系统

    C. 高压发生系统　　　　　　　　D. 计算机系统

5. 梯度磁场的目的是_____。

    A. 增加磁场强度　　　　　　　　B. 帮助空间定位

    C. 增加磁场均匀性　　　　　　　D. 减少磁场强度

6. 下列哪一项不是 MRI 的优势_____。

    A. 不使用任何射线,避免了辐射损伤　　B. 对骨骼、钙化及胃肠道系统的显示效果

    C. 可以多方位直接成像　　　　　　　　D. 对颅颈交界区病变的显示能力

7. 磁场梯度包括_____。

    A. 层面选择梯度　　　　　　　　B. 相位编码梯度

    C. 频率编码梯度　　　　　　　　D. 以上都是

8. 射频系统所不包含的部件有_____。

    A. 接收线圈　　　　　　　　　　B. 高压发生器

    C. 功率放大器　　　　　　　　　D. 发射线圈

9. 下列哪类病人可以进行磁共振检查_____。

    A. 装有心脏起搏器者　　　　　　B. 心脏病者

    C. 术后动脉夹存留者　　　　　　D. 体内有胰岛素泵者

二、简答题

1. 磁共振成像系统有哪几种不同的分类方法?

2. 请简述磁共振成像系统的构成。

3. 试比较磁共振成像与 X 射线 CT 成像技术的异同。

4. 调研:磁共振成像的最新技术及应用。

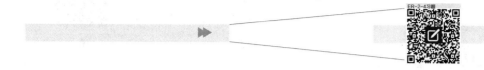

（王　婷）

第五章

医用光学仪器

导学情景 V ···

情景描述：

　　青光眼、玻璃体混浊等眼病常见于中老年人，严重影响病人的视力，甚至造成失明，给生活造成很大不便。医师通过使用眼压计、检眼镜来诊断眼病，使用手术显微镜进行复杂精密的手术，同时还利用医用照明设备实现术中的无影效果。此外，医师常用内镜观察体腔内部器官组织完成诊断。

学前导语：

　　医用光学仪器以光学为基础，包括医用显微镜、内镜、眼科仪器以及手术照明设备等。本章我们将带领大家学习医用光学仪器的基本原理、结构以及临床应用等相关知识。

第一节　光学基础

一、概述

　　光是一种自然现象。我们看到客观世界中五彩缤纷、斑驳陆离、瞬息万变的景象，是因为我们的眼睛接收了物体发射、反射或散射的光。据统计，人类感官所接收到的外界总信息量中，至少有90%以上通过眼睛。由于光与人类生活和社会实践的密切联系，因此光学如同天文学、几何学和力学一样，是一门最早发展起来的学科。

　　光的发展历史悠久，从以牛顿为代表的"微粒说"到普朗克的"量子说"经历了2个世纪。1905年爱因斯坦又发展了普朗克的量子理论，提出了光量子的假设，成功地解释了光电效应。此外，他在研究光的传播速度和参考系的关系时，提出了著名的相对论，发展了空间和时间的概念。光的量子理论认为，各种频率的电磁波（包括光）只能像微粒似地以一定的最小份额的能量发生。这种能量微粒称为量子，光的量子称为光子。1927年，康普顿散射实验进一步证明了光量子理论的正确性，由此，对光的微粒的认识进入了一个新的阶段。

　　对于光的理论研究，推动了光学在各个领域中应用的技术科学研究，形成了"应用光学"学科。人们在社会和生产实践过程中要不断了解和研究各种物质的现象和信息，光学就成为必不可少的手段。例如观察远处的物体要用望远镜；研究物质的微观结构要用显微镜；研究物质的分子和原子结构要用光谱仪；各种物理量的高精度测量要用到光学计量仪器和技术；记录瞬间的现象要用照相机

(或摄像机);实现自动控制要用光电仪器和技术等。

20世纪60年代初诞生的激光又使整个光学别开生面,由此建立和发展了激光原理、激光光谱学、光全息术和光信息处理等理论和技术,形成了激光化学、激光生物学、激光光谱学等边缘学科。随着新理论和新技术的发展,形成了信息光学(傅里叶光学)、集成光学、纤维光学、视觉光学(生理光学)等边缘学科或交叉学科。

眼科学、视光学与光学有着密切的联系。人体眼球的屈光系统的构造如同一架精密而又复杂的摄像机,眼科学、视光学中包括从角膜到眼底,各种屈光、视野和眼压的大部分检查、诊断和治疗仪器都要应用到光学原理和技术。例如常见的诊断治疗仪器有检眼镜、眼底照相机、非接触式眼压计、医用显微镜、医用内镜及医用激光仪器等。

二、光学系统

人们设计制造的各种光学仪器,其核心部分是光学系统。所有的光学系统都是由一些光学零件按照一定方式组合而成的,如图2-5-1所示。

(一)光学系统的基本组成

光学系统的光学零件主要由透镜、柱镜、反射镜及平行平板等组成。一个光学系统可以由一个或几个部件组成,每个部件可以由一个或几个透镜组成,组成的部件称为光组。实际工作中,常把几个光组组合在一起,通常两个光组的组合最常见,也是最基本的组合。如一个单透镜就是由两个折射球面组合而成的。

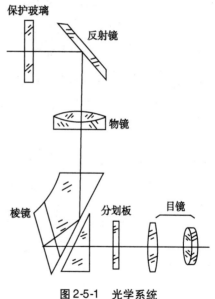

图2-5-1　光学系统

1. **透镜**　由两个同轴折射面包围着一种光学介质所形成的光学零件称为透镜。折射面为球面的透镜也称为球镜,它是构成光学系统的最基本的光学元件。按其作用和形状可分为两大类:第一类为正透镜,又称凸透镜或会聚透镜,其特点主要是中心厚、边缘薄,对光束起会聚作用。这种透镜按形状特征又可分为4种,如图2-5-2所示。第二类为负透镜,又称凹透镜或发散透镜,其特点是中心薄、边缘厚,对光束起发散作用。这类透镜按形状特征又可分为3种,如图2-5-3所示。

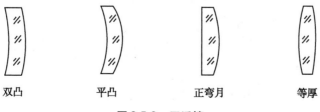

双凸　　　平凸　　　正弯月　　　等厚

图2-5-2　正透镜

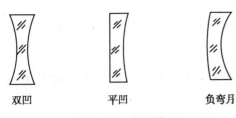

双凹　　　　　平凹　　　　　负弯月

图 2-5-3　负透镜

2. 柱镜　其折射面有一面为柱面,另一面为平面;或两面均为柱面的光学元件。

3. 反射镜　按其形状可以分为平面反射镜和球面反射镜。球面反射镜又可分为凸面镜和凹面镜,其中凹面镜的作用同凸透镜,凸面镜的作用同凹透镜。

4. 棱镜　按其作用和性质,可区分为反射棱镜和折射棱镜。

5. 平行平板　工作面为平行平面的折射零件。

无论是自发光的物体,还是被照明发光的物体,其表面可视为是由许多发光点组成的。每个发光点均发射出球面波,每个球面波对应着一束同心光束。

(二) 光学系统的作用

光学系统的基本作用是进行光束变换,也就是接收由物体表面各点发出的同心光束(发散光束或会聚光束或平行光束),经过系统的一系列折射和反射后,变换成为一个新的同心光束,最终生成物体的像,被人眼或其他接收器接收。如图 2-5-4 所示,由发光点 A 发出的一束发散光束,经过由 K 个光学表面组成的光学系统后,出射成为一束会聚于点 A′(像点)的会聚光束。像这种入射为一同心光束,出射系统后仍为一同心光束,即所有出射光线都交于一点,称为完善成像。此时,物点和像点之间的所有光线为等光程,等光程是理想成像的条件。若同心光束出射系统后变为非同心光束(如像散光束),则称为不完善成像。也就是说,一物点经过光学系统成像后,如果是完善成像,得到的是一个明亮的点像;如果是不完善成像,则得到的是一个模糊的弥散光斑。

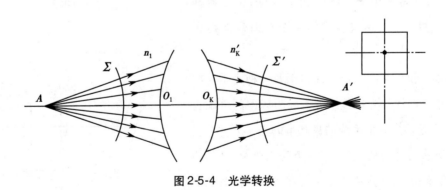

图 2-5-4　光学转换

由实际光线会聚的点称为实物点或实像点,这样的点构成的物或像称为实物或实像,实像可以直接被像屏、底片或光电器件等接收记录。由实际光线的延长线相交所形成的物点或像点称为虚物点或虚像点,这样的点构成的物或像称为虚物或虚像。虚物通常是前一个光学系统所成的像,虚像能被眼睛观看,但不能被像屏、底片或其他接收面所接收。

(三) 光学系统的焦点、主点和焦距

1. 焦点、焦平面　理想光学系统的焦点、焦平面和主点、主平面都是表征光学系统特性的点和面,这些特殊的点和面又称为光学系统的基点和基面。

如图 2-5-5 所示,O_1 和 O_K 是该系统的第一面和最后一面,FF' 是系统的光轴。物空间一条平行于光轴的光线 AE_1,经光学系统各面折射后沿 G_KF' 方向射出,交光轴于 F' 点。沿光轴入射的 FO_1 通过系统后仍沿光轴射出。由于像方的出射光线 $G_\text{K}F'$ 和 $O_\text{K}F'$ 分别与物方的入射光线 AE_1 和 FO_1 相共轭,因此光线 $G_\text{K}F'$ 和 $O_\text{K}F'$ 的交点 F' 的共轭点必然是光线 AE_1 和 FO_1 的交点。又由于 AE_1 平行于 FO_1,故其交点位于左方无限远的光轴上,所以 F' 是物方无限远轴上点的像,称为光学系统的像方焦点(或称后焦点)。通过像方焦点 F' 且垂直于光轴的平面称为像方焦平面,显然它和无限远垂直于光轴的物平面相共轭。

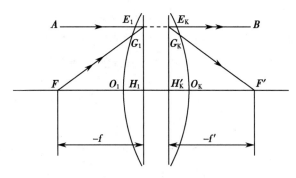

图 2-5-5　焦点、焦平面

焦点和焦平面虽是光学系统的一对特殊点和面,但两焦点或两焦面之间并不共轭。

2. **焦距**　自物方主点 H 到物方焦点 F 的距离称为光学系统的物方焦距(或前焦距),记为 f。类似地,自像方主点 H' 到像方焦点 F' 的距离称为像方焦距(或后焦距),记为 f'。焦距的正、负是以相应的主点为原点来确定的,若由主点到相应焦点的方向与光线方向一致,则焦距为正;反之则为负。

(四)　几种常用的光学仪器

1. **放大镜和目镜**　放大镜是用来观察近距离微小物体的最简单的一种目视光学仪器,放大镜总是与眼睛一起使用。目镜是目视光学仪器的重要组成部分,它将物镜所成的像放大后成像在人眼的远点,以便于人眼观察,目镜的作用相当于一个放大镜。

2. **显微系统及其特性**　显微镜的光学系统由物镜和目镜两部分组成,为了充分发挥其效能,还要有一个由聚光镜组成的照明系统。

3. **摄影与投影系统**　摄影系统是由感光底片或电荷耦合器件(CCD)组成图像接收装置的系统,由摄影物镜、接收图像装置、取景与测距系统等部分组成。摄影物镜是摄影系统中的主要光学元件,最常用的摄影系统是照相机和摄影机。显微照相系统、制版光学系统、航空摄影系统、水下摄影系统及测绘光学系统等都属于摄影系统的范畴。

知识链接

光　波

　　光是一种电磁波,且具有波粒二象性。 光波的波长范围为 $10 \sim 10^6\text{nm}$, 其中波长为 $390 \sim 760\text{nm}$ 的光波能为我们人眼所见,故称为可见光,而位于可见光区外两端的是不为人眼所见的紫外光(或线)区和红外光(或线)区。 在可见光区内,光波随波长的不同而呈现不同的颜色感觉。 单一波长的光具有特定的颜色,称为单色光。 几种单色光相混合后产生的光称为复色光。 白光可由各种波长的单色光按一定比例相混合后而得到。

▶▶ 课堂活动

> 试举出日常生活中你所熟悉的光学仪器。

点滴积累 ∨

> 1. 光学系统是各种光学仪器的核心部分,主要由透镜、柱镜、反射镜及平行平板等组成。
>
> 2. 光学系统的基本作用是进行光束变换,其特性可由焦点、焦平面、主点、主平面和焦距等表征。

第二节 医用显微镜

对客观世界的认识,眼睛是重要的接收工具。人们从外界接收的各种信息,约有80%是通过视觉传入大脑的。但是,人类的眼睛仍具有很大的局限性,人眼只能感受光谱中很窄的可见光(波长为390~760nm)范围内的电磁波。如对所观察到的物体的形状、大小和远近不能作出精确的定量比较和计量,不能看清很远或太小的物体,对发生在瞬间的现象或事物不能留下长久的记录。

光学显微镜实质上是一种处理波的工具,即是处理可见光及近可见光波段的波,使之成束地照射在被检物体上,其成像落在人的视网膜、感光片或其他记录系统(如电视显示或电影)上,突破了人类生理的限制,把视觉伸展到人眼不能分辨的微观世界中去。因此,显微镜的发明使人类更深刻地揭示了自然界的奥秘,推动了各学科的发展;反过来由于科学的发展,又促进了显微镜技术的改进,使之日趋完善。本节主要讨论手术显微镜和显微电视图像系统的仪器组成及工作基本原理。

一、手术显微镜

手术显微镜(surgical microscope)使医师能看清精细结构,从而进行肉眼所无法做到的微手术,使治疗范围及手术愈合率大为提高,显微外科使手术成功率自69%提高到93%。按手术部位,手术显微镜可分眼科、耳鼻咽喉科、外科、整形外科、神经外科用等数种,也有一些手术显微镜,其附件较多,属通用型,可供各科使用。但是无论哪种形式的手术显微镜,基本上均由观察系统、照明系统和支架三大部分组成。

手术显微镜的光路由观察系统和照明系统两大部分组成。为了成立体像,必须有两支独立的光路以一定夹角对物体成像,供双目观察。

(一) 观察系统

观察光路实质上为一双目立体显微镜,它可分成小物镜型和大物镜型两种,图2-5-6为小物镜型的一种光路结构形式。物体经物镜、半五角棱镜及普罗Ⅱ型转像棱镜后成了一完全一致的像于目镜物方焦面上,人眼通过目镜即可看到该物体的放大像。该系统共有两个,两者之间有一夹角,以供双目观察。小物镜型观察系统结构简单,设计方便,立体感强,像质好,但改变工作距及倍率较困难,通常用更换目镜来达到变倍的目的。摄影物镜、棱镜和反射镜组成摄影光路,照相机的底片平面与像面相重合。

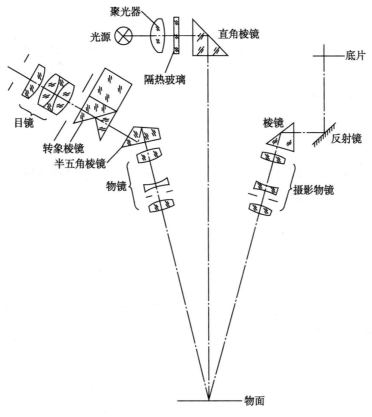

图 2-5-6　物镜光路结构图

某些手术要求有助手配合进行,此时显微镜的观察系统就不止一个,其中主手术操作者所用的一个称为主刀显微镜,而助手用的则称为副刀显微镜。

（二）照明系统

良好的照明是保证手术顺利进行的一个重要因素,手术显微镜的照明方式有内照明和外照明。若照明光束来自于显微镜本体内射出,称为内照明。为了有足够大的物面照度,近年来光源大都已采用卤素灯泡。灯箱安置在立柱顶上、横臂或其他部位上,通过光导纤维将光束引至显微镜,再通过大物镜射向手术部位。这种照明方式为同轴内照明。由于光源不在显微镜内部,可减轻显微镜本体的重量,且易于隔热和散热,但导光束的光能损失较大。外照明常用于某些特殊需要(如眼科裂隙照明)或辅助照明。它的照明系统常安装于显微镜本体上,由于照明光路与观察光路不同轴,照明光束是倾斜射向手术部位的,所以不适于深孔照明。

快速转换备用光源也是照明系统要考虑的因素之一,它可避免手术时因光源损坏而导致手术中断引起的医疗事故。

（三）支架

常用的手术显微镜分移动式和固定式两大类。前者又分有立柱式和夹持式两种,后者则分为吊式、墙式及桌式等数种。立柱式手术显微镜的底部为 H 形、T 形、Y 形或山形的底座。底座下有小轮,轻推立柱可将整台仪器移动到所需位置,踩下刹车踏脚后,仪器即固定于该处。横臂固定于立柱的滑套上,而显微镜则通过一系列支臂和横臂相连。滑套可借电动机带动在立柱上做上下移动,以使显微镜对手术面调焦,电机的运转可由脚控开关控制。电动调焦分粗、细两档,以使调焦快速而精确。为维持整机平衡,立柱内部有平衡锤以便于横臂、支架和显微镜等相平衡。

夹持式手术显微镜移动方便,可夹持在手术床或手术台上,是轻型手术显微镜,附件少、结构简单、体积小、灵活性大,便于随身携带供出诊用。吊式及墙式显微镜可在大型医院中安置在天花板上或墙上,使手术空间更为开阔。

手术显微镜的升降、调焦、横臂和 x-y 移动结的运动均可通过脚控开关进行,踏动脚控开关的不同按钮即可控制不同的运动。

为观摩和教学的需要,手术显微镜常带有一个或数个示教镜,也可配置电影摄影机。某些手术显微镜还配置手术椅,供手术操作者使用,左、右手臂支撑板使手术者的双手保持稳定,减轻长时间手术的疲劳。

二、显微电视图像系统

为了满足一机多用的要求,显微镜还设有为各种特殊用途而附加的装置,如摄影、投影、示教、偏光、相衬、荧光光源等。带有摄影装置的显微镜叫做摄影显微镜。电视显微镜和电荷耦合器显微镜是以电视摄像靶或电荷耦合器作为接收元件的显微镜。在显微镜的实像面处装入电视摄像靶或电荷耦合器取代人眼作为接收器,通过这些光电器件将光学图像转换成电信号的图像,然后对之进行尺寸检测、颗粒计数等工作。这类显微镜可以与计算机联用,这便于实现检测和信息处理的自动化,多应用于需要进行大量烦琐的检测工作的场合,从而构成显微电视图像系统。

(一) 显微镜结构

显微镜在结构上分为光学系统和机械装置两部分。光学系统包括物镜、目镜、聚光镜和反光镜等。机械装置包括底座、镜臂、目镜筒、物镜转换器、载物台、粗调手轮、微调手轮等。

载物台用于承放被观察的物体。利用调焦旋钮可以驱动调焦结构,使载物台做粗调和微调的升降运动,使被观察物体调焦清晰成像。它的上层可以在水平面内做精密移动和转动,一般都将被观察的部位调放到视场中心。

聚光照明系统由灯源和聚光镜构成。聚光镜的功能是使更多的光能集中到被观察的部位。照明灯的光谱特性必须与显微镜的接收器的工作波段相适应。

物镜位于被观察物体附近,是实现第一级放大的镜头。在物镜转换器上同时装着几个不同放大倍率的物镜,转动转换器就可让不同倍率的物镜进入工作光路,物镜的放大倍率通常为 5～100 倍。

物镜是显微镜中对成像质量优劣起决定性作用的光学元件。常用的有能对 2 种颜色的光线校正色差的消色差物镜,质量更高的还有能对 3 种色光校正色差的复消色差物镜,能保证物镜的整个像面为平面,以提高视场边缘成像质量的平像场物镜。高倍物镜中多采用浸液物镜,即在物镜的下表面和标本片的上表面之间填充折射率为 1.5 左右的液体,它能显著提高显微观察的分辨率。

目镜是位于人眼附近实现第二级放大的镜头,镜放大倍率通常为 5～20 倍。按照所能看到的视场大小,目镜可分为视场较小的普通目镜和视场较大的大视场目镜(或称广角目镜)两类。

载物台和物镜两者必须能沿物镜光轴方向做相对运动以实现调焦,获得清晰的图像。用高倍物镜工作时,容许的调焦范围往往小于微米,所以显微镜必须具备极为精密的微动调焦结构。

显微镜放大倍率的极限即有效放大倍率,显微镜的分辨率是指能被显微镜清晰区分的两个物点的最小间距。分辨率和放大倍率是两个不同的但又互有联系的概念。

当选用的物镜数值孔径不够大,即分辨率不够高时,显微镜不能分清物体的微细结构,此时即使过度地增大放大倍率,得到的也只能是一个轮廓虽大但细节不清的图像,称为无效放大倍率;反之如果分辨率已满足要求而放大倍率不足,则显微镜虽已具备分辨的能力,但因图像太小而仍然不能被人眼清晰视见。所以为了充分发挥显微镜的分辨能力,应使数值孔径与显微镜总放大倍率合理匹配。

聚光照明系统是对显微镜成像性能有较大影响,但又是易于被使用者忽视的环节。它的功能是提供亮度足够且均匀的物面照明。聚光镜发来的光束应能保证充满物镜孔径角,否则就不能充分利用物镜所能达到的最高分辨率。为此目的,在聚光镜中设有类似于照相物镜中的,可以调节开孔大小的可变孔径光阑,用来调节照明光束孔径,以与物镜孔径角匹配。

改变照明方式,可以获得亮背景上的暗物点(称亮视场照明)或暗背景上的亮物点(称暗视场照明)等不同的观察方式,以便于在不同的情况下更好地发现和观察微细结构。

（二）摄影系统

从物镜射来的光线经分光棱镜后,分成取景光束Ⅰ和成像光束Ⅱ。光束Ⅰ成像于取景分划板上,眼睛通过目镜取景和调焦;光束Ⅱ经摄影目镜成像于照相底片上。

为获得好的照片,应尽可能采用像质好、有利于摄影的物镜,较佳者为平场复消色差物镜,一般应为平场消色差物镜,同时一定要匹配适合摄影的补偿目镜,如 K、NFK、FK 型目镜;将摄影的目标物移到视场中心,调节好光源亮度,曝光量要准确,掌握正确、合理的使用方法。

若将摄影底片位置改用电视摄像机的靶面来替代,便成为电视显微镜。通过将光信号转变成电信号,再经放大、传输处理,最后在屏幕上显示出来,可满足多人观察。

若将摄影装置改成电影摄影机,便成为电影摄影显微镜。配上逐格器控制拍摄时间间隔,可以将动、植物的细胞变化过程记录下来,便于对连续变化的过程进行仔细观察、分析和研究,也能满足多人观察。

（三）显微电视图像系统的演进

最新的生物显微电视图像系统均是在布氏(R. M. Bradford)显微镜的基础上发展起来的,具有两个明显的特点:一是将生物显微镜下已放大 2～100 倍的光学图像再经光学放大、电子变焦及数码放大后变成数字电子图像,放大倍率提高到 1000～30 000 倍;二是采用计算机图像采集系统,可进行显微图像的存档、计算、处理、分类、打印与远程传输等功能。这种生物显微电视图像系统通常由生物显微镜、光电放大器、计算机图像采集系统、彩色图像显示器、打印机及供电系统组成。图 2-5-7 给

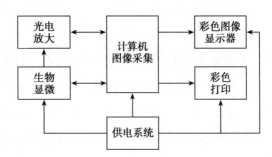

图 2-5-7 具有计算机图像采集系统的高倍生物显微镜成像系统

出了具有计算机图像采集系统的高倍生物显微成像系统的结构示意图,表2-5-1 给出了几种典型产品的主要性能指标比较。

表2-5-1 几种典型产品的性能指标比较

产品性能 \ 生产方	No.1	No.2	No.3	No.4
临床用途	观察病人体液	观察病人体液、血液	观察病人体液、血液	观察病人体液、血液
放大倍数	1000～12 000	120～20 000	150～30 000	150～31 000
图像分辨率	–	0.3μm	–	优于0.25μm
放大倍数指示	无	无	有	有
监视器	有	无	有	有
视频打印机	有	无	有	有
计算机系统	无	有	有	有
软件	无	有	有	有
打印机	无	有	有	有
视频输出	RCA	RCA	RCA及S端子双输出	RCA及S端子双输出
亮度调节	有	有	有	有
光源功率	150W	100W	100W	100W
亮度指示	模拟指示	无	数字指示	数字指示

点滴积累 ∨

1. 手术显微镜的光路由观察系统和照明系统两大部分组成。 观察系统实质是双目立体显微镜,照明系统的照明方式包括内照明和外照明。

2. 显微电视图像系统是在显微镜的实像面处装入电视摄像靶取代人眼作为接收器,将光学图像转换成图像电信号,与计算机联用,便于实现检测和信息处理的自动化。

第三节 医用内镜

内镜是用来观察内部体腔的医疗诊断工具,通过它能直接观察到内脏器官的组织形态。内镜常常冠以具体名称以指明其用途,例如胃镜用于诊察胃、膀胱镜用于诊察膀胱。早期的内镜附有刚性管子,管中的光学系统可使所研究或诊断的组织成清晰像,这种内镜叫做硬性内镜。

随着纤维光学技术的发展,制成了用光导纤维束传像和导光的内镜,这种内镜称作纤维内镜。由于它的柔软和良好的操作性能,在医学上得到广泛的应用和迅速的发展。

光学内镜的发展已有100多年的历史。早期的内镜利用透镜、棱镜、反光镜等光学元件,以金属管子为外壳,是硬直管型的内镜。其光源采用小电珠内光源或钨丝灯外部反射光源,照明亮度很低,影像不够清晰,观察盲点多,诊断效果较差。这种直管型内镜插入人体内腔各部位很困难,会给病人带来很大的痛苦。20世纪50年代初期出现纤维光学以后,医用内镜(medical endoscope)技术得到迅速的发展,出现了以光导纤维束代替透镜、棱镜等作为导光传像的元件,以光导纤维束外接冷光源的纤维内镜。

近年来,在纤维内镜上采用激光进行手术,对急性消化道出血或其他病灶进行光凝止血和治疗,这是内镜发展上的一个新动向。

(一) 医用内镜组成原理

1. 硬性内镜　检查用内镜的光学系统如图2-5-8所示,其中1为球面棱镜,2为外物镜,3为内物镜,4、5为转像透镜,6为目镜,7为道威棱镜,8为保护玻璃。保护玻璃的作用是保持光学系统的干燥,防止潮湿空气进入内镜内部影响成像的清晰度。手术用内镜的光学系统如图2-5-9所示,其中1为球面棱镜,2为外物镜,3为内物镜,4、5、7、8为转像透镜,6为场镜,9为目镜,10为道威棱镜,11为保护玻璃。

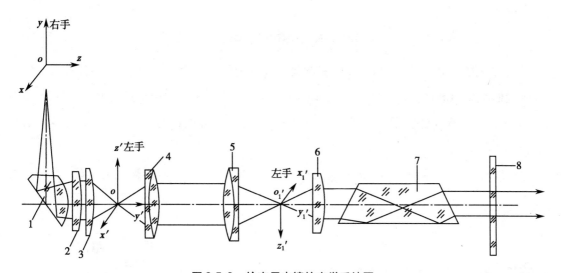

图2-5-8　检查用内镜的光学系统图

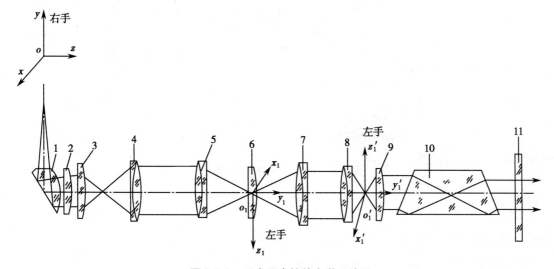

图2-5-9　手术用内镜的光学系统图

2. 纤维内镜　纤维内镜(以下简称为纤镜)的种类很多,形式千变万化,但其基本结构大同小异,常用的光学系统如图2-5-10所示。

图2-5-10中1为直角屋脊棱镜,入射光线经直角屋脊棱镜转折了90°,故视向角为90°(侧视式);但物体的坐标系统不变。被观察物体经直角屋脊棱镜和物镜2成像于传像纤维束3的输入端,传像纤维束将物像保持原形真实地传递到其输出端。在该端所得到的像通过目镜4成一放大虚像在明视距离处,目镜可根据人眼的屈光度不同进行视度调节。

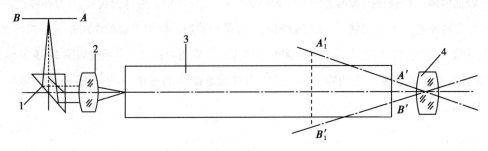

图2-5-10　纤镜内镜光学系统

3. 电子内镜　电子内镜是继硬式内镜和光导纤维内镜后的第三代内镜,其成像有赖于镜身前端装设的微型CCD图像传感器(charge coupled device),它犹如一台微型摄像机,将信号经图像处理器处理后,呈现在监视器的屏幕上,较光导纤锥内镜具有更佳的分辨率,并可供多人同时观看。

电子内镜由三部分组成,即内镜、视频处理器或称视频系统中心和监视器,另有键盘、录像机等,如图2-5-11所示。

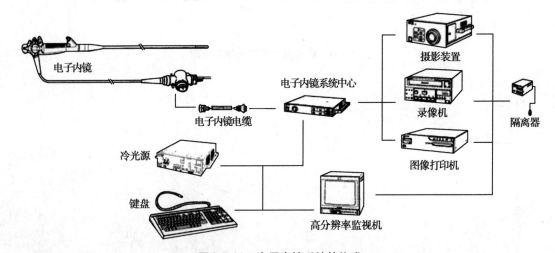

图2-5-11　电子内镜系统的构成

电子内镜的构造酷似光导纤维内镜,其操作部分与光导纤维内镜相似,转动角度钮可使镜前端弯曲部转动,有给水、给气、吸引、活检孔等。所不同的是光导纤维内镜由光导纤维束传送图像,检查者通过目镜进行观察。而电子内镜则在镜前端装设有CCD图像传感器或称电荷耦合器件,相当于一个电子摄像机的真空摄像管,它代替了光导纤维内镜的导像束。

（二）核心技术

1. 冷光源 普遍采用的一种方法是使用非球面冷光镜。这种冷光镜是一个灯罩,内部的形状不是球面而是其他曲面,把灯丝放在椭圆的一个焦点至顶点的中间,经过曲面反射后,光线总会落到另一个焦点至其顶点的范围内,其聚光效率比较高。灯罩可以用玻璃材料制作,在其曲面上镀以多层介质膜。多层介质膜的作用是使红外光能高度透过,而可见光则从膜上得到反射,从而达到滤去红外光的目的。在实际使用时,灯丝发的光可能有一部分没有通过冷光镜,也就是说可能还有部分红外光会在光导纤维及隔热玻璃处产生热。另外,隔热玻璃吸收了红外光以后也会使温度升高。鉴于以上两个原因,需要在灯丝外边隔热玻璃处加一个冷却风扇,实行强迫冷却。

2. 导光系统 由各种透镜或导光束将物像保持原形真实地传递到其输出端。

3. 光学成像系统 被观察物体经棱镜和物镜成像于传像纤维束输入端,传像纤维束将物像保持原形真实地传递到其输出端。在该端所得到的像通过目镜成一放大虚像在明视距离处,目镜可根据人眼的屈光度不同进行视度调节。

4. 机械部分 内镜可分为检查用内镜及手术用内镜两种,根据种类的不同,可装有手术钳、电灼器、活检钳等。

（三）技术指标

1. 视场角 内镜头部有一观察窗,观察窗设在头部顶端的叫前视式纤镜,其视向角为0°;观察窗设在侧面的叫侧视式纤镜,其视向角为90°。侧视式纤镜可以从侧面观察病区,但插镜时比较盲目,因为在回转曲折的体腔内插镜时,侧视式纤镜看不到前进方向的情况,无法引导。在食管、支气管、肠等狭窄的器官管道使用侧视式纤镜,只能观察到观察窗一面的部位。如要观察窗背面的部位,则需要旋转纤镜才行,因而对狭窄的管道不适宜用侧视式纤镜。

前视式纤镜能观察头部的前方,能看清管道的弯曲情况,可以引导插镜,但对狭窄的器官管道要正视侧壁比较困难。前斜视纤镜具有前视的优点,由于观察窗在斜面上克服了前视纤镜的部分缺点。在头部观察窗旁有一送水、送气口,从这个出口送气可使被检查的内脏鼓起,皱壁伸开,以利于观察;从这个出口喷水,可以清洗观察窗。头部还有一或两个照明窗,里面是导光束的端面。照明窗与观察窗之间的位置安排很重要,目的是使照明区与观察区域一致。此外还有一或两个钳孔,该孔兼作吸引孔,是手术器械的伸出孔,并附有升降机构(或称转向器),以引导手术器械在工作时的方位。

2. 内镜外径 根据不同组织的情况,制作各种大小的内镜外径。

3. 工作长度 根据从插孔至各组织的距离,制作合适的工作长度。

4. 弯曲角度 纤镜有能上、下、左、右弯曲的功能,可以基本消灭观察盲点,并且插镜方便,减少了病人的痛苦。此外,临床上要求纤镜有大的弯曲角度、小的弯曲半径。

弯曲部的外面套了套管;套管内为蛇骨管,蛇骨管的内壁装了4根钢丝绳。钢丝绳的一端与纤镜头部固定,另一端与弯曲手柄旋钮固定。当旋转弯曲手柄旋钮时,钢丝牵动弯曲部可上、下、左、右弯曲。

(四) 应用领域

常用的有膀胱镜、鼻咽镜、腹腔镜、子宫镜、声带镜、关节镜、输尿管镜、肾镜等。

案例分析

　　案例:病人在小肠(5～7m)出现病变,但是普通纤维内镜无法达到该区域,医师建议病人做胶囊内镜检查,病人看到一粒所谓的内镜只是像普通感冒胶囊一样的设备,心里怀疑这么小的东西能够发现病灶吗?

　　分析:能。 胶囊内镜是一种新型无线内镜设备,从入口腔的那一刻起,就以2秒/张的速度拍照,6～8小时后,胶囊电池用尽,随大便排出体外,已收集齐食管、胃、小肠等器官的内部情况,一次拍下的图片可达几万张。 但缺点是胶囊内镜无法给沿途所拍摄的图像进行准确定位,需要医师依靠经验进行判断。

点滴积累 ✓

1. 医用内镜的发展经历了硬性内镜、纤维内镜以及电子内镜。
2. 医用内镜的核心结构包括冷光源、导光系统、光学成像系统以及其他机械部分。 冷光源的结构普遍采用非球面冷光镜。
3. 医用内镜的技术指标包括视场角、内镜外径、工作长度、弯曲角度等。

第四节　眼科光学仪器

眼科光学仪器分为检查仪器和治疗仪器两大类,检查仪器又可分为常规检查仪器、验光仪器和特殊检查仪器。由于眼睛是特殊的生物光学仪器,用于检查眼睛的仪器有不同的光学仪器,用机械部件作为支撑或传动。光学部分分为照明系统和观察系统。

常规检查仪器有视力表、裂隙灯显微镜、检眼镜、眼压计、视野计,验光设备有角膜曲率计、检影镜、综合验光仪。特殊检查设备有角膜地形图、视觉电生理仪、眼底荧光造影、超声波眼部检查仪等。本节主要介绍最常用的眼科光学仪器如眼压计、检眼镜、眼底照相机等,并讨论各仪器的基本结构与临床应用。

一、眼压计

眼球是个闭合的弹性球体。根据流体力学的基本原理,眼球壁各个方向所受到的是一种均匀的压力,即眼压。眼球内的液体维持了眼内的压力,而房水的产生和流出率决定了眼压的大小。睫状体产生房水,使眼压增高,而眼压过高时,房水会自小梁和房角处排出,使眼压降低。正常人眼的眼压为 1999.83Pa(15mmHg)左右。原发性青光眼是常见病,也是一种致盲率和发病率均较高的眼病。而原发性青光眼中又以闭角型的为多。患这种病的病人眼房角闭合或粘连,使房水流出受阻,而使眼压增高,结果使神经纤维受压、血流受阻,导致视野变窄、视力降低。长期眼压增高使视神经细胞得不到营养而死亡,导致变盲。所以,临床上测量眼压以求早期诊断和治疗青光眼是眼科的重要手段之一。

眼压计(eye pressure meter)有接触式和非接触式眼压计。接触式眼压计通过一定的重量压在角膜上,使角膜下陷或部分角膜被压平,可以测量眼压和角膜及巩膜的弹性抗力之和。非接触式眼压计的优点是测量前不必麻醉,测量手续简便、时间短,实测时间仅为 3 毫秒,且没有机械接触角膜,处理简单,不致损伤角膜;病人没有不舒服感。其光学系统图如图 2-5-12 所示。

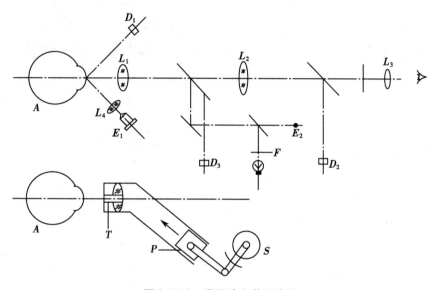

图 2-5-12 眼压计光学系统图

(一) 眼压计的结构与工作原理

1. 定位系统 图 2-5-12 中 F 为视靶,投射在 A 上后,由观察者通过透镜 L_1、L_2、L_3 观看。观察者根据视靶位置调整仪器位置,使仪器光轴和患眼光轴相重合。发光二极管 E_2 的光射到角膜,它的像反射回来,由光接收器 D_3 接收。在瞄准工作完成后仪器即可开始工作。如果对准不好,反射光就照明不了小孔后的光接收器,此时仪器不工作。位于汽缸体一端的物镜 L_1 中心有一根导管 T 穿透,以便于气体从导管中通过。

2. 角膜压平与测量系统 当仪器中心对准后,电路接通,螺线管将活塞推进气缸体,穿过透镜导管 T 发出正压气流。此气流冲击角膜顶点,使角膜曲率逐渐减小、变平。角膜的状态由一个单独的系统连续监视。发射器 E_1 发出光束,经透镜 L_4 准直后射向角膜顶点,又由角膜反射后射向接收器 D_1。角膜未受气流冲击时,D_1 只能接收到很少量的光。当角膜受气流冲击而逐渐变平时,D_1 接收到的光量逐渐增加;而当角膜正好变平时,接收到的光量为最大,从而由其转换成的电压也最大(峰值电压)。当气流继续冲击时,角膜由平的状态进一步内凹,呈凹陷状。此时 D_1 接收到的光量又变少,输出的电压值也变小。并且此时电路输出一信号,经处理放大后,启动开关电路切断螺线管的电流,使活塞停止运动,气流停止冲击。

3. 计时系统 从发出气流脉冲开始到峰值电压出现为止的时间被记忆下来,经运算处理后,用数字显示眼压值(mmHg 或 Pa)。

（二）眼压计的功能与应用

用于眼压的测量,是临床眼科诊断青光眼的主要检查手段。

知识链接

非接触式眼压计

非接触式眼压计没有机械接触,而改用了气流压平法。 其基本原理是将一束固定的气流吹向角膜,角膜在气流的作用下变平。 眼压和压平所需的时间之间存在线性关系。 一个计数器从脉冲气流冲出的瞬时开始计数,当光学系统监测到角膜变平时,即停止计数。 此时时间间隔转换成眼压值（mmhg 或 Pa）后,由屏幕数字显示。

二、检眼镜

检眼镜又称为眼底镜,是眼科光学中最常用的基本检查仪器之一。用于内眼的检查,分为直接检眼镜和间接检眼镜。

▶ **课堂活动**

比较接触式眼压计和非接触式眼压计的特点。

视网膜的神经末梢对光的不同颜色很敏感,医师在用检眼镜给病人进行检查时,检眼镜能发出一束很细的光束进入眼睛,它所具有的放大镜能使医师看到光束到达的视网膜部位。

（一）检眼镜的结构

直接检眼镜分为照明系统和观察系统。照明系统包括灯泡、聚光镜和反光镜;观察系统包括窥孔和补偿镜片。补偿镜片为安置在转盘上的不同屈光度的镜片,可补偿检查者和受检者的屈光不正,以便于清晰地观察眼底视网膜的结构。

间接检眼镜与直接检眼镜不同的是照明系统与观察系统分离,照明系统通过额带固定在检查者的头部,观察系统为手持放置在检眼镜和被检眼之间的一个正透镜,如果在照明系统附近安置一定的三棱镜,可双眼同时观察,产生立体感。

（二）检眼镜的工作原理

直接检眼镜通过照明系统照亮眼底观察部位,通过窥孔直接观察眼底。照亮部位的视网膜反射后在无穷远形成正立的虚像,通过检查者的屈光系统后,在检查者的视网膜上形成放大正立的像。如图 2-5-13 所示。

间接检眼镜通过眼底照明,反射后被一正透镜在透镜和检查者之间形成一倒立的实像,然后被检查者观察到。如图 2-5-14 所示。

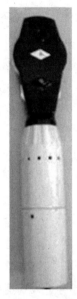

图 2-5-13　直接检眼镜

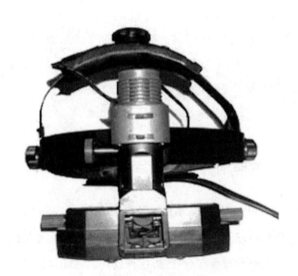

图 2-5-14　间接检眼镜

案例分析

案例:有病人发现自己有眼底出血的症状,在医院就医时,医师分别为他做了眼压和检眼镜两项检查,病人认为两项检查选择其一就可以,怀疑医师是否有过度医疗的情况。

分析:病人的想法是错误的。眼底出血的原因很多,可能是眼压异常导致毛细血管破裂出血,也有可能是由于细菌或者病毒感染造成眼部组织出血,因此医师使用眼压计和检眼镜两项检查是非常必要的。

（三）检眼镜的功能和应用

用于眼底视网膜、视乳头、血管以及玻璃体的检查。间接检眼镜由于离眼检查,双眼同时观察,便于眼底手术的操作,在视网膜、玻璃体手术中广泛使用。

（四）检眼镜检查方法

1. 眼底检查宜在暗室中进行。病人取坐位,医师取坐、立位均可。

2. 右手持检眼镜位于病人的右侧用右眼观察,检查左眼时须位于病人的左侧,左手持镜用左眼观察,并嘱咐病人正视前方。

三、眼底照相机

（一）眼底照相机的基本组成及原理

眼底照相机基于古尔斯特兰德（Gullstrand）无反光间接检眼镜的光学原理，照明系统的出瞳和观察系统的入瞳均成像在瞳孔区，这种设计能保证角膜和晶状体的反射光源不会进入观察系统。眼底照相机有两个光源，第一个是钨丝灯，用在对焦时进行眼底照明，光源类型与其他间接检眼镜相同；第二个是闪光灯，用以在瞬间增加眼底照明强度而进行拍摄。

正视眼的眼底位于该眼光学系统的焦点上，因此对观察者来说，正视被测眼的眼底在无穷远处，这样任何一种眼底都要解决好两个相互联系的复杂问题，即照明和观察。

眼底照相机的原理如图 2-5-15 所示，与间接检眼镜的原理相同，它有三重目的：假设被观察者正视眼，该镜将眼底上出来的发散光线变成眼外平行光线。这线光线由 O 镜收集成中间像 F，经过适当的光学方法处理后由观察眼 P 所见，或被拍摄。

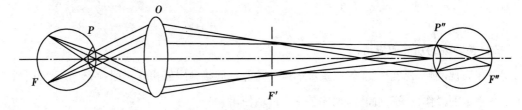

图 2-5-15　眼底照相机的光学原理

镜 O 的第二个目的是将观察者的瞳孔或摄影装置的入瞳成像在被测眼 P' 的瞳孔上，使观察眼和被测眼的瞳孔共轭，来保证获得一个较大的视场角。

第三个目的是将仪器中的光源投影到病人的眼中以照明眼底。

（二）眼底照相机的功能

眼底照相机对眼底血液循环检查有着重要的临床意义。将荧光素钠快速注入静脉，通过眼底照相机观察荧光素的特点来判断血管的流通，这样就得使用光谱中的激发滤片来激发荧光素的荧光，该激发滤色片的透过降值波长为480nm。它将挡住照明光中的其余光谱成分,而只允许480nm波长的光透过,并透过光学系统,进入人眼,照亮眼底。另一种是加在照相光路中的,称为屏障滤色片,截止波长为520nm,即只允许520nm以上波长的光谱成分通过。自眼底发出的光有两种成分,一种是由眼底反射或漫射出来的波长为480nm的激发光,另一种是波长为520nm的荧光。屏障滤色片的作用是挡住了波长为480nm的漫反射光和其他杂散光,而允许荧光进入摄像系统,以保证荧光照片的清晰度。

知识链接

古尔斯特兰德

古尔斯特兰德(Allvar Gullstrand,1862~1930)是瑞典著名眼科学专家,他经过20多年百折不挠的研究,发现了光线从空气通过角膜、晶状体等几种折光指数不同的媒介而在视网膜上成像的原理,阐明了近视调节的机制,归纳出光学成像的一般定理,得到了各国学者的承认,对几何光学、生理光学和眼科学都有划时代的贡献。为了表彰他在眼睛屈光学方面的杰出贡献,1911年经斯德哥尔摩卡罗琳医学院教授会议推荐,授予他当年的诺贝尔生理学及医学奖。

点滴积累 ╲/

1. 眼压是反映原发性青光眼的重要指标。眼压计有接触式和非接触式两种,非接触式眼压计不必麻醉,测量方便,不损伤角膜。眼压计的结构包括定位系统、角膜压平与测量系统和计时系统。

2. 检眼镜是最常用的眼科检查仪器之一,用于内眼检查,分为直接检眼镜和间接检眼镜,其结构包括照明系统和观察系统。

3. 眼底照相机原理与间接检眼镜相同,包括两个光源,一个是钨丝灯,用于对焦时进行眼底照明,另一个是闪光灯,用于瞬间增加眼底照明强度。

第五节　医用手术照明设备

自从1906年爱迪生利用钨丝作为灯丝发明了电灯泡之后,白炽灯、日光灯、节能灯、LED灯等各种照明设备和技术如雨后春笋般走上历史舞台,极大地方便了人们的生产和生活。这也为医用手术照明设备的发明奠定了基础。手术照明与传统照明设备的区别在于要满足手术过程中的特殊要求,例如亮度、安全性、无阴影、冷光以及可拆卸消毒等。我国对手术照明设备主要规定了两种类型,一是手术无影灯,二是冷光单孔手术灯。

一、手术无影灯

手术无影灯种类较多,但是主要有单孔立式,四孔、七孔立式,四孔、五孔吊式,九孔吊式,十二孔吊式,母子吊式及组合式等。其中,母子吊式手术无影灯一般为母十二孔、子五孔。

各种类型的无影灯之所以有无影感,主要是采用特殊镜面的灯泡,即在灯头玻璃内壁上镀上水银,使光线不能直接照射在手术台上,而是通过水银面反射到灯罩上,再从水银面反射后透过平面玻璃或乱反射玻璃,即可得到柔和的光线,此平板玻璃或乱反射玻璃的成分含有氧化亚铁。而使玻璃呈淡绿色,有吸收红外线的能力,因此可以隔热。另外,灯上装有 4、5、9 或 12 个等灯泡在对称的角度上,使光束交叉成一个圆形的照明圈,所以当损坏一盏或挡住部分发光线时,光线虽稍弱,但仍有足够的照明,由此达到无影的效果。

单孔立式一般为 220V、100 或 200W 灯泡 1 只,四孔装有 4 只 24V、25W 灯泡,五孔装 5 只 24V、25W 灯泡,七孔装有 7 只 24V、25W 灯泡,以此类推。部分老式产品有 6 和 12V 的,大型无影灯还有 220V 的。每盏灯有乱反射玻璃或平面玻璃及反光罩 1 个。照明范围的大小靠装置的调节器进行调节。手术照明灯活动范围的大小调整,立式除底座装有 3 个滑轮可以随意推动外,其万用连接器与直管可以做 360°的转动,平衡锤与灯部上下有 60°的移动范围。横管可以做 120°的转动,γ 形管与灯部可以做 120°的转动。

吊式除 360°的转动及灯身做 120°的转动外,最大的特点是伸缩方便、照明范围更宽。

无影灯的电源电压为 220 或 110V,通过灯内所设的变压器或电阻丝降低到 24 或 12V。在灯的上部装有电源开关。

手术无影灯电路比较简单,一般为一个 125W、220V/24V 变换变压器拖动 4 个,最多 5 个 24V、25W 无影灯炮,灯泡采用并联接法。十二孔无影灯用 3 个 125W、220V/24V 变换变压器,每 4 只灯泡共用 1 只变压器。使用的变压器一般有两种形式,一种是普通的具有初、次级绕组和铁芯的变压器,另一种是带铁芯的自耦变压器,分别如图 2-5-16 和图 2-5-17 所示。

二、冷光单孔手术灯

冷光单孔手术灯设计新颖,造型独特美观,使用灵活,不仅能满足手术时对照明设备无阴影、安全、可拆卸消毒等要求,还可以提供单灯 15 万 lx 的光照强度,使手术室外科医师能精确分辨轮廓和颜色等。适用于耳鼻咽喉科、泌尿科、妇产科及手术室作为辅助照明。

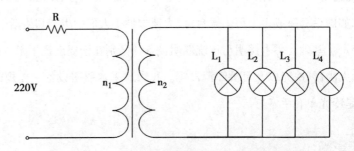

图 2-5-16　主、副绕组变压器与无影灯泡连接原理图

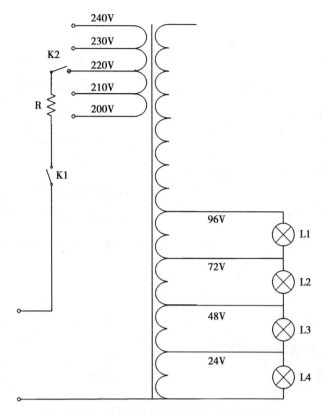

图2-5-17　自耦变压器与无影灯泡连接原理图

冷光单孔手术灯的主要光源材料是冷光板,其产生的热量极少,有效避免手术中产生的热量对手术过程的干扰,作为手术室辅助照明灯,还能满足层流手术室内对影响层流的主要因素热源及障碍物的控制要求,有效解决了老式手术灯无法满足高标准净化手术室要求的缺陷。

此灯能在1000～1600mm调节高低,灯头能通过球形前后90°、左右75°正斜调节,脚踏开关一般安装在底座上,使用方便。能够瞬间启动,运行无噪声。支持无级调节,配备备用灯泡,避免手术过程中由于灯光故障对手术造成干扰或中断,切换时间仅为0.3秒,满足安全照明的需要。

需要值得注意的是,冷光单孔手术灯的灯泡平均寿命为1000小时,灯座至少每年需要更换1次,每日均需要检查灯泡使用状态,使用弱碱性溶液消毒手柄;每月需要检查备用电源是否正常,切断电源时备用电源能否正常启动;注意紧固电源导线之间的接头处,各处螺丝是否旋紧以及散热情况,各关节移动时刹车是否正常。

点滴积累 ∨ ⋯⋯⋯⋯⋯⋯⋯⋯⋯⋯⋯⋯⋯⋯⋯⋯⋯⋯⋯⋯⋯⋯⋯⋯⋯⋯⋯⋯⋯⋯⋯⋯⋯⋯⋯⋯⋯

1. 我国对手术照明设备主要规定了两种类型:手术无影灯和冷光单孔手术灯。

2. 手术无影灯之所以有无影感主要是采用特殊镜面的灯泡。

3. 冷光单孔手术灯的主要光源材料是冷光板,产生的热量极少,能有效避免手术中的干扰。

目标检测

一、单项选择题

1. 光是一种电磁波,光波的波长范围为 $10 \sim 10^6 nm$,人眼可见光的范围是_____。

　　A. 390 ~ 760nm

　　B. 580 ~ 850nm

　　C. 230 ~ 550nm

　　D. 680 ~ 980nm

2. 光学系统的基本作用是_____。

　　A. 调节光的大小

　　B. 光学转换

　　C. 使被照射物体发光

　　D. 完善成像

3. 医用内镜头部有一观察窗,观察窗设在头部顶端的叫前视式纤镜,其视向角为_____。

　　A. 180°

　　B. 90°

　　C. 60°

　　D. 0°

4. 电子内镜由内镜、视频处理器和_____组成。

　　A. 计算机处理系统

　　B. CCD

　　C. 监视器

　　D. 键盘

5. 眼底照相机的两个光源分别为钨丝灯和_____。

　　A. 闪光灯

　　B. 氙气灯

　　C. 卤素灯

　　D. 照明灯

6. 手术显微镜的结构主要由观察系统、_____和支架三大部分组成。

　　A. 成像系统

　　B. 照明系统

　　C. 电路系统

　　D. 机械系统

7. 正透镜又称凸透镜,其光学作用主要为_____。

　　A. 对光束起平行作用

　　B. 对光束起会聚作用

　　C. 对光束起折射作用

　　D. 对光束起发散作用

8. 眼底照相机照明光路中的屏障滤色片截止波长为_____。

　　A. 480nm

　　B. 520nm

　　C. 760nm

　　D. 460nm

二、简答题

1. 光学系统的基本组成是什么?

2. 简述眼压计的结构和功能。

3. 比较直接检眼镜和间接检眼镜的特点。

4. 简述眼底照相机的组成及临床应用。

5. 简述医用内镜的核心技术。

6. 医用内镜的主要指标有哪些?

7. 简述显微电视图像系统。

8. 调研:医用手术照明设备的最新技术与进展。

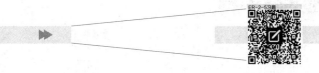

（司博宇）

第六章

临床检验仪器

导学情景 ∨

情景描述:

张三成功地应聘上梦想中的工作。入职前,单位要求他去做入职体检。张三到某三甲医院的体检中心进行体检,检验中心的医护人员采集其血液和尿液等样本,并把样本送到检验中心,检验医师运用相关的仪对样本进行检测分析,最后获得一份详细的检验报告单。请问这报告单上的结果是如何检测出来的呢?

学前导语:

现代临床检验实验室使用各种先进仪器对各种临床标本进行定性或者定量的分析测定,例如,临床检验中的肝功能、肾功能、电解质、血气分析、血脂、肿瘤标记物等常规检测项目。通过研究人体血液、体液、分泌物和排泄物中的致病因子及一些活性物质的量和活性的变化而推断疾病的发生发展,辅助临床医师准确判断疾病。本章我们将带领大家学习血气分析仪器、生化分析仪、血细胞分析仪器、免疫检验仪器等医用检验仪器的基本原理、基本结构以及临床应用等相关知识。

第一节 检验分析基础

一、概述

临床医学检验(clinical medical laboratory)是采用各种实验室检查方法和技术,对来自于机体的血液、尿液、粪便以及分泌物和排泄物等标本进行一般性状观察及理学、化学、免疫学、病原学和显微镜等检查,为疾病筛查和诊断提供准确的检测结果。

检验分析技术的发展与自然科学基础学科和生物学基础学科的发展息息相关,它以生理学、病理学、生物化学、分子生物学、病原生物学、免疫学、细胞生物学等学科为理论基础,以试剂学、仪器科学、生化技术、免疫技术、细胞生物学技术和分子生物学技术为检测手段,以临床医学的各个学科为服务对象,伴随电学、电子学、计算机科学、光学等的发展,使手工检测步入仪器自动化、电脑化检测成为可能。血细胞分析仪从半自动发展到全自动以及全自动工作站,从阻抗法原理到多项高新技术联合应用,从计数红细胞、白细胞几项参数开始发展到多参数检测,具有用血量少、快速、精密度高、自动质量控制等特点。尿液干化学自动分析已能简便、快速、精密地对尿液中的多项成分进行分析。

同时,干化学试剂带的应用也有利于床旁检测的实施。以往被认为难以自动化的尿沉渣检查亦已自动化,并逐渐在临床普及。生物化学、免疫学、细胞生物学、遗传学,特别是分子生物学技术的发展,有力地推动了临床医学检验基础的进步,人们已从认识细胞形态开始,深入研究细胞的功能、大分子物质与基因的结构和功能,试图从分子水平对细胞的起源和疾病的本质进行探讨。

临床医学检验技术与其他学科一样,它的发展是一个漫长而曲折的过程,随着新技术的不断渗入,它的内容和应用将扩大和深化。

二、医学检验分析的范畴

临床医学检验是一门综合性学科,与物理学、化学、生物学、电子学、计算机科学、生物化学、免疫学及临床医学等具有不可分割的联系。医学检验分析的内容宏观上包括定性分析与定量分析两部分。定性分析是确定物质由哪些组分(元素、离子、基团或化合物)组成;定量分析是确定物质中有关组分的含量,确定物质各组分的结合方式及其对物质化学性质的影响。微观上医学检验的主要内容可以归纳为以下几类:

1. **血液一般检验** 血液一般检验是指选用最基础、最常用的检验项目来检测血细胞的质量和数量。血液是由血细胞和血浆组成的。血液不停地流动于循环系统之中,它与全身各系统的组织器官具有密切的联系,参与机体各项生理功能活动。在生理情况下,血液各种成分的质和量的变化可反映出机体正常新陈代谢和内外环境的状态;在病理情况下,血液除能直接反映造血系统的疾病外,还能直接或间接地提示全身或局部组织器官的病变。

2. **血细胞涂片形态学检查** 血细胞涂片在临床上应用极为广泛。如血细胞涂片制作和染色不良,常使细胞鉴别发生困难,甚至导致错误结论。如血膜过厚易使细胞重叠;血膜太薄白细胞多集中于边缘,易使细胞分布不均匀。如染色偏酸或偏碱均可使细胞染色反应异常。因此,制作厚薄适宜、分布均匀、染色良好的血细胞涂片是保证血液检查质量的关键。

3. **血细胞分析仪技术** 血细胞分析仪是指对一定容积全血内的血细胞数量及质量进行自动分析的常规检验仪器,它又称血细胞自动计数仪、血液自动分析仪。血液中有形成分的计数及形态分析为临床检验的常规检验项目。在20世纪50年代之前,均由手工方法完成,耗时、费神、效率低,且受检验人员技术熟练程度的制约。血细胞分析仪的应用,因其检验精密度好、分析速度快、操作易于标准化等优点,弥补了手工分析重复性差、速度慢和难以标准化的缺点。

4. **血液流变学基础及检验** 血液具有一定的黏度,黏度对血液的流动状态有很大的影响。血液主要由大量的红细胞、少量的白细胞、血小板等有形成分和一些大分子物质所组成。其中红细胞的数量最多,因而对黏度影响最大。红细胞的软硬程度、聚集能力、变形能力等对血液的宏观性质有很大的影响。因此,除了需要研究血液的宏观性质外,还要研究血液的组成成分的流动及变形规律,从而使我们对血液的性质有更深刻的认识。

现代血液流变学的研究范围非常广泛,一般包括血液黏度、血浆黏度、血细胞比容、红细胞聚集性、红细胞变形性、红细胞电泳、红细胞膜的微黏度、血液的触变性和黏弹性、血小板聚集性、血小板黏附性、血栓弹力图、体外血栓的形成与测定、血浆纤维蛋白原及红细胞沉降率等;随着研究的深入和仪器的不断改进,白细胞的流变特性也开始受到人们的关注。此外,分子水平的研究也逐渐渗入血液流变学的研究领域中,如红细胞膜的结构特性、膜上受体的表达和分布及其与流变学特性之间的关系等。

5. 尿液理化检验 尿液理化检查的内容主要为气味、尿量、外观、比密度、尿渗量等;湿化学检查为尿液酸碱度检查、尿蛋白检查、尿糖检查、尿酮体检查、乳糜尿检查、尿胆色素检查、尿液氨基酸检查以及泌尿系统结石检查等。其他检验包括人绒毛膜促性腺激素检查、尿酶检查、尿免疫蛋白电泳技术及其应用、尿蛋白免疫浊度测定等。

6. 尿沉渣检验 尿沉渣检查是尿液分析的重要组成部分,对临床诊断、质量检测及健康具有重要意义。尿沉渣检测的主要内容为尿沉渣成分(红细胞、白细胞、上皮细胞和异形细胞、结晶等)。

7. 体腔液检查 体腔液检验包括浆膜腔积液检查、脑脊液检查、羊水检查等。

8. 分泌物及排泄物检验 分泌物及排泄物检验包括精液检查、前列腺液检查、阴道分泌物检查、粪便检查及其他体液检查。

9. 脱落细胞学及细针吸取细胞学检查 脱落细胞学是针对人体各个部位,尤其是对肿物及病变器官通过细针吸取的方法获得的细胞或管腔器官表面的脱落细胞,经过染色,观察细胞形态并作出诊断。脱落细胞学的细胞形态有其特有的规律,和病理组织学变化的关系十分密切。主要是对自然排出物、体腔抽出液和细针穿刺吸取液等进行检查。

细针吸取细胞学又称细针细胞病理学、细针吸取活检或细针吸取等,是用细针穿刺病灶吸出少量的细胞成分做涂片来观察病灶部位非肿瘤性或肿瘤性组织细胞形态改变的诊断细胞学。目前已经成为一种重要的早期诊断手段。

三、临床检验仪器的分类

临床检验仪器有按目视检查、化学检查、自动化仪器检查等进行分类。有以检验仪器的工作原理进行分类,如力学实验、电化学实验、光谱分析实验、波谱分析实验等;有根据临床用途分类,如临床血液学检验和尿液检验仪器、临床生物化学分析仪器、临床免疫学仪器、临床微生物学仪器、临床分子生物学仪器和普通仪器等。无论哪种分类方法,都有其特点。综合以上几种分类,将临床检验仪器分为以下8类:

1. 分离分析仪器 离心机、色谱仪、电泳仪器。

2. 临床形态学检测仪器 显微镜、血液分析仪器、流式细胞仪。

3. 临床化学分析仪器 分光光度计、自动生化分析仪器、电解质分析仪、尿液分析仪器、血气分析仪器、干化学分析仪器、即时实验仪器。

4. 临床免疫标记分析仪器 酶免疫测定仪、放射免疫测定仪器、荧光免疫测定仪器、化学发光免疫测定仪器。

5. 临床血液流变分析仪器 血液流变分析仪器、血液凝固分析仪器、红细胞沉降率测定仪器。

6. 临床微生物检测仪器 血培养检测系统、微生物鉴定和药敏分析系统、厌氧培养系统。

7. 临床基因分析仪器 聚合酶链反应核酸扩增仪器、连接酶链反应核酸扩增仪器、核酸定量杂交技术和相关仪器、DNA 序列测定仪器、核酸合成仪器、生物分子图像分析系统、生物芯片和相关仪器。

8. 其他临床实验仪器。

本章内容主要介绍几种常见的临床检验仪器的基本结构、基本原理和临床应用。

点滴积累 $\bigvee$

1. 医学检验分析的内容宏观上包括定性分析与定量分析两部分。
2. 临床检验仪器根据临床用途主要分为临床血液学检验和尿液检验仪器、临床生物化学分析仪器、临床免疫学仪器、临床微生物学仪器、临床分子生物学仪器和普通仪器。

第二节　临床化学检验仪器

一、血气分析仪

人类的生存依赖于新陈代谢,一方面通过消化道摄取食物,排出废物;另一方面通过呼吸吸入氧气,呼出二氧化碳。正常的新陈代谢依赖于人体内血气、酸碱及电解质的平衡。人体为了维持血气、酸碱等内环境的稳定,需要依靠缓冲、代偿、调整等一系列生理机制进行调节。

(一) 血气分析在临床上的应用

血气分析仪是通过对人体血液中的酸碱度(pH)、二氧化碳分压(PCO_2)、氧分压(PO_2)进行测定,来分析和评价人体血液酸碱平衡状态和输氧状态的仪器。它还可以用于人体其他体液,如腔液、胃液、脑脊液、尿液 pH 的分析测量。

血气分析在临床上的应用有:①用于昏迷、休克、严重外伤等危急病人的抢救;②用于手术尤其是用体外循环进行的心脏手术等引起的酸碱平衡紊乱的监视、治疗效果的观察和研究;③用于肺源性心脏病、肺气肿、气管炎、糖尿病、呕吐、腹泻、中毒等疾病的诊断和治疗。血气分析的连续监测不仅是混合型酸碱平衡紊乱的诊断前提,而且是其他各型酸碱平衡紊乱作为合理治疗的分析基础。血气分析仪已作为不可缺少的抢救设备,日益受到临床的重视。

(二) 血气分析仪器的组成结构和工作原理

1. **血气分析仪器的基本结构**　血气分析仪器的基本结构大致包括电极、恒温装置、电子控制系统、混合气配气装置、阀门和泵、显示屏和打印装置等,如图 2-6-1 所示。

(1) pH 电极:常以玻璃电极为主,在一支较厚的玻璃管下端是一个由特殊材料制成的玻璃球泡,球泡的下半部是对 pH 敏感的薄玻璃膜,膜的厚度在 0.05~0.15nm,球泡的直径约为 1cm。膜内充有 pH 恒定的缓冲液,一直浸泡在含 Cl^- 的氯化物溶液内。由一条带插头的屏蔽线将 pH 电极连接到测量仪上。结构如图 2-6-2 所示。当样本进入样本通道时,pH 电极对被测样本中的 H^+ 反应,会在玻璃薄膜的内部与外部之间产生一个直流电压,该电压与内部缓冲液和样本的 pH 差成正比,它是由玻璃的金属离子与液体的氢离子在膜面上的交换所产生的。该离子交换由液体中的浓度所控制,为消除静电干扰,在外玻璃管内装有静电隔离罩。pH 电极在使用时,常使用两种标准溶液对电极进行校准,一种 pH 为 7.383,另一种 pH 为 6.841。

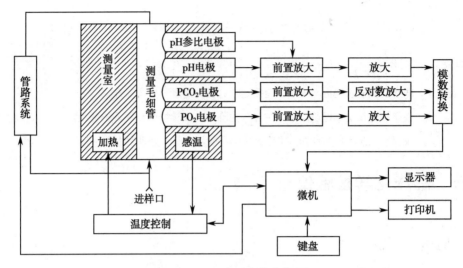

图 2-6-1　血气分析仪方框图

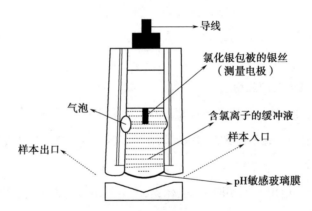

图 2-6-2　pH 玻璃电极示意图

(2)参比电极:常用的有甘汞电极和银-氯化银电极两种。

1)甘汞电极:该电极容易得到稳定的电极位,是测量 pH 最常用的参比电极。甘汞电极由水银、甘汞和饱和氯化钾溶液组成。在内部的玻璃管中封装一根铂丝,铂丝上端与金属帽相连、下端插入水银中,下置一层水银与甘汞的糊状物,并用棉花塞着玻璃管的下半段。在外玻璃管中装有饱和氯化钾溶液并有少量氯化钾结晶,以保证溶液处于饱和状态。弯管下端有一泄漏孔,用石棉丝(或是烧结多孔玻璃及多孔陶瓷等材料)进行堵塞,以控制氯化钾溶液向外渗漏的速率。结构如图 2-6-3 所示。在测量时,允许微量的氯化钾溶液通过泄漏孔流入待测溶液中,起盐桥作用,传导电流。

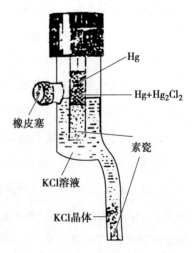

图 2-6-3　甘汞电极示意图

甘汞电极的电位只取决于氯离子的活度,这也是甘汞电极与金属电极的区别,它不是由电极材料离子进行可逆反应的,而是由溶液中的阴离子进行可逆反应的。因此,在一定温度下,若氯化钾浓度固定,则电极电位就是一个固定值,故一般都使用氯化钾作为测量 pH 的参比电极。在精密测量时为减少温度对测量的影响,将电极置于恒温器中。

2）银-氯化银电极:这种电极是由一小片金属银涂上氯化银并浸在氯化钾溶液中构成的,电极电位是氯离子浓度的函数,使用饱和氯化钾的目的是为了在各种温度条件下保持恒定的氯离子浓度。和甘汞电极一样,电极与待测溶液之间用氯化钾盐桥将电路连接起来。银-氯化银电极的最大特点是在较高温度时电极电位较稳定,最高工作温度可达 250℃ 。

（3）二氧化碳分压电极:该电极是一种气敏电极,在电极的前端有一层半透膜。半透膜只允许某种特定的气体通过,而阻止其他气体和离子通过,如二氧化碳电极的半透膜只允许 CO_2 气体通过、氧电极膜只允许氧气通过。电极膜的材料多数用高分子有机化合物制成。二氧化碳分压电极如图2-6-4 所示。

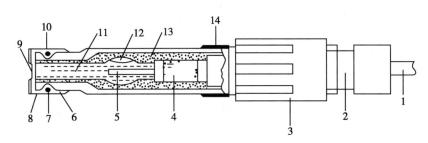

图 2-6-4　二氧化碳分压电极示意图
1. 引线;2. 紧固帽;3. 外套;4. 参比电极;5. 玻璃电极;6. 敏感膜;7. 形环;8. 透气膜;9. 尼龙网;10. 电极帽;11. 内充液;12. 气泡;13. 外冲液;14. 止液套

玻璃电极和参比电极被浸泡在一个内部充满溶液的外套中,该外套的前端为透气膜。套中的溶液称为电极液,电极液中含有碳酸氢钠、氯化钠和蒸馏水,实际上电极头部是紧贴着半透膜的。当电极的端部插到毛细管的电极插孔上,毛细管中有被测血液时,溶解在血液中的 CO_2 可以通过半透膜扩散而进入电极套中,扩散一直进行到膜两边的 CO_2 浓度相同为止,进入电极套中的 CO_2 和水反应生成碳酸。这样就改变了套中溶液的酸碱度,样品中 CO_2 的含量越高,扩散到电极套中的 CO_2 越多,生成的碳酸也越多,电极套内的溶液 pH 下降也越大;反之,当样品中的 CO_2 降低时,电极套中的碳酸分解,CO_2 气体通过透气膜扩散出去,就使得套中的 pH 升高。电极套中是一对测量 pH 的玻璃和参比电极,它们能将 pH 的变化测量出来。这样,测得的 pH 便间接地反映了溶液中的 PCO_2 的高低。

（4）氧分压电极:是一种气敏电极。气敏电极又是一种极谱化电极,氧的测量是基于电解氧的原理而实现的。铂阴极和银-氯化银阳极被浸在前端有半透膜的电极套中,套中还装有氧电极液。氧电极液的成分是磷酸二氢钾、磷酸二氢钠、氯化钾和蒸馏水等。磷酸二氢钾和磷酸二氢钠可稳定电极液的 pH。氯化钾可增加电极液的电导性,并参与离子的导电,和二氧化碳电极类似。当氧电极的端部插到测量毛细管上的电极插孔上,毛细管中通以被测血液时,溶液在血液中的氧可以通过半透膜扩散而进入电极套中,扩散一直进行到膜两边氧的浓度相同为止。氧分压电极工作原理图如图2-6-5所示。

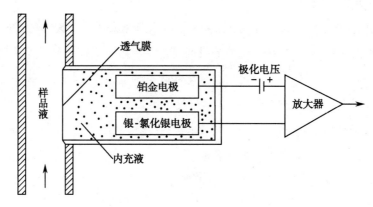

图2-6-5 氧分压电极工作原理图

在氧分压电极的阴极和阳极之间加有0.7V左右的极化电压,在极化电压的作用下,进入电极套中的氧被电解。电解电流的大小正比于PO_2的高低,这样,通过氧电极的转换,PO_2的高低便转换成了电流的大小。

PO_2电极产生的电流很小,所以PO_2电极所配的放大器应为高输入阻抗、低噪声的微电流放大器。

当PO_2的值为0时,电路中的电流并不为0,仍有一个微小的电流值,通常称为基流。校准PO_2电极时也采用两种气体,先用不含氧的纯CO_2气体通过测量管,将电路中的基流调为0;然后用第二种标准气体测PO_2,便可得出PO_2电流的标准曲线。

2. 血气分析仪器的基本原理 被测血液在管路系统的抽吸下,被抽进样品室内的测量毛细管中。测量毛细管的管壁上开有4个孔,pH、pH参比、PO_2和PCO_2 4只电极的感测头紧紧将这4个孔堵严。其中,pH、pH参比电极共同组成对pH的测量系统。被测时的血液吸入测量毛细管后,管路系统停止抽吸。这样,血液中的pH、PCO_2和PO_2同时被4只电极所感测。

电极测定的原理:pH电极的敏感玻璃膜电极-盐桥-参比电极形成一个回路,测定pH前需用2个不同pH的标准液确定电极的零电位和斜率值(即2点定标)。PCO_2电极表面的选择性通透膜只允许CO_2气体通过,气体CO_2分子在内溶液中酸化后pH下降,再通过pH电极测定。

微弱的信号通过高输入阻抗的微电流放大器,再通过数码转换,由数据处理系统处理。PO_2电极的工作原理则与极谱分析原理相同,透过选择性通透膜的O_2气体在铂阴极上被还原产生浓度极化现象,在0.65V的极化电压下,电极电流的大小取决于铂阴极表面O_2的多少。膜外血样品中的PO_2则决定铂阴极表面O_2的多少。同样PO_2也需通过高输入阻抗微电流放大器使信号放大。数据处理系统和屏幕显示则因新技术的应用使仪器的自动化性能不断完善,提供的信息越来越扩大,使仪器不断地推陈出新。

电极将它们转换成各自的电信号,这些电信号被放大,模数转换后被送到仪器的微机单元,经微机处理、运算后,再将测量和计算结果送到显示器显示,打印机打印出测量及计算结果。

（三）常用参数与技术指标

1. pH　参考值为 7.35～7.45。pH>7.45 为碱血症,pH<7.35 为酸血症。

2. PO_2　参考值为 10.64～13.3kPa。PO_2<7.3kPa 为呼吸衰竭,PO_2 在 4kPa 以下时有生命危险。

3. PCO_2　参考值为 4.65～5.98kPa。PCO_2<4.65kPa 为低碳酸血症,PCO_2>5.98kPa 为高碳酸血症。

4. Hb(血红蛋白)　正常值为 120～160g/L(男)、110～150g/L(女)。

（四）性能特点

1. 微量化　为了尽可能使所用的样品量少,测量毛细管做得很细,但过细的毛细管容易引起堵塞而影响测量。毛细管的形状一般做成一字形或 W 形,W 形在冲洗时能将电极冲洗干净。

2. 恒温　因电极的转换稳定性随温度变化非常敏感,所以测量室应是一个恒温系统。早期的测量室采用水浴式、空气浴式等,但因恒温速度慢、热稳定性较差等原因,已被后期的固体恒温式所取代。固体恒温式通常是将一块铝块开槽、打孔后,装入温度加热器、温度感测装置和透明的测量毛细管。由于是靠金属导热的,整个金属块就是一个恒温体,所以固体恒温式的加热速度快、热均匀性比较好、恒温精度较高。

3. 自动测量和自动冲洗　仪器都装有一套比较复杂的管路系统以及配合管路工作的泵体和电磁阀。泵和电磁阀的转、停、开、闭,温度的高低,定标与定标液的有、无、供、停等均由微机来进行控制或监测。

4. 双向自动定标　血气分析方法是一种相对测量方法,所以在进行测量之前,先要用标准的液体及气体来确定 pH、PCO_2 和 PO_2 三套电极的工作曲线。通常将确定电极系统工作曲线的过程称为定标或校准,每种电极都要有两种标准物质进行定标,以便于确定建立工作曲线最少所需要的两个工作点。pH 系统使用两种标准缓冲液来进行定标,氧和二氧化碳系统用两种混合气体来进行定标。第一种混合气中含 5% 的 CO_2 和 20% 的 O_2;第二种只含 10% 的 CO_2,不含 O_2。无论何种型号的血气分析仪,均需要在总定标即对每种电极进行两点定标建立工作曲线之后,才能进行测量工作。在工作过程中,仪器还自动对电极进行一点定标,随时检查电极偏离工作曲线的情况。一旦发现问题,仪器便停止测量工作,要求重新定标,以保证所测数据的正确性。

5. 快速度　血气分析仪器的检测速度在 1.5～2 分钟,加上样品引入仪器前的准备时间,一般每小时 25～30 个测试。

6. 保养　血气分析仪属于 24 小时连续开机处于待测状态的仪器,主要是保护电极。另外,由于血液中蛋白质的影响,需要去蛋白质和换膜。如何使保养所需的时间尽量缩短就成为各类血气分析仪的改进目标之一。

知识链接

血气分析仪的发展方向

软件和硬件的进步使现代血气分析具有超级的数据处理、维护、贮存和专家诊断功能。从发展趋势来看,主要向系列化、样品量少,电极块状化、功能齐全化、检验项目增加、免保养技术、小型化、非损伤性性检查、全过程自动化方向发展,自动进行一点和两点校正,自动进样、自动测量、自动清洗、自动计算、自动显示结果、自动打印输出。

二、紫外分光光度计

1. 光谱分析技术原理 利用各种化学物质都具有发射、吸收或散射光谱谱系的特征,以此来确定物质的性质、结构或含量。

2. 光谱分析技术分类 依据光谱特征分为发射光谱分析技术、吸收光谱分析技术、散射光谱分析技术三大类,每类又可依据光谱范围再分若干小类。

▶▶ **课堂活动**

1. 世界上第一台血气分析仪是在哪里诞生的?

2. 血气分析仪的自动化程度提高后,主要表现在哪几个方面?

(1)发射光谱分析技术:火焰光度法、原子发射光谱法和荧光光谱法。

(2)吸收光谱分析技术:紫外-可见分光光度法、原子吸收分光光度法和红外光谱法。

(3)散射光谱分析技术:比浊法。

3. 紫外分光光度计 紫外分光光度法是一种灵敏、快速、准确、简单和具有较好选择性的分析方法。许多新型光谱仪器的诞生,如激光拉曼光谱仪、圆二色仪、荧光和磷光分光光度计、原子吸收分光光度计等都是在紫外-可见分光光度法的基础上发展起来的。

紫外和可见吸收光谱用于定量分析的基本方法是用选定波长的光照射被测物质溶液,测量它的吸光度,再根据吸光度计算被测组分的含量。计算的理论依据是朗伯-比尔定律。该定律同样适用于红外线吸收光谱法和原子吸收光谱法。

紫外分光光度计的基本组成有六部分,即光源、分光系统(单色器)、样品吸收池(比色皿)、检测器、放大线路和测量信号显示系统。一般排列成直线结构,如图2-6-6所示。

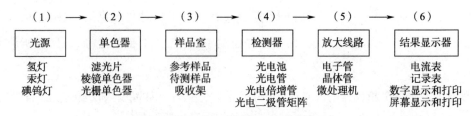

图2-6-6 紫外分光光度计结构框图

(1)光源:对光源的基本要求是在广泛的光谱区域内发射连续光谱,有足够的辐射强度,光源有良好的稳定性,辐射能量随波长没有明显的变化。实际上,这种理想光源不存在。尤其是辐射能量实际上是随波长而变化的,为了弥补这个缺陷,常在分光光度计内装有能量补偿凸轮,该凸轮与狭缝联动,使狭缝大小随波长改变,以便于补偿辐射能量随波长的变化。

（2）单色器:单色器是一种用来将光源发出的复合光分解为单色光并能任意改变所需波长的装置。它是分光光度计的心脏部分,主要由入口狭缝、出口狭缝、色散元件和准直镜等组成。而其中色散元件又为关键性部件,常用的有棱镜或光栅。

（3）样品吸收池（比色杯、比色皿、比色池）:一般由玻璃、石英和熔凝石英制成,是用来盛被测溶液和决定透光液层厚度的器件。在低于 350nm 的紫外区工作时,必须用石英池或熔凝石英池。常用吸收池的光程为 0.1~10cm,其中以 1cm 池最常用。所谓光程即为"透光厚度",亦即是两透光面之间的距离。比色皿一般为长方体,也有圆鼓形或其他形状,以长方体最为普遍。依用途不同,吸收池可分液体吸收池、气体吸收池、可装拆吸收池、微量吸收池及流动吸收池数种,对不同浓度的样品可采用不同光程的样品池。

（4）检测器:在测量中须将光信号的变化转换成电信号的变化才能定量测量。这种将光信号转换成电信号的检测器称为光电转换器,即检测器。

对光电器件的主要要求有 3 个:第一,最重要的是产生的电信号（电流、电压或电动势）必须与照射到它上面的光束的强度有恒定的函数关系;第二,必须能对一个很大的波长范围内的光具有响应;第三,灵敏度要高,响应速度要快,产生的电信号要易于检测或放大,噪声要低。

（5）放大线路:由检测器接收的光信号变成电信号后,首先经前置放大器放大,再分别导入参比和样品放大器进一步放大,通过解调线路解调,将样品信号减去参比信号,由数据显示器显示。常见的双光束分光光度计多采用光学零点平衡式光电系统或电学比例记录式系统。放大线路往往和检测器连在一起统称为检测器系统。

（6）显示装置:结果显示方式多种多样,分光光度计所用的读数显示装置归集起来有光点式检流计、微安表、电位计、数字电压表、记录仪、打印机、示波器和数据台等几种。

三、自动生化分析仪

生化分析仪是临床诊断常用的重要仪器之一。它通过对血液和其他体液的分析来测定各种生化指标,如血红蛋白、胆固醇、肌酐、葡萄糖、氨基转移酶、淀粉酶等,同时结合其他临床资料进行综合分析,可帮助医务人员诊断疾病,并可鉴别并发因子以及决定今后治疗的基准等。

▶▶ 课堂活动

1. 什么是光电检测器? 在实验仪器中常用的光电检测器有哪些?

2. 分光光度计和光电比色计之间的异同点是什么?

自动生化分析仪是将生化分析中的取样、加试剂、去干扰物、混合、保温反应、检测、结果计算和显示以及清洗等步骤自动化的仪器,实现自动化的关键在于采用了微机控制系统。生化分析仪的基本原理是用光电比色法进行工作的,其结构是由光电比色计或分光光度计加微机控制两部分组成的。测试过程是自动完成的,在采样、进样、反应等过程中使用了特殊性能的部件。

知识链接

光电比色计

利用光电池和电流计测量溶液透光强度的仪器叫光电比色计。用光电比色计测量有色物质含量的方法称为光电比色法。光电比色计的原理：光电池产生光电流的大小与照射光的强度成正比。一束白光通过滤光片后，得到比较粗糙的单色光，通过一定厚度的溶液时，溶液浓度越大，吸光度越大，光电流越小。

自动生化分析仪可分为离心式、连续流动式、干化学式和分立式几大类，结构装置和工作模式各不相同。其中，分立式自动生化分析仪的应用最普及。

（一）离心式自动分析仪

离心式自动分析仪是20世纪70年代发展起来的，其特点是将样品和试剂放在特别设计的位于圆盘上的液槽内，圆盘放在离心机上作为转头。当离心机开动后，圆盘内的样品和试剂受离心力的作用流入圆盘外圈的比色槽内，相互混合并发生反应，光线通过比色槽，利用吸光光度法进行测定。离心机以 1000～2000r/min 转动时，数秒后即可完成混合、反应、数据处理。离心式分析仪的结构如图 2-6-7 所示。转头圆盘外圈装有多个一次性小容器，如图 2-6-8 所示，其小容器的左侧有两个小池，一个装样品，另一个装试剂，右侧是比色槽。

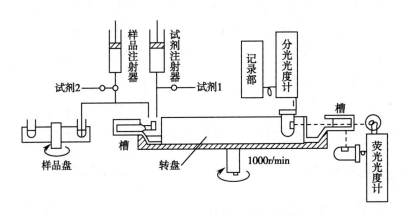

图 2-6-7　离心式分析仪原理结构示意图

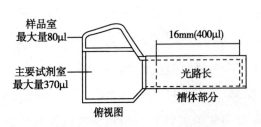

图 2-6-8　转头上的一次性容器

图 2-6-7 所示的转盘，左侧表示注入样品和试剂的静止状态，右侧表示转头转动后样品和试剂受离心的作用流入比色槽内边转动边测定的状态。

离心式分析仪的特点是所需的样品和试剂量很少（数微升），能快速反应并连续比色，1 秒内可以进行多次测定，因此要求比色计的灵敏度高。该仪器的检测部分多用光电倍增管，记录器多用示波器，以便于连续观察。测定方法除吸光光度法外还有荧光光度法，这时测光的光路和测定系统的光路垂直，易获得浑浊粒子的散光。

一种新型的离心式分析仪具有样品识别、自动加样品和试剂、温度自动调节、自动分析和数据处理、自动显示和打印实验结果及曲线、自动清洗和自动诊断等功能。除分离血清外，其他操作均自动进行。每小时可完成肝功能试验300余项次，心肌酶谱280项次，葡萄糖、尿素、氮测定300余项次。可以对批量样品在同一时间内进行分析，也可同时测定6个不同的项目，还可随时插入急诊化验样品。

（二）连续流动式自动生化分析仪

待测的反应液在管路中边流动边反应的装置称为连续流动式自动生化分析仪。

连续流动式自动生化分析仪的基本原理是应用比例泵将试样、试剂和空气按一定比例送进管路，在流动过程中经过混合、加温、去干扰物等一系列处理，流入检测池检测后经数据处理输出给记录器。一台以光吸收为检测手段的单项连续流动分析仪应由采样盘、比例泵、混合管、透析器、恒温器、比色计和记录器组成，其原理结构如图2-6-9所示。管路内的圆圈表示气泡，气泡将试样和试剂混合液分为一段一段的液柱，使试样和试剂充分混合。这些气泡借助擦拭管壁的作用可清洗管路，还起到防止管壁附近滞留层形成的作用。但气泡影响比色，所以在比色前必须将它除去。

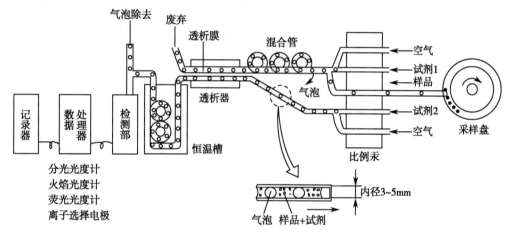

图2-6-9 连续流动式自动生化分析仪原理结构

1. **采样盘** 它是一个可自动转动的圆盘，载有许多杯子（试管），杯内装有各种样品或标准液或对照用血清。转盘按时转动，由与管路相连的吸管依次吸取样品。此装置有精确的可调节的时间控制器。有的采样盘上还装有样品号码识别器，在计算机的控制下，样品测定结果可打印在该编号下。

2. **比例泵** 它是由转轴、弹簧压板和管径不同的塑料管组成的，其作用是代替手工操作时的各种吸管。转轴转动时挤压塑料管一张一弛地输送管道中的样品、试剂和空气。由于同一时间吸入各管子的流量与各管管径有一定的比例关系，所以称为比例泵；又由于吸入的样品、试剂和空气的多少都由此比例泵决定，所以又称为称量泵。从图2-6-9右侧可以看出，当比例泵开动后，样品、第一试剂和空气同时被吸入管道，下面的第二试剂和空气也同时被吸入另一管道。

3. **混合管** 它是用玻璃制成的蛇形管，根据反应时间的长短可选用长短不同的规格。混合管的作用是使两气泡间的比重不同的样品和试剂靠重力作用充分混合。

4. **透析器** 它的作用是使管道中的大分子物质（如蛋白质）与小分子物质（如葡萄糖、尿素等）

分离,凡是需要排除干扰物质的检验(如去除蛋白质),都要使样品通过透析器。透析器分上、下两半具有精确对准的呈镜像的上、下沟道,中间放置透析膜,使在薄膜上、下各形成一管道。图 2-6-9 中的样品和第一试剂从上侧管道流过,而第二试剂则从下侧管道流过,此时样品中的小分子物质透过薄膜进入下侧管道,与第二试剂反应,样品中的蛋白质则从上侧管道排出。透析薄膜可有各种不同的规格,对各种物质的透过速度不同,需要根据拟排出的干扰物适当选用。

5. 恒温槽　有些反应需在一定的温度中进行,所以反应管道需要通过恒温槽。一般采用油浴,温度在 25～95℃任意调节。槽内装有盘旋的玻璃管,其长度可根据反应时间的长短加以选择。

6. 检测部　可以是分光光度计、荧光光度计和离子选择电极装置等,也有的装有固定化酶柱的酶分析系统。一般多采用滤光片的比色计。

7. 记录器　常用有笔式记录器和打印记录器。记录的数值可以是光密度、浓度、酶的活力单位(IU)。大型分析仪的记录器必须以一定顺序将许多比色计的信号记录下来,所以在记录器和比色计之间还需有控制调节器。打印记录是通过计算机与样品号码识别装置联系在一起的,这样打印报告时样品的号码和测定结果不会弄错。

上述这些部件可以组成单道的连续流动式分析仪,也可以组成复杂的多道分析仪。前者只能进行一种项目的分析;后者可同时分析多种项目,又称为顺序多项分析仪。有的分析仪每小时可进行 60 个样品的分析,每个样品可分析 12 个项目。更高水平的仪器可达 150 个样品/小时,每个样品可测 20 个指标。

(三) 分立式自动生化分析仪

分立式也叫分离独立式或 D 方式。分立式是指按手工操作的方式编排程序,以机械操作代替手工操作,各部分由传动装置来实现,按顺序依次操作,放在传送带上的编码试管架可使试管自动升降。当反应试管加好样品后,就可以向保温水浴移动,到一定部位时,在行进的过程中运行的时间应等于反应时间,又由另外的注射加液器加入反应试剂,并伸入搅拌器搅拌均匀,如图 2-6-10 所示。反应结束后,由泵依次吸至流动比色池中进行比色,经信号处理后,记录或打印出结果。比色后的试管推出水浴冲洗干净,以备下一批分析使用。

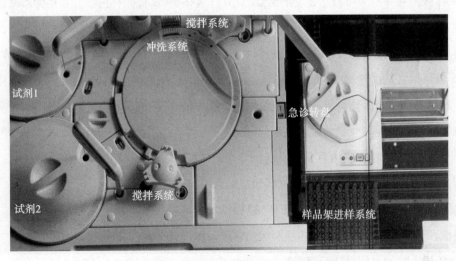

图 2-6-10　分立式自动生化分析仪原理结构

1. **加样系统** 加样系统如图 2-6-11 所示。

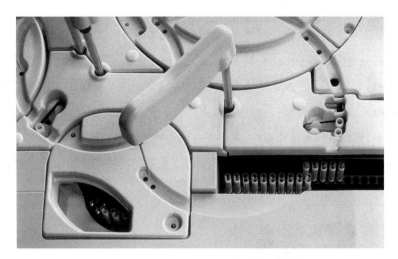

图 2-6-11 加样系统

（1）试管架（试样器）：试管架有圆盘型和吊篮型 2 种，被测试样放在试样器上，试样在驱动装置带动下，按一定速度移动，使试样一个一个地传递到取样针下，待取样。

（2）吸量装置和分布器：注射器活塞通常采用气动控制机械传动装置带动，可定量吸取试样和试剂。加样后，取样探针进入洗涤池，洗净探针以防交叉污染。如反应中还需要加第二、第三种试剂，则仍由分布器按以上原理完成。

（3）反应管：固定在由微型马达带动的链式传送带上，步进式向前移动。步进速度乘以反应终点位号即为总反应时间，可依反应时间选择适宜的步进速度。

（4）样品吸取：吸样由计算机控制。吸样针上通常装有液面感应器，主要目的是为了防止空吸或吸入下层的血凝块。用条形码的分析仪可直接阅读样品管的条形码信息，从而指令分析仪进行分析检测。

（5）试剂分配：试剂分配由试剂室、试剂加样器、搅拌等部分组成。试剂室一般具有冷藏装置，可放置十几种至几十种试剂，试剂容器大小与试剂的用量和工作速度成正比。用条形码的仪器可自动识别试剂的种类。试剂加样器的工作方式与样品吸样基本相同，只是多了一步搅拌过程。搅拌可由试剂冲液混合或搅拌棒直接搅拌完成。双试剂式分析仪由第二试剂室和第二试剂加样器所组成，部分仪器还可根据计算机指令，添加第三甚至第四试剂。

2. **反应系统** 主要是恒温水浴，可控制温度有 25℃、30℃和 37℃，由传送带带动反应管至恒温水浴中保温。

3. **检测系统**

（1）光源：多数采用卤素灯，工作波长为 325～830nm。少数分析仪用氙灯，工作波长为 285～750nm，氙灯可检测部分需紫外光检测的项目。由于光源自身产热较严重，有些分析仪还特意安装了水冷装置，使光源的使用寿命大幅提高。

（2）分光装置：采用干涉滤光片或光栅分光。干涉滤光片虽然价格便宜，但用久后易受潮霉变,影响检测结果的准确度,尤其是340nm滤光片。与干涉滤光片相比,光栅分光有明显优点,尤其对采用340nm波长的酶类测定结果更稳定可靠。

光栅分光可分为前分光和后分光两种方式,后分光技术是自动生化分析仪中普遍采用的一种分光光度法技术。后分光原理图如图2-6-12所示,其白炽光(全色光)直接透过比色溶液,再照射到光栅进行分光,色散后取10~12个固定单色光,单色光各投到不同波长段的固定光敏二极管上,计算机按不同项目的分析参数选择单波长、双波长或多波长的光。前分光与后分光的主要区别为前分光先分出多个单色光,再照射到比色杯窗口,前分光一般不能进行不同波长项目的不间断检测,通常只能单项一次测完后再测第二项;后分光可连续不断地检测不同波长的反应,但光强度过高时可引起血清胆红素降低,其他原理类似。

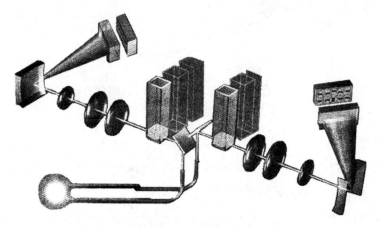

图2-6-12 后分光原理图

(3) 比色杯(反应杯):主要有分立式比色杯和流动池式比色杯。分立式比色杯的数量与检测速度有关,一般都在100个左右。比色杯的光径一般为0.5~1cm,比色结束后比色杯自动反复冲洗、吸干,自动校正空白,合格后继续循环使用。流动池式比色杯将样品与试剂的反应在圆盘式反应杯中完成,然后按顺序抽吸入比色杯中进行比色测定,各测定之间需消耗一定时间,尤其是速率法检测所耗的时间更长,因此此类分析仪的工作速度难以提高。

(4) 检测器:反应结束后进行检测。

4. 计算机系统 计算机是自动生化分析仪的核心部分,测试的每一步骤都由它下指令完成。自动生化分析仪计算机与仪器的动作结合,一般有以下功能。

(1) 样品识别:用条形码阅读器将病人的鉴别信息和需要测定的项目输入计算机。计算功能将条形码信息转换成相应的动作,始终贯彻在整个测定过程中,直至最后报出结果。

(2) 控制样品与试剂的吸加:计算机指令的机械手一端装有吸液针,溶液吸入可用注射器式、蠕动泵及气动泵方式进行。吸液针用内腔/外周每次冲洗法清洗或采用惰性物质包被,使它既不与样品混合,又不影响检测,避免样品间的交叉污染。一个功能正常的吸加液装置应正确地吸加液量。

(3) 控制搅拌混合:混合装置在连续流动式自动生化分析仪中采用蠕动泵和螺旋形混合管的装置,但在分立式中使用磁力、机械搅拌予以混合。混合的力度和时间由计算机控制。干化学式自动生化分析仪中没有混合装置。

（4）调控温度:各类化学反应尤其是酶类的检测需要一个恒定的温度,这样才能得到可靠的结果。大多数仪器的恒温温度有 37、30 或 25℃ 3 档可供选择,有的固定为 37℃。恒温方式可分为恒温空气流、恒温水浴流或 Peltier 半导体控温等。计算机通过温度感应器调节温度变化。

（5）结果显示、储存和打印:典型的自动生化分析仪用比色杯读取吸光度/透光度结果,将数据结果列成表格换算成结果,由计算机指令储存、打印或发送。现代化的生化分析仪通常与实验室信息系统进行联网管理,将原始资料和数学运算数据储存与流通。

5. 辅助系统

（1）电源要求:电源总功率应大于仪器指定的安培容量。

（2）稳压要求:有稳压器和不间断电源。

（3）恒温、干燥和无尘要求:有空调、干燥器等。

（4）急诊部位。

实例解析

实例: 为什么全自动生化分析仪绝大部分采用后分光技术?

解析: 可同时选用双波长进行测定, 大大降低了噪声; 光路中无可动部分, 无须移动仪器的任何部件; 通过双波长或多波长可有效地抑制浑浊、溶血、黄疸对实验测定的影响; 双波长或多波长可有效地补偿由于电源变动造成的影响。

（四）干化学式自动生化分析仪

干化学又称干试剂化学,属于固相化学范畴,是相对于经典的"湿化学"而言的。化学上为大家所熟知的在反应容器中加入液态试剂和样品,混合后发生的化学反应称为"湿化学"。"干化学"是指水溶性的酶用物理或化学方法处理,使其吸附、包埋或共价结合在载体上或发生酶分子的交联,使之变成不溶于水的仍具有酶活性的酶衍生物,成为固化在载体上的试剂,当液体样品(血清、血浆、全血、尿液等)直接加到已固化于特殊结构的试剂载体上时,以样品中的水为溶剂,将固化在载体上的试剂溶解后再与样品中的待测成分进行化学反应,从而进行分析测定的一种方法。干化学既具有液体化学的优点,又有自己独特的优势。干化学分析无须太多准备工作,测定项目多,适用于小型医院和门诊实验,保养维护简单,但检测成本高,适用于每天样本量较少的情况。

干化学式自动生化分析仪是采用多层薄膜的固相试剂技术,仅需将样品加在固相试剂上进行测定的一种分析系统。它完全脱离了传统的采用试管和吸管的分析方法,仪器操作简便,测定速度快,灵敏度和准确度与典型的分立式仪器相近。所有的测定参数均储存在仪器的信息磁块中,当编有条形码的特定试验的试条、试片或袋式试剂包放进测定装置后,其储存的信息就变成测定动作,直至最后报出结果。

基本结构大体与分立式相同,不同的是分立式针对的是液体试剂,而干化学式的试剂是固相试剂。它无搅拌装置,样品在试条(片)迅速均匀扩散而完成化学反应。

（五）临床自动生化分析仪的主要技术参数及应用范围

1. 主要技术参数

（1）波长范围:通常设置 7、9、11 和 14 个波长的滤光片。

（2）光源及分光方式:前分光、后分光。

（3）温度控制:有 25℃、30℃ 和 37℃ 3 种,通常设置为 30℃。

（4）测试方法:线性终点法、非线性终点法(标准曲线法)、两点法(固定时间法)、速率法(动力学法)、单(双)波长法、吸光法、样品空白法。

（5）项目参数:根据用户需要设定,如急诊项目、常规生化项目等。

（6）键盘:薄膜轻触键。

（7）样品用量:$10 \sim 20 \mu l$。

（8）程序设置:开放式编程。

（9）试剂:开放、任选。

（10）进样系统:转盘系统或传送系统。

2. 应用范围　常规生化分析仪的可测定项目包括常规生化、同工酶、电解质、药物监测、特殊蛋白、免疫分析(IgA、IgG、IgM、$C3$、$C4$、CH_{50})、激素、肿瘤标志物、自由基、毒理学监测、细胞因子、微量元素测定等。

知识拓展

自动生化分析仪的发展趋势

　　自动生化分析仪的发展趋势为利用传感器进行无创性检测方法、光导纤维传感器与光导纤维化学传感器应用于体内血气分析和还原血红蛋白的检测。仿真机器人能够模仿人手的一切动作如制备试剂、质控样品等,无须人工干预。模块组合式发展由计算机快速的数据运算和传送,使自动生化分析仪从单通道到多通道,智能化、速度、精密度、准确度一代胜过一代。根据需要可将不同类型和功能的分析模块巧妙地组合起来,由微处理机连接并配以先进的软件系统。既提高了仪器的分析速度,又扩展了仪器的分析功能,以适应不同临床样品分析项目的需求。

四、电解质分析仪

（一）电解质的概念及其临床意义

电解质是指在溶液中能解离成带电离子而具有导电性能的一类物质,包括无机物和部分有机物,主要指 K^+、Na^+、Cl^-、Ca^{2+}、Mg^{2+}、无机磷和 HCO_3^- 等电解质。电解质在机体中具有许多重要的生理功能。当机体某些器官发生病变或受到外源性因素的影响,都可能引起或伴有电解质代谢紊乱。

电解质测定的临床意义如下：

1. 人体内电解质的紊乱属于全身性疾病，其中脏器与组织比较广泛，会引起各器官、脏器生理功能失调，特别对心脏和神经系统的影响最大。

2. 电解质含量的高低偏离往往与人体的某些疾病相联系。如体液中低钠多起因于呕吐，腹泻，慢性肾上腺皮质功能减退，急、慢性肾衰竭，糖尿病酮症酸中毒等；钠过多常见于心源性水肿、肝腹水、肾上腺皮质功能亢进、脑瘤等。

3. 电解质含量的过量偏离会影响人的正常代谢和抗病能力。

4. 电解质与水的代谢紊乱病大多为体质性慢性疾病，常伴有遗传倾向，影响人的生长、发育、成熟和衰老过程。

（二）电解质分析仪的检测方法

目前测定人体血液、尿液中的电解质一般采用离子选择电极法或火焰光度法，而前者正逐步代替后者，得到越来越广泛的应用。随着配套试剂盒的问世，用比色法特别是酶法测定电解质以其特异、灵敏、快速、不需专用仪器、在各种生化分析仪上均可进行测定等特点，日益受到重视。

在电解质分析仪测定项目的组合中 K^+、Na^+、Cl^-、CO_2 等组合最为常用。近来已有不少厂家推出了电解质与血糖、肾功能等同时测定的仪器，也有设计成可同时测定 K^+、Na^+、Cl^-、Ca^{2+}、Mg^{2+}、Li^+ 等多种离子。

（三）电解质分析仪的种类

1. 离子选择电极法

（1）基本原理：离子选择电极法通过外部参考电极和插有内部工作电极的离子选择电极之间的电位测量，来直接测定溶液中的离子浓度（活度）。离子选择电极大都属于膜电极，电极膜和电极内充溶液均含有与待测离子相同的离子，膜的表面与具有相同离子的固定浓度溶液相接触，其中插入一内参比电极，膜的外表面与待测离子接触。基于膜和溶液界面的离子交换反应，当电极置于溶液中时，由于离子交换和扩散作用，改变了两相中原有的电荷分布，因而形成双电层，其间产生一定的电位差即膜电位。由于电极内充溶液中有关离子的浓度恒定，内参比电极的电位固定，所以离子选择电极的电位 E 只随待测离子的活度不同而变化。

仪器在自动化程度上有半自动和全自动之分，在测定方式上有直接电位法和间接电位法两种类型。间接法与直接法相比，前者对样品的需求少，由于样品预先进行稀释，不易堵塞管道，降低了血脂、不溶性蛋白对电极的污染，并对电极的损耗亦相应减少，延长了寿命。

离子选择电极法简便、快速，测定的浓度范围较宽，灵敏度较高，溶液中的多数干扰易于隐蔽或消除，较少受样品颜色、浊度影响，已得到广泛的应用，不同种类的离子选择电极能进行不同的分析测量。随着玻璃成分的不同，膜对不同的离子会产生选择性响应，这类电解质分析仪还能检测附加的非电解质参数。电解质分析仪可以是针对某一项测定的仪器如钙离子分析仪，也可以组合后附着在血气分析仪和临床生化分析仪上。通常电解质分析仪是钠、钾、氯、钙组合或钠、钾、氯、碳酸氢盐组合，原因是钙与碳酸氢盐结合后形成碳酸钙沉淀，故一台电解质分析仪不能同时测定这两个项目。

（2）基本结构：离子选择电极法分析仪器一般由进样传送系统、离子选择电极和离子计等部件组成。

进样传送系统由采样针、驱动电机、泵、阀、管道等组成,用于控制样品、内参液和缓冲稀释(间接电位法)等的吸取和传送。电解质分析仪管路系统图如图2-6-13所示。

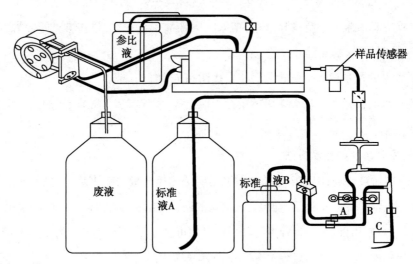

图2-6-13　电解质分析仪管路系统图

离子选择电极是离子选择电极法分析仪的核心部件,一般都按一定的排列程序置放在流动室部件中。样品或经稀释后的样品流经置放各种离子选择电极的流动室时,即在这里进行钾、钠、氯、二氧化碳等离子的电位测定,将非电量转变为电量。常见的有固体离子交换膜电极、液体离子交换膜电极、气敏电极、酶电极。

离子计或离子浓度计是由测量电路将离子选择电极产生的微弱电信号经反对数放大器放大,然后进入 A/D 转换,最后送到三位 LED 数字显示器显示并打印结果。

(3) 性能特点

1) 选择性强:离子选择电极的选择性就是指一种离子选择电极对待测离子和其他共存离子的选择程度的差异,常用选择系数或选择比来表示。与其他分析法相近,它选择性强,特别是酶电极的出现,进一步提高了这种方法的选择性。

2) 直接测定:这是唯一能以离子浓度做直接测定的分析方法,不需要对样品做稀释及其他处理。

3) 电极响应速度快,测量迅速:一般只需几十秒即可以完成。

4) 所需的样品少:一般仅需几十微升的样品即可。

5) 电极寿命:离子选择电极经过一段时间的使用会逐渐老化,寿命长短除取决于电极的种类、制作材料的结构和使用保养情况外,还与被测溶液的浓度有关。测高浓度溶液时,电极寿命缩短。

6) 其他优点:价格低、携带方便以及容易实现仪器的微型化等。

2. 火焰光度计　火焰光度计是常见的医用生化实验电子仪器,它利用原子发射光谱法测定人体内体液中电解质的含量,具有快速、准确、价廉、灵敏的优点。

（1）基本原理:火焰光度计的工作原理包括原子光谱分析原理、单色器原理、换能原理以及放大电路原理等。工作原理方框图如图2-6-14所示。

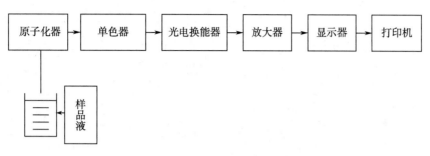

图2-6-14　火焰光度计工作原理方框图

通常原子中的电子都处于稳定状态,即电子在不同层面一定的轨道上运动。此时,原子所具有的能量最小,称之为基态。样品液某电解质随着压缩空气被抽吸到原子汽化器中与燃气混合成为雾状微粒,在燃烧器中样品的原子外层电子吸收能量跃迁到较高能级,在离核较远的轨道上运动,此状态称为激发态。这种从低能级轨道跃迁至高能级轨道的新的原子状态称为激发。处于激发态的原子极不稳定,大约只能维持10^{-8}秒数量级,很快又返回原来的基态,同时以发射特定波长光线的方式释放出能量,并辐射光子。由于较高能级不止一个,辐射的光线波长也不同,用单色器过滤出所需的一个特征波长,送入换能器,转为电信号,经放大,即可在仪表上显示读数,或送入打印机给出书面数据。

（2）基本结构:火焰光度计一般由雾化燃烧系统、气路系统、光学系统、电路系统和检测系统五部分组成。若在仪器中配置微型计算机、数码显示、打印机及自动进样装置,亦可实现分析自动化。

1）雾化燃烧系统:雾化燃烧系统包括雾化器、混合室、燃烧嘴、样品杯、火焰。主要是将样品雾化,促使充分燃烧,提高原子受激发射率。

2）气路系统:包括压缩空气泵、燃气源、调节阀,提供洁净的压力适中的压缩空气和燃气。气路系统有两路,如图2-6-15所示,一路是压缩空气气路,包含气泵、过滤器、减压调节阀;另一路是燃气气路,包括燃气罐、调节阀、流量计等。

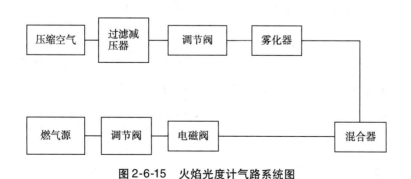

图2-6-15　火焰光度计气路系统图

3）光学系统:包括反射镜、光阑、透镜、滤光片、换能器,它能选出特定波长的光线并将光强信号转变为电信号。

4）电路系统:包括电源电路、放大电路和点火电路。它将检测器获取的电信号加以放大,送到检流计显示,另外承担电子打火功能,有的电路还含有自动熄灭保护电路。电路系统方框图如图2-6-16所示。

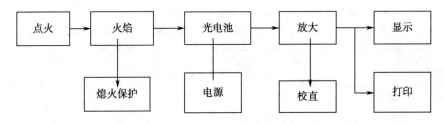

图 2-6-16　电路系统方框图

5）检测系统:检测系统由光电转换元件构成,连接光、电两个系统。采用光电池或光电管,用来将滤光片滤过的原子发射光谱转换成相应的电信号。

（3）性能特点:①采用自动点火装置,操作简便、分析速度快、灵敏度高、试样耗量少;②可以测定至少钾、钠 2 种元素,新型的火焰光度计可测钾、钠、钙、锂 4 种元素,应用范围更广,选择测量元素采用按键式自动转换,操作方便;③火焰光度计均装有火焰监视器,用于在工作中由于某种原因火焰熄灭时,可以立即将燃气气路关闭,制止燃气外溢引起事故和污染空气;④一般由表头显示测定结果。新型的火焰光度计具有数字显示和打印记录系统,给操作带来很大方便。

知识链接

原子的波长

不同种类的原子由于其电子层能级分布不同,发射的光谱线长也不一样,所以每种原子都有其自身特有的发射光谱。如钾原子的火焰激发光谱波长为 767.0nm,火焰呈深红色;钠原子的火焰激发光谱波长为 589.3nm,火焰呈黄色。以此原理可用于原子元素的定性分析。

点滴积累 ∨

1. 血气分析仪主要用于测定人体血液中的酸碱度（pH）、二氧化碳分压（PCO_2）、氧分压（PO_2）。

2. 血气分析仪的电极系统一般由 pH 电极、参比电极、PO_2 电极、PCO_2 电极组成。

3. 血气分析仪的结构组成包括电极系统、管路系统、电路系统。

4. 紫外分光光度计基本由光源、分光系统（单色器）、样品吸收池（比色皿）、检测器、放大线路和测量信号显示系统组成。

5. 生化分析仪利用光电原理测量血液和其他体液中的各种生化指标。

6. 分立式自动生化分析仪主要由加样系统、反应系统、检测系统和计算机系统组成。

7. 目前测定人体血液、尿液中的电解质一般采用离子选择电极法或火焰光度法,离子选择电极法的应用更为广泛。

第三节 临床血液和尿液分析仪器

血液是流动在心脏和血管内的不透明的红色液体,主要成分为血浆、血细胞。人体内的血液量是体重的 7% ~ 8%,如体重为 60kg,则血液量为 4200 ~ 4800ml。人体各器官的生理和病理变化往往会引起血液成分的改变,故患病后常常要通过验血来诊断疾病。

尿液是人体新陈代谢后的产物,正常人的 24 小时排尿量平均为 1500ml,其中 95% ~ 97% 为水,固体成分占 3% ~ 5%。正常人每天产生 35g 左右的固体代谢产物,至少要 500ml 尿才能将这些代谢产物从肾脏排出,否则会使代谢产物在体内蓄积,破坏机体内环境的相对稳定。本节主要讨论血液分析仪和尿液分析仪的基本知识。

一、血液分析仪

血液分析仪是研究血液及其有形成分流动性及形变规律的仪器。研究内容十分广泛,包括血液流动性、血细胞的流变性(包括变形性、聚集性和黏附性等)、血液凝固性、血管壁的流变性、血细胞之间和血液与血管壁之间的相互作用以及它们在不同疾病状态下的变化规律。

随着科学技术的迅速发展,各种新仪器、新方法不断涌现,在临床应用方面均得到迅速发展。目前在临床上常用的血液分析仪器主要有血细胞分析仪、血液黏度计、血液凝固分析仪和流式细胞仪。

(一) 血细胞分析仪

血液是维持人体生理正常活动的重要物质,它向全身各组织提供氧气,调节各器官的活动,抵御有害物质和病菌的侵害。人类生理和病理的变化往往会引起血液组分的变化,因此及时了解血液组分的变化,可以为医师提供诊断与治疗疾病的重要依据。血细胞分析仪(亦称血细胞计数器)就是了解血液组分变化的一种方法,它是各级医院进行血液常规体检的必用仪器之一。

血液由血浆和血细胞组成,血浆是血液的液体部分,除了水之外,还含有很多种化学物质。血细胞包括红细胞、白细胞和血小板,其中红细胞的数量最多。

所谓血细胞计数主要是指计数单位容积中的红细胞、白细胞和血小板个数。

红细胞在人体内的功能是输入新鲜氧气,排出二氧化碳。红细胞的数量最多,成年男子的红细胞个数为 $(4.0 ~ 5.5)×10^{12}/L$,成年女子的红细胞个数为 $(3.5 ~ 5.0)×10^{12}/L$;红细胞的直径为 6 ~ 9μm。

白细胞被称为人体卫士,它可以防止外来微生物的侵害及其感染。正常人的白细胞数目为 $(4.0 ~ 10)×10^9/L$。

血小板具有凝血等功能,正常人的血小板值为 $(100 ~ 300)×10^9/L$,直径为 2 ~ 3μm。

血红蛋白存在于红细胞中,是一种含铁的色蛋白,红细胞的功能是由它协助完成的。成年男子为 120 ~ 160g/L,成人女子为 110 ~ 150g/L。

当这些血细胞(包括血红蛋白)超出正常值范围时,会使人体发生病变。传统的血细胞计数是将血液稀释后,滴在有分划的玻璃片上,在显微镜下用人工计数。这种计数方法速度慢、劳动强度大、计数精度低,且误差因人而异。随着检验份数的增加和对精度要求的提高,这种传统的血细胞计数方法已不能满足要求,人们已研制成精密的电子血细胞计数器,简称血细胞计数器。

1. **血细胞计数原理**　血细胞计数的方法有变阻脉冲法(简称变阻法)、光电计数法和激光计数法。经实践比较,变阻法简单实用,被普遍采用。这里只介绍变阻法血细胞计数的原理。

(1) 变阻脉冲法血细胞计数的原理:血细胞是电的不良导体,将血细胞置于电解液中,由于细胞很小,一般不会影响电解液的导通程度。但是,如果构成电路的某一小段电解液截面很小,其大小可与血细胞直径相比拟,当有细胞浮游到此时,将明显增大整段电解液的等效电阻,如图2-6-17所示。如果该电解液外接恒流源,则此时电解液中两极间的电压是增大的,产生的电压脉冲与血细胞的电阻率成正比。如果控制定量溶有血细胞的电解液溶液,使其从小截面通过,即使血细胞按顺序通过小截面,则可得到一连串脉冲,对这些脉冲计数,就可求得血细胞数量。由于各种血细胞的直径不同,所以其电阻率也不同,所测得的脉冲幅度也不同,根据这一特点就可以对各种血细胞进行分类计数,这就是变阻脉冲法的原理。

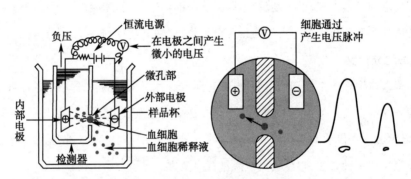

图2-6-17　变阻脉冲法的原理

变阻法计数在大多数血细胞计数器中是利用小孔管换能器装置实现的,如图2-6-18所示。在仪器的取样杯内装有一根吸样管,吸样管下部开有一个小孔(宝石制作),因此也叫小孔管。小孔管内、外各置一只铂电极,两电极间施加一个恒定的电流。测试时,先将待测血液用洁净的电解液充分稀释,使血细胞在电解液中成为游散状态,然后在小孔管上端施以负压,在负压的抽吸下,混有血细胞的电解液便被均匀地抽进小孔管。当血细胞通过小孔时,排开了等体积的电解液,使电解液的等效电阻瞬间变大,这个变大的电阻在恒流源的作用下引起一个等比例增大的电压。当细胞离开小孔附近后,电解液的等效电阻值又恢复正常,直到下一个细胞到达小孔。这样,血细胞连续地通过小孔,就在电极两端产生一连串的电压脉冲。脉冲的个数与通过小孔的细胞个数相当,脉冲的幅度与细胞体积成正比。脉冲信号经过放大、阈值调节、甄别和整形等处理,就可得出细胞计数的结果。

(2) 血细胞的分类计数:血液中各种细胞的体积是不同的,白细胞的体积范围在120～1000fl,

红细胞在85～95fl,血小板在2～30fl,血细胞的分类计数是利用它们的体积及数量的不同。体积不同的红细胞、白细胞、血小板,其产生的脉冲幅度也不同,排列顺序以白细胞最大,红细胞次之,血小板最小。在计数红、白细胞时,可利用一个幅度甄别电路将血小板筛选出去,这个鉴别电路称为阈值选择电路。如图2-6-19所示,阈值电压选择在U_1时,只有红、白细胞产生的脉冲参与计数;阈值电压选在U_2时,血小板产生的电压脉冲才能参加计数。

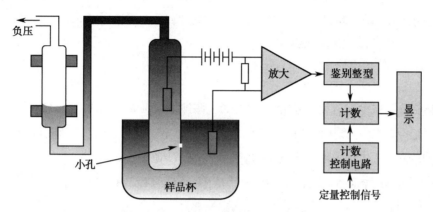

图2-6-18 变阻法血细胞计数的原理

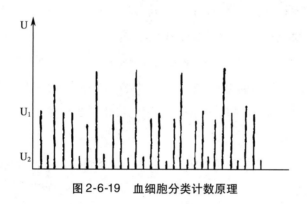

图2-6-19 血细胞分类计数原理

1) 红细胞计数:正常人体外周红细胞的数目为白细胞的1000倍左右,当阈值电压选在U_1时,白细胞产生的脉冲可完全忽略,红、白细胞数可视为红细胞数。

2) 血小板计数:将阈值电压选在U_2时,可以去掉干扰计数,并计出红、白细胞和血小板的总数,最后从总数中减去红、白细胞数,即为血小板数。

3) 白细胞计数:在计数白细胞时,先在稀释血液中加入一种溶血剂,使红细胞溶解破碎,其碎片体积分散到不影响白细胞计数的程度,红细胞破碎后,将阈值电压选在U_1,再对剩下的白细胞进行计数,便可求得白细胞数。

红细胞破碎溶解后,其内部的血红蛋白便释放出来,与溶血剂中的转化剂反应进而转化为颜色稳定的氰化血红蛋白,通过光电比色法可求出血红蛋白的含量。事实上,细胞计数器有2个计数池,一个池计数红细胞、血小板;另一个池加溶血剂后计数白细胞,并对血红蛋白进行比色测定。

实例解析

实例：当2个或2个以上的细胞同时通过小孔时，会引起什么现象呢？ 如何解决呢？

解析：当检测孔感应区内同时存在2个以上的细胞时发生重合现象，这时细胞1和细胞2的信号作为一个大脉冲信号检出，其结果为这2个细胞被视为1个细胞，产生漏计现象。 细胞浓度越高，漏计数越多。 为了能够从物理上最大限度地减少重合现象，开发出了鞘流法。 具体方法为用一毛细管对准小孔管，细胞悬液从毛细管喷嘴中喷出，同时与四周流出的鞘液一起流过敏感区，保证细胞混悬液在中间形成单个排列的细胞液，四周被鞘液围绕。

2. 白细胞分类技术 白细胞包括中性粒细胞、嗜酸性粒细胞、嗜碱性粒细胞、淋巴细胞和单核细胞。为了能从细胞大小及内部结构全面分析细胞，进而得到较准确的白细胞分类计数，各种系列的先进仪器相继问世，下面根据工作原理分别予以介绍。

（1） 容量、电导、光散射法（VCS）：VCS技术可使白细胞未经任何处理，在与体内形态完全相同的自然状态下得出检测结果。

首先标本内加入只作用于红细胞的溶血剂使红细胞溶解，然后加入抗溶血剂起中和溶血剂的作用，使白细胞表面、胞质及细胞大小等特征仍然保持与体内相同的状态。根据流体力学的原理使用鞘流技术，使溶血后剩余的白细胞单个通过检测器，接受VCS三种技术的同时检测。

体积（volume，V）测量使用的是电阻抗原理。当细胞进入小孔管时，产生的脉冲峰的大小依细胞体积而定，脉冲的数量决定于细胞的数量。但是，小淋巴细胞与成熟的嗜酸性粒细胞大小相似，未成熟的淋巴细胞和成熟的中性粒细胞体积相似，因此仅用体积测量法还不能准确地进行白细胞分类。

电导法（conductometry，C）根据细胞壁能产生高频电流的性能采用高频电磁探针，测量细胞内部结构、细胞核和细胞质的比例以及细胞内质粒的大小和密度。因此，电导性可辨别体积完全相同而性质不同的两个细胞群，如小淋巴细胞和嗜碱性粒细胞的直径均在9～12μm，当高频电流通过这两种细胞时，由于它们的核浆比例不同而呈现出不同的信号，借此可将它们区分开。

光散射（scatter，S）是根据细胞表面光散射的特点提供了注重细胞类型的鉴别方式，来自于激光光源的单色光束直接进入计数池的敏感区，对每个细胞进行扫描分析，提供了细胞结构、形态的光散射信息。光散射特别具有对细胞颗粒的构型和颗粒质量的区别能力，细胞粗颗粒的光散射要比细颗粒更强，这样就可将粒细胞分开。

根据以上3种方法的检测数据，经仪器内设计算机处理得出细胞分布图，进而计算出结果。

（2） 阻抗与射频联合白细胞分类法：这类仪器进行白细胞计数是通过几个不同的检测系统完成的。

1） 嗜酸性粒细胞检测系统：血液进入仪器后，经分血器，血液与嗜酸性粒细胞特异性计数的溶血剂混合。由于其特殊的pH，使得除嗜酸性粒细胞以外的所有细胞溶解或萎缩，含有完整的嗜酸性粒细胞的液体通过小孔时，使计数电路产生脉冲而被计数。

2）嗜碱性粒细胞检测系统:计数原理与嗜酸性粒细胞相同。上述两种方法除需使用专一的溶血剂外,还需特定的作用温度和时间。

3）淋巴、单核、粒细胞(中性、嗜酸性、嗜碱性)检测系统:此系统采用了电阻抗与射频联合检测。使用的溶血剂作用较轻,溶血剂穿透细胞膜,仅使少量的胞质溢出,对细胞核的皱缩作用也较轻微,细胞形态改变不大,在小孔的内、外电极上存有直流和高频两个发射器,在小孔周围存在直流电及射频两种电流。由于直流电不能透过胞质,仅能测量细胞大小,而射频可透入细胞内,测量核的大小及颗粒的多少,因此细胞进入小孔时产生两个不同的脉冲信号,脉冲的高低分别代表细胞的大小(DC)和核及颗粒的密度(RF),以 DC 信号为横坐标、RF 为纵坐标,就可根据两个信号把一个细胞定位于二维的细胞散射图上。由于淋巴细胞、单核细胞及粒细胞的细胞大小、细胞质含量、浆内颗粒的大小与密度、细胞核的形态与密度不同,DC 及 RF 的脉冲信号有较大的差异,定位在各自散射的区域,通过扫描技术得出各类细胞的比例。

(3)光散射与细胞化学技术联合白细胞分类计数:这类仪器联合利用激光散射和过氧化物染色技术进行细胞分类计数。嗜酸性粒细胞有很强的过氧化氢酶活性,中性粒细胞有较强的过氧化氢酶活性,单核细胞次之,而淋巴细胞和嗜碱性粒细胞无此酶。如果将血液经过氧化物染色,胞质内即可出现不同的酶化学反应。

将样本细胞经过处理之后,采用激光束进行照射,由于酶反应强度不同和细胞体积大小不同,所得的前向角和散射角不同,以 x 轴为吸光率(酶反应强度)、y 轴为光散射(细胞大小),每个细胞产生的二维信号结合定位在细胞图上,仪器内设计算机处理得出细胞图,进而计算出白细胞总数和分类计数结果。

(4)多角度偏振光散射白细胞分类技术:其原理是将一定体积的全血标本用鞘液按适当比例稀释,白细胞的内部结构近似于自然状态。由于嗜碱性粒细胞颗粒具有吸湿特性,结构有轻微改变。红细胞内部的渗透压高于鞘液的渗透压,血红蛋白从细胞内游离出来,而鞘液内的水分进入红细胞中。细胞膜的结构仍然完整,由于此时红细胞的折光指数与鞘液相同,红细胞不干扰白细胞的检测。

如图 2-6-20 所示,在水动力系统的作用下,样本被集中在一个直径为 $30\mu m$ 的小股液流中,该液

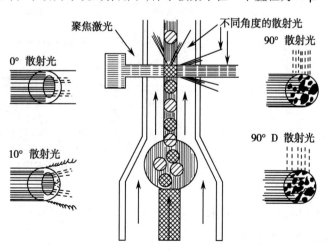

图 2-6-20 多角度偏振光散射白细胞分类原理

流将稀释细胞单个排列通过激光束,在各个方向都有散射光。可从4个角度测定散射光的密度,这4个角度分别是0°,前角光散射(1°~3°)粗略地测定细胞大小;10°,狭角光散射(7°~11°)测细胞结构及其复杂性的相对特征;90°(包括前、后两个方向),垂直光散射(70°~110°),基于颗粒可以利用垂直角度的偏振光消偏振的特性,将嗜酸性粒细胞从中性粒细胞和其他细胞中分离出来。可以从这4个角度对每个白细胞进行测量,用一种特定的程序自动储存和分析数据,将白细胞进行分类。

（二）血液黏度计

血液黏度计主要分为毛细管黏度计和旋转式黏度计两种。

1. 毛细管黏度计 毛细管黏度计是测定牛顿流体黏度应用最广泛的仪器,它主要包括毛细管、储液池、恒温控制仪和计时器等结构,如图2-6-21所示。

毛细管结构是毛细管黏度计中最为关键的组成,其内径必须圆、直、长,而且应均匀。对于血液来说,管径越细,毛细管中流动的可变形红细胞向轴向集中的趋势(法林效应)越明显,测出的血液黏度偏低。用于血液黏度测量的毛细管黏度计要求$2R$(R是毛细管的半径)大于或等于$1mm$,并且$L/2R$大于或等于200(L是毛细管的长度)。毛细管和储液池应处于恒温环境中,目前国内生产的毛细管黏度计大多采用液体自身压力驱动,其液面位置多数采用多根电极检测计时,现正逐步被无接触式的光电检测计代替。

2. 旋转式黏度计 旋转式黏度计为同轴锥板式结构,平板部分为样品杯,它与调速电机相连,如图2-6-22所示。当平板以某一转速旋转时,转动的扭矩通过血样传递到锥体,血样越黏,传入的扭矩越大,锥体受力大小由测力传感器检测。

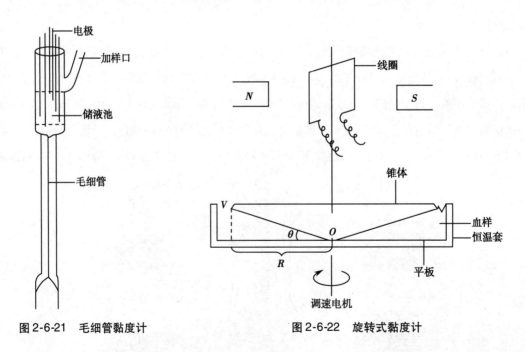

图2-6-21 毛细管黏度计   图2-6-22 旋转式黏度计

它主要包括:①样品传感器,由同轴圆筒或锥体与平板等组成;②转速控制与调节系统;③力矩测量系统;④调控样品温度的恒温系统。

3. 检测指标 ①血液黏度;②红细胞变形性;③红细胞电泳速率;④红细胞聚集率等。

（三）血液凝固分析仪

血液凝固分析仪简称血凝仪,它主要用于血栓与止血的实验室检查,为出血性和血栓性疾病的诊断与鉴别提供有价值的指标。血栓与止血的检测已从传统的手工方法发展到全自动血凝仪器,从单一的凝固法发展到免疫学方法、生物化学方法、干化学方法(床边血凝分析)等,使血栓与止血实验变得简便、迅速、准确、可靠。血凝仪器按自动化程度可分为半自动及全自动。半自动主要检测常规凝血项目;全自动具有自动吸样、稀释样品、检测、结果储存、数据传输、结果打印、质量控制等功能,除对凝血、抗凝、纤维蛋白溶解系统的功能进行全面检测外,还能对抗凝、溶栓治疗进行实验室监测。这里主要介绍全自动血凝仪。

1. 基本结构　全自动血凝仪的基本结构包括样品传送及处理装置、试剂冷藏位、样品及试剂分配系统、检测系统、电子计算机、输出设备及附件等,如图2-6-23所示。

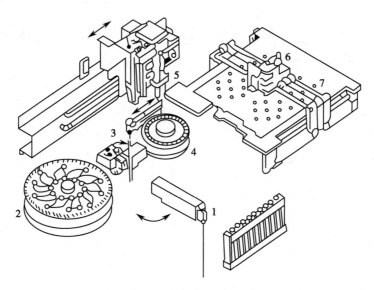

图2-6-23　全自动血凝仪示意图
1. 吸样针;2. 试剂冷藏位;3. 样品臂;4. 样品预温盘;5. 试剂臂;
6. 漩涡混合器;7. 测试杯

一般血浆样品由传送装置依次向吸样针位置移动,吸样针将血浆样品吸取后放于样品预温盘测试杯中,可供重复测试、自动再稀释和连锁测试之用。样品臂提起样品盘中的测试杯,将其置于样品预温盘中进行预温。然后试剂臂将试剂注入测试杯中,带有漩涡混合器的装置将试剂与样品进行充分混合后,将后者送至测试位,经检测的测试杯被该装置自动丢弃于特设的废物箱中。为避免试剂变质,仪器设置了15℃试剂冷藏位。根据设定的程序,计算机指令血凝仪器进行工作并将检测系统得到的数据进行分析处理,最终得到测试结果。计算机还可对病人的实验结果进行储存,记忆操作过程中的各种失误及进行质量控制有关的工作。最后通过计算机屏幕或打印机输出测试结果。

2. 基本原理

（1）生物物理法:即凝固法,通过检测血浆在凝血激活剂作用下的一系列物理量(光、电、机械运动等)变化,再由计算机收集、处理数据后得到检测结果。

（2）生物化学法:即底物显色法,通过测定产色底物释放显色基团的量来推算所测物质的含量和活性。

（3）免疫比浊法:分为直接浊度分析法和乳胶比浊分析法。直接浊度分析法可以通过透射比浊法或散射比浊法进行分析;乳胶比浊法是通过将待检物质相对应的抗体包被在直径为15~60nm的乳胶颗粒上,使抗原-抗体结合物的体积增大,光通过后,透射光和散射光的变化更为显著,从而提高检测的敏感性。

（4）超声分析法:利用超声波测定血浆体外凝固过程中血浆发生变化的半定量方法。

3. 检测指标　凝血、抗凝和纤维蛋白溶解系统功能的测定。

4. 性能特点

（1）检测速度快,检测项目齐全:检测速度在每小时50~300个测试,最快的可达每小时700个测试;检测项目除常规的凝血筛选试验外,还可进行单个凝血、抗凝、纤溶系统因子的检测,也可以进行抗凝及溶栓疗法的监测。

（2）活性与抗原性同时检测:除可用凝固法和底物显色法进行有关因子功能活性检测外,也可利用免疫比浊的原理进行这些因子的抗原含量测定。

（3）检测通道和项目:有多个检测通道,同时检测的项目可多达10个。

（4）样品及试剂位:设有20个15℃的试剂位,可以满足多项检测同时进行的需求。配备了盖帽贯穿式进样机,检测时不打开样品管,从而使检测的自动化程度有所提高。

（5）平行线生物学分析功能。

（6）自动重检、连锁功能。

（7）质量控制。

（8）结果的储存、传递。

（9）科研通道。

（10）开放的试剂系统:用户可以灵活选用不同的试剂。

（四）流式细胞仪

流式细胞仪（flow cytometer,FCM）是20世纪70年代发展起来的一种能快速测量细胞的物理或化学性质,如大小、内部结构、DNA、RNA、蛋白质、抗原等,并可对其分类、收集的高科技产品。它通过对流动液体中排成单列的细胞或颗粒性物质进行逐个快速测量和分析,测定细胞或颗粒的荧光、散射光、光吸收或细胞的阻抗等,而这些参量反映了细胞的一系列重要的物理特性和生化特性。仪器还可以根据相应的参量将指定的细胞亚群从整个群体中分选出来。FCM的分析速度非常快,每秒可测上万个细胞,并能在短时间内得到大量数据。

FCM的主要功能包括可进行细胞多参量分析,包括细胞大小和形状、蛋白质荧光、氧化还原状态、膜的结构和流动性、微黏度、膜电位、酶活度、钙离子含量、pH、染色质结构、DNA合成、碱基比例等;进行细胞表型分析;进行细胞分选;DNA含量分析以及细胞分化周期分析等。

1. 基本结构　现有的流式细胞仪产品可分为两大类:一类为临床型产品,这类仪器设计为固定的光路,每天开机不需要进行过多的调整,适合临床细胞免疫分型样品的检测、DNA分析等,但功能相对较简单。另一类为科研型产品,此类仪器功能强大,除可以完成临床型仪器的检测项目外,还可进行细胞内 pH、膜电位、染色体核型分析等科研工作,并具有快速分选功能,将含量较低的细胞从异形细胞群中分离出来进行培养或实验,广泛应用于单克隆抗体的筛选和细胞株的纯化。但每天开机时需进行调整,需由有经验的人员操作。然而,无论是临床型还是科研型流式细胞仪,其基本组成都是相同的,主要包括光学系统、液流系统、电子系统、计算机系统和数据转换处理系统。

在流式细胞仪中,光学系统是最为重要的一个系统,主要由激发和收集光学元件组成,包括各种激光器和多组透镜。各种不同功率的激光器可提供单波长、高强度及稳定性高的不同波长的激光。通过各种透镜的作用,使激光束整形和聚焦。各种光学滤片,如长通、短通和带通滤片根据需要去除干扰作用。液流系统的作用是将被测样本管中的细胞通过液体流传递至流动室,经液流聚焦形成单细胞流,使其通过检测区(激光照射区)。液流系统包括流动室、压缩空气泵、鞘液过滤器、鞘液压力调节器和样本压力调节器等,样本检测后流入废液池中。流式细胞仪的电子系统主要由光电转换器件即光电二极管、光电倍增管和信号处理电路组成。光电倍增管和光电二极管一样,可将光子转换为电子,但光电倍增管的转换效率要远远大于光电二极管。计算机系统用于控制整个仪器的运行和数据采集、数据分析。随着计算机硬件的日新月异,各个厂家的流式细胞仪产品中所用的计算机系统也有了突飞猛进的发展。计算机系统所运行的软件也是流式细胞仪重要的组成部分,它用于对仪器的硬件部分进行控制,实现数据的采集和对采集的数据进行分析。

2. 基本原理 流式细胞仪的工作原理如图 2-6-24 所示。将待测细胞染色后制成单细胞悬液,用一定压力将待测样品压入流动室,不含细胞的磷酸缓冲液在高压下从鞘液管喷出,鞘液管入口方向与待测样品流呈一定角度,这样鞘液就能够包绕着样品高速流动,组成一个圆形的流束,待测细胞在鞘液的包被下单行排列,依次通过检测区域。

流式细胞仪通常以激光作为激发光源。经过聚焦整形后的光束垂直照射在样品流上,被荧光染色的细胞在激光束的照射下产生散射光和激发荧光,这两种信号同时被前向光电二极管和 90°方向的光电倍增管接收。光散射信号在前向小角度进行检测,这种信号基本上反映了细胞体积的大小;荧光信号的接收方向与激

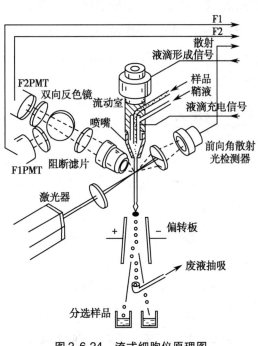

图 2-6-24 流式细胞仪原理图

光束垂直,经过一系列双色性反射镜和带通滤光片的分离,形成多个不同波长的荧光信号。这些荧光信号的强度代表了所测细胞膜表面抗原的强度或其核内物质的浓度,经光电倍增管接收后可转换为电信号,再由模/数转换器,将连续的电信号转换为可被计算机识别的数字信号。计算机采集所测量的各种信号进行计算处理,将分析结构显示在计算机屏幕上,也可以打印出来,还可以数据文件的形式存储在硬盘上以备日后查询或进一步分析。

细胞分选是通过分离含有单细胞的液滴而实现的,在流动室的喷口上配有一个超高频的压电晶体,充电后振动,使喷出的液流断裂为均匀的液滴,待测细胞就分散在这些液滴之中。将这些液滴充以正、负不同的电荷,当液滴流经带有几千伏电压的偏转板时,在高压电场的作用下偏转,落入各自的收集容器中,不予充电的液滴落入中间的废液容器中,从而实现细胞分选。

3. 影响流式细胞术分析的因素

(1) 细胞的荧光染色:对细胞的荧光染色保证相对一致性是重要的因素之一。在同类细胞样品中,为了保证每个细胞对荧光染料分子的亲和性是相对均匀一致的,染色技术应做到吸收染料分子和检测量成正比,荧光强度与吸收染料分子成正比,荧光脉冲的幅度与荧光强度成正比。还应做到染料的浓度、时间、温度、pH、细胞数的相对一致性;同时要避免细胞染色发生饱和效应,因此染液浓度要合适。

(2) 激光光源的稳定性:不仅要求激发光束的功率高、稳定性好,还要求光场分布一致,为保证同一细胞群的荧光脉冲呈单峰的正态分布,要求激光的工作状态呈 TEMoo 模式,光场为单一的高斯分布。

(3) 细胞流速的稳定性:流速稳定性的控制是极其重要的,必须保证通过光学检测区的每个细胞流速相等,因为每个细胞发射的荧光强度与细胞照射时间有关。为保证荧光强度与细胞检测量成正比关系,就必须使液流的流动时刻处于稳定的分层鞘流和流速通过检测区。

(4) 细胞悬液样品的影响:流式分析与分选的成败与否,悬液样品的制备质量是极为重要的环节。细胞粘连、团块常造成管道阻塞,重叠细胞可造成分析误差,也可引起分选失败,造成分选脉冲的自动消失;样品中的杂质碎片过多,噪声大于信号,可造成分析失败。

二、尿液分析仪

尿液分析仪是用来检查人体尿液中某些成分的含量的仪器,主要针对泌尿系统疾病如泌尿系统的炎症、结石、肿瘤,以及血管性疾病和对肾移植等进行疗效观察和预后判断,包括物理化学检查、干化学分析试剂带(或称试条)检查和尿沉渣显微镜检查。检测项目包括葡萄糖、蛋白质、pH、潜血、酮体、亚硝酸盐、胆红素、尿胆素原、红细胞、白细胞等。

(一) 尿液干化学分析仪

尿液干化学分析仪器按照检测项目的多少分为5、8、10和11项尿液分析仪器,按照仪器的自动化程度分为半自动和全自动两类,按工作方式可分为湿式尿液分析仪和干式尿液分析仪两类。

1. 基本结构　尿液分析仪器一般由机械系统、光学系统、电路系统和排尿液装置等组成。

(1) 机械系统:由机械传输装置组成,作用是传送样品、传输试剂带至仪器检测部位,并将完成检测后的试剂带传送到废物盒中。尿液分析仪结构示意图如图 2-6-25 所示。

(2) 光学系统:由光源和光电转换装置组成。光源有卤灯(卤钨灯)、发光二极管(LED)和高压氙灯。采用发光二极管作为光源,具有单色性好、敏感性高的优点,如采用 3 种不同波长的LED,对应试剂带上不同的检测项目进行分析,然后由光电管将光信号转换成电信号再进行处理;采用卤灯(卤钨灯)作为光源的需采用滤光片进行分光,得到特定波长的单色光,照射到已发生化学反应的试剂带上,得到的反射光由光电管接收,并转换为电信号再进行处理;采用高压氙灯作为光源具有发光效率高的特点,比 LED 的检测灵敏度高 2000 倍,照射到光电转换元件电荷耦合器件(CCD)。CCD 可以分析光的三原色(红、绿、蓝)的构成比例,特点是以电荷作为信号。当一定的电压加到 CCD 电极上时,电极上的电子或空穴能沿着半导体表面的一定方向移动,形成电信号再进行处理。

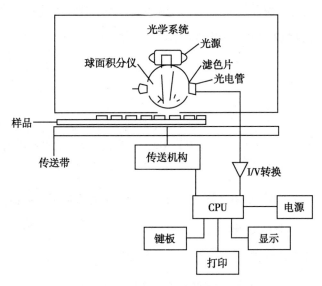

图 2-6-25 尿液分析仪结构示意图

(3)电路系统:由模拟数字转换器、微处理控制器组成。模拟数字转换器可以将仪器得到的电信号转换成数字信号。光电转换器将试剂带所反射的信号的强弱转换成电信号的大小,送往前置放大器进行放大。前置放大器放大后的信号送往电子选择开关电路。在计算机的控制下,在不同时刻将 8 项被测参数的信号送往电压/频率变换器。将送来的模拟信号的大小转换成数字信号后,送往计数电路予以计数。计数后的信号经数据总线送给 CPU 单元,CPU 将信号运算、处理后经接口电路送往仪器的内置热敏打印机,将测试结果打印出来。

(4)排尿液装置:有的仪器具有自动去除试剂带上的多余尿液的真空吸引装置,或采用特殊的棉垫吸除多余尿液,以免残余尿液影响试剂带上相邻试剂带之间的反应,或使某些化学成分的反应过度,导致结果不准确。

知识链接

单项试剂带

单项试剂带是干化学发展初期的一种结构形式。它以滤纸为载体,将各种试剂成分浸渍后干燥,作为试剂层,再在其表面覆盖一层纤维素膜作为反射层。一般将这样一条上面附有试剂块的塑料条叫做试剂带。尿液浸入试剂带后,与试剂发生反应,产生颜色变化。多联试剂带是将多种项目试剂块集成在一个试剂带上,使用多联试剂带,浸入一次尿液可同时测定多个项目。

2. 基本原理　半自动、全自动尿液干化学分析仪常采用反射光度法原理,将试剂带浸入尿液中后,除空白块外,其余的试剂块都因和尿液之间发生了化学反应从而产生了颜色的变化。即当一束光线照射到已发生化学反应的试剂带上时,其反射光强度与试剂带表面的颜色深浅成正比,经光电管接收后转变成电信号,通过微处理控制器处理得出各种化学成分的结果。试剂带颜色的深浅对光的吸收和反射是不一样的。颜色越深,吸收光值越大,反射光值越小,反射率越小;颜色越浅,吸收光值越小,反射光值越大,反射率越大。即颜色的深浅与尿液中各种化学成分的浓度成正比,因此只要测得光的反射率即可以求得尿液中各种成分的浓度。

3. 性能特点

(1) 检测速度快,检测项目多。

(2) 所需的尿量少,适用于普查和筛选。采用试剂带进行尿液化学成分分析,一次检查仅需尿液 10ml。

(3) 有形成分检测不精确。采用试剂带法检查尿液中的红细胞和白细胞酯酶并不能替代传统的显微镜检查,尤其是不能替代尿管型的检查和分类。

(二) 尿液有形成分自动分析仪

尿液有形成分自动分析仪器按照其自动化程度分为半自动和全自动两类,按采用的原理分为采用智能显微镜技术的尿沉渣分析仪和采用流式细胞术原理的尿沉渣分析仪。这里主要介绍智能显微镜技术尿沉渣分析仪。

1. 基本结构　由光源、流动室、高分辨率电视摄像机和计算机组成。光源常采用闪光灯,用于照明样品中的有形成分。流动室是使尿液在鞘液作用下做层状流动,通过精确的压力控制,使样品中的所有不对称颗粒以稳定的最大横截面方向流动,故又称为平板式流体动力学装置,与流式细胞术的轴向流动相反。高分辨率显微镜电视摄像机约捕捉 500 帧图像,每帧图像由 65 000 像素组成,每个颗粒可获得大量数据,每个样品分析 500 ~ 1500 张照片。计算机对每个颗粒的大量数据进行软件处理,并按照细胞大小分成 7 组图像,分别为 88 ~ 105μm、61 ~ 87μm、30 ~ 60μm、16 ~ 29μm、10 ~ 15μm、5 ~ 9μm 和 2 ~ 4μm,由实验人员按屏幕上显示的图像进行结果分析。

2. 基本原理　基于影像流式细胞术来分析尿中的有形成分。仪器自动将未离心的尿液吸入,经过粗网滤去黏液等较大的颗粒,被结晶紫染料染色后进入平板式流动室内做层状流动,当尿中的颗粒通过智能显微镜时被闪光灯照亮,由高分辨率电视摄像机取得数百幅图像,由计算机数字化影像处理和重排,然后由实验人员根据内存中红细胞、白细胞、上皮细胞、管型和各种有形成分的信息进行判断,并将结果储存、计算、打印出来。结果定量是由恒定的图像容量决定的,图像容量等于低倍镜或高倍镜的射影面积乘以尿沉渣的流层厚度。根据图像容量中各有形成分的数量,就能计算出每微升内各种颗粒的数目。

点滴积累 V

1. 血凝仪最常用的方法是凝固法。
2. 流式细胞仪的基本结构主要包括光学系统、液流系统、电子系统、计算机系统和数据转换处理系统。
3. 尿液分析仪一般由机械系统、光学系统、电路系统和排尿液装置等组成。
4. 血细胞计数器常采用变阻脉冲法血细胞技术进行分类计数。
5. 白细胞的分类方法主要有 VCS 技术、阻抗与射频联合法、光散射与细胞化学技术联合法、多角度偏振光散射技术。

第四节　临床免疫检验仪器

免疫分析技术具有高度的准确性和特异性,因而在临床检验领域中备受重视,发展迅速,成为检验方法中最为重要的技术之一。免疫测定是指利用抗原和抗体特异性结合反应的特点来检测样本中的微量物质的方法。随着抗体和抗原制备技术的成熟及标记技术的发展和完善,免疫分析技术作为疾病诊断的主要手段已被广泛应用于机体免疫功能、肿瘤标志物、内分泌功能、传染性疾病、治疗药物监测、变应原检测等体外诊断实验中,其中血凝技术、酶联免疫吸附实验技术、放射免疫分析技术、荧光免疫分析等已被大量地应用于日常工作中。

由于临床检验工作量不断增加,疾病传染性对工作人员构成的危险因素加大,同时对工作效率的要求越来越高,因此对检验自动化的需求越来越迫切。20 世纪 70 年代起自动生化分析仪开始出现在临床实验室,到了 90 年代免疫分析技术已日趋成熟,酶联免疫分析技术、放射免疫分析技术、荧光免疫分析技术等不断引入免疫分析系统,这些免疫分析技术不但有较高的灵敏度,而且特异性也较好,具有一定的抗干扰能力。

一、固相酶免疫测定仪

酶联免疫分析是一种酶标记技术,结合在固相载体表面的抗原或抗体仍保持其免疫学活性;酶标记的抗原或抗体既保留其免疫学活性,又保留酶的活性。在测定时,受检标本(抗体或抗原)与固相载体表面的抗原或抗体结合。用洗涤的方法去除固相载体上形成的抗原-抗体复合物之外的其他物质,再加入酶标记的抗原或抗体,它们也通过相应反应而结合在固相载体上。此时固相载体上的酶量与标本中受检物质的量成一定的比例关系。加入酶反应的底物后,底物被酶催化成为有色产物,产物的量与标本中受检物质的量直接相关,故可根据呈色的深浅进行定性或定量分析。用酶联免疫分析原理进行检测的仪器称为酶联免疫检测仪(ELISA reader),简称为酶标仪。

(一)酶标仪的工作原理

酶标仪的基本工作原理就是分光光度法,酶标仪就是一台变相的光电比色计或分光光度计。由于酶联免疫分析技术中使用的固相载体(试管、微孔板、小珠、微粒等)不同,因此可以设计成不同的酶标仪,不同的酶标仪在结构上有很大的区别。这里以临床最常用的微孔板固相酶免疫测定仪为例介绍。酶标仪工作原理框图如图 2-6-26 所示。

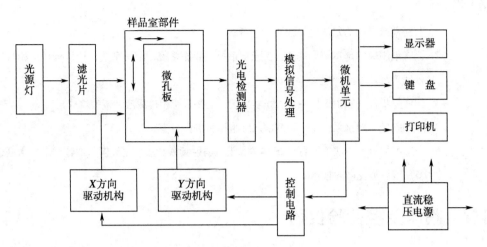

图 2-6-26　酶标仪工作原理框图

　　光源灯发出的光线经滤光片或单色器后成为一束单色光,该单色光经过塑料微孔板中的待测标本到达光电检测器,将光信号的强弱转变成电信号的大小,经前置放大、对数放大、模数转换等模拟信号处理后,送入微处单元进行数据处理和计算,最后将测定结果显示、打印出来。微处单元还通过控制电路控制 X、Y 方向的机械臂运动,变换检测样品孔。手动进样的酶标仪则由操作者手工移动微孔板,结构更简单。

　　图 2-6-27 所示的是一种酶标仪的光学系统。光源灯发出的光经聚光灯、光栅后到达反射镜,经反射镜 90°反向后,垂直通过比色溶液,再经滤光片到达光电管。酶标仪的光束可以设计成从上到下或从下到上通过比色液。

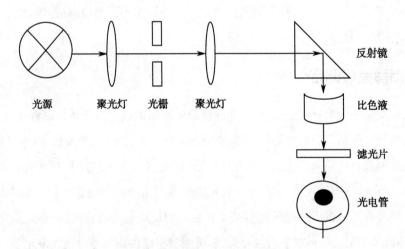

图 2-6-27　酶标仪光学系统示意图

(二) 酶标仪的基本结构

　　酶标仪有单通道和多通道两种类型。自动型多通道酶标仪有多个光束和多个光电检测器,检测速度快。自动化酶标仪一般由加样系统、温育系统、洗板系统、判读系统、机械臂系统、液路动力系统、软件控制系统等组成。

　　1. 加样系统　包括加样针、条码阅读器、样品盘、试剂架及加样台等构件。加样针主要是加样品和试剂,依靠液路动力系统提供动力,通过注射器样的分配器进行精确加样;条码阅读器是帮助识别标本的重要装置;样品盘可放置标本、稀释管等;试剂架可放置酶标试剂、显色液、终止液等试剂;加样台是酶标板放置的平台,有些仪器在台上设置温育装置,让温育在加样台上进行。整个加样装置由软件系统控制。

2. **温育系统** 由加温器及易导热的金属材料板架构成。一般温度控制在室温至50℃。同样,温育时间及温度由软件系统控制。

3. **洗板系统** 由支持板架、洗液注入针及液体进出管路等组成。洗液注入针一般是8头,每次洗板残留液一般在5μl以内,最好的设备可控制在2μl内。

4. **判读系统** 由光源、激光片、光导纤维、镜片和光电倍增管组成,是酶促反应最终结果客观判读的设备。控制软件通过机械臂和输送轨道将酶标板送入读板器进行自动比色,再将光信号转换为数据信号又回送到软件系统进行分析,最终得出结果。

5. **机械臂系统** 酶标板的移动靠机械臂或轨道运输系统来完成。机械臂的另一个重要功能是移动加样针,在软件系统的控制下,运动十分精确。

实例解析

实例:酶标仪与光电比色计之间的区别有哪些?

解析:酶标仪的工作原理与普通光电比色计具有不同点。首先,装比色液的容器不是比色皿,而是塑料微孔板,用来作固相载体,是利用它对抗原或抗体有较强的吸附这一特点;其次,酶标仪的光束是垂直通过待测液即微孔板的;再次,酶标仪通常不用 A 而是用光密度(OD)来表示吸光度。

二、放射免疫测定仪

放射免疫法包括放射免疫分析法(radioimmunoassay,RIA)和免疫放射分析法(immunoradiometric assay,IRMA)。

放射免疫分析的基本原理是利用一定量的放射性核素标记抗原($*Ag$)和未知量非标记的待测抗原(Ag)竞争结合其有限量的特异性抗体(Ab),反应达到平衡后,分离并分别测定结合的标记抗原-抗体复合物($*Ag \cdot Ab$)的放射性(B)和游离抗原的放射性(F)。由于 B 或 B/F 与非标记抗原的含量之间存在竞争性抑制的函数关系,通过已知浓度的标准曲线即可求出非标记抗原(待测样品)的含量。标准曲线或竞争性抑制曲线如图 2-6-28 所示,以已知标准抗原的浓度为横坐标,以 $*Ag \cdot Ab$ 复合物的结合率($B\%$)为纵坐标,绘制出剂量-反应曲线,未知浓度的待测 Ag 的量即从该曲线上求得。目前多采用计算机专用分析软件进行标准曲线拟合和待测抗原浓度的计算。免疫放射分析法是将放射性核素标记在抗体上,然后以过量的标记抗体与待测抗原非竞争性结合,再将标记抗体-抗原复合物与未结合的标记抗体分离,对复合物的放射性进行测量,并通过标准曲线求得待测抗原的含量。

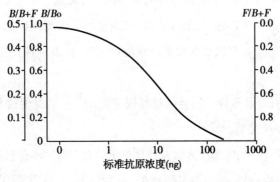

图 2-6-28 RIA 标准曲线

（一）γ 免疫计数器

放射免疫分析和免疫放射分析最常用的标记核素是^{125}I（发射 γ 射线），在实验领域用来测量^{125}I 标记的放射免疫分析和免疫放射分析的仪器通常称为 γ 免疫计数器。γ 免疫计数器通常由电源、固体闪烁探测器、电子线路、计算机系统和辅助设施（γ 免疫计数器的辅助设施为自动换样装置）组成，如图 2-6-29 所示。

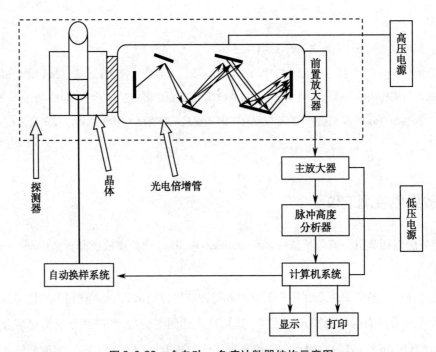

图 2-6-29 全自动 γ 免疫计数器结构示意图

1. 探测器 根据设计原理不同，分为气体电离探测器、半导体探测器和固体闪烁探测器三大类。γ 免疫计数器使用最多的是固体闪烁探测器。其是利用射线能量激发荧光物质，在退激时释放出荧光的原理而设计的射线探测器，由固体闪烁体、光导、光电倍增管、前置放大器和外周铅屏蔽组成。

2. 电子线路 从探测器输出的电脉冲必须经过一系列电子单元线路处理才能被记录和显示。最常见的电子学单位线路有主放大器、脉冲幅度分析器和计数定量记录、显示装置等。

3. 电源　有直流高压和直流低压。高压电源一般在 500～1000V 可调,供光电倍增管;低压电源较低,主要供电子学线路。

4. 计算机系统　主要作用是采集数据和处理数据、分析数据、显示数据并适时对仪器进行自动控制。

5. 辅助设施　不同的核仪器其辅助设施不完全相同,γ 免疫计数器的辅助设施是自动换样系统。通过计算机控制异步电机对测量样品管进行精确定位、换样。

（二）液体闪烁计数器

液体闪烁计数器是在固体闪烁计数器的基础上发展起来的,也是由探测器、电子线路、电源、计算机系统和辅助设施等部分组成的,如图 2-6-30 所示。

液体闪烁计数器与 γ 免疫计数器相仿,但比其复杂,原因在于探测对象为低能 α、β 射线,产生的光子较少,不能透过 NaI(Tl)外面的保护层,必须将样品加入闪烁液中,因此这种测量技术最有利于探测样品中的 ^{3}H、^{14}C 等发射的穿透力极弱的低能 β 射线。目前液闪测量技术在生物医学领域中已广泛应用于药物的吸收、分布、排泄以及物质代谢、放射免疫、生物大分子结构与功能的关系、遗传工程等方面。

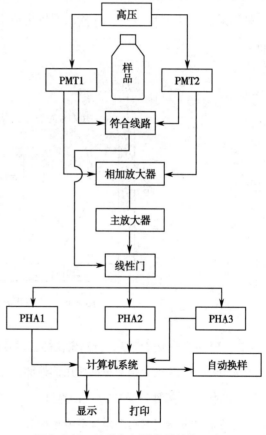

图 2-6-30　液体闪烁计数器结构示意图

三、荧光免疫测定仪

荧光免疫技术（fluorescent immunoassay, FIA）是利用荧光技术的高度敏感性与免疫学技术的高度特异性相结合,为免疫学、临床组织化学和实验室诊断提供了一项其他方法不能取代的、具有独特风格的检测技术。目前 FIA 广泛用于细菌、病毒、原虫等的鉴定和相关疾病的诊断,血清抗体的检测,自身免疫性疾病的诊断与研究,肿瘤免疫的诊断与研究等。Coons 等人于 1941 年首次采用荧光素进行标记而获得成功。荧光免疫技术是 20 世纪 70 年代发展起来的,与放射免疫测定及酶免疫测定不同的是标记物和检测方法。荧光免疫测定方法的标记物是荧光素,用荧光分光度计测定荧光强度。80 年代以来发展起来的时间分辨荧光免疫测定克服了这些因素的干扰。时间分辨荧光免疫测定又称解离放大镧系荧光免疫分析,其标记物不是荧光素,而是稀土金属镧系,如铕。随着标记免疫分析的发展,时间分辨荧光免疫技术的先进性日显突出,可有效地排除非特异性荧光的干扰,极大地提高了分析的灵敏度。因此,我们对时间分辨荧光免疫技术进行重点介绍。

（一）时间分辨荧光免疫分析测量仪的基本原理

时间分辨荧光免疫技术（time-resolved fluoroimmunoassay，TRFIA）是一种非放射性核素免疫分析技术，它用镧系元素标记抗原或抗体，根据镧系元素螯合物的发光特点，用时间分辨技术测量荧光，同时对检测波长和时间 2 个参数进行信号分辨，可有效地排除非特异性荧光的干扰，极大地提高了分析灵敏度。

时间分辨荧光免疫分析测量仪的基本原理是以镧系元素铕螯合物作荧光标记物，利用这类荧光物质有长荧光寿命的特点，延长荧光测量时间，待短寿命的自然本底荧光完全衰退后再行测定，所得的信号完全为长寿命镧系螯合物的荧光，从而有效地消除非特异性本底荧光的干扰。其测定原理如图 2-6-31 所示。其中增强液的作用是使荧光信号增强，因为免疫反应完成后，生成的抗原-抗体-铕标记物复合物在弱碱性溶液中经激发后所产生的荧光信号甚弱。在增强液中可至 pH 2～3，铕离子很容易解离出来，并与增强液中的 β-二酮体生成带有强烈荧光的新的铕螯合物，大大有利于荧光测量。

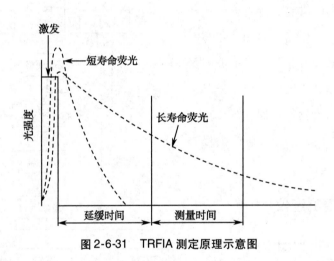

图 2-6-31　TRFIA 测定原理示意图

（二）时间分辨荧光免疫分析测量仪的基本结构

时间分辨荧光免疫分析测量仪所用的检测仪器为时间分辨荧光计，与一般的荧光分光光度计不同，采用脉冲光源（每秒闪烁 1000 次的氙灯），照射样品后即短暂熄灭，以电子设备控制延缓时间，待非特异性本底荧光衰退后再测定样品发出的长镧系荧光。时间分辨荧光免疫分析测量仪的基本结构如图 2-6-32 所示（以 DELFIA1230 型为例）。

在系统中，氙闪灯是脉冲激发光源，激发光经两个石英透镜和一个滤色片将激发光束聚集到被测样品。每测量一个样品是由约 1000 次激发-测量循环组成的，由定标器累积记录荧光计数。反复闪烁的激发光能量的总和用光电二极管-反馈电路积分，当达到预置的阈电压水平，闪烁灯的驱动器停止闪烁。激发光穿过样品管（孔）的侧面激发样品，而样品的发射光则穿过孔的底部后被测量。光电倍增管输出的脉冲由一个前置放大器放大，然后送到前置定标器，在测量周期完成后，微处理机读取定标器中的内容而且存储累积计数。最后的计数是这1000 次循环中所测计数的累积。

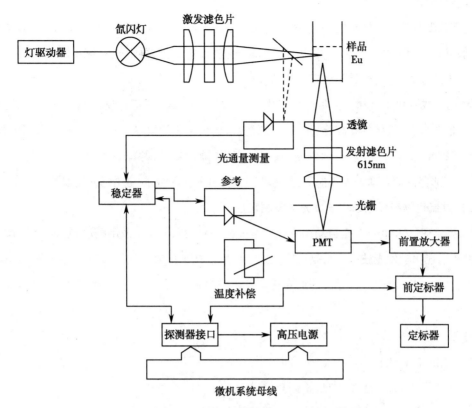

图 2-6-32 DELFIA1230 型时间分辨荧光免疫测量仪结构图

四、化学发光免疫分析仪

化学发光免疫分析是利用抗原抗体间免疫反应的高亲和力、高度特异性和化学发光的高效率建立起来的一种微量免疫定量测定技术。标记后的抗原和抗体与待测物经过一系列的免疫反应和操作步骤(如离心、洗涤等),最后以测定发光强度的形式测定待测物的含量。事实上,化学发光免疫分析定量测定技术由免疫反应系统、化学发光与检测系统三部分组成,用免疫反应后的产物所产生的化学发光信号来指示免疫反应物的存在与否及其含量的高低,以此达到对抗原或抗体含量检测的目的。

（一）吖啶酯标记的化学发光免疫测定仪

吖啶酯类化学发光剂不需要催化剂的参与,在过氧化氢的稀碱溶液中即能发光,发射光的波长为 430nm。

1. 仪器测定原理 该仪器所用的固相磁粉颗粒极微小,其直径仅 $1.0\mu m$,大大增加了包被表面积,增加了抗原或抗体的吸附量,使反应速度加快,也使清洗和分离更简便。其反应基本过程包括:

（1）竞争反应:用过量包被磁颗粒的抗体与待测的抗原和定量的标记吖啶酯抗原同时加入反应杯温育,其免疫反应的结合形式有两种,一是标记抗原与抗体结合成复合物,二是测定抗原与抗体的结合形式。

（2）夹心法:标记抗体与被测抗原同时与包被抗体结合成一种反应形式,即包被抗体测定抗原-

发光抗体复合物。

上述无论哪种反应,凡所结合的免疫复合物均被磁铁吸附于反应杯底部,上清液吸出后,再加入碱性试剂;其免疫复合物被氧化激发,发射出 430nm 波长的光子,再由光电倍增管将光能转变为电能,以数字形式反映光量度,计算测定物的浓度。

2. 仪器组成 由主机和微机两部分组成。主机部分是仪器的运行反应测定部分,包括原材料配备部分、液路部分、机械传动部分、光路检测部分。微机系统是仪器的核心部分,是指挥控制中心,其功能有程控操作、自动监测、指示判断、数据处理、故障诊断等,并配有光盘。主机还配有预留接口,可通过外部存储器自动处理其他数据并遥控操作,用于实验室自动化延伸发展。

(二) 过氧化物酶标记的化学发光免疫测定仪

1. 仪器原理(Vitros ECI 全自动增强化学发光酶免疫分析仪) 采用酶联免疫技术、生物素-亲和素技术和增强化学发光技术。它是用辣根过氧化物酶标记抗原或抗体,以子弹头形塑料小孔管为固相载体,以鲁米诺为化学发光剂,并加入化学发光增强剂,可使化学发光强度增强、时间延长而且稳定。

2. 仪器特点

(1) 采用一次性吸样头以防止标本间的干扰。

(2) 一次可以使用 6 个标本盘,检测 60 个标本。

(3) 仪器可与已有的 LIS 接口相连,提高了实验室管理效率。

(4) 急诊标本可以在任意时间插入。

(5) 通过 2 ~ 3 点进行定标,可保持标准曲线 28 天的稳定性。

(6) 日常保养由软件提示,大部分维护工作自动化。

(三) 碱性磷酸酶标记的化学发光免疫测定仪

ACCESS 全自动微粒子化学发光免疫分析仪是碱性磷酸酶标记的化学发光免疫分析仪的典型代表。它采用微粒子化学发光技术对人体内的微量成分以及药物浓度进行定量测定。该系统具有高度的特异性、高度的敏感性和高度的稳定性等特点。全自动操作,一次可以对 60 份标本进行 24 种项目的测定,只需 10 ~ 30 分钟就可完成第一个测定并打印出结果。

1. 仪器原理 采用磁性微粒作为固相载体,以碱性磷酸酶作为发光剂,固相载体的应用扩大了测定范围。以竞争法、夹心法和抗体检测等免疫测定方法为基础。试剂包装采用特殊的设计,每个试剂包有 5 个小室分别将不同的试剂分开,减少了交叉污染,保证了检测质量。

2. 仪器组成 ACCESS 是由微电脑控制的,由样品处理系统、实验运行系统、中心供给系统和中心控制系统四部分组成。

3. 仪器特点

(1) 测定速度:每小时完成 100 个测试,从样品放入到给出第一个测试结果需要 15 ~ 30 分钟。

(2) 样品盘:可放置 60 个标本,标本管可直接上机,急诊优先,标本可随到随做,无须中断运行。

(3) 试剂盘:可容纳 24 种试剂,因此每个标本可同时测定 24 个项目,试剂可随意添加。

(4) 全自动条码识别系统:仪器能自动识别试剂盒和标本管条码,加快了实验速度。

（5）灵敏度：通过酶放大和化学发光放大，灵敏度达到甚至超过放射免疫分析的水平。

点滴积累 ∨

1. 免疫学检验分析是利用抗原抗体反应检测标本中的微量物质的方法。
2. 临床免疫分析的原理是抗原抗体反应具有特异性和敏感性。
3. 自动化酶标仪一般由加样系统、温育系统、洗板系统、判读系统、机械臂系统、液路动力系统、软件控制系统等组成。

第五节　临床微生物检测仪器

微生物是包括细菌、病毒、真菌以及一些小型的原生动物、显微藻类等在内的一大类生物群体，是一切肉眼看不见或看不清的微小生物，通常要用光学显微镜和电子显微镜才能看清楚。涵盖了有益有害的众多种类，广泛涉及健康、食品、医药、工农业、环保等诸多领域。临床上常见的微生物检测仪器主要有全自动血培养仪、微生物鉴定和药敏分析系统以及厌氧培养系统。

一、全自动血培养仪

血培养检测系统主要用于检验临床血液标本中有无病原微生物存在，对于菌血症、败血症等循环系统感染的诊断具有十分重要的意义。

（一）基本结构

因仪器的种类不同，结构也不完全一样，但一般血培养检测系统均由主机、培养瓶、真空采血器、计算机及外围设备组成。

1. 主机　主机设有恒温孵育系统和检测系统。恒温孵育系统有恒温装置和振荡培养装置，培养瓶的支架根据容量不同分为50、120和240瓶等，在样品进行恒温培养的同时不断地进行检测分析。检测系统有的设在每个培养瓶支架的底部，有的设在每个培养瓶支架的侧面，有的仅有一个检测器，自动传送系统按顺序将每个培养瓶送到检测器所在的位置进行检测分析。

2. 培养瓶　根据培养要求不同，有需氧培养瓶、厌氧培养瓶、小儿专用培养瓶、结核菌培养瓶、高渗培养瓶、中和抗生素培养瓶。根据不同的培养要求，培养瓶内的成分也不同，主要有培养基、抗菌药物拮抗剂。

3. 真空采血器　配有一次性使用的无菌塑料管，两端与两个无菌针头相连，操作时将一端的针头进行静脉穿刺，另一端的针头插入负压的培养瓶内，所采集的血液因负压作用直接进入培养瓶内。

4. 数据管理系统　血培养检测系统均配有计算机，提供数据管理功能。数据管理系统是血培养检测系统不可分割的一部分，用来判断并发出阴、阳性结果报告。通过条码识别样品编号，记录和打印检测结果，进行数据存储和分析等。

（二）检测原理

血培养检测系统的检测技术有应用测压原理的血培养检测系统、应用光电原理监测的血培养检测系统、应用均质荧光衰减原理的血培养检测系统、检测培养基导电性和电压的血培养检测系统。

259

原理如下：

1. 应用测压原理的血培养检测系统　通过检测培养瓶内压力的变化来判断培养瓶内是否有微生物生长。当微生物生长时，分解利用培养基中的不同营养成分，或产生气体或消耗气体，如 O_2、CO_2、H_2、N_2 等，导致培养瓶内的压力改变。血培养瓶配有一次性连接器，可以插入培养瓶内，连接器的另一端接压力感受器。随着微生物产生或消耗气体的变化，压力感受仪器将压力的变化转换为电压而传入计算机，并以时间为横坐标显示曲线，因此该曲线则随微生物消耗或产生气体量的多少呈现上升或下降表现。血培养检测系统的测压原理如图 2-6-33 所示。

2. 应用光电原理监测的血培养检测系统　应用光电原理监测的血培养检测系统是应用最广泛的血培养检测系统。

其基本原理是各种微生物在代谢过程中必然会产生终末代谢产物二氧化碳，导致培养基的 pH 及氧化还原电势的改变，利用光电比色检测血培养瓶中的 CO_2，就可判断培养瓶内有无病原微生物生长。

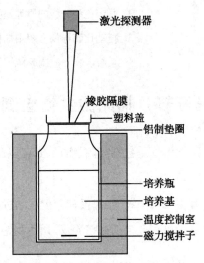

图 2-6-33　血培养检测系统原理示意图

3. 应用均质荧光衰减原理的血培养检测系统　应用均质荧光衰减原理的血培养检测系统是在液体培养基内加入能发荧光的物质分子，在孵育过程中如有病原微生物生长，其代谢过程中会产生 H^+（使培养基变酸）、产生电子（使培养基中某些物质还原）和（或）各种带电荷的原子团（如在液体培养基内的 CO_2 变成 HCO_3^-），发荧光的物质分子在受到这些因素的影响后，改变自身结构而转变成不发荧光的化合物。因此，用一个独特的光学系统可以检测每个培养瓶内发出的荧光，只要出现荧光衰减的现象，即提示有微生物生长。

4. 检测培养基导电性和电压的血培养检测系统　检测培养基导电性和电压的血培养检测系统在血培养基中加入一定的电解质而使血培养基具有一定的导电性能，微生物在代谢过程中会产生质子、电子、各种带电荷的原子团（如在液体培养基中的 CO_2 变成 HCO_3^-），通过电极检测血培养基的导电性和电压变化来判断培养基内有无微生物生长。

（三）性能特点

1. 以连续恒温振荡方式培养，细菌易于生长。

2. 采用封闭式非侵入性的瓶外检测方式，避免标本的交叉感染，无放射性污染。

3. 自动连续检测，缩短了检测时间，保证了阳性标本检测的快速、准确。

4. 阳性结果报告及时，并经打印显示或报警提示，85% 以上的阳性标本均能在 48 小时内被检出。

5. 培养瓶可在任何时间放入血培养检测系统，并进行追踪检查。

6. 数据处理功能强大，数据管理系统随时监视感应器的读数，依据读数判定标本的阳性或阴性，并可进行流行病学统计与分析。

二、微生物鉴定和药敏分析系统

微生物鉴定和药敏分析系统除用于临床标本的细菌学检验外,还包括医院感染的检测、细菌耐药性的检测、流行病学调查和新药研究中的实验性工作。由于计算机的广泛应用,大大促进了微生物鉴定的自动化进程。一些自动化程度高、功能齐全的微生物鉴定和药敏分析系统相继出现,并已用于临床微生物检验、卫生防疫和商检系统,功能范围包括细菌、厌氧菌和真菌等微生物的鉴定以及抗菌药物敏感试验和最低抑菌浓度的测定。在一些系统内还装有分析软件,增加了数据统计分析功能,能定期发出统计学报告,为医院感染的控制及流行病学调查提供科学的依据。

（一）基本结构

微生物自动鉴定和药敏分析系统的基本结构包括测试卡(板)、菌液接种器、培养与监测系统和数据管理系统。

1. 测试卡(板) 各种微生物自动鉴定和药敏分析系统均配有测试卡或测试板。测试卡(板)是系统的工作基础,各种不同的测试卡(板)具有不同的功能。最基本的测试卡(板)包括革兰阳性菌鉴定卡(板)、革兰阴性菌鉴定卡(板)、革兰阳性菌药敏试验卡(板)和革兰阴性菌药敏试验卡(板),使用时应根据涂片和革兰染色结果进行选择。各种测试卡(板)上都附有条形码,上机前经条形码扫描器扫描后即可被系统识别,系统会自动给测试卡(板)编号,防止标本混淆。

2. 菌液接种器 可分为真空接种器和活塞接种器两种。测试卡的菌液接种一般采用真空接种器。真空接种器分为上、下两部分:上部为封口器并有切割作用,下部为真空充液接种装置。测试板的菌液接种一般采用活塞接种器。

3. 培养与监测系统 测试卡(板)接种菌液后即可被放入孵育箱/读数器中进行培养和监测。监测系统每隔一定时间对每孔的透光度或荧光物质的变化进行1次检测。快速荧光测定系统可直接对荧光测试板各孔中产生的荧光进行测定,并将荧光信号转换成电信号,输入数据管理系统,数据管理系统则将这些电信号转换成数码,与原先已经储存的对照值相比较,推断出菌种的类型及药敏试验结果。常规测试板则直接检测电信号,从干涉滤光片过滤的光通过光导纤维导入测试板上的各个测试孔,光感受二极管测定通过每个测试孔的光量,产生相应的电信号,从而推断出菌种的类型及药敏试验结果。

4. 数据管理系统 数据管理系统就像整个系统的神经中枢,始终保持与孵育箱、读数器、打印机的联络,控制孵育箱的温度、自动定时读数、负责数据的转换及分析处理。当反应完成时,计算机自动打印报告,并可进行菌种发生率、菌种分离率、抗生素耐药率等流行病学统计。有些还配有专家系统,根据药敏试验结果提示存在何种耐药机制,对药敏试验结果进行"解释性"判读。

（二）基本原理

微生物鉴定和药敏分析系统的基本原理包括微生物的鉴定原理和抗菌药物敏感性试验的检测原理。

1. 微生物的鉴定原理 微生物的鉴定原理采用数码鉴定原理。数码鉴定的基本原理是计算并比较数据库内的每个细菌条目对系统中每个生化反应出现的频率总和。

数据库由许多细菌条目组成,每个条目代表一个细菌菌种或一个细菌生物型。有些细菌只靠生化反应无法将属内细菌鉴定到种,则条目代表细菌属并提出"需用血清学试验"等进行下一步鉴定的指示。每个条目包括多种单项的生化反应。系统中的各种细菌种类有各自相应的数据库,可鉴定出不同数目的细菌。

编码即将所得到的细菌生化反应模式转换成数学模式,可将被测细菌的全部生化反应结果快速转录成数字(编码),经查阅编码检索本,计算机分析系统又可将数字转化成相应的细菌名称。

查码有编码检索本和计算机软件两种方式:编码检索本内查码和利用计算机软件查码。编码检索本内查码有2种可能性:

(1) 有该数码,写有以下信息:①有一个或几个菌名条目及其%id值(鉴定百分率)和T值;②对鉴定结果好坏的评价有最佳、很好、好、可以接受、不可接受等;③用小括号指出关键的生化结果,并列出该项反应应得的阳性百分率;④遇到分辨不清或多条菌名排列在一起时,指出必须增加补充试验的项目及该反应应得的阳性百分率;⑤指出某些注意要点,需用"推测性鉴定",并将此菌送至参考实验室,需用"血清学鉴定",做进一步的证实等。

(2) 无该数码,可能有3种原因:①此菌生化谱不典型;②不能接受%id<80.0;③可疑,被测菌的某一生化反应为阳性,而相似菌对该反应的阳性百分率为0。如果不是污染,即保证是纯菌的前提下,可与就近的API计算机服务部联系,以求进一步解决。解释是将细菌%id值的大小分别作出可信度评价,评价结果为最佳、很好、好以及可以接受。

2. 抗菌药物敏感性试验的检测原理　自动化抗菌药物敏感性试验使用药敏测试板(卡)进行测试,其实质是微型化的肉汤稀释试验。仪器每隔一定时间自动测定小孔中的细菌生长状况,得出待检菌在各药物浓度的生长斜率,经回归分析得到最低抑菌浓度(MIC)值,并根据NCCLS标准得到相应的敏感度:敏感S(sensitive,S)、中度敏感(middle sensitive,MS)和耐药(resistance,R)。药敏测试板也分为常规测试板和快速荧光测试板2种。常规测试板的检测原理为比浊法,快速荧光测试板的检测原理为荧光法。

(三) 性能特点

1. 自动化程度高　可联机孵育、定时扫描、自动加样、读数、分析、打印报告等,节省人力并减少人为差错和误差。

2. 功能范围大　检测范围包括需氧菌、厌氧菌、真菌等的鉴定及细菌药物敏感试验、最低抑菌浓度测定。

3. 检测速度快　快速荧光测试板的鉴定时间一般为2~4小时,绝大多数细菌的鉴定可在4~6小时内得出结果;常规测试板的鉴定时间一般为18小时左右。

4. 结果准确　鉴定微生物种类广泛,系统具有较大的细菌资料库,鉴定细菌种类可达700余种,可进行数十甚至上百种不同抗生素的敏感性测试。

5. 避免误差　使用一次性测试卡或测试板,可避免由于洗刷不洁而造成人为误差。

6. 设置可供使用者调节可变程序。

三、厌氧培养系统

厌氧培养系统是用于检测厌氧菌感染的一种仪器。厌氧菌感染(除梭状芽孢杆菌属的细菌外)多是内源性感染,如菌血症、败血症和中枢神经系统、口腔、呼吸系统、腹部、泌尿生殖系统等多部位的感染。这类细菌因常规细菌培养检查为阴性,必须用特殊的厌氧培养方法才能分离出来,因而厌氧培养装置的改进和发展与厌氧菌分离阳性率有着密切关系。

厌氧培养系统用于临床样品中厌氧性细菌的分离培养,因此要求培养过程中完全无氧。该系统包括样品采集、运送、接种和培养4个环节。在临床样品采集、运送及样品接种过程中最低限度地接触空气,使用新鲜预还原培养基以及培养装置内可靠的厌氧状态是分离厌氧菌的基本保障。

常见的厌氧培养系统包括厌氧手套箱、厌氧罐、厌氧袋、多功能微生物培养箱及其他小型厌氧培养装置。

(一)厌氧手套箱

1. 基本结构 厌氧手套箱由箱体和箱架组成。箱体左侧为密闭操作室(1000mm×600mm×700mm),室前面是透明的有机玻璃面板,面板上的两个橡皮圈固定乳胶手套,操作者通过密封的乳胶手套进行操作。密闭室内有一小型恒温培养箱,细菌接种完毕不接触空气,直接放入箱中进行培养。箱体右侧有外门与过道室相通,过道室是放入培养器材和取出用过的物品的缓冲室。过道室的上方面板上装有压力表、指示灯、各种开关、数字显示温度调节仪、流量计等。箱架后部为真空泵,前面放有2个钢瓶,其中一瓶装有99.9%的纯氮气,另一瓶为80%的氮、10%的氢气和10%的二氧化碳的混合气。钢瓶和真空泵用粗橡皮管与箱内各室相通,以便于输气和抽真空。在空气通路上装有细菌滤膜,以去除气体中的杂菌。操作室内有紫外线灯,通过紫外线照射进行灭菌。操作室装有3个带孔的塑料扁盒,上层盒装钯粒,中间层盒装变色硅胶,下层盒装吸入式小型风扇,保证操作室内的除氧和除湿。接种针、接种环系电热丝制成,通电后烧灼灭菌,内装的熔蜡装置可旋转加热试管上端及熔化用于封口的固体石蜡。

2. 基本原理

(1)操作室厌氧环境的建立:厌氧手套箱气路如图2-6-34所示。当脚踏电磁阀门时,操作室的气体被排出;放开脚踏阀门气路即被关闭。打开氮气瓶阀和减压阀,氮气气路开通,打开混合气,大流量阀即进入混合气体。通过置换气体3次(第1和第2次均充以 N_2,第3次充以 80% N_2、10% CO_2、10% H_2 的混合气体),操作箱内的换气过程结束。然后打开吸入式电风扇,混合气进入钯粒盒,操作室中的剩余 O_2 和 H_2 经钯催化成水,由变色硅胶吸收。此时经过物理的抽气换气过程和化学除氧过程,操作室内已进入无氧状态,届时打开亚甲蓝安瓿,指示剂亚甲蓝应保持无色。

(2)过道室厌氧状态的建立:先关紧内门,再打开外门,放入所用物体后即关闭外门。开启真空泵抽真空至6.67kPa,停止抽气。打开 N_2 瓶阀门,至真空泵指针恢复原位。反复置换两次,最后充入混合气,过道室已进入无氧状态。

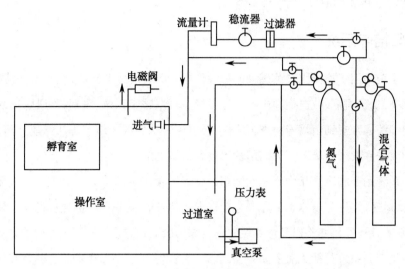

图2-6-34 厌氧菌手套箱气路示意图

（3）厌氧培养操作：打开内门，将物件移入操作室，关紧内门。紫外线灯照射灭菌0.5小时后进行样品接种，接种完毕后置入培养箱中。关闭内门后才能开启外门，取出过道室内的废弃物品。

（二）厌氧罐

厌氧罐设备简单、操作方便。罐体由透明聚碳酸酯制成，利用外源性气体和内源性气体造成厌氧环境。下面以GAPAC为例介绍其结构和原理。

1. 基本结构 由聚碳酸酯制成的圆柱形罐体，内装产气条、亚甲蓝指示条，在厌氧罐的盖下装有放催化剂的小盒。

2. 基本原理 气体发生原理是产气包内的氢硼化钠、枸橼酸、碳酸氢钠产生CO_2、H_2，在冷催化剂钯粒的作用下，氢气与氧气发生氧化还原反应生成水。

（三）厌氧袋

1. 基本结构 厌氧袋是一种透明不透气的塑料袋，由透明不透气的塑料袋、产气管、厌氧度指示管、催化剂、吸湿剂管组成。容量小，可放1~3个培养皿。

2. 基本原理 厌氧袋是利用氢硼化钠与水反应产生氢，在催化剂钯的作用下，氢与袋中的氧结合生成水达到除氧目的，除氧效果可从袋中的厌氧度指示剂观察。同时，利用枸橼酸与碳酸氢钠作用产生CO_2，以有利于需要CO_2的厌氧菌的生长。

（四）多功能微生物培养箱

能提供不同的气体环境在不同的培养罐中，可分别供需氧菌、兼性厌氧菌、微需氧菌、专性厌氧菌的分离培养。

1. 基本结构 由控温系统和抽真空系统组成的金属箱组成。控温系统由控温仪、温差继电器、轴流风扇、温度传感器、加热器和温控选择盘等组成。抽真空系统由真空表、真空泵、输气接头、输气阀、减压阀、电磁阀和培养罐组成。气罐的输气接头上装有滤膜以净化空气。箱内有4个独立的细菌培养罐，罐表面有盖板，与罐体之间装有密封圈，拧紧盖板螺帽即可密闭培养罐，每罐均有独立的电磁阀。箱体输气接头用硬质皮管与 N_2 和 CO_2 钢瓶减压阀连接。

2. 基本原理　当已接种样品培养物和钯粒、干燥剂、亚甲蓝指示剂放入罐内后,关紧罐门。启动电磁阀,抽真空达 93.3kPa 后关闭真空阀。开启 N_2 输气阀,以 N_2 抽换 2 次,第 2 次再完成输入气体,罐体内抽气、换气过程。再附以化学除氧形成厌氧环境。通过温控选择盘选择所需的温度进行孵育。

（五）小型厌氧培养装置

由长方形玻璃培养瓶和瓶边的侧室组成。前者平面可供细菌接种,侧室内加入化学药品制造厌氧环境。侧室可有一或两个,也可用试管代替培养瓶,原理同厌氧袋。

点滴积累 ∨

1. 临床应用最普遍的自动化血培养检测系统主要利用的方法是荧光法和比色法。

2. 微生物自动鉴定和药敏分析系统的基本结构主要包括测试卡（板）、菌液接种器、培养与监测系统和数据管理系统。

3. 血培养检测系统包括一个培养系统和一个检测系统,其中培养系统由培养瓶和真空采血器等组成,检测系统则由恒温孵育系统、检测系统和计算机及其外围设备等组成。

第六节　临床分子生物仪器

基因是决定遗传性状的最基本的功能单位,生物体完整结构(细胞器、膜结构等)的保证及各种功能的发挥有赖于多种基因的正常表达及相互调节,这些基因构成了一个生物体完整的基因组。

基因诊断(gene diagnosis)又称 DNA(脱氧核糖核酸)诊断,是利用 DNA 重组技术,直接从 DNA 水平来检测人类疾病的诊断手段。通过分析基因的类型和缺陷及其表达功能是否正常来诊断疾病,它是继形态学、生物化学和免疫诊断之后的第四代诊断技术。基因是遗传的物质基础,它决定了病原体的生物学特性。除个别病毒外,现知的所有微生物均是以核酸为遗传物质的。病原体的基因既可以是 DNA,也可以是 RNA(核糖核酸)。基因诊断的目的就是要通过各种手段,如杂交、扩增等,去寻找和发现这些独特基因组、基因或基因片段的存在,从而证实某种病原体的存在。

一、核酸合成仪器

最早的核酸合成是手工完成的,以后逐步向半自动和自动化方向发展,并研制出多种型号的合成仪。核酸合成仪是体外合成寡核苷酸片段与探针的专用仪器。ABI3948 型核酸合成与纯化系统是将核酸化学合成装置与核酸的过柱纯化结合起来的新一代核酸合成仪,将核酸化学合成装置与寡核苷酸纯化柱一体化设计,从合成仪上取得的核酸产品就是可直接使用的核酸纯品,这样既简化了操作步骤,提高了合成效率,同时又使合成过程的标准化程度得到加强,避免人为与环境因素造成的品质差异。

（一）基本结构

一般合成仪主要由计算机系统、试剂输送系统组成，ABI3948 型合成仪增加了核酸合成与纯化系统。3 个系统以试剂输送系统最为关键，因为试剂输送的有效性与精确性直接关系到核酸的合成是否成功。试剂输送系统主要由压力系统、试剂和溶液储液瓶、压力管路及输送管路、输送阀块、柱子、流路节流阀、废液和排气系统、电导池、电池及其他装置组成。

（二）基本原理

核酸化学合成法主要适用于已知核苷酸序列的、分子量较小的目的基因的制备。在基因的化学合成中，通常是先合成一定长度的、具有特定序列的寡核苷酸片段。寡核苷酸片段的化学合成方法主要有磷酰二酯法、磷酰三酯法、亚磷酰胺三酯法，以及在后者基础上发展起来的固相合成法和自动化法。目前，核酸化学合成的主流方法是亚磷酰胺三酯法，它的原理是将单核苷酸按既定的序列依次加到共价偶联于二氧化硅型固相载体的核苷酸链上，而未连接上的过量反应试剂、单体及副产物则一律被洗脱。

二、聚合酶链反应核酸扩增仪器

聚合酶链反应（polymerase chain reaction，PCR）又称无细胞分子克隆系统或特异性 DNA 序列体外引物定向酶促扩增法，是基因扩增技术的一次重大革新。它可将极微量的靶 DNA 特异性地扩增上百万倍，从而大大提高对 DNA 分子的分析和检测能力，能检测单分子 DNA 或每 10 万个细胞中仅含 1 个靶 DNA 分子的样品。此方法在分子生物学、微生物学、医学及遗传学等多个领域广泛应用。由于 PCR 具有敏感性高、特异性强、快速、简便等优点，已在病原微生物学领域中显示出广阔的发展前景。

（一）基本结构

聚合酶链反应仪按变温方式可将其分成 3 类，即变温铝块式、水浴式及变温气流式。变温铝块式热源用电阻丝、导电热膜、热泵式珀尔帖半导体元件制作，让带有凹孔的铝块升温，用自来水、制冷压缩机或半导体降温。水浴式有 3 种不同温度的水浴，用机械装置将带有反应管的架子移位和升、降温度，进行温度循环。变温气流式依据空气流的动力学原理，以冷、热气流为介质升、降温度。

（二）基本原理

PCR 是体外酶促合成特异性 DNA 片段的新方法，类似于体内半保留复制过程，主要由高温变性、低温退火和适温延伸 3 个步骤反复的热循环构成。每一次循环所产生的 DNA 均能成为下一次循环的模板，每一次循环都使两条人工合成的引物间的 DNA 特异区拷贝数扩增 1 倍，PCR 产物得以以 2^n 的指数形式迅速扩增，经过 25~30 个循环后，理论上可使基因扩增 10^9 倍以上，实际上一般可达 10^6~10^7 倍。PCR 反应的 5 个要素为模板（或样品 DNA）、引物（primer）、耐热 DNA 聚合酶、三磷酸脱氧核苷酸（dNTP）和镁离子（Mg^{2+}），其中关键步骤是最佳引物的设计。

三、DNA 序列测定仪器

DNA 序列分析是分子生物学研究中进一步研究和改造目的基因的基础,随着分子克隆技术的日臻完善,DNA 序列测定的简便方法和仪器设备应运而生,DNA 序列测定也从手工测定逐步发展到半自动和全自动分析。

(一) 基本结构

DNA 序列测定仪的基本构造包括电泳装置和高压电泳仪,全自动 DNA 测序仪带有自动检测系统的高压电泳装置,使用过程是标本经 PCR 反应后,样品可自动加样到凝胶中进行电泳。在高压电场的作用下,DNA 片段依其分子大小依次穿过凝胶板下端的检测区。检测系统在电泳过程中实时进行信号扫描采集,检测窗口有激光器发出的光束,激光束以与凝胶板垂直的方向射向凝胶,在凝胶中电泳的 DNA 片段上的荧光基团吸收激光束提供的能量而发射出特征性波长的荧光,该荧光被一个灵敏度极高的光电管检测并转化为电信号,这些信号传入计算机储存。计算机将其收集到的荧光信号的波长、强度、空间坐标等建立一个多维矩阵数据库,其软件以该数据库为基础模拟显示电泳分离后的 DNA 排列图像并自动读出 DNA 序列。

(二) 基本原理

核酸序列分析的关键是用凝胶电泳技术按大小将各种不同长度的核酸片段有序地分离开并显示出来。核酸分子中的磷酸基团呈离子化状态,在弱碱性条件下带负电荷,在电场中向正极移动,核酸分子的移动速度取决于核酸分子本身的大小和构型,分子结构紧密的 DNA 比同等分子量的松散型 DNA 或线型 DNA 分子泳动速度快。同一分子在不同的构型情况下,其泳动速率也有差别。因此,测序时必须使核酸分子在完全变性的条件下电泳,才能保证核酸分子在凝胶中的迁移率与分子大小有关。

1. **Sanger 法** 利用一种 DNA 聚合酶来延伸结合在待定序列模板上的引物,直到掺入一种链终止核苷酸为止。每一次序列测定由一套 4 个单独的反应构成,每个反应含有所有 4 种脱氧核苷酸三磷酸(dNTP),并混入限量的一种不同的双脱氧核苷三磷酸(ddNTP)。由于 ddNTP 缺乏延伸所需要的 3-OH 基团,使延长的寡聚核苷酸选择性地在标记处终止。终止点由反应中相应的双脱氧而定。每一种 dNTPs 和 ddNTPs 的相对浓度可以调整,使反应得到一组长几百至几千个碱基的链终止产物。它们具有共同的起始点,但终止在不同的核苷酸上,可通过高分辨率变性凝胶电泳分离大小不同的片段,凝胶处理后可用 X 射线胶片放射自显影或非放射性核素标记进行检测。

2. **Maxam-Gilbert 化学降解法** 利用一个末端标记的 DNA 片段在 5 组互相独立的化学反应中分别得到降解,其中每一组反应特异性地针对某一种碱基,因此生成 5 组标记分子,每一组混合物中含有长短不一的 DNA 分子,其长度取决于原 DNA 片段上的位置,通过电泳检测其序列。

四、生物芯片及相关仪器

生物芯片又称生物集成膜片,其概念源自于计算机芯片,它是分子生物学技术与计算机技术等相结合而发展起来的一项分子生物学技术。它是将生命科学研究中所涉及的许多分析步骤,利用微电子、微机械、化学、物理技术、传感器技术、计算机技术,使样品检测、分析过程连续化、集成化、微型化。它是生命科学研究中继基因克隆技术、基因自动测序技术、PCR 技术后的又一次革命性技术突破。

生物芯片的主要特点是高通量、微型化和自动化。芯片上集成的成千上万的密集排列的分子微阵列能够在短时间内分析大量的生物分子,使人们快速准确地获取样品中的生物信息,效率是传统检测手段的成百上千倍。它将是继大规模集成电路之后的又一次具有深远意义的科学技术革命。

常见的生物芯片分为 3 类:基因芯片、蛋白质芯片和芯片实验室,应用最广泛的生物芯片是基因芯片。与生物芯片相关的仪器主要有点阵仪、杂交仪和扫描仪。

（一）点阵仪

点阵仪是制备芯片的仪器。点样方式有非接触喷点和接触点样两种,点阵仪的点样针采用实心或空心中的一种。

1. 非接触喷点技术　用于 DNA 点样的有 2 种,一种是用压电晶体将液体从孔中喷出的压电技术,喷滴大小一般为 50~500pl;另一种为注射器螺线管技术,这种技术是通过高分辨率注射器泵和微螺线管阀门有机结合来精确控制液滴。喷点的好处在于分注体积可控,分注机制与表面特性无关,对脆弱表面不会造成损伤,无来自于表面的污染,适用于有孔表面（如膜）的点样。

2. 接触点技术　是通过针点印制完成的,这种方式是用较为坚硬的针头浸到样品中,蘸取少量液体,当针头与固相表面接触时,液体会印制在玻片表面,点样体积从皮升到纳升。

（二）杂交仪

杂交是生物芯片操作过程中的关键部分,杂交的成败决定生物芯片的质量。目前大多数情况下,杂交均在保湿盒内完成,使标记探针只能通过扩散作用进行杂交,反应极慢且操作时间长。

GeneTAC Hby 生物芯片杂交仪是一种全自动的芯片杂交仪,调节、加探针、漂洗和热循环自动化,杂交在密闭环境中进行,一次可以杂交 2 或 12 片,最多可设置 5 种不同的洗涤液。该系统在整个杂交过程中能精确地控制温度。液体处理使用真空输送系统结合高精度微流体通道,洗涤时间和热循环条件精确控制,每片之间和每日之间的杂交重复性极佳。杂交仪能进行原位振动,加快反应动力学并防止部分区域干涸,保证 mRNA 在杂交过程中的流动,提高了灵敏度。

（三）扫描仪

芯片杂交后荧光的观察可以通过 CCD 直接成像分析或激光共聚焦扫描仪分析结果。

1. 直接成像系统　其激发光源一般为过滤的光谱(钨或弧光灯)光源,照射整张玻片,高灵敏度的 CCD 摄像头与合适的光学器件和滤光片相匹配。优点是其配置简便和数据获取快速,缺点是空间分辨率低和灵敏度差。

2. 激光共聚焦扫描仪　用共聚焦荧光显微镜通过物镜将激光发射至玻片,并通过同一物镜扫描玻片收集诱发的荧光,物镜上方的二色镜可以同时检测到两种波长的诱发荧光。扫描系统的优点是高灵敏度和高空间分辨率,缺点是系统需要复杂的固定装置来提高扫描准确度。

点滴积累　∨

1. 一般核酸合成仪主要由计算机系统、试剂输送系统组成,ABI3948 型合成仪增加了核酸合成与纯化系统,3 个系统以试剂输送系统最为关键。
2. DNA 序列测定仪按自动化程度分为半自动和全自动分析。

第七节　医学检验技术的发展趋势

21 世纪是科学技术,特别是生物科学迅速发展的时代,随着生命奥妙的不断揭示,将会有更多更新的技术应用于临床医学和检验医学。临床检验是诊断病人疾病的过程中不可缺少的重要环节,为病人提供了精确、快捷、检测范围更广的检验项目,以协助医师作出准确的诊断。开发和使用更先进的检验技术是生产商及检验人员不断追求的目标。目前临床检验技术的发展主要体现在以下几个方面。

(一) 基因芯片技术的应用

使用 DNA 探针组成的基因芯片,通过检测基因表达的差异进行癌症的分类和诊断。不同的生物基因芯片技术能够进入基因和蛋白质等分子层次,应用于疾病易感性预测、传染病病原体和抗药性检测等。

(二) 即时检验技术的临床应用

即时诊断起源于尿液检测技术,近年来得到快速发展,现已应用于临床、食品卫生、环境保护、法医检验等多个领域。在临床医学中它指在病人旁边进行的临床检测,主要标准是不需要固定的检测场所,使用便携式试剂和仪器,可由非专业检验人员即时操作。目前应用于血糖监测以及血气、电解质、血凝等急诊项目分析。

(三) 模块式设计

根据需要将各任意模块组合式安装使用是适应用量有限、资金有限的医院需求的一种新型的设计观念。模块能构成独立工作单元,还能组合构成全自动系统,设计上能紧密组合,形成一个高质量、多功能的检验系统,实现了一台仪器可测定常规、特殊生化、药物治疗、特种蛋白、免疫等多种项目,还可以增添各种部件以扩展其功能。有着体积小、检测项目多、自动化程度高、节省资金等特点,与投资大的实验室相比,模块式接入系统使用更方便灵活、经济实用。

(四) 全实验室自动化

全实验室自动化就是将众多模块分析系统整合成一个实现对标本处理、传送、分析、数据分析和分析过程的全自动化系统。标本在全实验室自动化系统可完成临床化学、血液学、免疫学等方面的任一项目检测。该系统采用标本传送系统和自动化控制技术,检验人员只需将标本放在传送带,分析仪器便可根据设计好的程序工作,检验人员不再接触标本,自动取样、自动报告,减少了操作人员感染疾病的概率,大大提高了实验室工作效率。

(五) 标记免疫分析技术

标记免疫分析技术的发展趋向是新标记物的发展与联合应用;单克隆以及基因工程抗体的应用和免疫放大技术。这些技术可明显提高检测的特异性,从而实现分子水平的检测。此外,多种形式的标记免疫分析将有更快发展,如酶免疫分析、金标记免疫分析、荧光免疫分析等。

(六) 流式细胞技术

流式细胞技术将从研究实验室走入临床实验室,主要用于监测人体细胞免疫状态,进行组织配型及监控移植物的排斥反应,血液系统疾病的检查与分型,血栓与止血缺陷的检查,细胞 DNA 定量与细胞周期分析以鉴定肿瘤细胞与评价化疗效果,检测细胞凋亡,检测细胞特异性标记物以及检测细菌对抗菌药物的耐药性等。

(七) 设计机器人化

从送入标本、输入条码、完成检测、数据存储输出到连接网络,原先由人工完成的工作过程完全由仪器一次完成,由计算机控制的机械手和数据处理分析系统能准确无误地完成各项任务,且速度更加快捷。仪器能定期自动检验,排除人为因素和非标准干扰,结果存储便于查询,减少误差,缩短了出报告的时间。

(八) 注重环保

检验人员在工作过程中极易受到病菌感染,使用真空采血针和装备自动化检测仪器可以减少污染,提高功效。检验使用的化学试剂易污染水源,采用干试剂检测能够减少对水的污染。

医疗服务市场的竞争加剧了仪器设备的更新换代,生产商也不断地寻求新的商机。在医疗仪器市场竞争中,只有追求新技术才能不断地占领新的市场制高点。自动化、高智能、新设计组合、低成本、低污染仍然是临床实验仪器发展的方向。

在 21 世纪,不只是检验技术将发生革命性的巨变,检验医学的模式也将面临着改革,新兴的独立医学实验室将逐渐成熟。20 世纪 60 年代中期,独立医学实验室在美国逐步建立和发展。美国是私人诊所和医院发达的国家,这些医疗机构由于没有足够的资源采购大型仪器设备进行本机构的少量样本检测,转而依赖外部的独立检验机构,因此促生了一个新兴行业——独立医学检验行业。

我国独立医学实验室的发展较晚。1994～2004 年是我国独立医学实验室发展的初探时期,发展轨迹与美国类似,均从小型医院到大型医院。到 2010 年,我国的独立医学实验室成为规模化产业。2009 年,原国家卫生部发布相关的通知,使该产业受到国家的正式认可。

随着人口老龄化进程的加快,疾病发生率上升,健康管理观念的普及国民的健康诉求必将持续升级,人们对医疗消费需求的不断提高推动我国的医疗服务行业快速发展,以及随着医疗改革的推进和新技术的出现,处于快速扩张期的独立医学实验室行业发展的"互联网+"趋势将愈加明显,"未来医院"等新生模式将有望实现对传统医院集成的检测、诊断、药品销售等各个环节的拆解,实现药房社会化、检测社会化和诊断环节医师身份的社会化,从而为第三方检测行业带来巨大的增量市场。另外,国家鼓励、支持和引导社会资本进入医疗服务领域,未来亦将会有更多的社会资本进入第三方医学诊断行业。未来随着民营医疗机构的逐渐发展,将形成以公立医疗机构为主体、民营医疗机构为有效补充的多元化办医格局,从而激活整个医疗服务市场的竞争机制,有效降低整个社会的医疗卫生费用。独立医学实验室作为基层医疗机构检验项目最好的承接者,必然会迎来加速增长。

点滴积累 ∨

临床检验技术的发展主要体现在以下几个方面:基因芯片技术的应用、即时检验技术的临床应用、模块式设计、全实验室自动化、标记免疫分析技术、流式细胞技术、设计机器人化、注重环保。

目标检测

一、单项选择题

1. 不属于血气分析仪管路系统组成的是_____。

    A. 气瓶   B. 溶液瓶

    C. 电极   D. 电磁阀

2. 血气分析仪气路系统提供的气体是_____。

    A. 水气   B. CO_2 和 O_2

    C. O_2 D. 空气

3. 血气分析仪中的血液样品在管路系统的抽吸下,首先进入的是_____。

    A. 恒温室   B. 样品室的测量毛细管

    C. 电磁阀   D. 气瓶

4. 临床上大量使用的电解质分析仪,测量样本溶液中的离子浓度的电极是_____。

    A. 离子选择电极   B. 金属电极

    C. 氧化还原电极   D. 离子交换电极

5. 要防止滤光片霉变,应定期检测校正,酶标仪维护的重点是_____。

    A. 光学部分   B. 微孔板

    C. 滤光片   D. 计算机控制器

6. 厌氧培养箱内厌氧菌最佳的气体生长条件是_____。

    A. 80% N_2+10% CO_2+10% H_2 B. 80% N_2+15% CO_2+5% H_2

    C. 80% N_2+10% CO_2+5% H_2 D. 80% N_2+5% CO_2+10% H_2

7. 毛细管黏度计最适合测定的样本是_____。

    A. 非牛顿液体   B. 全血

    C. 脂血   D. 血浆、血清

8. 不属于全自动血凝仪的主要优点的是_____。

    A. 智能化程度高,功能多   B. 价格便宜

    C. 通道多,速度快   D. 测量精度好,易于质控和标准化

9. 血凝仪最常用的方法是_____。

    A. 免疫学方法   B. 底物显色法

    C. 乳胶凝集法   D. 凝固法

10. 按照工作方式分,尿液分析仪可以分为_____。

    A. 半自动和全自动   B. 8、9、10 和 11 项

    C. 三分类和五分类   D. 湿式和干式

11. 尿液分析仪试剂带空白块的作用是_____。

    A. 消除不同尿液标本颜色的差异   B. 消除试剂颜色的差异

    C. 消除不同光吸收的差异   D. 增强对尿液标本的吸收

12. 连续流动式自动生化分析仪中气泡的作用是防止管道中的_____。

    A. 样品干扰   B. 试剂干扰

    C. 交叉污染   D. 基底干扰

13. 离心式自动生化分析仪特有的关键部件是_____。

    A. 吸氧臂   B. 试剂臂

    C. 转头   D. 温控系统

14. PCR 技术的本质是_____。

    A. 核酸杂交技术   B. 核酸重组技术

    C. 核酸扩增技术   D. 核酸变性技术

15. 全自动 DNA 测序仪的主要应用范围不包括_____。

    A. 人类遗传病、传染病和癌症的基因诊断   B. 法医的亲子鉴定和个体识别

    C. 生物工程药物的筛选   D. 动植物杂交育种

二、简答题

1. 血气分析仪的基本结构有哪些?

2. 血气分析仪的3 个主要测定项目是什么? 简述其含义。

3. 自动生化分析仪的种类有哪些? 简述它们的特点。

4. 电解质分析仪器的种类有哪些? 比较它们之间的优缺点。

5. 简述流式细胞仪的基本组成和工作原理。

6. 简述尿液干化学分析仪的工作原理。

7. 比较酶标仪与普通光电比色计的异同点。

8. 临床微生物仪器的种类有哪些? 它们的特点是什么?

9. 简述临床分子生物仪器的研究领域。

10. 文献调研:生物芯片技术的最新技术及实现。

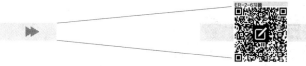

（余丽玲）

第七章

常见治疗设备

第一节　物理治疗设备

导学情景 ╲

情景描述：

　　楼下菜市场的旁边新开了一家保健养生室，大肆宣传免费为广大老年朋友治疗高血压、高血脂、糖尿病、腰腿疼痛。左邻右舍的老人家纷纷前往，工作人员热心地为老人量血压、开讲座，免费试用他们所称的具有神奇功效的治疗设备。老人使用之后，还真觉得有些管用。于是回家和儿女说，希望可以得到一台那样神奇的治疗设备。

学前导语：

　　物理治疗设备到底具有多么大的功效呢？是否真可以治疗高血压、高血脂、高血糖呢？我们本节将要做一个简单了解。

一、电疗设备

（一）简介

电疗设备/器具是指工作时产生一定的电场、电流或电刺激作用于人体，达到特定的治疗效果的医疗器械。其临床用途有缓解疼痛、改善血液循环、促进炎症消散，可用于炎症、疼痛的辅助治疗。某些设备可用于肿瘤的辅助治疗。

通常包括电位治疗设备，直流电治疗设备，低、中频治疗设备，静电贴敷器具等。

（二）电位治疗设备

根据设备产生电场的电压大小可将电位治疗设备分为高电位治疗仪（Ⅲ类）和电位治疗仪（Ⅱ类）。高电位治疗仪通过 1000 ~ 30 000V 的高压电产生电场进行治疗，电位治疗仪通过低于 1000V 的电压产生电场进行治疗。

电位治疗设备通常由主机、治疗毯（垫）、局部治疗头、踏板电极、地电极、治疗椅等组成。该设备将人体全部或局部置于电场中进行治疗，可用于头疼、失眠、慢性便秘和软组织损伤引起的疼痛等病症的辅助治疗。

（三）直流电治疗设备

通常由主机、电极等组成，用于肿瘤的辅助治疗。通过直流电流使肿瘤区域发生电化学和（或）

电生理反应。

（四）低、中频治疗设备

通常由主机和电极等附件组成。低频治疗设备主机产生低频（1kHz 以下）或中频（1～100kHz）电流，电流通过电极流经人体组织。中频治疗设备主机产生中频（1～100kHz）电流，通过低频调制或产生干扰波的方式流经人体组织，使人体发生电化学和（或）电生理反应。低频治疗设备可用于兴奋神经肌肉组织、镇痛、消炎、促进局部血液循环等。中频治疗设备用于镇痛、改善局部血液循环、促进炎症消散、软化瘢痕、松解粘连。

体内电子脉冲治疗仪利用置于体内的电极对组织进行电刺激，用于对炎症等进行辅助治疗。其风险相对更高，列为三类产品。

（五）静电贴敷器具

该类产品由能产生静电的物质和包裹该物质的医用贴敷材料组成。利用低压静电场对置于场中的人体组织进行治疗，可缓解颈、肩、腰、腿等部位的关节和软组织损伤引起的疼痛。

二、温热（冷）治疗设备

（一）简介

温热（冷）治疗设备是利用热传导或热辐射的作用，将机器产生的热/冷能通过一定的方式作用于人体，达到治疗作用的设备。热治疗设备通常可以促进人体局部血液循环、缓解神经肌肉疼痛等，用于组织损伤、颈、肩、腰、腿等消炎和疼痛缓解。冷治疗设备可以进行物理降温、冷冻治疗。

（二）热传导治疗设备

由主机产生的热量通过一定介质或直接传导作用于人体，达到一定的治疗目的。常见产品有体腔热灌注治疗、热垫式治疗仪、医用加温毯、热敷贴等。

（三）热辐射治疗设备

通常由主机、热源辐射器、防护罩、控制装置等组成。治疗时各部分不接触人体，以辐射的方式将热量传递至人体。促进人体局部血液循环、缓解神经肌肉疼痛等，用于组织损伤、颈、肩、腰、腿等消炎和疼痛缓解。

（四）物理降温设备

一类由液氮贮液罐、连接管、冷冻头等组成。依靠液氮使冷冻头产生治疗用的低温。用于局部组织的冷冻治疗。

另一类由制冷装置温控电路、控制结构及应用部分（降温毯、降温帽等）组成。采用半导体致冷或水循环热传导方式进行物理降温或温度调节。用于调控人体体温。

还有一类由不含有发挥药理学、免疫学或者代谢作用的成分的降温物质和各种形式的外套及固定器具组成。用于人体物理退热。

三、光治疗设备

（一）简介

光治疗设备是指利用各种形式的光能与人体组织的相互作用，达到治疗目的的设备。常见的有激光治疗设备、强脉冲光疗设备、红光治疗设备、蓝光治疗设备、紫外治疗设备。因为不同的光波长、传导特性和所携带的能量不同,故在治疗过程中能起到不同的功效,当然也应该采取不同的防控措施以保证医患安全。

（二）激光治疗设备

由激光器、冷却装置、传输装置、目标指示装置、控制装置和防护装置等部分组成。利用强激光与人体组织的相互作用机制,用于银屑病、白癜风、脱毛、血管性病变、痤疮、毛囊炎、皮肤浅表性病变、色素性病变、黄褐斑、雀斑、妊娠纹、肥胖纹、烧伤焦痂等整形科、皮肤科的治疗。利用弱激光与人体组织的光化学或生物刺激作用机制,可用于鼻腔、口咽部、体表等局部照射辅助治疗、消炎、缓解疼痛。

（三）红光治疗设备

由光辐射器（如发光二极管）、控制装置、支撑装置（可有定位装置）等组成,也可配备导光器件。利用红光波段照射人体某些部位（部分设备可兼有部分红外波段）与人体组织发生光化学作用和（或）生物刺激作用,达到辅助治疗的目的。用于对浅表良性血管与色素性等病变的辅助治疗;辅助消炎、止渗液、镇痛、加速伤口愈合等;用于辅助缓解过敏性鼻炎引起的鼻塞、流鼻水、打喷嚏等症状。

（四）蓝光治疗设备

一类由蓝光波段的光源、控制装置、防护装置、婴儿托盘（床）或床垫（包括可包裹婴儿的输出光垫或毯）以及支撑装置等组成,可配套婴儿培养箱共同使用。利用蓝光波段照射婴儿皮肤表面,发生光化学作用,达到治疗由病理和生理因素造成的新生儿血胆红素浓度过高引起的黄疸的目的。

另一类由光辐射器、控制装置、支撑装置（可有定位装置）等组成。利用蓝光波段（部分设备可兼有紫光波段）照射人体皮肤表面与人体组织发生光化学作用和或生物刺激作用,达到治疗或辅助治疗痤疮、毛囊炎等体表感染性病变的目的。

（五）紫外治疗设备

由特定波长的光辐射器、控制装置和电源等部分组成。利用紫外线照射皮肤或体腔表层,与组织发生光化学作用,达到辅助治疗的目的。有全身治疗仪、局部治疗仪、手持式治疗仪等分类。用于皮肤病（如白癜风、银屑病、湿疹等）病人的辅助治疗。

点滴积累 ⋁

1. 电疗设备/器具是指工作时产生一定的电场、电流或电刺激作用于人体,达到特定的治疗效果的医疗器械。主要包括电位治疗设备,直流电治疗设备,低、中频治疗设备,静电贴敷器具等。

2. 温热（冷）治疗设备是利用热传导或热辐射的作用,将机器产生的热/冷能通过一定的方式作用于人体,达到治疗作用的设备。

3. 光治疗设备是指利用各种形式的光能与人体组织的相互作用,达到治疗目的的设备。常见的有激光治疗设备、强脉冲光疗设备、红光治疗设备、蓝光治疗设备、紫外治疗设备。

第二节 呼吸机

情景描述：

护士值班室警铃大作，原来是 3 号房 10 床病人情况危急。医护人员赶紧推着急救设备进入病房，医师初步判断，病人神志不清、呼吸衰竭。赶紧吩咐给病人上呼吸机，很快病人就通过鼻腔连接上了呼吸机。病人的胸廓出现起伏，绀紫面庞慢慢恢复血色。

学前导语：

呼吸机是一种能够预防和治疗呼吸衰竭，挽救及延长病人生命的至关重要的医疗设备。本节我们将带领大家学习呼吸机的基本原理、结构以及临床应用的相关知识。

正常人的呼吸是由呼吸中枢支配呼吸肌有节奏地张弛，造成肺内压力变化来完成的。当肺内压力大于外部大气压时，便呼气；当肺内压力低于外部大气压时，便吸气。吸入的气体与血液中的气体进行交换，结合氧气，排出二氧化碳，进而血液中被结合的氧气又与组织中的气体进行交换，这就是呼吸的完整过程。在通常情况下，人通过自主呼吸摄取空气中的氧气来满足各器官组织的氧化代谢需要。如果呼吸系统受到损伤，如药物中毒、溺水、休克，或由于其他生理功能的紊乱引起呼吸衰竭，单靠病人自身的呼吸功能已不够或根本不能满足各器官对氧气的需求，这时就需要借助呼吸机对病人进行抢救治疗。

呼吸机是可以代替人或辅助人的呼吸功能的仪器，能增加肺通气量，改善呼吸功能，减少呼吸消耗，节约心脏储备能力。它能帮助病人吸收氧气、排出二氧化碳，是挽救某些危重病人生命的重要工具。

呼吸机从用途上可分为婴儿型、儿童型和成人型几种。根据动力来源可分为气动机械呼吸机、电动机械呼吸机、电控气动机械呼吸机。根据呼吸切换方式又可分为定压型呼吸机、定容型呼吸机和定时型呼吸机等。按照与病人的连接方式分为无创呼吸机和有创呼吸机。

一、呼吸机的基本原理

由于人类肺泡的膨胀和收缩使得肺部与大气压之间产生压力差从而形成呼吸。呼吸机的基本原理

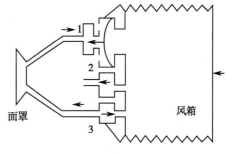

图 2-7-1 呼吸机工作原理

就是用机械的办法建立这一压力差，从而实现强制的人工呼吸过程。如图 2-7-1 所示的为呼吸机工作原理，"1"为呼气单向阀，"2"为空气进入单向阀，"3"为吸气单向阀。

呼吸机工作原理就是从呼吸道开口处，如口腔、鼻腔或气管插管、套管，用机械方法直接施压，压

力超过肺泡压时,空气即自体外通过管道流向肺泡,产生通气;除去呼吸道开口的压力,并依靠胸廓及肺的弹性回缩力,肺泡压大于大气压,肺泡中的气体从肺泡排出,产生呼气;待肺泡压降至等于大气压时,呼吸停止。呼吸机控制过程为:①吸气过程:风箱压缩→风箱内气压增大→单向阀"1"关闭(橡皮瓣膜向外鼓起)→单向阀"2"关闭→单向阀"3"打开→吸气通道打开→空气经面罩进入病人呼吸道到达肺部。②呼气过程:风箱伸展→风箱内气压减小→橡皮瓣膜复位→单向阀"1"打开(呼气通道打开)→单向阀"3"关闭(吸气通道阻断)→肺部气体经呼吸道、面罩和阀门"1"向外排出气体;同时,单向阀"2"打开,空气进入风箱,为下一次吸气过程做好准备。呼吸机就是如此往复循环工作,从而建立起人工模拟的肺呼吸功能。

> **知识链接**
>
> 最早的呼吸机
>
> 最早出现的呼吸机是负压呼吸机,由呼吸机提供的通气压力低于大气压。典型代表产品是铁肺和胸甲,是一种符合人体正常生理情况的机械通气方法,但由于副作用较大,现今临床上已很少应用。

二、呼吸机的结构

呼吸机主要由电子控制系统和气路系统两大部分组成。气路系统部分是一个气体传送系统,包括气体供应(气体储存、压力支持)、气体传输、压力流量监测和校正。压缩空气、氧气按所需的比例混合后,通过管道及相关伺服阀门以设定的气压、流速送到病人端。流量传感器将测量到的实际值反馈回电子控制部分,并与面板设置进行值比较,通过控制伺服阀门来调节吸入和呼出气体。电子控制部分的主要功能是控制呼吸机以一定的频率、潮气量进行通气,同时监测相应传感器的反馈数据,超过限定范围时报警提示。

呼吸机在动力系统的作用下,使一定比例的空气和氧气通过吸气模块、湿化器和吸气管道进入病人的呼吸道,呼出气体则经过呼气管道和呼气模块呼出(图2-7-2)。由于呼吸机有很多参数需要调节,通常有一个很复杂的操作面板,新型的主机都带有较大的显示屏幕,不仅可通过图形界面以菜单选择的方式选择呼吸参数,还能够动态显示通气参数和波形,从而使机械通气治疗更加直观和安全。下面重点介绍呼吸机的几个核心部件。

(一) 机械呼吸机的动力

机械呼吸机的动力来源于电力、压缩气体或两者的结合。压缩气体由中心供气管道系统提供或由呼吸机配备的专用空气压缩机产生。

1. 气动机械呼吸机　气动机械呼吸机完全以压缩气体为动力来源。由高压压缩气体所产生的压力,通过机械呼吸机内部的减压阀、高阻力活瓣或通过射流原理等方式调节,形成稳定的气压源,为机械通气和各种气动控制部件提供驱动压力。目前,这种完全气控气动的呼吸机

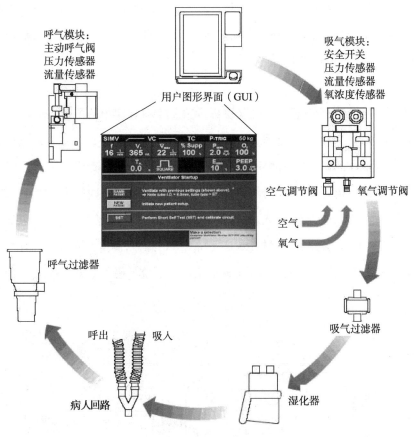

呼气模块：
主动呼气阀
压力传感器
流量传感器

用户图形界面（GUI）

吸气模块：
安全开关
压力传感器
流量传感器
氧浓度传感器

空气调节阀　氧气调节阀

空气
氧气

呼气过滤器

吸气过滤器

呼出　吸入

病人回路　　　　　　　湿化器

图 2-7-2　呼吸机主要部件

已很少见。

2. **电动机械呼吸机**　单靠电力来驱动并控制通气的呼吸机称为电动机械呼吸机。电动机械呼吸机通过电动机带动活塞往复运动的方式来产生机械通气,或通过涡轮泵产生压缩气体作为机械通气的动力。电动机械呼吸机也需要应用压缩氧气,但其目的只是为了调节吸入气的氧浓度,而不是作为动力来源。

3. **电控气动机械呼吸机**　电控气动机械呼吸机需要压缩气体及电力两者同时提供动力。压缩空气及压缩氧气按不同比例混合形成的压缩混合气体,既提供适当氧浓度的吸入气体,也提供了产生机械通气的动力。与气动机械呼吸机不同的是通气的控制、调节及各种监测、警报系统是电力驱动的。

（二）呼吸机的调控系统

早期呼吸机的调控方式有两种形式:一种是直流电机驱动的呼吸机,通过电压的变化使其转速发生改变,来控制 VT(潮气量)、I∶E(吸呼比)等参数;另一种是用压缩气体作为动力的呼吸机,通过针形阀作为可变气阻来控制吸气和呼气过程及其转换。现代呼吸机大多数是电子控制的机械呼吸机,它采用各种传感器来"感知"呼吸力学等情况的变化,并经过微电脑分析处理后,发出指令来自动调节 VT、Paw(气道压)、I∶E 等参数。另外,呼吸机还装备各种监测和报警系统,不但能实时显示呼吸参数值,显示呼吸机当前状态和调整参数情况,当误差超过一定范围时,呼吸机报警,并通过安全阀等装置来保证其处于安全范围之内。呼吸机可对吸气通道的氧气压力,吸入气道中的氧分压、气道压力、温度和湿化器中的液平面等进行监测,对呼出道中的压力和流量进行监测,对任何异常,控制系统都将报警和采取相应的措施。

(三) 气体模块

呼吸机的气体模块是指吸气模块和呼气模块,其中在吸气模块中的关键部件是空氧混合器。现代高档呼吸机都采用精密的空氧混合器,它可以精确地向病人提供不同氧浓度的气体,可调范围为21%～100%。空氧混合器一般由三部分构成:平衡阀、配比阀、安全装置。当压缩空气和氧气进入平衡阀后,经一和二级平衡后,气体压力均等,经过配比阀后可形成不同氧浓度的混合气体输出。图2-7-3(1)中的①和②分别是 O_2 和空气入口;③是配比阀;④是吸气混合区,空气和氧气在此处混合;⑤是氧气浓度传感器,由滤菌器加以保护;⑥是吸气压力传感器,测量至病人的混合气体压力,也用滤菌器加以保护;⑦是吸气通道,将混合气体输送至病人系统的吸气导管,吸气通道上配有一个安全阀。

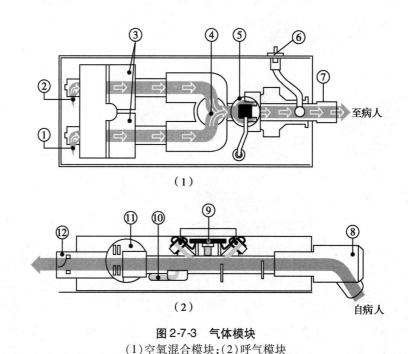

图 2-7-3　气体模块
(1)空氧混合模块;(2)呼气模块

吸气模块的工作情况如下:呼吸机根据设置的潮气量、压力水平和氧浓度计算所需的空气、氧气后,送空气和氧气按比例至空氧混合器。气流的控制由带有光电传感器的配比阀执行,光电传感器监测配比阀的位置以控制阀门杆的位置,阀门杆可顶起喷嘴内的膜片,改变膜片与阀门之间的间隙,从而实现控制进气量。温度传感器监测供气的温度,以补偿因气体密度变化(由温度改变引起的)而导致的进气量的变化。精确控制的空气和氧气进入空氧混合腔,混合腔内有混合瓣搅动气流,使空气和氧气充分混合,经氧气浓度传感器监测实际氧浓度后送出。

呼气模块如图 2-7-3(2)所示。病人呼气导管连接至呼气入口⑧,呼气入口处配有一个除湿器,经过呼气通道的气流量由流量传感器⑨测量。流量传感器可以是热丝式(或热膜式),也有采用超声式或风扇式的。病人的潮气量通常是在呼出道中测量,由于该处的气体没有压缩,更能准确反映实际吸入肺的气体量(潮气量)。⑩是呼气压力传感器,用以测量呼气压力(位于呼吸机内部),传感器同样也要有滤菌器加以保护。⑪是用于调节呼气末压力的调节阀(PEEP 阀)。⑫是呼气出口,通常在出口处配有一只单向阀。

(四)湿化器

湿化器用于增加吸入气体的湿度。各种类型的湿化器的比较及使用如下:

1. **冷水湿化**　冷水湿化指在不给水加热的情况下,吸入气体直接通过有水的容器,在室温下达到湿化的目的。这种湿化器的相对湿度受到气/水接触面积及水温的限制,因而相对湿度较低,为了提高相对湿度也有采用机械的方式将水雾化。冷水湿化的优点是容易使用,有较低的内部顺应性;缺点是由于吸入温度过低,病人有不适感。

2. **加热湿化**　加热湿化是在水容器中放置加热板或加热丝加热产生水蒸气,调节加热温度使水蒸气的绝对湿度改变。这种湿化方法较为常用,因为病人吸入舒适,能保持病人体温。加热湿化目前有两种形式:一种是单伺服加热,即只有一个加热元件在容器中;另一种是双伺服加热,该湿化器不但在容器中加热,而且在病人吸入管道中放置加热丝加热,利用容器和管道的温差来控制加热温度。双伺服型加湿器改进了单伺服型容易在管道中凝水的缺点,但这种方法只增加了绝对湿度,并不增加相对湿度。

3. **雾化湿化**　雾化湿化是用超声晶体振动产生很细的水雾,加湿器效果好,但这种加湿器出来的水蒸气温度接近室温,因而不能在呼吸机上长期使用,否则可能降低病人体温。

4. **热湿交换器**　该交换器是一次性使用的,仿生骆驼鼻子制作而成。其内部有化学吸附剂,当病人呼出气体时能保持水分,吸入气体时则通过交换器进行湿化。这种交换器集中了以上加湿器的优点,能保持体温,具有较小的内部顺应性,容易使用。由于是一次性使用的,也没有细菌生长的风险,但有一定的阻力。

(五)安全阀

安全阀有两种,一种为压力安全阀,另一种为旁路吸入阀。

压力安全阀的结构大多采用直动式溢流阀,其工作原理是将溢流阀与气道系统相连接,当后者的压力在规定范围内时,由于气压作用于阀板上的力小于弹簧的压力,阀门处于关闭状态。当气道系统的压力升高,作用于阀板上的压力大于弹簧上的压力时,阀门开启,排出气体,直至气道压降至规定范围之内,阀门重新关闭。因此,这种安全阀能保证病人的气道压在一个安全范围之内。气压超过安全界线时呼吸机应有的动作是发出声光报警,同时安全阀打开,中断进一步的正压送气并改变为比较安全的送气模式。

旁路吸入阀在呼吸机正常工作时,该阀关闭。但一旦供气中断,随病人吸气造成的管道负压可推动阀板,使空气进入管道系统,保证病人供气,避免窒息。

(六)呼气阀

呼气阀在吸气相时关闭,在呼气相时开启且阻力较小,为病人提供通畅的呼气通道。目前较常用的呼气阀装置有3种:活瓣式呼气阀、电磁比例阀和先导式呼气阀。活瓣式呼气阀为轻质材料制成的鸭嘴状单向活瓣。电磁比例阀通过通电导线在磁场中产生电磁力来控制阀板的开启和关闭,该阀阻力很小,应用较广。先导式呼气阀采用预置压来调节呼气阀的开启和关闭。

三、呼吸机的技术参数

1. 呼吸频率　呼吸频率为每分钟的呼吸次数,一般为6~20次/分,要视病情需要适当调节。

2. 呼吸周期　呼吸周期(T)为呼吸频率(f)的倒数。呼吸周期由吸气时间(T_1)和呼气时间(T_2)组成,$T=T_1+T_2$。一般呼气时间要比吸气时间长。

3. 吸呼比　吸气时间与呼气时间之比,可表示成吸呼比$R=T_1/T_2$。通常吸呼比可取$1:1.5$、$1:2$、$1:2.5$和$1:3$。

4. 一次通气量　又叫潮气量,即每次吸气时进入肺腔的空气量。一般在100~1200ml范围内可调。

5. 每分通气量　又称流率,指每分钟吸入气体的总量。一般在0~200L/min范围内可调。

6. 供气压力　呼吸机在吸气相产生正压,将气体压入肺部。供气压力范围一般为196~588Pa或20~60mmHg。供气装置可以是空气压缩机、中心供氧或氧气瓶或空氧混合器。

7. 氧浓度　提供给病人吸入的氧浓度在21%~100%可调的高含氧气体。

8. 呼吸模式控制　呼吸模式和辅助呼吸模式。

9. 输入气体的湿化　为了保护病人的气管、支气管黏膜,呼吸机向病人供气必须先经过湿化处理,使输入气体含有一定的水蒸气或水的雾粒。

10. 报警　呼吸机一般都装有漏气,停电,管道压上、下限报警,潮气量上、下限报警,呼吸暂停间隔时间报警,每分通气量上、下限报警和呼吸频率上、下限报警等装置。

▶▶ **课堂活动**

请讲讲呼吸系统的组成及呼吸运动的原理,试着分析呼吸机如何实现代替人或辅助人的呼吸功能。

点滴积累 ∨

1. **呼吸机的原理**　利用机械的方法建立肺泡和外界之间的压力差,从而实现人工通气。

2. **呼吸机的结构**　呼吸机主要由电子控制系统和气路系统两大部分组成。电子控制系统的主要功能是控制呼吸机以一定的频率、潮气量进行通气,同时监测和报警。气路系统主要是一个气体传送系统,包括气体供应(气体储存、压力支持)、气体传输、压力流量监测和校正。

3. **呼吸机的技术参数**　呼吸频率、呼吸周期、吸呼比、一次通气量、每分通气量、供气压力、氧浓度、呼吸模式控制、输入气体的湿化、报警。

第三节 麻醉机

导学情景 ∨

情景描述：

病人即将进入手术室进行手术，病人年幼的小孙子关切地问：手术是不是会很痛啊？ 医师笑着告诉他：不会痛的，我们会给爷爷进行麻醉的。 小孙子满脸疑惑地问麻醉是什么呀？为什么麻醉了就不会痛了？

学前导语：

麻醉是指使机体全部或局部暂时失去知觉，以便于进行外科手术治疗的方法。 麻醉的方法有多种，如针刺麻醉、注射麻醉及吸入麻醉等。 目前医院使用的全身麻醉方法仍是以吸入麻醉为主。 麻醉机就是利用吸入麻醉方法进行全身麻醉的仪器。

一、概述

手术中用药物麻醉来减轻病人痛苦的历史源远流长。麻醉的方法有多种，如针刺麻醉、注射麻醉及吸入麻醉等。随着生物医学工程的不断发展和临床工作的实际需要，利用麻醉机作为吸入全身麻醉是广泛采用的麻醉方式。在麻醉过程中不仅利用麻醉机给药，还用机械通气来替代危重病人的自我呼吸，还要监护病人的生命体征，这些工作都可以依靠先进的麻醉机及其监护仪器来完成。麻醉机现在已成为重大手术不可缺少的器械。

麻醉机（持续气流吸入式麻醉机）是麻醉常用的重要工具，其功能是向病人提供氧气、吸入麻醉药及进行呼吸管理。麻醉机通过机械回路将麻醉药送入病人的肺泡中，形成麻醉药气体分压，弥散到血液中后，对中枢神经系统直接发生抑制作用，从而产生全身麻醉的效果。要求提供的氧及吸入麻醉药浓度应精确、稳定和容易控制。

性能优良的麻醉机应具备以下特点：①供氧充足，排出二氧化碳完全；②能提供浓度精确、稳定、容易控制的吸入麻醉药；③配有适合麻醉中进行呼吸管理的呼吸机；④有可靠的安全装置及报警系统；⑤麻醉废气（残余气）清除装置。

二、麻醉机的分类

（一）按功能结构进行分类

1. 全能型 即多功能麻醉机，其结构复杂、功能齐全。具有电子或电脑控制的呼吸管理系统、监测仪器、报警系统，有的还有自动记录系统。

2. 普及型 结构及功能较前者简单，但仍具备基本和重要的结构和部件，使用相对简单。

3. 轻便型 具备麻醉机的基本功能，但结构简单、轻便，搬动灵活，可携带。

（二）按流量高低进行分类

1. 高流量麻醉机 此类麻醉机的氧化亚氮最低流量大多在 0.5L/min 以上，只能进行高流量麻醉。

2. 低流量麻醉机 此类麻醉机的氧化亚氮最低流量可达 0.02 或 0.03L/min,既可做低流量麻醉,亦可施行高流量麻醉。

（三）按使用年龄进行分类

1. 成人用麻醉机。

2. 小儿用麻醉机。

3. 成人小儿兼用麻醉机 成人麻醉机附有小儿回路和小儿呼吸风箱。

三、麻醉机的结构

麻醉机的基本装置包括供气装置、流量计、麻醉呼吸器、麻醉蒸发罐、监测和报警装置、残余气清除装置和各种附件与接头等,如图 2-7-4 所示。

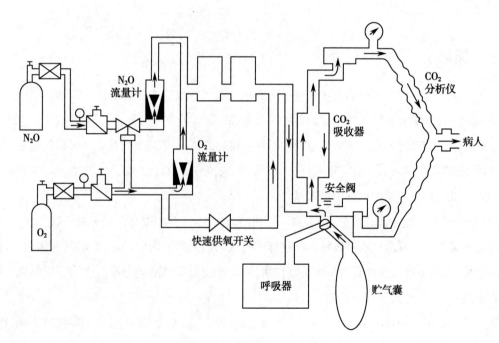

图 2-7-4　现代麻醉机基本结构

（一）供气装置

1. 气源 麻醉用气体应为液化气体或压缩气体。

2. 贮气筒 是贮存压缩氧气、二氧化碳、压缩空气和麻醉气体的密闭容器。该容器是由能抗物理因素和化学因素影响、耐高温的全钢制成,分为筒体、阀门和保护帽三部分。

3. 压力调节器 又称减压阀,其作用是将贮气筒内高而变化的压力降为低而稳定的压力,供麻醉机安全使用。

4. 压力表 一般连接在气筒阀口与减压阀之间,指示压缩气筒气体压力。

（二）流量计

流量计可精确控制气源减压后的气体流量,也是麻醉机的重要部件之一,分为进气口可变型和进气口固定型流量计两种。

（三）麻醉呼吸器

麻醉机所配的呼吸器是用于自动呼吸或控制呼吸的,比呼吸机简单得多,但应满足病人的基本需要。

（四）麻醉蒸发罐

麻醉蒸发罐是麻醉机的核心部件,它的质量不仅标志着麻醉机的水平,也关系到吸入麻醉的成败和病人的安危。麻醉蒸发罐是一种能将液态的挥发性吸入麻醉药转变成为蒸气,并按一定剂量输入麻醉回路的装置,其应能保证有效地蒸发挥发性吸入麻醉药和精确地控制挥发性吸入麻醉药的输出浓度。

麻醉蒸发罐的结构如图 2-7-5 所示。其设计是采用专门的结构,排除温度、流量、压力等因素的影响,精确地稀释麻醉药蒸气的浓度。氧气、空气或两者与氧化亚氮的混合气体在进入蒸发罐时分为两路,一路气体经过调节阀进入蒸发室,携带饱和的麻醉蒸气输出;另一路气体不进入蒸发室直接经调节阀输出。两路气体在蒸发罐输出口汇合,混合成为含有一定百分比浓度的麻醉蒸气,直接进入麻醉回路。

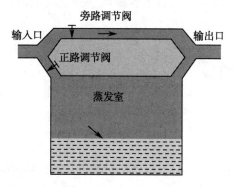

图 2-7-5 麻醉蒸发罐的结构原理图

（五）监测和报警装置

麻醉机监护的生理参数主要包括吸入氧浓度、潮气量/每分通气量、气道压力、呼气末 CO_2 分压以及吸入麻醉药浓度等,经数据处理后显示动态的数值或波形。在监测的同时,通过附设的报警装置及时反映异常情况,提醒医护人员采取相应措施。

（六）残余气清除装置

残余气清除装置的作用是收集麻醉机内多余的残气和病人呼出的废气,并通过管道将其排出手术室外,以免造成手术室内空气污染。残气处理系统的设计和选择应遵循简单、有效、自动、方便、经济和安全的原则,通常包括以下 5 个基本组成部件:

1. 残气收集装置 由麻醉机的排气阀或呼吸机的呼气阀及其附带装置收集残气。

2. 输送管道。

3. 连接装置。

4. 残气处理系统。

5. 排出装置 可用管道通向室外、化学吸附(如活性炭)以及真空泵吸引等方式实现。

实例解析

　　实例：临床上使用麻醉机相对常见的安全性问题有术后病人肺部感染、呼吸循环衰竭、低血氧、心搏骤停等，常常给病人带来巨大的伤害。试分析导致这些问题的原因。

　　解析：导致这些安全性问题的原因有很多，与其设计、材质、临床操作、使用等因素密切相关。较为常见的原因有麻醉机的细菌污染，由于麻醉机的一些管腔拆卸、安装困难，容易造成消毒不够彻底，被病人体液及呼吸气体污染后形成细菌生长、繁殖的良好场所，使全麻术后病人的肺部感染率明显增加。还有比较常见的故障是麻醉机呼吸回路漏气、潮气量和设定值偏不当、气道压力改变等，均可能引起上述临床安全性问题的出现。

点滴积累 Ⅴ

　　麻醉机的基本工作原理是借助麻醉呼吸器将麻醉药物送入人体，通过调节麻醉蒸发罐来精确控制麻醉药物的浓度来实现安全、有效的麻醉。其基本组成包括供气装置、流量计、麻醉呼吸器、麻醉蒸发罐、监测和报警装置、残余气清除装置等。

第四节　血液透析装置

导学情景 Ⅴ

情景描述：

　　2016 年 12 月，原国家卫生计生委印发《血液透析中心基本标准和管理规范（试行）》的通知。鼓励血液透析中心向连锁化、集团化发展，建立规范化、标准化的管理与服务模式。血液透析中心遍地开花能大大地提升基层医疗服务能力，对广大患者来说是个极大的福音。

学前导语：

　　血液透析俗称洗肾，是慢性肾衰竭的替代治疗方法。需要将人体血液引流至体外，血液与透析液进行物质交换，清除体内的代谢废物和过多的水分，再将经过净化的血液回输入体。听起来这么复杂的一个过程真的可以做到基层各处都能实现吗？

　　血液透析（hemodialysis）简称血透，通俗的说法也称之为洗肾，是安全、易行和应用广泛的一种血液净化方法。在肾病的保守疗法、透析疗法和肾移植 3 种可选治疗方案中，透析疗法是当前治疗肾病最有效的方法。血液透析除了应用于慢性肾衰竭的替代治疗外，还广泛应用于不同原因引起的急性肾衰竭、多器官功能衰竭、严重外伤、急性坏死性胰腺炎、高钾血症、高钠血症、急性酒精中毒等。

一、血液透析的基本原理

　　血液透析是利用半透膜原理，通过扩散、对流将体内的各种有害以及多余的代谢废物和过多的电解质移出体外,达到净化血液的目的,并实现纠正水、电解质及酸碱平衡紊乱的目的。

单通道人工肾的工作原理如图 2-7-6 所示。现代的血液透析机由透析液供给系统和体外循环系统以及控制监测电路组成。透析液供给系统包括超率控制系统、血液回路及检测报警系统。体外循环系统是指在动脉端从人体引出血液开始,经动脉管道、透析器、静脉管道返回体内的通道系统。通常,体外循环系统还有动静脉压力检测系统、空气探测器、血泵、肝素泵等,使得整个操作及监测控制更为完善。

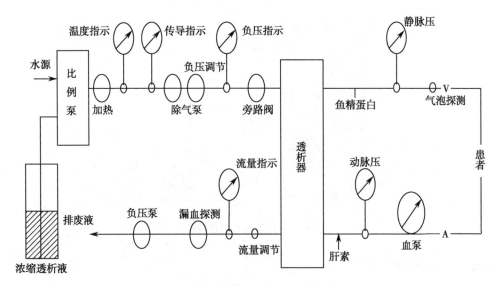

图 2-7-6　单通道人工肾工作原理

如图 2-7-7 所示,进行血液透析时,膜两侧的溶质以弥散和对流方式进行跨膜移动,而水以渗透方式移动,通过超滤作用被清除。

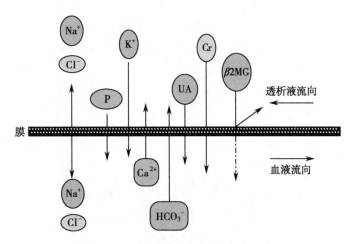

图 2-7-7　透析膜两侧溶质、水的运动

1. **水的清除**　治疗开始时,病人的血液中含有多余的水和废物。透析器中薄膜两侧的存在一定的压力梯度,促使水分通过超滤作用离开血液,穿过薄膜,进入透析液,随透析液带走排出。

2. **溶质的清除**　治疗开始时,透析液中是没有废物溶质的,因此在薄膜两侧便存在溶质浓度差(又称浓度梯度)。浓度梯度使血液中的溶质通过弥散、对流等方式向膜对侧的透析液中移动,穿过薄膜而进入透析液,随透析液带走排出。

二、血液透析装置的结构组成

血液透析机是一个较为复杂的机电一体化设备,它由体外血液循环通路、透析液通路以及控制监测电路组成。简单来说,是由血路、水路、电路三部分构成的,如图 2-7-8 所示。

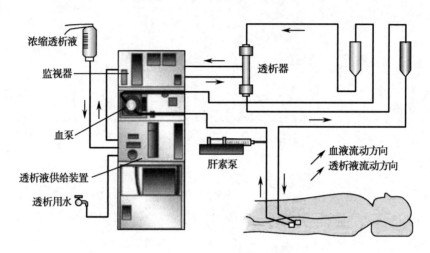

图 2-7-8　血液透析机结构框图

(一)体外血液循环通路——血路

血液通路是指病人的血液由血泵提供血液体外循环的动力,自动脉引出,经动脉管道再回到人体静脉的闭合回路。体外血液循环通路上有血泵,肝素泵,动、静脉压力监测系统,空气探测器及静脉夹等相关设备(图 2-7-9)。

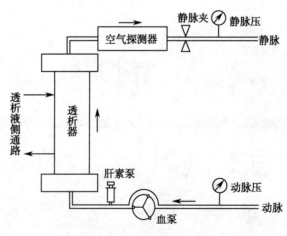

图 2-7-9　透析血液侧通路

1. **血泵**　血液透析时,为克服管道和透析器内部的阻力,需要用血泵来驱动血液在体外血液循环通路中流动。血泵多采用蠕动泵,通过滚轴顶部压迫闭合血液管道,克服血液阻力而使血液流动。

2. **肝素泵**　通常情况下,为了均衡地延长凝血时间,肝素应尽可能持续注入,这就需借助肝素泵来实现。

3. **动、静脉压力监测系统** 透析机上带有静脉压表,可以显示病人动脉血经过透析器后与静脉端压力之差。在正常情况下静脉压为 1.33 ~ 7.98kPa(10 ~ 60mmHg),内瘘静脉压偏高。在透析过程中静脉压相对稳定,事先可设定在一定范围之内,若超出此范围则自动报警,此时应马上查出报警原因进行处理。动脉压如在血泵前测量,则是负压,它反映血浆速度、动脉血流量;如在血泵后测量,则主要反映透析器内的血流阻力。

4. **空气探测器及静脉夹** 血泵驱动血液体外循环,血液管道泵前段存在负压。在血液管道连接不紧密、穿刺针接头松动或管道有小的破损时,空气可从血液管道进入体内,但更多地来源于血液管道旁路动脉输液和肝素入口处。另外,透析器复用过程中,膜内的微小气泡极不容易排出干净,如果空气达到一定量,就可以形成气泡进入病人体内,形成空气栓塞。空气探测器可以在气泡通过其位置时检测出该气泡,并将血液回路用静脉夹夹住,使气泡无法通过,以免空气进入体内,引起空气栓塞。同时血泵停止运转,蜂鸣器发出报警,气泡排出后,按动开关可恢复正常透析。

（二）透析液通路——水路

透析液通路是指浓缩的 A、B 液通过透析配比装置和反渗水按比例配制成合格的透析液,透析液在透析器内和病人的血液发生弥散、对流、超滤等透析的基本过程,最后排出废液。各个厂家对透析液通路的设计差异较大,图 2-7-10 是一般流程图。

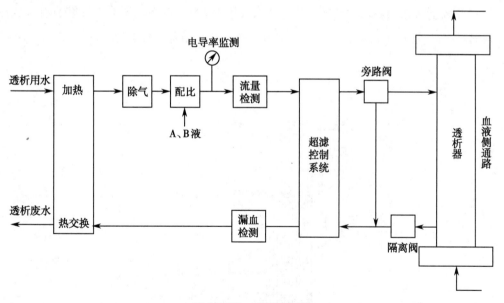

图 2-7-10 透析液通路

1. **温度自动控制系统** 透析液的温度要求以在37 ~40℃为宜,而在透析完成后要加热至80 ~95℃进行机器消毒,所以透析机要备有温度自动调节系统,透析液温度的升高通过电加热器实现,并要在管路中设置多处温度计来监测加热后的透析液温度变化,通过反馈调节加热器开/关时间的比例。

2. **透析液脱气装置** 用于除去由于温度和负压作用而在透析液中存在的气体。

3. **配比装置** 将浓缩液以一定比例与透析用水混合,获得有适当离子浓度的透析液。

4. 电导率监测 对于透析液自动配比的透析机来说,浓度监视装置非常重要。定量分析透析液较费时,且连续测定也不方便,故采用连续测定透析液的电导率来检测透析液中的离子总浓度。

5. 流量控制系统 透析液流量控制装置是决定透析机除水性能好坏的主要因素之一。

6. 旁路阀/隔离阀 两者配合实现截断透析器中透析液的进出,实现透析器"隔离"。

7. 漏血检测报警系统 在透析器破膜时,血液会透过半透膜,该装置能及时发现并报警,预防血液损失过多、防止细菌进入人体导致感染的发生。

(三)控制监测电路——电路

在血液透析过程中,通过控制监测电路实现操作人员的指令输入、控制和监测透析液通路及血液通路的各种参数,以保证整个透析过程可以持续、安全地进行。

三、透析器与透析膜

透析器是血液透析装置中最重要的组成部分,体外血液循环通路和透析液通路均经过此处,并在此完成血液中多余水分和废物的清除。透析器由透析膜和支撑结构组成,常见的透析器有三大类:平板型透析器、蟠管型透析器、空心纤维透析器。目前,前两者已基本淘汰,最常用的为空心纤维透析器。

空心纤维透析器的内芯是由 8000~10 000 根直径为 200~300μm、壁厚 20~30μm 的空心纤维(半透膜材料制成)捆扎而成的。血流由纤维管内通过,管外则是透析液,两者相向流动。如图 2-7-11 所示。

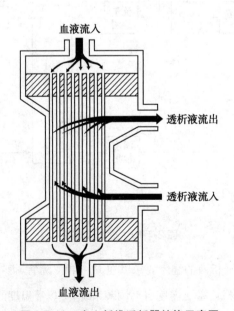

图 2-7-11 空心纤维透析器结构示意图

空心纤维透析器具有容积小,体外循环量小;耐压力强,破损率低;清除率和超滤率高;残余血量少;复用方便,复用次数多等优点。其缺点是纤维内容易凝血,空气进入纤维内不易排出,影响透析效果。

透析膜是透析器最重要的部分,透析膜材料是影响血液透析治疗效果的关键因素。目前,临床常用的透析膜可分为 3 类:①未修饰的纤维素膜;②改性或再生纤维素膜;③合成膜。判定透析膜的优劣通常有以下几个方面的标准:①清除率和超滤系数;②生物相容性;③其他,如顺应性、血流阻力、破膜率、残余血量、预充容量、抗凝率等。

知识链接

血液透析过程是怎样的

准备:①接通电源,开启供水装置;②将透析液吸管插入浓缩透析液桶中,若为透析液中心供给,则应开启透析液中心供给装置;③开启透析机监护器,将透析器及血液管道安装在监护器上,正确连接;④检查透析液电导度、透析液温度及流量。机器进入透析状态后,连接透析器。

接管:①动静脉内瘘穿刺后,分别与透析管道动静脉端相连;②动静脉外瘘应在无菌操作下分开动静脉连接管,与透析管道动静脉端相连;③遵医嘱留取血液标本;④将透析管路与内瘘穿刺针或外瘘管牢固连接。

透析:开动血泵,将血流量逐渐调至 200ml/min 以上,肝素泵注入量调至所需值。设定透析液温度,根据病人体重增加情况设定跨膜压(TMP)。检查监护器功能是否正常(空气报警、动静脉压力报警范围、漏血报警、透析液电导度报警),详细记录监护器的各种参数。有中心监护站者,应将监护器与机器连接,并开始记录透析时间。

结束:①透析结束前 30~60 分钟先关闭肝素泵。②结束时,以 5% 葡萄糖盐水 250ml 将透析器及管道内的血液缓缓驱入病人体内,必要时留血标本进行有关检查;拔出内瘘穿刺针,穿刺点点状压迫 5~10 分钟,或分离动静脉外瘘管,以连接头将两端严密吻合。③将透析液吸管从浓缩透析液桶取出,插入冲洗口冲洗 10 分钟。④消毒监护器内透析液通道,清洁擦洗机器。⑤关闭透析监护器,切断水源、电源。

点滴积累 ∨

血液透析装置可将人体血液引出体外,流过透析器,在透析器中利用半透膜的滤过特性清除有害物质和水。

第五节　人工心肺机

导学情景 ∨

情景描述:

心胸外科又在紧锣密鼓地准备一个大手术,其中有一套大设备叫做人工心肺机。它是用来在手术的过程中代替人的心脏和肺的。听起来就是个复杂的东西,应该也是整个手术中至关重要的一个设备。

学前导语：

　　什么时候会要用到人工心肺机呢？ 为什么人工心肺机可以做到代替心脏和肺呢？ 使用的过程中是不是非常危险呢？

　　在进行心脏或心肺的大血管手术时，需要中断血液循环；同时，在手术中若将胸腔打开，肺不能完成正常的吸气过程，血液中的氧合作用过程将终止，此时需要采用体外循环以保证人体供血供氧。体外循环是指用一种特殊装置暂时代替人的心脏和肺工作，进行血液循环及气体交换的技术。这一装置分别称为人工心和人工肺，亦统称人工心肺机和体外循环装置。

　　进行体外循环时，静脉血经上、下腔静脉引入人工肺进行氧合并排出二氧化碳，氧合后的血液又经人工心保持一定压力泵入人体内的动脉系统，从而既保证了手术时安静、清晰的手术视野，又保证了心脏以外的其他重要脏器的供血，是心脏外科手术发展的重要保证措施。

　　人工心肺机是由氧合器和血泵及辅助设备组成的，具有氧合功能和泵血功能，能在短期内代替人体内的心肺功能，实现体外循环。

一、人工心肺机的工作原理

　　人工心肺机就是利用血泵（人工心）的作用，用管路将上、下腔静脉原本要回流至心脏的血引出到体外的氧合器（人工肺），完成充氧并排出二氧化碳，然后将充氧后的血液经导管输回动脉系统，输送至全身各处。实际上就是出于手术需要，血液不能流向心脏和肺时，利用管路将血液引出身体，由人工心肺机替代心脏和肺，完成泵血和氧合血液的任务，再用管路送至动脉系统。

二、人工心肺机的结构组成

　　人工心肺机的基本结构包括血泵、氧合器、变温器、贮血室和滤过器五部分（图 2-7-12）。

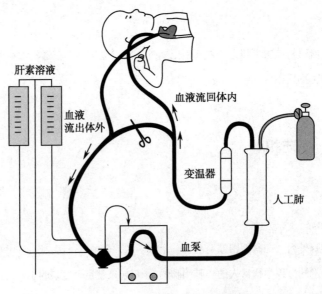

图 2-7-12　人工心肺机工作原理图

（一）血泵

血泵即人工心,是驱使血液在体外单向流动,回输入体内动脉,代替心脏排血功能,供应全身血液循环的装置。根据排血方式分为无搏动泵和搏动泵两种。如图2-7-13所示为滚柱蠕动泵。病人身体内的血液被引入一根消毒处理的塑料插管内,滚柱臂上的滚柱滚压带血的管子,迫使血液向前流动。这相当于心脏的功能,蠕动泵的作用使在管内产生一个波浪式脉动的血流。

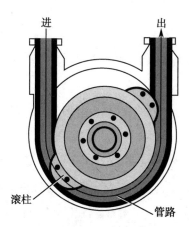

图2-7-13　滚柱蠕动泵

（二）氧合器

氧合器即人工肺,代替肺使静脉血氧合并排出二氧化碳。目前常见的两大类型是:

1. 鼓泡式　血液被氧气(或氧气与二氧化碳的混合气体)吹散的过程中进行气体交换,血液中形成的气泡用硅类消泡剂消除,根据形态有筒式和袋式。

2. 膜式　用高分子材料渗透膜制成,血液和气体通过半透膜进行气体交换,血、气互相不直接接触,血液有形成分破坏少,其外形有平膜式和中空纤维式。

（三）变温器

变温器是调节体外循环中的血液温度的装置,可作为单独部件存在,但多与氧合器组成一体。变温器的水温与血温差应小于 $10 \sim 15℃$,水温最高不得超过 $42℃$。

（四）贮血室

贮血室是一容器,内含滤过网和去泡装置,用作贮存预充液、心内回血等。

（五）滤过器

滤过器用于滤过体外循环过程中可能产生的气泡、血小板凝块、纤维素、脂肪粒、硅油栓以及病人体内脱落的微小组织块等,不同部位应用的滤过器的网眼各异。

三、人工心肺机的临床应用

（一）体外循环心内直视手术

一般采用纵劈胸骨入路,纵行切开心包显露心脏,从心内注射肝素 $2 \sim 3mg/kg$,经检测血液不凝后,顺序插升主动脉灌注管和下腔静脉、上腔静脉引流管,分别与已预订好的人工心肺机的相应管道连接,即可开始体外循环转流。常规采用血液稀释法进行体外循环预充,预充液应考虑渗透压、电解质含量和血液稀释度 3 个方面。

（二）体外循环生命体征的监测

在进行体外循环时,为满足心内直视手术时病人全身器官的血液灌注和氧供应,对各项生命体征的监测十分必要。常见的监测项目有心电图、动脉压、中心静脉压、左房压、体温、尿量、血气及电解质、激活全血凝固时间等。

（三）体外循环的温度控制

根据手术需要,可分为:

1. 常温体外循环　用于心内操作简单、手术时间短暂。要求体外循环氧合性能好,能满足高流量灌注的需要。

2. 浅低温体外循环　采用体外循环血流降温,心内操作期间鼻咽温维持在 28℃ 左右。心内操作结束时开始血液复温,鼻咽温至 35～36℃ 时停止复温。

3. 深低温微流量体外循环　多用在心功能差、心内畸形复杂、侧支循环丰富的病人。鼻咽温降至 20℃ 左右,心内操作的关键步骤可将灌注流量降低,每分钟最低可达 5～10ml/kg。既保持手术视野清晰,又防止空气进入体循环发生气栓。微量灌注实际上对机体是停止循环,要尽量缩短时间。

4. 深低温停循环　要用于婴幼儿心内直视手术和成人主动脉瘤手术。术中将体温降至 20℃ 以下,停止血液循环,可提供良好的手术野,但需具备良好条件和熟练的灌注技术。

5. 心内手术时的低温保护

（1）心内手术期间,为了在获得无血手术野的同时能使心肌得到妥善保护,术后功能恢复良好,目前应用最广的是全身中度低温,心脏局部深低温,主动脉内灌注冷停跳液法,全身温度维持在 28℃ 左右,心肌温度维持在 15～20℃。其方法是升主动脉阻闭后,由主动脉根部灌注配好的 4℃ 冷停跳液,使心肌迅速停止跳动,减少能量消耗,并每 20 分钟灌注 1 次,同时心包内以冰泥包裹,或 4℃ 生理盐水循环灌注。因心内膜温度偏低,必要时需行心腔内降温。

（2）心内操作结束后,心脏复苏,停止体外循环,待循环稳定后,拔出心内插管,用鱼精蛋白中和肝素。

知识链接

人　工　肺

人工肺（又称氧合器或气体交换器）在临床中经常独立地作为一种急救医疗设备,代替人体肺排出二氧化碳、摄取氧气,进行气体交换。常见的有鼓泡式和膜式两种。

点滴积累 ▽

人工心肺机具有氧合功能和心脏的泵血功能,能在短期内代替人体内的心肺功能,用于心脏直视手术过程。氧合器（又称人工肺）实现血液中氧气和二氧化碳的交换,完成氧合功能。血泵（又称人工心）推动血液在体外管路中单向流动,完成心脏泵血功能。

第六节 心脏起搏器

导学情景 ∨

情景描述：

第一次坐飞机的明明一直好奇地看着排在前面的人过安检，希望一会到自己时能显得老练点。可是刚才那个爷爷怎么不用安检呢？他只是给工作人员出示了一张小卡片。到底是什么卡片呢？

学前导语：

有植入心脏起搏器的患者是不可以常规安检的，他出示医疗证明即可获得特殊待遇。心脏起搏器用于给心脏特定部位提供电刺激，刺激心肌收缩，从而推动血液循环。电刺激怎么产生，怎么传送，怎么控制呢？

人体的血液循环依赖于心脏的节律性搏动，而心脏的搏动则依赖于窦房结。窦房结能自发、有节律地发放电脉冲，并沿着结间束、房室结、希氏束和左、右束支这一固定的激动传导途径由上向下传遍整个心脏，使心脏各个腔室顺序收缩，完成运送血液的工作。心脏的正常工作要求心脏节律发放及传导系统结构和功能正常。在某些病理条件下，窦房结和传导系统发生病变，导致窦房结发放的冲动频率很慢，甚至脉冲发放停止；或者窦房结发放正常的电脉冲在传导中遇到阻碍，使得传导减慢甚至完全不能传导，造成心跳的节律不规则，太慢或者时快时慢，或者不能根据机体运动和代谢的需要进行调整，甚至出现长时间的心搏停止。这样，心脏不能正常地向人体各处输送足够的营养和氧气，病人就会出现乏力、头晕、黑蒙、晕厥，严重时将危及生命。

用一定形式的脉冲电流刺激心脏，使有起搏功能障碍或房室传导功能障碍等疾病的心脏按一定频率应激收缩，这种方法称为人工心脏起搏。人工心脏起搏器(artificial pacemaker)替代窦房结发放一定频率的电脉冲，甚至替代一部分传导纤维将电脉冲按一定顺序传递到心脏的相应部位，刺激心肌收缩，使心肌产生搏动，从而维持正常的血液循环。

一、基本构造

心脏起搏器是一个以电池为动力，体积小，质量轻，能植入人体内，可产生连续稳定的电脉冲的装置。通常所说的心脏起搏器是指整个心脏起搏器系统，由起搏脉冲发生器(俗称起搏器)、起搏电极导线(图 2-7-14)及程控器(图 2-7-15)组成。其中，起搏脉冲发生器和起搏电极导线植入人体，发放和传导电脉冲。程控器在体外，通过射频与体内的起搏脉冲发生器实现发送指令和接收信息的功能。

（一）起搏脉冲发生器

起搏脉冲发生器由钛金属外壳及内部的电路和电池组成。起搏电池提供起搏所需的能量(即

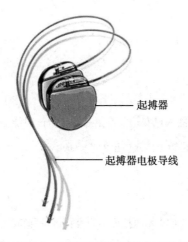

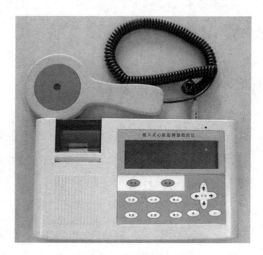

图2-7-14　起搏脉冲发生器及电极导线　　　　　图2-7-15　起搏程控器

微小电脉冲）。这种微小的、密封的锂电池通常能工作数年至十年。当电池耗尽时，整个心脏起搏需要被更换。脉冲发生器电路就像一台微型计算机，由控制单元、感知单元和脉冲输出单元组成，能持续检测、分析和记录病人的心跳，在需要时发放电脉冲。机壳顶部有环氧聚合物树脂浇铸成型的电极连接口，可连接起搏导线（图2-7-16）。

（二）起搏电极导线

起搏电极导线是连接至心脏起搏器的一段绝缘导线，是心脏起搏系统的重要组成部分。起搏电极导线主要有两项功能：传输由心脏起搏器发送至心脏的微小电脉冲，刺激心肌产生兴奋；将心脏的电活动传回心脏起搏器，进行分析处理。起搏电极导线由四部分组成（图2-7-17）。

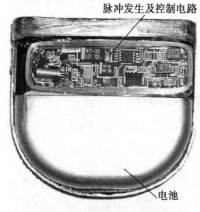

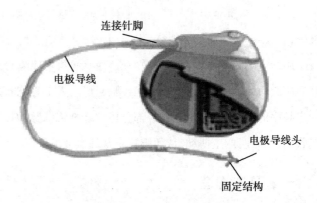

图2-7-16　起搏脉冲发生器结构　　　　　图2-7-17　起搏电极导线

1. **连接针脚**　电极导线插入心脏起搏器连接口的部分。

2. **电极导线**　将电能从心脏起搏器传至心脏的一段绝缘金属线。

3. **固定结构**　电极导线头附近将电极导线固定于心脏肌肉的结构。

4. **电极导线头**　至少有一个电极导线头位于电极导线的顶端。电极导线头将心脏起搏器传来的电能传至心脏组织，同时将心脏的电活动信息传回心脏起搏器。

起搏电极导线兼有起搏刺激和检测的功能，要求具有良好的电性能；起搏电极导线与体液和组织紧密接触,而且昼夜不停地随心脏一起跳动,导线材料要求耐生物老化,抗腐蚀,与血液、组织的生物相容性好。导线的外层绝缘材料选用高纯硅橡胶或医用聚氨酯。为适应人体运动的弯曲和扭动,以及心脏本身的活动,起搏电极导线非常灵活。常用的起搏电极导线材料有铂、铂-铱合金、埃尔基合金、高纯度的热解碳,近年又有激素缓释起搏导线问世。

由于埋藏式起搏器的使用寿命已达 8 ~ 12 年,在更换起搏器时,一般都不希望同时更换导管电极,这就要求导线和电极的使用寿命要大大超过起搏器的寿命(最好是 2 ~ 3 倍)。为此,必须加强导线和电极的研制工作,生产出能具有"终身"使用寿命的电极。

（三）起搏程控器

程控器是用于监测和调整心脏起搏器的一种特殊的计算机。在病人住院或随访期间,医师或护士将磁性棒(或程控电极导线)放置于心脏起搏器上方,这样使得程控仪能够一方面从病人的心脏起搏器接收信息,从心脏起搏器收集的信息可显示心脏起搏器和心脏是如何工作的,根据这些信息决定是否需要改变治疗方案;另一方面将指令传送至心脏起搏器,当需要改变治疗方案时,医师或护士能够直接将指令通过程控器传送给心脏起搏器,而无须任何手术。

二、心脏起搏器的分类

心脏起搏器的目的是恢复适合病人生理需要的心律及心脏输出脉冲。由于心脏病病人病情复杂多变,病人会有单一的或变化的心律失常,需要有不同的治疗方法。为了适应这种需求,研究人员设计开发了多种多样的心脏起搏器。心脏起搏器种类繁多,常见的有以下几种分类:

（一）按心脏起搏器放置的位置分类

按心脏起搏器放置的位置分类,可分为体内及体外两种。两者置入心脏导管的位置及方法均一样,唯独不同的是起搏器置入人体皮下称为体内起搏器,而放置于体外者称为体外起搏器。体外起搏器体积较大,但能随时更换电池及调整起搏频率,另外若出现快速性心律失常,可进行超速抑制,但携带不方便,再者导线入口处易感染,现多用于临时起搏。体内起搏器体积小,携带方便,安全,用于永久性起搏,但在电池耗尽时需手术切开囊袋更换整个起搏器。

（二）按起搏电极分类

1. 单极型起搏器　阴极从起搏导管或导线经静脉或开胸送至右心房或右心室,阳极(开关电极)置于腹部皮下(当起搏器为体外携带式时)或置于胸部(当应用埋藏式起搏器时其外壳即是阳极)。

2. 双极型起搏器　起搏器的阴极和阳极均与心脏直接接触(固定在心肌上,或阴极与心内肌接触而阳极在心腔内)。

（三）按心脏起搏器的性能分类

1. 心房按需（AAI）型　电极置于心房。起搏器按规定的周长或频率发放脉冲起搏心房,并下传激动心室,以保持心房和心室的顺序收缩。如果有自身的心房搏动,起搏器能感知自身的 P 波,起抑制反应,并重整脉冲发放周期,避免心房节律竞争。

2. **心室按需(VVI)型**　电极置于心室。起搏器按规定的周长或频率发放脉冲起搏心室,如果有自身的心搏,起搏器能感知自身心搏的 QRS 波,起抑制反应,并重整脉冲发放周期,避免心律竞争。但这型起搏器只保证心室起搏节律,而不能兼顾保持心房与心室收缩的同步、顺序、协调,因而是非生理性的。

3. **双腔(DDD)起搏器**　心房和心室都放置电极。如果自身心率慢于起搏器的低限频率,导致心室传导功能有障碍,则起搏器感知 P 波触发心室起搏(呈 VDD 工作方式)。如果心房(P)的自身频率过缓,但房室传导功能是好的,则起搏器起搏心房,并下传心室(呈 AAI 工作方式)。这种双腔起搏器的逻辑总能保持心房和心室得到同步、顺序、协调的收缩。如果只需采用 VDD 工作方式,可用单导线 VDD 起搏器,比放置心房和心室两根导线方便得多。

4. **频率自适应(R)起搏器**　该起搏器的起搏频率能根据机体对心输出量(即对需氧量)的要求而自动调节适应,起搏频率加快,则心输出量相应增加,满足机体的生理需要。目前使用的频率自适应起搏器多数是体动型的,也有一部分是每分通气量型的。具有频率自适应的 VVI 起搏器称为 VVIR 型;具有频率自适应的 AAI 起搏器称为 AAIR 型;具有频率自适应的 DDD 起搏器称为 DDDR 型。以上心房按需起搏器、双腔起搏器、频率自适应起搏器都属于生理性起搏器。

5. **程序控制功能起搏器**　指埋藏在体内的起搏器,可以在体外用程序控制器改变其工作方式及工作参数。埋植起搏器后,可以根据机体的具体情况,规定一套最适合的工作方式和工作参数,使起搏器发挥最好的效能、保持最长的使用寿限,有些情况下还可无创性地排除一些故障,程控功能的扩展可使起搏器具有贮存资料、监测心律、施行电生理检查的功能。

6. **特殊功能起搏器**　慢性充血性心力衰竭病人常合并有房内、房室及心室内传导延迟,这些传导障碍的出现常加重心力衰竭。心室再同步化治疗(cardiac resynchronization therapy,CRT)是近年来应用于治疗伴室内传导障碍的充血性心力衰竭的新方法,它利用起搏技术使同步的左、右心室再同步化,其再同步化机制包括以下几个方面:增加左心室充盈时间、改善室间隔的异常运动、减少二尖瓣反流。

三、心脏起搏器的临床应用

心脏起搏器在形式上可分为体外临时起搏型和植入式(或称永久性或埋藏式)两种,前者供急救性临时起搏,后者供长期性起搏治疗。

(一) 长期性起搏的适应证

1. **房室传导阻滞**　三或二度(莫氏二度)房室传导阻滞,无论是由于心动过缓或是由于严重心律失常而引起脑综合征(阿-斯综合征)或者伴有心力衰竭者。

2. 三束支阻滞伴有心脑综合征者。

3. 病态窦房结综合征(病窦综合征);心动过缓及过速交替出现并以心动过缓为主伴有心脑综合征者。

（二）临时性起搏的适应证

临时性起搏是指心脏病变可望恢复,紧急情况下保护性应用或诊断应用的短时间使用的心脏起搏器,一般仅使用几小时、几天到几周或诊断及保护性的临时性应用等。

1. 急性前壁或下壁心肌梗死,伴有三度或高度房室传导阻滞、经药物治疗无效者。

2. 急性心肌炎或心肌病,伴发心脑综合征者。

3. 药物中毒伴有心脑综合征发作者。

4. 心脏手术后出现四度房室传导阻滞者。

5. 电解质紊乱,如高血钾引起高度房室传导阻滞者。

6. 超速驱动起搏应用于诊断上以及用于治疗其他治疗方法已经无效的室性或室上性心动过速者。

7. 在必要时可应用于安置长期心外膜或心肌起搏电极之前,冠状动脉造影、电击复律手术、重大外科手术及其他手术科室的手术中或手术后作为保护性措施者。

8. 其他需要紧急抢救的垂危病人。

（三）心脏起搏器的植入

对于需要即将进行起搏器植入手术的病人,手术前医师应与病人讨论在何位置放置心脏起搏器(通常可放置在胸部左侧或右侧,也可以放置在腹部)(图2-7-18),并做相应的心理辅导。手术前一天的晚上,医师应再次强调术前注意事项以及给予一些特别的指导。心脏起搏器植入手术通常只需局部麻醉,且病人通常当天就可出院。有时,如果病人需要进行其他手术,如冠状动脉搭桥术等,就可以在手术时同时植入心脏起搏器。手术过程一般包含以下几步:①在胸部或腹部切开一个切口,以放入心脏起搏器;②电极导线插入静脉,并被导引至心脏;③电极导线连接至心脏起搏器;④测试心脏起搏器和电极导线;⑤关闭切口;⑥程控心脏起搏器,根据病人情况调节起搏参数。

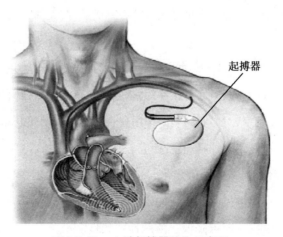

图2-7-18　心脏起搏器植入示意图

心脏起搏器植入手术之后,医务人员会监测病人的心脏以确保心脏起搏器工作正常即可出院。医院将给病人发放一张心脏起搏器识别卡,作为植入心脏起搏器的证明材料,此卡片在病人今后进行安检或身体检查时均应提前出示给工作人员。

四、心脏起搏器的标识码及参数

(一) 心脏起搏器的标识码

北美起搏和电生理学会(NASPE)与英国起搏和电生理组织(BPEG)以表2-7-1为识别编码。

表2-7-1 NASPE/BPEG(NBG)起搏器标识码

位置	第一个字母	第二个字母	第三个字母	第四个字母	第五个字母
分类	起搏腔室	感知腔室	响应方式	程控频率应答遥测功能	抗心动过速及除颤功能
字母	V=心室 A=心房 D=双腔 S=单腔	V=心室 A=心房 O=无 D=双腔 S=单腔	I=抑制 T=触发 O=无 D=双	P=简单编程 M=多功能程控 C=遥测 R=频率应答	O=无 P=抗心动过速起搏 S=电转复 D=P+S

一般情况下,使用前三个识别码识别起搏器的起搏腔、感知腔和对感知(P或R波,或两者)的响应模式。供选择的第四个位置代表两种不同的功能之一:程控能力或频率自适应起搏,P代表一或两种简单的程控功能;M代表多种功能程控,它包括模式、不应期、感知灵敏度和脉宽;C表明信息传递或通过一个或多个生理学变量的测量进行自适应起搏频率控制。第五位表示特殊的抗快速性心律失常特点:P代表抗快速性心律失常起搏,S表示心律转复或除颤电休克,D表示双重功能(起搏和休克)。在所有位置里,O指明类属或功能都没有提供的情况。

(二) 心脏起搏器的输出参数

起搏器的输出参数是指起搏器输出脉冲的性质特征,是起搏器的固有性质。

1. 起搏频率 起搏频率即起搏器发放脉冲的频率,可根据病人情况调节。心脏起搏频率要视具体情况选择,一般认为,能维持心输出量最大时的心率最适宜,大部分病人以60~90次/分较为合适,小儿和青少年快些。

2. 起搏脉冲的幅度和宽度 起搏脉冲的幅度是指起搏器发放脉冲的电压强度;起搏脉冲的宽度是指起搏器发放单个脉冲的持续时间。脉冲的幅度越大,宽度越宽,对心脏的刺激作用就越大;反之若脉冲的幅度越小,宽度越窄,对心肌的刺激作用就小。起搏器发放电脉冲刺激心肌使心脏起搏,从能量的观点上看,起搏脉冲所具有的电能转换成心肌舒张、收缩所需要的机械能。据研究,引起心肌动作的电能是十分微弱的,仅需几个微焦尔,一般以选取脉冲幅度5V、脉冲宽度0.5~1毫秒为宜。起搏能量还与起搏器使用电极的形状、面积、材料及导管阻抗损耗等有关,如果对这些因素有所改进,则起搏能量将有所减少,从而可降低起搏脉冲的幅度和减少起搏脉冲的宽度,减少电源的消耗,延长电池的使用寿命。

3. 感知灵敏度 同步型起搏器为了实现与自身心律的同步,必须接受R或P波的控制,使起搏器被抑制或被触发。感知灵敏度是指起搏器被抑制或被触发所需的最小的R或P波幅值。

（1）R波同步型起搏器：一般病人的R波幅值在5~15mV，而少数病人可能只有3~5mV，另外由于电极导管系统传递路径的损失，最后到达起搏器输入端的R波可能只剩下2~3mV。因此R波同步型的感知灵敏度应以选取1.5~2.5mV为宜，以保证对95%以上的病人能够适用。

（2）P波同步型起搏器：一般病人的P波幅值仅有3~5mV，经导管传递时衰减一部分，传送到起搏器的P波就更小了，因此P波同步型的感知灵敏度选择为0.8~1mV。感知灵敏度要合理选取，选低了，将不感知（起搏器不被抑制或触发）或感知不全（不能正常同步工作）；如果选取过高，可能导致误感知（即不该抑制时而被抑制，或不该触发时而被误触发）以及干扰敏感等，造成同步起搏器工作异常。

4. **反拗期**　对于各种同步型起搏器都具有一段对外界信号不敏感的时间，这个时间相当于心脏心动周期中的不应期，而在起搏器中称为反拗期。

R波同步型起搏器的反拗期目前多采用（300±50）毫秒。其作用主要是防止T波或起搏脉冲"后电位"（起搏电极与心肌接触后形成巨大的界面电容，可使起搏脉冲波形严重畸变，使脉冲波形的后沿上升时间明显延长，形成的缓慢上升电位称为"后电位"）的触发，这些误触发将造成起搏频率减慢或者起搏心律不齐。

P波同步型起搏器的反拗期通常选取为300~500毫秒。其作用为防止窦性心动过速或外界干扰的误触发。

5. **阻抗**　即导线-心肌阻抗，并不是起搏器所固有的输出参数，而是在起搏器被植入人体后，整个心脏起搏器中所存在的参数，以Ω为单位。

决定阻抗大小的主要因素有导管电极的制作材料、电极的表面积、电极与心内膜表面的接触紧密程度以及电极与起搏器之间人体各组织的导电特性等。

阻抗值也是安装起搏器时进行电极定位的主要参考指标之一，一般应在50~1000Ω。在电压不变的情况下，阻抗过高，到达心肌的刺激能量就小，有导致起搏失效的可能性；阻抗过低，则使传输电流加大，加速起搏器的能源消耗。

6. **检测灵敏度**　检测功能是同步型心脏起搏器的重要功能。起搏器对自身心电信号检测的能力称为检测灵敏度。起搏器对心电信号具有滤波功能，这使得它只对P和QRS波较为敏感。起搏器的检测灵敏度在心室一般为2.0~4.0mV，在心房为0.8~1.2mV。

检测灵敏度过低则可能出现检测不足，此时起搏器不能检测合适的电信号，因而失去同步功能，导致起搏器心律与自身心律的竞争；检测灵敏度过高则可出现检测过度，此时起搏器对一些不适当的信号如T波、肌电位波、各种来源的电磁干扰以及起搏器本身脉冲的电信号均可检测，从而抑制起搏脉冲的发放，造成起搏中断，对病人造成伤害。检测过度是临床上出现起搏中断的最常见的原因，确诊的简单方法是用一块磁铁放在起搏器埋置处，使之变为磁频，此时如出现有效的起搏，即可证实为检测过度。

检测灵敏度也是程控型起搏器的主要程控参数。

> **知识链接**
>
> 脑起搏器技术
>
> 　　脑起搏器技术是一种脑深部电刺激术（deep brain stimulation，DBS），应用立体定向技术向脑内的特定核团植入刺激电极，通过植入病人胸部皮下的脉冲发生器发出的高频电刺激来抑制该核团神经元的异常脑电活动，从而达到治疗疾病的目的。

点滴积累 ∨

　　心脏起搏器是能根据人体需要向心脏指定的部位发放脉冲的装置，由起搏脉冲发生器（俗称起搏器）、起搏电极导线及程控器组成。

目标检测

一、单项选择题

1. 呼吸机的治疗作用包括改善通气功能、改善换气功能及_____。

    A. 增加呼吸功和加强心脏储备能力　　　　B. 减少呼吸功的消耗和节约心脏储备能力

    C. 增加呼吸功和节约心脏储备能力　　　　D. 减少呼吸功的消耗和加强心脏储备能力

2. 呼吸机按照_____来分类,可分为婴儿型、儿童型、成人型

    A. 工作原理　　　　　　　　　　　　　B. 吸呼切换方式

    C. 病人连接方式　　　　　　　　　　　D. 用途

3. _____是麻醉机中精度要求最高的组成部件

    A. 残余气清除装置　　　　　　　　　　B. 流量计

    C. 麻醉蒸发罐　　　　　　　　　　　　D. 麻醉呼吸机

4. 血液透析主要利用_____原理清除血液中的水分

    A. 吸附　　　　　　　　　　　　　　　B. 弥散

    C. 超滤　　　　　　　　　　　　　　　D. 对流

5. 植入式人工心脏起搏器通常埋藏在人体的_____。

    A. 心脏　　　　　　　　　　　　　　　B. 大腿

    C. 胸部　　　　　　　　　　　　　　　D. 胸腔

二、简答题

1. 简述呼吸机的工作原理。

2. 简要介绍呼吸机的工作参数。

3. 简述麻醉机的工作原理。

4. 简述麻醉机的基本结构组成。

5. 简述血液透析装置的血路、水路、电路。

6. 简述透析器在血液透析过程中的重要性。

7. 描述体外循环过程是怎么实现的。

8. 简述人工心肺机的工作原理。

9. 介绍人工心肺机的结构。

10. 简述心脏起搏器的工作原理。

11. 介绍心脏起搏器结构组成及各部分功能

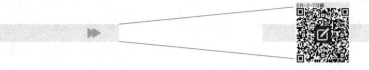

（彭胜华）

第八章

数字化医院及现代医学信息技术

导学情景 ∨

情景描述：

  2010年深秋的某天深夜，德国一位女士在弯曲的高山深处公路上发生严重车祸，在撞车的一刹那，她的生命体征信息立刻通过车载无线系统传送到了附近医院的急救中心，医师由此及时地了解到她所迫切需要的抢救治疗方案和药品器械，从而为挽救生命赢得了宝贵的时间。

学前导语：

  无线医疗技术的应用只是现代医学信息技术发展的一方面体现，本章我们将带领大家学习数字化医院和医学信息技术的发展和应用。

第一节　医学信息技术概述

  医学信息技术（medical information technology，MIT）是随着计算机、通讯、网络及信息处理技术的飞速发展，在生物医学工程领域中迅速形成的一个新兴学科和重要分支。它的含义是指医药卫生事业活动过程中产生的所有信息，包括文字、曲线、图像、声音以及与人体健康状态有关的数据的采集、整理、传输、存储分析、服务、反馈等，以促进健康事业的发展。

  医学信息技术应用的最终目的是在合适的时机和场所为医学临床决策提供支持，涵盖了所有与医学数据和知识应用相关的数据结构、算法及系统研究，包括为生物医学信号处理、医学成像及图像处理等方法提供临床诊疗支持，面向各类医疗仪器和设备的数据采集、传输、管理和应用，以及以病人为中心的各类医疗信息系统等。

  1. 国外医学信息技术应用发展历程　2007年，欧盟开发出一整套新型医疗卫生信息系统，该系统的优越性在于可精确检测疾病暴发情况和其他事故的潜在威胁，从而迅速采取有效措施。相比传统医疗卫生信息系统功能来说，新系统能够长期自动搜集和筛选1000多个新闻网站和120个公共健康网站上32种语言的信息，不仅大大拓宽了信息搜集的范围，其综合、整理信息的效率也有所提高。2008年6月，日本政府发布了《经济财政改革基本方针2008》，正式提出该年度创立"尖端医疗开发特区"规划，此法规支持IPS细胞应用、再生医疗、创新型医疗仪器与药品的开发，标志着日本"尖端医疗开发特区"工程的正式启动。2009年9月，美国参众两院通过7870亿美元资金"一揽子"刺激经济计划。其中，190亿美元投资于医疗信息技术领域，用于使医院的医疗信息计算机化。以此为发端,美政府开始推出一种新型的以网络为基础的放射学信息系统(RIS),以加入各种现有信息为基础,医院在随时随地获取病人信息报告的同时,安全性也大幅提高。2010年,英国的国民卫生服务体系搭建N3网络,解决了医学资料传输的宽带限制,让电子病历可以在不同的医院之间相互转移,完成图像资料的动态传输,并可以通过对全国的网络收集汇总的群体数据进行分析和数据挖掘,得出很多对公共卫生有帮助的信息。N3网络覆盖英国的整个医疗网络,为构建全国性区域医疗打下了牢固的基础。目前,一些发展中国家开始逐步加强远程医疗网络系统建设,通过采用通讯网络来交换医疗资讯,为临床护理提供援助。

2. 我国医学信息技术应用发展历程 与发达国家相比,我国的医学信息技术应用及系统建设发展历程不长,主要始于20世纪70年代后期,当时的计算机信息设备相对落后,通过信息技术进行医疗的方式局限太多。进入90年代后,我国的医学信息技术应用开始利用信息技术对药品采购进行集中招标,此举大大节约了时间、提高了效率,自此我国医学信息技术应用进程开始加快。本世纪,我国一些国家级、省级医院开始将信息技术普遍应用于医疗领域,但其应用重点多以财务核算为主,真正用到医疗技术方面的信息技术还是跟不上医疗发展的需求。当然,信息技术的飞速发展为我国医学发展带来空前机遇的同时也使我国的医学发展面临极大的挑战。2003年年初,随着我国广东省首例严重急性呼吸综合征(传染性非典型肺炎)的发生,非典开始向我国各个省、市、地区蔓延。在这场灾难面前,中央政府积极采取措施,将信息技术应用到医疗中,并加大了对医疗的投入与医疗信息技术应用的支持。自抗击非典取得胜利以来,各级政府加大投入,公共卫生、农村医疗卫生和城市社区卫生发展加快,新型农村合作医疗和城镇居民基本医疗保险取得突破性进展,为深化医药卫生体制改革打下了良好基础。我国医学信息技术应用已有了明显进步,电子病历、移动医疗、远程医疗等信息技术已基本普及到医学实践领域中,其技术也在不断革新。

点滴积累 ∨

医学信息技术是计算机、通讯、网络及信息处理技术与医学结合形成的新兴技术,具体的应用如医院信息管理系统、电子病历、PACS系统、HIS系统等。

第二节 数字化医院及其系统

数字化医院或称电子医院(e-hospital)就是利用先进的计算机及网络技术,将病人的诊疗信息、卫生经济信息与医院管理信息等各类信息进行最有效的收集、储存、传输与整合,并实现各类业务流程最优化和信息利用最大化的医院。它的重要标志是医院信息数字化和数字信

▶ **课堂活动**

以一次医院常规体检为例,讨论就诊者所接触到的医学信息技术都有哪些。

息网络化,要求形成全院级信息共享的同时,实现共享信息的通用化。

数字化医院通常必须包含3个层次(图2-8-1):第一层次是广泛采用数字化医疗设备,第二层次是建立以医院信息管理系统(hospital management information system,HMIS)和临床信息系统(clinical

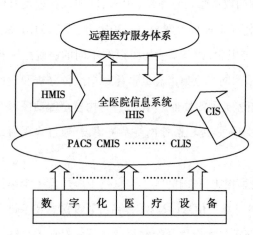

图 2-8-1 数字化医院的三个层次

information system,CIS)为核心的全医院信息系统（integrated hospital information system,IHIS），第三层次是建立完善的远程医疗服务体系。鉴于 3 个层次的数字化医院构思，世界各国的医疗器械生产商、网络公司正在大力推进数字化的进程。

1. 全医院信息系统 一个完整的全医院信息系统（IHIS）应涵盖医院信息管理系统（HMIS）和临床信息系统（CIS）。HMIS 建设的主要目标是支持医院的行政管理与事务处理业务，减轻劳动强度，提高工作效率和提供决策支持等；而 CIS 的主要目标是支持医院医护人员的临床活动，收集和处理病人的临床医疗信息，丰富和积累临床医学知识，并提供临床咨询、辅助诊疗、辅助临床决策，提高医护人员的工作效率，提供医学科研的平台，为病人提供更多、更快、更好的服务。

医学图像存档及通信系统（picture archiving and communication systems,PACS）、临床监护信息系统（clinical monitoring information system,CMIS）和临床实验室信息系统（clinical laboratory information system,CLIS）是面向放射科、监护病房和检验科的临床信息系统（CIS）。这一类信息系统均能直接检测与处理病人的临床信息，为诊断、治疗、保健、研究与教学服务。

2. 远程医疗服务体系 HMIS 和 CIS 两个系统建成后，人与财务两类信息均能实现院内的信息资源共享。建立远程服务体系的目的是让医院信息资源和医疗资源（医师、医疗器械）为社会共享，如图 2-8-2 所示。

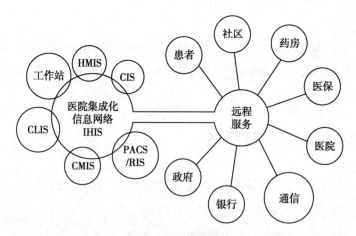

图 2-8-2 远程服务

远程医疗（telemedicine）通常是指使用通信技术和医学技术来提供的一种远程信息交换，这种交换可在医师与病人之间、医师与会诊中心之间，交换的信息通常包括数据、音频与视频医学信息、卫生保健信息、研究、教育与培训信息。信息交换可以是在线的（on-line）方式，也可以是离线的（off-line）方式。世界卫生组织与国际医学信息学会联合组织的专家会议认为远程医疗的应用领域包括战争前线伤病员的诊治、地震等自然灾害时的医疗咨询、继续医学教育、实时远程医疗咨询及医疗交流、交互式外科手术、急救远程医疗、区域远程保健、家庭远程心脏监护、远程医疗会诊及远程医疗会议等,远程医疗作为一种新的医疗模式已被确认。而从信息学角度来看,远程医疗是一种综合性的、集成各种医疗资源的网络通信系统,涵盖各种生成医学信息(图像、音频、视频、数据、表格和文本等)的医学仪器(超声、监护、射线、CT、MRI 等)和人工输入的管理信息系统。远程医疗的最终目的是要在网络上营造医师与病人间的"面对面"环境,以便于实现实时的诊疗过程。

3. 数字化医院的现实课题

(1) 必须加速医疗器械实现数字化的进程,其中数字化的各类医学成像装置的变革最引人注目,从 CR 到 DR 直至 DDR(直接数字化成像技术)的变革是一种数字化进程的典型代表。

(2) 建立以虚拟现实(virtual reality,VR)为基础的虚拟医院,虚拟医院建立在一个分布的计算机网络上,网络上的各节点代表了门诊室、护士室、检验科、药房等,包括医师与护士均是虚拟的,可由病人按需选择。虚拟医院提供的环境比现实的医疗环境(医师、设备、气氛)更贴近病人的需求,尤其是精神上的需求,因为他们可以选择医师和设备最满意的医疗环境。

(3) 建立高传输速率、大容量的信息交换通道。光纤通信技术,高速、大容量的计算机技术以及通信方式的演进,已经能为数字化医院建立纵横交错的信息交换的"信息高速公路"。

(4) 标准的建立与立法问题。数字化医院、远程医疗、医院信息系统均是建立在计算机和通信技术基础之上,因此必须保证其设备与系统的兼容性。为此,制定与遵循标准是一个亟待解决的课题。远程医疗的出现也给立法工作带来新课题,医疗事故的责任制定及处理极难,而且涉及许多人为因素,各国的法律又不统一,而远程医疗则经常是跨国、跨洲的。

点滴积累 V

1. 数字化医院包含 3 个层次: 数字化医疗设备、全医院信息系统、远程医疗服务体系。
2. 全医院信息系统包括医院信息管理系统和临床信息系统。
3. 远程医疗服务体系的目的是让医院信息资源和医疗资源(医师、医疗器械)为社会共享。

第三节　医院信息管理系统

医院信息管理系统(HMIS)与各种企业与部门使用的信息管理系统没有原则上的区别。主要用于支持医院的行政管理与事务处理业务,减轻事务处理人员的劳动强度,辅助医院管理、辅助高层领导决策,提高工作效率,从而使医院获得更高的经济效益与社会效益。

1. HMIS 网络结构　医院信息管理系统(HMIS)是为医院信息存储、处理和应用目的而设计的计算机局域网系统,通常采用客户机-服务器(client/server,C/S)技术。C/S 是在网络的基础上,以数据库管理系统为后援,以微机为工作站的一种体系结构,它能将数据存取和应用程序分离开来,分别由数据库(server 端)及工作站(client 端)来执行,从而使网络系统既能保证正常的运行,又能增加系统的易开发性、可扩充性和可维护性。

　　网络拓扑结构则大多数采用分支总线型(以太网,Ethernet)、星串型(令牌环,token-ring)。图2-8-3的网络拓扑结构采用全交换式快速以太网,便于划分VLAN,方便管理维护、各个科室部分之间的数据安全以及网络负载均衡等。主从服务器采用双机热备份方式,充分保证数据的安全冗余以及系统的稳定运行。

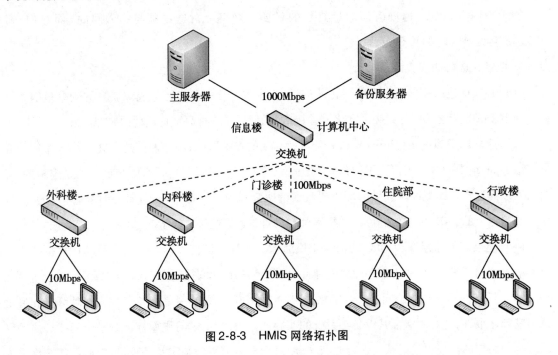

图2-8-3　HMIS网络拓扑图

　　网络的安全与保密性问题亦是HIS系统中的一个重要课题。数据库的丢失以及数据库被非法用户侵入将会造成严重的后果,必须采用多种手段来保证数据库的安全性,例如加密、设置权限等安全措施,亦可采用双机热备份、实时监控与检测手段及时发现安全隐患,实现实时的安全控制等多种方法。

　　2. HMIS系统模块划分　医院(管理)信息系统涉及的信息有业务过程信息(如预约、入出转信息、药品出入库信息等)、病人信息(包括病人主索引信息、住院记录、诊断手术记录、医嘱、检查/结果、病人记录等)、费用信息(包括病人在各个诊疗环节所需支付的诊断、处置、手术、药品等成本)。管理信息是由基本信息和业务过程信息加工得到的,如病人流动情况、平均住院天数、效益分析等。

　　整个医院信息管理系统包括大厅查询、挂号管理、医师处方、划价收费、门诊药房管理、门诊部管理、入院管理、医嘱管理、住院药房、药库管理、出院结算、检验管理、医技科管理、医保管理、医疗管理、人事管理、物资管理、设备管理、物价管理、院办管理统、职能科管理、病人查询、院长管理、系统维护、检验系统等子系统,如图2-8-4所示。在划分子系统时,它们之间既相对独立(便于实现各自的功能),又互有联系(便于实现网络运行时资源共享)。在每个子系统中,除了实现通用性外,还要体现各自的特殊性,使系统既规范又灵活,使HMIS具有很好的集成性和系统的完整性。

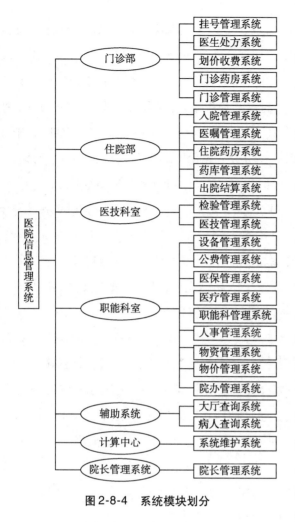

图 2-8-4 系统模块划分

3. 技术难点

（1）硬件：计算机网络的硬件更新太快，投资不菲，维护工作量大，加之医院的多数员工计算机知识贫乏，极易造成故障。

（2）软件：各家医院规模、工作和管理模式不一，无成熟的现成软件可供使用，软件往往需二次开发，运行中就可能出现诸多问题，给用户带来不便。

（3）医学术语：国内医学术语尚无统一的标准化，这给医学信息的共享及利用造成了困难。

（4）原始数据的录入：医院中的药品和医技检查等项目繁多，加之病名、病情等大量非常规词汇，医院日常工作中大量的原始数据录入的速度明显受到制约。

（5）工作模式：计算机处理流程影响了医院各级人员的工作方式。如果管理模式发生变化，许多人员会感到不适应。

（6）观念：人们对 HMIS 的认识不同，一种是不重视计算机网络管理，认为多花钱，并造成人员冗余等；另一种则认为计算机什么都能做，过于高估计算机的性能等。

点滴积累 ∨

医院信息管理系统主要用于支持医院的行政管理与事务处理业务，减轻事务处理人员的劳动强度，辅助医院管理、辅助高层领导决策，提高工作效率。

第四节 专用医学信息技术及系统

一、临床信息系统

临床信息系统（CIS）的主要目标是支持医院医务人员的临床活动，收集和处理病人的临床医疗信息，丰富和积累临床医学知识，提供临床咨询、辅助诊疗、辅助临床决策，提高医务人员的工作效率，并为病人提供优质服务。医嘱处理系统、病人床边系统、医师工作站系统、实验室系统和药物咨询系统等均属于 CIS 的范畴。它与医院管理信息系统（HMIS）一起共同构成全医院信息系统

（IHIS）。HMIS 和 CIS 间亦有一定的联系，HMIS 中常常也会涉及一些病人的临床信息，特别是 HMIS 所收集的病人主索引、病案首页等信息往往是 CIS 以病人为中心的临床医疗信息的基础，而 CIS 的建立也会使 HMIS 工作更准确和更有效率。

CIS 的基本功能有：①检查申请单的登记，病人相关信息的自动写入，并能定时刷新；②分析机的单/双向数据处理，包括数据校验、修改等；③人工输入检查结果；④多种条件的查询，同时支持 WEB 的查询；⑤统计日报表、月报表；⑥手写报告书、自动报告书、即时报表、异常值、结果报告、未检查清单、自动传真等报表功能；⑦人工审查、自动审查，历史数据比较，自动判别异常，再次校验检查；⑧数据文件导入、导出功能；⑨备份、基本数据表维护、未检查项目的提示等辅助功能。

电子病历（computer-based patient records，CPR）系统是 CIS 的一个重要组成部分，CPR 有些场合亦称为个人健康数据（personal health data，PHD）记录系统或电子病历记录（electronic medical record，EMR），是用电子设备（如计算机）保存、管理、传输和重现的数字化的病人的医疗记录，取代了手写纸张病历。CPR 应包括病人姓名、年龄、单位、住址等一般情况；主诉、现病史、既往史、家族史、出入院诊断、病程记录、会诊记录、用药记录、护理记录、各种检查报告等诊疗情况。

电子病历具有传送速度快、共享性好、存储容量大、使用方便以及成本低等特点，不仅使得病案管理省力化、病案保管场所大幅减少，更为重要的是它为医师提供了现代化的作业工具，创造了密切联系的医疗环境，较好地实现了医院信息共有化、临床作业效率化以及对病人服务质量的提高。

医学图像存档及通信系统（PACS）、临床实验室信息系统（CLIS）、临床监护信息系统（CMIS）等各类临床专科信息系统和远程医疗等交互式网络信息服务的开发与应用为临床信息系统（CIS）提供了众多的以病人为中心的临床多媒体（文本、声音、图像等）信息，它们均可在电子病历上得到完美的体现与应用，这亦为实现整个诊疗过程无纸化、无胶片化与自动化创造了前提。以 CIS 与 HMIS 两大系统为基础的全医院信息系统（IHIS）就是通常被称为数字化医院（digital hospital）或电子医院（e-hospital）的框架。

CIS 通过数字化服务，可以改变医院的现状：①诊断数字化，医师检查、医嘱、处方的数字化处理；②病案数字化，病人病历档案的数字化处理；③管理数字化，医院办公物流管理的数字化；④信息数据共享，信息数字化方便输出、输入、传送、存储、查询和统计；⑤医务流程自动化，通过数字化管理，容易实现工作流程自定义、自驱动，以提供医师指示和决策；⑥质量控制系统化，科学的质量控制可以保证检测结果的准确性和可靠性。

二、医学图像存档及通信系统

图像存档及通信系统（PACS）是近几年来随着数字成像技术、计算机技术和网络技术的进步而迅速发展起来的，旨在全面解决医学图像的获取、显示、处理、存储、传输、检索和管理的综合系统。PACS 更强调的是以数字化诊断为核心的整个影像管理过程。

PACS 的主要功能和应用包括：①用计算机服务器来管理和保存图像，以取代传统胶片库；②医师用影像工作站来看片，以取代传统的胶片与胶片灯；③通过医学数字成像和通讯标准（digital imaging and communications in medicine，DICOM）、国际医疗影像通讯标准和诊断工作站将全院各科室的临床主治医师、放射科医师和专科医师以及各种影像、医嘱和诊断报告联网；④用现代电子通讯方式来做远程诊断和专家会诊,以取代传统的胶片邮寄和电话、书信等;⑤用专业的二维、三维分析软件辅助诊断;⑥用专业医疗影像诊断报告软件以取代传统的录音和纸笔。

1. PACS 的主要组成　PACS 的基本结构主要由图像采集部分、图像存储和管理部分、图像传输部分、图像显示和处理部分以及图像的远程服务系统组成,如图 2-8-5 所示。

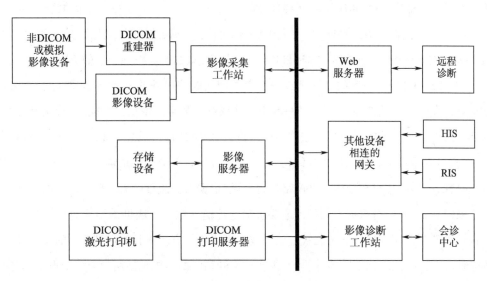

图 2-8-5　PACS 组成原理

(1) 图像采集部分:通过影像采集工作站将影像设备产生的病人影像信息采集到计算机。进入 PACS 的图像必须是符合 DICOM3.0 标准的数字化的图像,而对于非数字化的图像必须经过数字化处理并转换成符合 DICOM3.0 标准的图像格式。

PACS 的图像采集通常有如下 4 种方式:①符合 DICOM3.0 标准的图像采集:对于新的数字化成像设备,都有符合 DICOM3.0 的标准接口,可以直接与 PACS 连接,以通信方式获取文档,数据无损,这类数字设备是目前接入 PACS 的主流设备,它可以与 PACS 之间实现双向数据传输;②非 DICOM 标准的数字图像采集:对于早期的影像设备输出的图像格式是模拟的或者是非标准的 DICOM 数字图像,这些图像必须经过 DICOM 重建器转换成 DICOM 图像,并结合病人的其他文字信息形成统一的格式存放到数据库中,这种方法能保证图像的质量,数据的完整性也较好,但价格较高;③无数字接口的图像采集,即模拟信号源的采集:模拟接口首先要通过视频图像捕捉卡采集图像,然后通过各工作站上的静态/动态 DICOM 重建器,使其转换为符合 DICOM3.0 标准的文件,这种方法适合于一些传统的医用影像设备所产生的模拟视频信号源;④胶片的数字图像转换:使用高分辨率、快速、多页的数字化扫描仪将传统的胶片转换为数字图像,用于将放射影像储片库中的已有图片资料转换成数字图像进行保存、处理、传输及阅读。

目前可连接的影像设备有各种传统 X 射线机、数字肠胃机、DSA、数字 X 射线成像设备(CR、DR)、X 射线 CT、MRI、核医学成像设备(SPECT、PET)、超声设备、显微镜图像、内镜(纤维内镜、电子内镜、超声内镜)、体表成像设备等。

(2) 图像存储和管理部分:影像服务器用来存储和管理医学影像,实现 DICOM 影像文件的存储、传送、接收、分发、调度等功能,它是 PACS 的核心部件。

图像资料存储可以根据使用的频率分为 3 类:①长期资料:超过 1 年的图像资料一般以磁带、DVD 或 CD-R 等介质存储,需手工检索;②中期资料:对于半年至 1 年的图像资料,采用磁光盘或 CD-RW 盘存储;③近期资料:图像的存储需要解决在线浏览 30 天左右的所有住院病人的图像,一般以大容量的阵列硬盘作为存储介质,保存在各设备的硬盘上供随时调用。

图像数据库管理对 PACS 非常重要,需要具有安全、可靠、稳定和兼容性好的大型的数据库系统如 Oracle、SQL server 等。对医学图像数据库应用管理程序的设计应根据工作流程、数据类型、分类、病人资料等需求做到高效、安全、稳定、易于使用。同时和 HIS、RIS 进行良好的整合,实现真正的资源共享。

(3) 图像传输部分:PACS 的目标是实现医学图像在医院内外的迅速传递和分发,使医师和病人能随时随地获得需要的图像,因此在 PACS 中传输系统对数字图像信息的输入、检索、处理等起着桥梁作用。影像数据的传输通过局域或广域网络进行,网络的构成成分主要包括:①网络拓扑结构:PACS 的建立可以采用不同的网络拓扑结构,如总线型、星形、环形网络结构,但为了网络结构的稳定性和易管理性,一般采用星形结构。②网络传输介质:根据数据流量的大小确定网络的速度,以便于各终端能及时获得信息,再根据不同的网速要求确定传输介质。一般可采用普通电缆和光纤,光纤具有较高速和低误码率。另外通过无线电或微波的网络连接方式正日益得到广泛的应用,但抗干扰性和安全性较差。③网络标准与传输协议:为实现不同系统的实体包括用户与应用程序等之间的通讯,网络必须采用标准网络协议如 TCP/IP。

总之图像传输要求标准化、结构开放、扩展性好、可连接性好、稳定性好。需要 100M 高速以太网以上的连接带宽,使 DICOM 图像传输速度符合临床应用的要求。同时根据需要配置 Web 服务器与 Internet 连接,作为远程会诊的窗口。

(4) 图像显示和处理部分:图像的显示和处理主要由图像显示工作站来完成,图像显示工作站是控制图像显示的主计算机,用户通过它实现图像及其相关信息的查询和显示。图像软拷贝是 PACS 系统的一个重要部件,有时也需要实现图像硬拷贝,即将图像通过激光打印机打印在胶片上。

图像显示工作站可以根据应用分为六大类,即诊断工作站、回顾工作站、图像分析工作站、数字化和打印工作站、交互式教学工作站以及图像编辑和研究用工作站。图像显示工作站的硬件由图像缓存和处理器、显示器及存储器三部分组成,通过通信网络和应用软件实现与 PACS 影像服务器相连。

图像显示和处理的软件系统应包括:①图像处理功能:自定义显示图像的相关信息,如姓名、年龄、设备型号等参数,提供缩放、移动、镜像、反相、旋转、滤波、锐化、伪彩、播放、窗宽和窗位调节等功能;②测量功能:提供 ROI 值、长度、角度、面积等数据的测量,以及标注、注释功能;③管理功能:支持设备间影像的传递,提供同时调阅病人不同时期、不同影像设备的影像及报告功能,支持 DICOM 的打印输出,支持海量数据的存储、迁移管理;④远程医疗功能:支持影像数据的远程发送和接收;⑤系统参数设置功能:支持用户自定义窗宽和窗位值、显示文字的大小、放大镜的放大比例等参数。

(5) 图像的远程服务系统:为了能让医师远程用 Web 浏览器或其他软件看图诊断,例如通过普通的 Internet 浏览器进行影像数据的访问。PACS 系统的 Web 服务器具备如下特点:缩略图管理器服务程序、影像显示服务器组件以及影像浏览器客户插件等。

2. PACS 的规模特点　按规模和应用功能将 PACS 分为 3 类:

（1）全规模PACS(full-service PACS)：涵盖全放射科或医学影像学科范围,包括所有医学成像设备、有独立的影像存储及管理亚系统、足够量的软拷贝显示和硬拷贝输出设备,以及临床影像浏览、会诊系统和远程放射学服务。采用模块化结构、开放性架构与医院信息系统/放射信息系统（HIS/RIS)整合。图2-8-6给出了一个含HIS、RIS的典型PACS示意图。

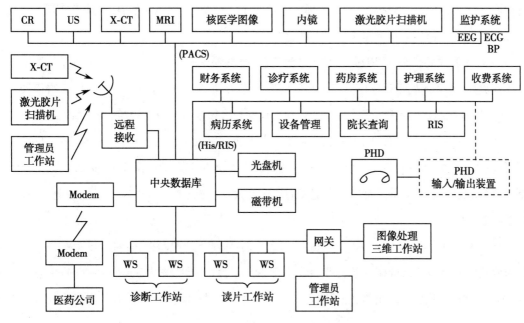

图2-8-6　一个典型的含HIS、RIS的PACS

（2）数字化PACS(digital PACS)：包括常规X射线影像以外的所有数字影像设备（如CT、MRI、DSA等),常规X射线影像可经胶片数字化仪进入PACS。具备独立的影像存储及管理亚系统和必要的软、硬拷贝输出设备。

（3）小型PACS(mini PACS)：局限于单一医学影像部门或影像亚专业单元范围内,在医学影像学科内部分地实现影像的数字化传输、存储和软拷贝显示功能。如超声心脏科、心导管影像、ECT和PET有各自的mini PACS或工作站产品。

> **知识链接**
>
> ### RIS、HIS、PACS的关系
>
> 1. RIS是计算机刚进入放射科时建立的信息系统,也包括病人的基本数据。RIS曾经是放射科有关信息管理的基本工具。由于DICOM允许RIS数据镶嵌其中,它实际上已与PACS融合了。但是,在PACS中RIS仍然起着图像管理和控制图像流向的作用。
>
> 2. HIS通常是运行在医院范围内的信息管理系统,为全院提供诸如病人基本情况、治疗计划及检查结果这类的信息服务,而PACS也是以局域网为基础的,因此只要提供一定的接口,PACS就可以从HIS中获得信息,反之它也可以给HIS提供数据。PACS和HIS的有机结合,对于提高PACS的利用效率非常有益。因此有人指出,PACS的成功应用有赖于医学图像同HIS或RIS中的相关数据的集成。

三、临床实验室信息系统

临床实验室信息系统(CLIS)是较为完善的医院临床检验数字化管理体系。该系统应用医院计算机网络,集中传输和存储医院管理及病人的医疗数据,和医院门诊、住院、财务及院长办公室等部门进行网络连接,使医院由原来的人工管理模式逐步走上科学化、规范化的管理,从而实现医疗信息与资源的数据交换和共享及工作流程的无纸化。

CLIS 是开放式的系统,采用客户机/服务器结构,能与医院现有系统相连接。一方面,CLIS 以良好的操作界面、有效的处理程序以及安全高效的数据库管理,使医院的临床检验工作变得简便和安全,并保证了系统稳定的运行。系统支持电子病历,能与医保收费系统相连接,大大简化了临床诊治和收费程序。另一方面,CLIS 工作站与检验仪器之间进行通讯,化验检查数据迅速收集、反馈和传输,使科室内及科室间的资料能有效地共享利用,实现 CLIS 与 HIS 的信息交互,极大地方便了资料的查询。系统通常还可提供医院用户自定义的二次开发,这样就能适应医院开展新的业务,提高工作效率和服务质量。

CLIS 的基本工作流程如图 2-8-7 所示,以门诊为例:医师下达检验医嘱→HMIS 系统中的检验信息转为检验申请单→病人持挂号条交费→收集标本或采血(打印、粘贴条形码)→检验中心接收标本(扫描条形码)→化验→结果修正、报告审核→审核发布→打印检查报告/通过网络将检验结果传

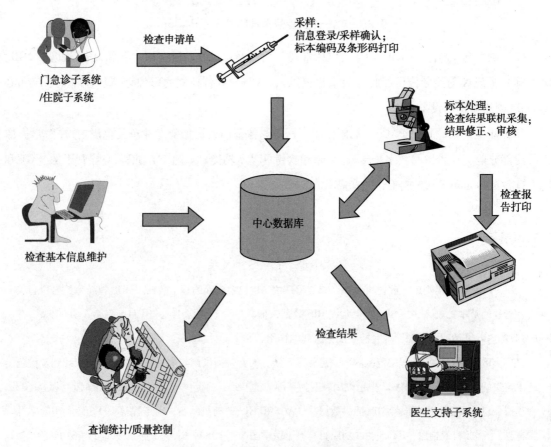

图 2-8-7　临床实验室信息系统工作流程

输至医师工作站。

条形码(barcode)是 CLIS 体系中的重要一环。条形码技术是目前应用最广的自动识别技术之一。20 世纪 90 年代以来,发达国家已成功地将条形码技术用于医院管理计算机系统。CLIS 通过采集标本前在 HIS 打印生成的条形码来传递病人的基本信息,核对标本与病人的对应关系。条形码是在 HIS 与 LIS 间传递病人信息的媒介,每个标本的条形码都是唯一的,因此可以保证病人信息接收和检验结果反馈的准确性、可靠性。

检验仪器多采用 RS-232 接口,厂家提供基本的接口参数,CLIS 系统可与检验仪器实现单/双向数据传输。

点滴积累

1. 根据医学信息技术临床应用的不同,常见的医学专用信息系统有医学图像存档及通信系统(PACS)、临床实验室信息系统(CLIS)、临床信息系统(CIS)等。
2. 图像存档及通信系统(PACS)是旨在全面解决医学图像的获取、显示、处理、存储、传输、检索和管理的综合系统。
3. 临床实验室信息系统(CLIS)是服务于医院临床检验的数字化管理体系。

第五节　虚拟医院

虚拟医院(virtual hospital)虽名为医院,实则为虚拟医学中心的一个样板,是远程医疗的重要组成部分。它为病人、医师和医院提供广泛的医学信息,是一个规模巨大的医学多媒体(文本、图像和视频)数字图书馆。面向病人的信息可以按成人/儿童、医学各科或人体器官系统浏览,它按几十个类别提供数以百计的权威性医学教材,可以访问自由开放的著名的医学电子刊物。

与实体医院相比,虚拟医院的服务对象不仅是病人,而是面向全社会所有关心健康以及与健康事业有关的人。它的服务范围也已不再只局限于医院所在地区,而是面向全国乃至全球。它将实体医院的服务性质由被动转为主动,服务种类由单一化转向多元化,而服务的品质则日趋完善。在信息交流方面则能真正实现医疗医药单位与服务对象之间的双向沟通,这更是实体医院无法比拟的。人们只需一部电话、一台电脑,便可以在任何时间、任何地点了解到自己想要知道的医疗医药卫生知识,也可以将病情通过信息通讯网络以文字、图像或声音的形式发送至虚拟医院,由虚拟医院的专家们进行诊断,找出适合其病情的治疗方案。

虚拟医院的出现是 21 世纪医学模式向以病人为中心转换的重要标志。病人教育的地位空前提高,将迎来历史上前所未有的医学知识大普及的高潮。它也包含众多的医学继续教育内容。由于虚拟医院提供公开访问的内容十分精彩,对全世界医学网站的建设产生深远影响。

虚拟医院是一项公共服务,成立的宗旨在促进重要医疗信息的便捷取用。支持并协助医疗人员方便地获取信息,可为病人提供较好的医疗服务。为病人提供信息,希望能协助其生活得更健康。

虚拟医院的信息广泛,分为病人与医疗人员两大类。病人信息的提供以保健、疾病预防、疾病信息与就诊后家庭护理和病人教育等信息为主。医疗人员信息的提供则以教科书、教学档案（teaching files）、病人仿真（patient simulations）、临床准则（clinical guideline）、临床参考工具书、新知通讯、演讲、会议、继续教育课程等为主。

1. 提供病人教育的信息种类　医疗发展趋势从疾病的治疗转为预防，病人渐渐地需要为其健康自行负责。虚拟医院整理与提供一些帮助病人预防疾病、促进健康与协助治疗的信息。提供信息的种类有：①预防疾病相关的教科书；②免疫类书籍；③如何避免并发症的教科书；④保健小册子；⑤协助病人熟悉医学中心提供的临床服务信息；⑥术前、术后卫生教育信息，协助病人参与其医疗并解除焦虑。

2. 提供医疗人员的信息种类　①各种视频片段：提供各种病人疾病的视频片段，来增进医学学习者的记忆；②多媒体教科书：供医疗人员与学生临床上使用；③病例研究：将有意义的病人课程以数字化方式摘录下来，提供给学生使用；④跨学科联合团队撰写的教科书：学术医学中心有跨学科专业小组处理病人问题，结合其经验与知识形成著作；⑤综合性评论：提供简洁而综合性的专家撰写的医学评论信息给医师们参考；⑥医学参考工具书：由各学科专家撰写的医学教科书，也是每一医学专科的重要参考工具书；⑦电子百科全书：许多虚拟医院中以电子方式出版的教科书；⑧继续教育课程与测验：医疗人员可从虚拟医院提供的课程，并通过在线测验以完成其继续教育学分。

点滴积累 ✔

虚拟医院是远程医疗的重要组成部分，为病人、医师和医院提供广泛的医学信息，是一个规模巨大的医学多媒体（文本、图像和视频）数字图书馆。

目标检测

一、单项选择题

1. 数字化医院通常必须包含数字化医疗设备、_____和远程医疗服务体系 3 个层次

　　A. 全医院信息系统（IHIS）　　　　　　　B. 医院信息管理系统（HMIS）

　　C. 医学图像存档及通信系统（PACS）　　D. 临床监护信息系统（CMIS）

2. 临床实验室信息系统（CLIS）广泛常用了_____作为对病人信息的自动识别

　　A. 模式识别技术　　　　　　　　　　　　B. 条形码技术

　　C. 视频技术　　　　　　　　　　　　　　D. 语音识别技术

3. 医院信息网络系统（IHIS）中不包括_____。

　　A. 远程医疗服务系统　　　　　　　　　　B. 医院信息管理系统（HMIS）

　　C. 医学图像存档及通信系统（PACS）　　D. 临床信息系统（CIS）

二、简答题

1. 数字化医院包含的 3 个层次之间关系如何？

2. 简述 HMIS 及其技术难点。

3. 简述 PACS 的组成原理。

4. 试简述 IHIS、HMIS、CIS、PACS、CLIS 的含义，它们建立的目的分别是什么？它们之间的关系如何？

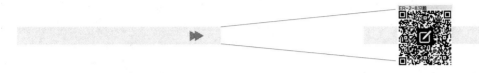

（蒋淑敏）

第三篇

无源医疗器械

第一章

无源医疗器械概述

导学情景 ∨

情景描述:

无菌手术室内正在进行一场手术,让我们看看用到了哪些无源医疗器械? 有一次性使用无菌输液器,有可重复使用的手术刀、手术剪等手术器械,有各种防护隔离的医用敷料等等。

学前导语:

无源医疗器械种类繁多,用途繁杂,材质不一。 本篇我们将带领大家学习无源医疗器械的基本分类、结构以及临床应用相关知识。

第一节 定义及分类

无源医疗器械(non active medical devices),是指直接由人体自身或重力产生作用或效力,而不是依靠电能或其他外部能源产生的医疗器械,主要包括不接触人体的器械和接触或进入人体的器械。前者如护理设备或器械、体外诊断试剂、其他辅助试剂等;后者按接触人体的部位分为表面接触器械和外部侵入器械。按使用时限还可分为暂时使用(24 小时内)、短期使用(24 小时~30 日)、长期使用(30 日以上)的器械。表面接触器械指接触无损伤的皮肤、黏膜及损伤表面的器械,如一些避孕计生器械、医用敷料、重复使用的外科手术器械等。外部侵入或接入器械指借助外科手术,全部或部分进入人体的器械,包括接触血管某一点、组织或骨或牙本质、血液循环系统以及中枢神经系统的器械,如植入器械、药液和血液输送保存器械、一次性无菌外科手术器械等接触或植入人体的器械。

在管理上,可将无源医疗器械按风险程度分为Ⅰ、Ⅱ、Ⅲ类(具体见第一篇医疗器械分类判定表)。

无源产品在临床应用时,虽然仅依靠人体自身或重力产生作用或效力,不存在电能及其他能量方面的危害,但它们是针对不同应用目的、由不同生物材料按特定形态结构设计制成,其安全性和有效性不仅取决于材料自身的理化性能,且与器械自身的结构、形态设计、制造和消毒灭菌工艺、包装等相关,还与手术设计、质量及术后护理相关。因此,使用前需要进行生物学评价、材料和器械理化性能检验、形态结构设计审查及生产厂商提供的其他相关信息审查。

知识链接

医疗器械灭菌工艺

医疗器械灭菌工艺的验证方法就是灭菌过程的相适应性，一般的灭菌方式包括以下几种：

1. 湿热灭菌　湿热灭菌是将产品放在压力锅内，利用饱和蒸汽在最小温度为121℃的压力下，热力和湿气被迅速传递给灭菌产品，灭菌时间至少15分钟。

2. 干热灭菌　干热灭菌是将产品放于热空气箱中、利用干热空气的氧化作用，杀灭一切活的微生物或消除热原的方法。

3. 环氧乙烷灭菌　环氧乙烷灭菌是医疗器械领域比较常用的灭菌方法，要求包装系统的材料中最起码有一种具备一定的透气性。环氧乙烷是一种广谱灭菌剂，穿透力强，能够使用各种包装材料，在常温下能杀灭各种微生物（包括细菌、芽孢、病毒、真菌孢子等）。

4. 辐照灭菌　要求构成包装系统的所有包装材料都经过耐抗辐射的处理而不至于老化脆裂；辐射灭菌是将最终产品的容器和包装暴露在适宜的放射源（通常用钴 Co-60）辐射的 γ 射线中，或其他适宜的电子加速器发射的射线中而达到杀灭微生物的方法。

5. 低温等离子体灭菌　低温等离子体灭菌是最近几年才发展起来的新的低温灭菌技术。等离子体是气体或蒸汽受电场或磁场影响，使大部分分子发生离子化而形成的。等离子体灭菌器是由电源、激发原、气原、传输系统和灭菌腔室组成，抽真空后通过水蒸气，蒸汽在电场作用下转变为等离子体。等离子体灭菌优点是杀菌效果可靠、作用温度低、灭菌后的器械不需要放置空气中去除残留气体，无腐蚀性。目前，许多国家已开始应用这种技术，主要用于不耐热的医疗器械。

点滴积累 ∨

1. 无源医疗器械的定义。

2. 无源医疗器械主要包括不接触人体的器械和接触或进入人体的器械。

3. 无源医疗器械按风险程度分为Ⅰ、Ⅱ、Ⅲ类。

第二节　无源医疗器械常用材料

无源医疗器械产品是对各种生物医用材料进行加工和使用所形成的产品。从这个意义上讲，材料质量的优劣直接对产品的安全性和有效性具有决定性的意义。生物医用材料（biomaterials）或叫生物材料，是用以诊断、治疗、修复或替换机体中的组织、器官或增进其功能的物质；可以是天然的，也可以是人造的，或两者的复合。生物医用材料不是药物，其功能的实现不需通过新陈代谢或免疫反应，但可与药物或药理作用结合使用，是保持人类身体健康和生命安全的另一类必需品。生物医用材料和其他材料的主要区别是：它必须具有良好的生物相容性，即对人体组织、器官、血液不致产生严重不良反应，同时也不会受人体组织的反作用而无法正常工作。

生物医用材料按材料的组成和性质可分为生物医用金属材料、生物医用高分子材料、生物陶瓷材料、生物医用复合材料、生物衍生材料;按其在体内的稳定性可分为生物稳定材料和可降解生物材料;按临床应用可分为矫形材料、心血管系统修复材料、软组织修复材料、眼科材料、口腔材料等。生物医用材料的研究与开发必须与应用目标的器械相结合,因此,通常意义的生物医用材料不仅指材料自身,还包括由其制成的医疗器械。常规生物医用材料均指无生命的材料。当代医学对组织、器官的修复或替换已发展到再生或重建新的组织、微创伤治疗和个性化治疗,常规生物医用材料已难于满足医学发展的要求。因此组织工程技术迅速发展,即以生物医用材料为支架或衬底,体外培养活体细胞或外加生长因子,形成活体器械,植入体内诱导组织或器官再生重建,恢复其功能,这类产品称为组织工程化产品或器械,被归入新的一类生物医用材料或医疗器械。

点滴积累 ∨

1. 生物医用材料按材料的组成和性质可分为生物医用金属材料、生物医用高分子材料、生物陶瓷材料、生物医用复合材料、生物衍生材料。
2. 按其在体内的稳定性可分为生物稳定材料和可降解生物材料。
3. 按临床应用可分为矫形材料、心血管系统修复材料、软组织修复材料、眼科材料、口腔材料等。

第三节　无源医疗器械的通用性能要求

一、物理性能

(一) 物理机械性能

人体是一个复杂的生命体,各组织以及器官间普遍存在着动态相互作用。材料的强度、透明度、耐疲劳性等物理性能不仅是有效性的指标,也是关系到产品安全性的指标。植入体内的材料应考虑在应力作用下的性质,如人工关节要有良好的力学性能,人工心脏材料要有良好的耐疲劳性能,义齿要有良好的耐磨性、热膨胀系数、低导热性、高硬度等性能,承力的材料还应具有良好的生物力学相容性(材料的弹性模量),应尽量接近于修复部位的组织。

(二) 成型加工性能

材料必须通过各种专门的加工技术制成所要求的形状、尺寸的修补件和人工器官,才能付诸于临床应用。有些材料尽管性能不错,但由于加工成型困难而限制了它的使用,更有甚者,因加工处理不当而造成失败。因此,近年来对于材料的加工技术给予了相当的重视,易于加工是对生物医用材料的一项基本要求,同时,加工工艺,包括灭菌封装工艺,常常影响器械的生物安全性和可靠性,必须给予相当的关注。

二、化学性能

作为与人体接触的生物医用材料,其组成、结构及化学性质必须满足严格的要求,才能保证材料的安全可靠性。

（一）有害溶出物

特别是渗出物及残留的降解产物必须能为人体可接收或容忍。材料植入体内后的许多生理反应大都与溶出物、渗出物和降解产物的存在有关。因此，对于材料的有害溶出物、可渗出物、降解产物及其残留量要进行限定，必须将其含量控制在人体可接受范围，从而保证产品使用的安全性，材料中的残留单体、有害金属元素、各种添加剂应严加控制。通常控制指标有 pH、重金属含量、氧化还原物、蒸发残留量等，但有些残留物的降解产物无法确定和控制，只有通过生物学评价才能进一步确认这些医疗器械是否安全。

（二）消毒灭菌性能

各种生物医用材料及其制品，必须在无菌状态下方可使用。由于生物医用材料及其制品种类繁多，需要的灭菌方式和条件各异，必须根据不同的材料选择不同的灭菌方法，从而达到安全使用的目的。常用消毒灭菌的方法主要有：湿热灭菌、干热灭菌、环氧乙烷灭菌、辐照灭菌和低温等离子体灭菌等。

知识拓展

灭菌工艺的验证

灭菌工艺的验证是无菌保证的必要条件，灭菌产品的无菌保证取决于灭菌材料的选择、生产过程中适宜的的灭菌工艺、规范的 GMP 管理质量体系，同时灭菌工艺的确定应综合考虑生物负荷检测、环境监测、灭菌程序验证和无菌检查等。需要强调的是无菌检查不能保证每批产品的无菌，但它是产品出厂前的最后一道检查程序，坚持进行无菌检查有助于提高灭菌工艺及无菌操作效果的可信度。

三、生物相容性

为了确保医疗器械在临床使用时的安全性，在完成物理和化学性能、加工性能及形态和结构等有效性设计后，必须进行生物学试验和评价，从而满足临床对材料生物相容性的各种要求，包括无毒、不致癌、不致畸，不引起人体细胞的突变和不良反应；与人体生物相容性好，不引起毒性反应、溶血、凝血、发热和过敏等现象；具有与天然组织相适应的力学性能；针对不同的使用目的还应具有特定的功能。因此，良好的生物相容性是生物医用材料应具备的主要特征。

生物相容性是指生命体组织对非活性材料产生反应的一种性能，一般是指材料与宿主之间的相容性。生物材料植入人体后，对特定的生物组织环境产生影响和作用，生物组织对生物材料也会产生影响和作用，两者的循环作用一直持续。材料接触或植入人体后将引起机体对材料的反应，称之为宿主反应，包括邻近材料的组织或器官的局部反应，以及远离材料部位的组织或器官，甚至整个机体的全身反应。这种反应可能是短期的、积极的，即有利于被损坏的组织或器官的康复、也可能是消极的，即不利的；另一方面，机体中生理液、细胞、酶等也将对材料发生作用，称之为材料反应，包括材料被腐蚀、吸收、降解、性能蜕变等。因此,生物医用材料的生物相容性取决于材料和人体两个方面。在材料方面,影响生物相容件的因素有材料的类型、制品的形态、结构及表面、材料的组成、物理化学性质、力学性质、使用环境等。在人体方面,影响因素有植入部位、生理外境、材料存留时间、材料对人体免疫系统的作用等。材料接触或植入人体后发生的这些反应不能超过人体和材料自身可接受的水平。

生物相容性是生物医用材料极其重要的性能,是其区别于其他材料的标志,是生物医用材料能否安全使用的关键。因此,产品在设计阶段,就要求对其所使用的原材料及制成的器械进行生物相容性评价。

实例解析

实例:医疗器械的生物学评价常用标准是什么?

解析:《医疗器械生物学评价标准实施指南》。随着现代科学技术的发展,医疗器械在全球范围内发展迅猛,大量新型的医疗器械产品广泛应用于临床。为了保障医疗器械在临床使用的安全有效,临床前的医疗器械生物学评价及评价方法的全球统一化引起了世界各国政府及生物学评价专家的高度重视,为此国际标准化组织于1989年正式成立了ISO/TC194医疗器械生物学评价技术委员会,并相继制定颁布了ISO10993系列标准。这些标准已逐步为世界各国所认同并相继采纳。

课堂活动

1. ISO10993系列标准分为哪些部分?

2. 由ISO10993系列标准转化而来的我国国家标准是什么?

点滴积累 ∨

1. 物理性能包括物理机械性能和成型加工性能。

2. 化学性能包括有害溶出物和消毒灭菌性能。

3. 在完成物理和化学性能、加工性能及形态和结构等有效性设计后,必须进行生物学试验和评价。

目标检测

一、单项选择题

1. 无源医疗器械按使用时限还可分为_____的器械。

　　A. 暂时使用(24小时内)、短期使用(24小时~30日)、长期使用(30日以上)

　　B. 暂时使用(48小时内)、短期使用(48小时~30日)、长期使用(30日以上)

C. 暂时使用(24小时内)、短期使用(24小时~15日)、长期使用(15日以上)

D. 暂时使用(12小时内)、短期使用(12小时~30日)、长期使用(30日以上)

2. 有关无源医疗器械说法正确的是_____。

A. 其安全性和有效性取决于材料自身的理化性能

B. 与器械自身的结构无关

C. 与器械自身的包装无关

D. 与手术设计、质量及术后护理无关

3. 无源医疗器械化学性能的控制指标**不包括**_____。

A. pH

B. 重金属含量

C. 氧化还原物

D. 热膨胀系数

二、简答题

1. 简述无源医疗器械的概念及分类。

2. 无源医疗器械常用消毒灭菌的方法主要有哪些?

(袁 秦)

第二章

无源手术器械

导学情景 ⋁

情景描述：

　　救护车呼啸着冲进急诊室，送来一位在车祸中腿部受伤的病人。医生护士们紧急响应，准备进行一场外科手术。护士送来一大包用棉布包裹住的无源外科手术器械。它们被高温蒸汽消毒后包裹起来，放置于手术台上，等待手术时发挥它们各自的作用。

学前导语：

　　外科手术器械一般采用不锈钢等材料制成。手术器械是外科医生手的延伸，是发源最早而最常用的医疗器械。本章将带领大家掌握各种手术器械的结构特点和基本性能，了解其在实际手术中的应用场景。

　　无源手术器械包括通用刀、剪、钳等各类无源手术医疗器械。无源手术器械按照用途可以分为基础外科手术器械、显微外科手术器械、耳鼻喉科手术器械、腹部外科手术器械、泌尿肛肠外科手术器械、烧伤(整形)科手术器械、医用光学器具仪器及内镜设备(内镜无源手术器械部分)和医用缝合材料及黏合剂产品等。

第一节　基础外科手术器械

　　手术中通用的器械即为基础外科手术器械,基础外科手术器械根据结构特点不同而分为许多种类型和型号。

　　外科手术是通过对人体组织进行"破坏和重建"来达到治疗疾病的目的,手术器械自然就包括了进行破坏的器械如手术刀、分离剪等,为了防止在破坏过程中发生出血而使用的器械如血管钳、结扎线等,进行重建的手术器械如各类缝针、缝线,还有一类手术器械是为了提供宽敞、干净的手术视野,确保手术的顺利进行,如各种拉钩、吸引器。

一、手术刀

　　通常由刀片和刀柄组成。刀片通常有刃口和与手术刀柄对接的安装槽。刀片一般采用纯钛、钛合金、不锈钢或碳钢材料制成。无菌或非无菌提供。用于切割组织或在手术中切割器械。品名举例:一次性使用无菌塑柄手术刀、一次性使用无菌手术刀、一次性使用无菌导管切开刀、一次性使用无菌手术刀片、一次性使用无菌取皮刀。手术刀的管理类别属于Ⅱ类,图3-2-1为手术刀。

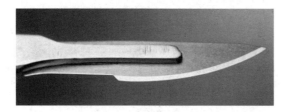

图3-2-1　手术刀

二、手术凿

通常由头部和柄部组成,头端带刃口。一般采用不锈钢材料制成。非无菌提供,因其可重复灭菌,厂家提供的状态为非无菌状态,可在使用前由使用方灭菌。用于凿切或修整骨。品名举例:鼻骨凿、乳突骨凿、耳用骨凿、鼻中隔凿、整形用鼻骨凿、指骨凿。手术凿的管理类别属于Ⅰ类,图3-2-2为手术凿。

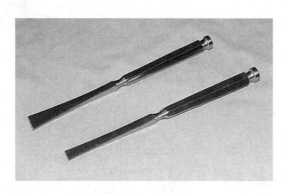

图3-2-2　手术凿

三、手术器械——剪

1. **组织剪**　组织剪通常由中间连接的两片组成,头部有刃口。一般采用不锈钢材料制成。非无菌提供。用于剪切组织。品名举例:手术剪、组织剪、血管剪、胆道剪、胃剪、前列腺剪、膀胱切除剪、肠剪、耳剪、中耳剪、耳息肉剪、镫骨足弓剪、耳用槌骨咬骨剪、槌骨剪、鼻剪、鼻组织剪、鼻黏膜剪、鼻中隔骨剪、喉剪、甲状腺剪、扁桃体剪、耳鼻喉用剪、显微剪、显微组织剪、显微手术剪、显微喉剪。组织剪的管理类别属于Ⅰ类,图3-2-3为组织剪。

2. **器械剪**　器械剪通常由中间连接的两片组成,头部有刃口。一般采用不锈钢材料制成。非无菌提供。用于剪切器械。品名举例:敷料剪、拆线剪、纱布绷带剪。器械剪的管理类别属于Ⅰ类,图3-2-4为器械剪。

3. **内镜用组织剪**　内镜用组织剪通常由头部、杆部或软性导管和手柄组成,头部为一对带刃口的叶片,通过手柄操作传递、控制头部工作。一般头部采用不锈钢材料制成。在内镜手术下操作。品名举例:内镜手术剪、鼻窦镜手术剪、腹腔镜手术剪。内镜用组织剪的管理类别属于Ⅱ类,图3-2-5

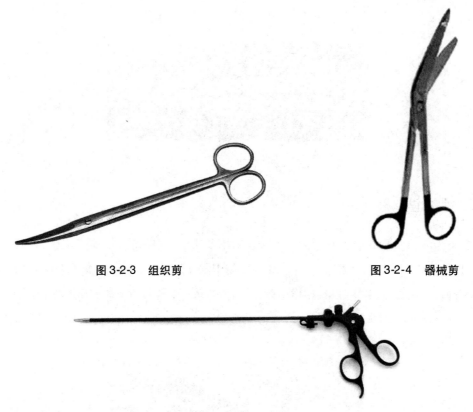

图 3-2-3　组织剪

图 3-2-4　器械剪

图 3-2-5　内镜用组织剪

为内镜用组织剪。

知识拓展

内 镜 手 术

以内镜手术为代表的微创技术是二十一世纪外科学发展的方向之一。它把现代先进的科学技术与现代医学结合起来，是传统的手术技术与现代电子信息、光导工艺以及各种能量传导等结合的产物。内镜手术具有创伤小、痛苦轻、恢复快、瘢痕小等优点，已被广泛应用。内镜手术器械，手术中在内镜下操作，用于组织取样，抓取组织、异物，保护切口免受损伤、注射给药等情况。

四、手术器械——钳

1. **组织钳**　组织钳分为三种。第一种通常由内套管、外套管和弹力环组成。无菌提供，一次性使用。用于钳夹组织。品名举例：一次性使用无菌负压吸引痔核钳、一次性使用无菌荷包钳，管理类别属于Ⅱ类。第二种通常由头部、杆部和手柄组成，头部带刻度。一般采用不锈钢材料制成。非无菌提供。用于胆道手术时测量胆管口径。品名举例：胆管测量钳。管理类别属于Ⅰ类。第三种通常有两种形式：由中间连接的两片组成，头部为钳喙；或由头部、杆部和手柄组成，头部为一对带钳喙的叶片。一般采用不锈钢材料制成。非无菌提供。用于钳夹组织。品名举例:荷包钳、组织钳、息肉钳、淋巴结钳、血管钳、皮肤钳、头皮钳、脾蒂钳、腹膜钳、器官固定钳、胆囊钳、胆管钳、胃钳、造影钳、抓钳、肠夹持钳、阑尾肠钳、肝门吻合钳、腹腔抓钳、肾蒂钳、膀胱钳,管理类别属于Ⅰ类,图3-2-6为组织钳。

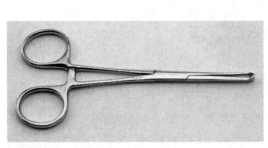

图 3-2-6　组织钳

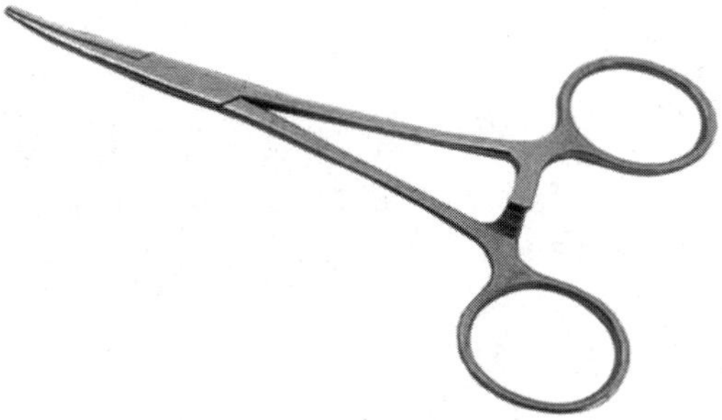

图 3-2-7　止血钳

2. **止血钳**　止血钳通常有两种形式:由中间连接的两片组成,头部为钳喙;或由头部、杆部和手柄组成,头部为一对带钳喙的叶片。一般采用不锈钢材料制成。非无菌提供。用于钳夹血管、分离组织以止血。品名举例:止血钳、血管钳、血管止血钳、分离止血钳、鼻止血钳、上颌窦止血钳、扁桃体止血钳、喉止血钳。管理类别属于Ⅰ类,图3-2-7为止血钳。

3. **内镜用组织钳**　内镜用组织钳通常由头部、杆部或软性导管和手柄组成,头部为一对带钳喙的叶片,通过手柄操作传递、控制头部工作。一般头部采用不锈钢材料制成。手术中在内镜下操作,用于钳夹组织。品名举例:内镜手术钳、内镜抓钳、内镜组织抓钳、腹腔镜手术钳、内镜钳夹器。管理类别属于Ⅱ类。图3-2-8为内镜用组织钳。

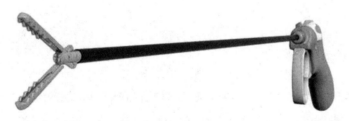

图 3-2-8　内镜用组织钳

五、吻合器（带钉）

1. **血管吻合器**　血管吻合器一般由钛合金、纯钛等材料制成。用于体内器官、组织或血管的离断、切除和(或)建立吻合。品名举例:血管吻合器、血管切割吻合器、内镜血管吻合器、吻合器、切割吻合器、内镜吻合器、内镜切割吻合器、血管缝合器、缝合器、内镜缝合器,管理类别属于Ⅲ类,图3-2-9为血管吻合器。请注意,医疗器械产品有时会出现商品名相同,而材质不同或者用途不同的情况,需要按具体情况来确认其管理类别。比如商品名叫做内镜吻合器,可能是血管吻合器,属于Ⅲ类,也可能是其他吻合器,属于Ⅱ类。

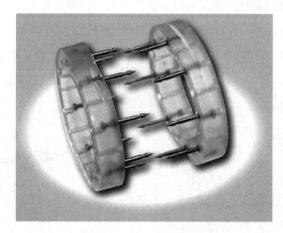

图 3-2-9 血管吻合器

2. 其他吻合器 其他吻合器一般由钛合金、纯钛等不可吸收材料制成。吻合钉在体内滞留时间小于 30 天,且吻合钉不被人体吸收。用于体内器官、组织的离断、切除和(或)建立吻合(不包含血管吻合)。品名举例:吻合器、切割吻合器、内镜吻合器、内镜切割吻合器、缝合器、内镜缝合器。管理类别属于 II 类,图 3-2-10 为切割吻合器。

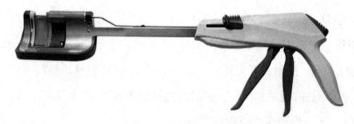

图 3-2-10 切割吻合器

知识链接

吻 合 器

吻合器是医学上使用的替代手工缝合的设备,主要工作原理是利用钛钉对组织进行离断或吻合,类似于订书机。 根据适用范围不同,主要可分为皮肤吻合器、消化道(食管、胃肠等)圆形吻合器、直肠吻合器、圆形痔吻合器、包皮环切吻合器、血管吻合器、疝气吻合器、肺切割缝合器等。

相对于传统的手工缝合,器械缝合有以下优势:

1. 操作简单方便,节省手术时间。

2. 一次性使用,避免交叉感染。

3. 利用钛钉或不锈钢钉(皮肤缝合器)缝合严密、松紧适中。

4. 具有很少的副作用和有效减少手术并发症等。

点滴积累 ∨

> 1. 无源手术器械按照用途可以分为基础外科手术器械、显微外科手术器械、耳鼻喉科手术器械、腹部外科手术器械、泌尿肛肠外科手术器械、烧伤（整形）科手术器械、医用光学器具仪器及内窥镜设备（内窥镜无源手术器械部分）和医用缝合材料及粘合剂产品等。
> 2. 基础外科手术器械一般采用纯钛、钛合金、不锈钢或碳钢材料制成。

第二节 医用缝合材料及黏合剂产品

一、可吸收缝合线

可吸收缝合线可分为两种。第一种通常由各种非动物来源的单体材料聚合或多个单体共聚制成。缝合线表面可有涂层,分为带针和不带针两种。不包括预期用于骨结合的缝线。无菌提供,一次性使用。用于体内软组织、器官和（或）皮肤的缝合。品名举例:合成可吸收缝合线、聚乙醇酸可吸收缝合线、聚乳酸可吸收缝合线、带针合成可吸收缝合线、带针聚乙醇酸可吸收缝合线、带针聚乳酸可吸收缝合线、可吸收性外科缝线。第二种通常由动物来源的组织材料制成的可降解吸收的缝合线。分为带针和不带针两种。不包括预期用于骨结合的缝线。无菌提供,一次性使用。用于体内软组织、器官和（或）皮肤的缝合。品名举例:动物源可吸收缝合线、带针动物源可吸收缝合线、羊肠缝合线、胶原蛋白缝合线、带针羊肠缝合线、带针胶原蛋白缝合线。可吸收缝合线的管理类别属于Ⅲ类,图3-2-11为可吸收缝合线。

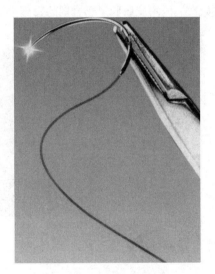

图 3-2-11 可吸收缝合线

二、不可吸收缝合线

不可吸收缝合线可分为两种。第一种通常由天然材料制成的不可降解吸收的缝合线。缝合线表面可有涂层。分为带针和不带针两种。不包括预期用于骨结合的缝线。无菌提供,一次性使用。用于软组织、器官和（或）皮肤的缝合。品名举例:天然不可吸收缝合线、蚕丝缝合线、真丝缝合线、带针天然不可吸收缝合线、带针蚕丝缝合线、带针真丝缝合线。第二种通常由聚合材料或金属材料制成的不可降解吸收的缝合线。缝合线表面可有涂层。分为带针和不带针两种。不包括预期用于骨结合的缝线。无菌提供,一次性使用。用于软组织、器官和（或）皮肤的缝合。品名举例:合成不可吸收缝合线、带针合成不可吸收缝合线、聚丁酯缝合线、不锈钢缝合线、聚丙烯缝合线、尼龙缝合线、钛缝合线、丙烯缝合线、聚酯缝合线、聚酰胺缝合线。不可吸收缝合线的管理类别属于Ⅱ类,图3-2-12为不可吸收缝合线。

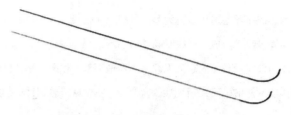

图 3-2-12　不可吸收缝合线

三、黏合剂

黏合剂一般采用高分子材料制成。有多组分和单组分之分,不包括牙科黏合剂。无菌提供,一次性使用。用于手术切口接近皮肤表面边缘的封闭,包括微创介入手术穿刺口的封闭、完全清创后的封闭。品名举例:α-氰基丙烯酸异丁酯黏合剂、α-氰基丙烯酸正丁酯黏合剂、2-辛基-氰基丙烯酸酯黏合剂、医用皮肤胶。黏合剂的管理类别属于Ⅲ类,图 3-2-13 为黏合剂。

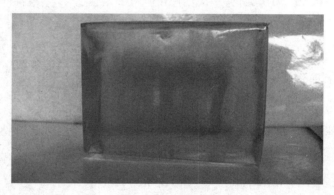

图 3-2-13　黏合剂

课堂活动

想一想,如果有需要,缝合线产品、黏合剂产品,分别应该用什么方法灭菌呢?

点滴积累 Ⅴ

1. 可吸收和不可吸收缝合线,都可以带针或者不带针提供,均为无菌提供,一次性使用。

2. 黏合剂一般采用高分子材料制成。有多组分和单组分之分。不包括牙科黏合剂。

第三节　神经和心血管手术器械

神经和心血管手术器械包括通用刀、剪、钳等各类神经外科手术器械、胸腔心血管手术器械和心血管介入器械。

一、手术刀

一类手术刀通常由刀片和刀柄组成。一般采用不锈钢或钻石材料制成。品名举例:鞍隔刀、神经外科用钻石刀、脑神经刀、脑膜刀。管理类别属于Ⅱ类,图 3-2-14 为手术刀-鞍隔刀。

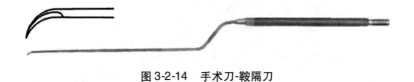

图 3-2-14　手术刀-鞍隔刀

另一类通常由刀片和刀柄组成。一般采用不锈钢材料制成。非无菌提供。不接触中枢神经系统或血液循环系统。品名举例:胸骨刀。管理类别属于Ⅰ类,图 3-2-15 为手术刀-胸骨刀。这两类手术刀都用于切割组织。

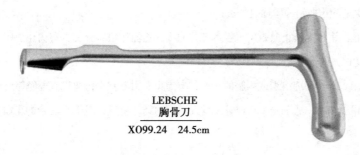

LEBSCHE
胸骨刀
XO99.24　24.5cm

图 3-2-15　手术刀-胸骨刀

二、组织钳

一类组织钳通常由中间连接的两片组成,头部为钳喙。一般采用不锈钢材料制成。品名举例:脑内用钳、心房钳、腔静脉钳、心耳钳、瓣膜手术用钳、瓣膜夹持钳,管理类别属于Ⅱ类,图 3-2-16 为组织钳-腔静脉钳。

另一类通常由一对中间连接的叶片组成,头部为钳喙。非无菌提供,不接触中枢神经系统或血

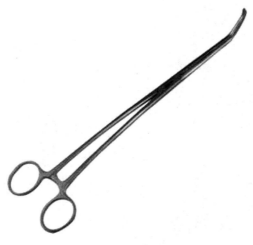

图 3-2-16　组织钳-腔静脉钳

333

液循环系统。品名举例:胸腔组织钳、肺叶钳、肋骨咬骨钳。管理类别属于Ⅰ类,图3-2-17为组织钳-肋骨咬骨钳。这两类组织钳都用于钳夹组织。

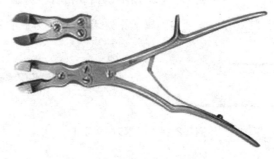

图3-2-17　组织钳-肋骨咬骨钳

实例解析

实例:不同类型的止血钳的用途是什么?

解析:1. 直止血钳和无齿止血钳用于手术部位的浅部止血和组织分离,有齿止血钳主要用于强韧组织的止血、提拉切口处的部分等。

2. 弯止血钳用于手术深部组织或内脏的止血,有齿止血钳不宜夹持血管、神经等组织。

3. 蚊式止血钳较细小,适于分离小血管及神经周围的结缔组织,用于小血管的止血,不适宜夹持大块或较硬的组织。

点滴积累 ∨

1. 神经和心血管手术器械包括通用刀、剪、钳等各类神经外科手术器械、胸腔心血管手术器械和心血管介入器械。

2. 医疗器械产品有时会出现商品名相同,而材质不同或者用途不同的情况,需要按具体情况来确认其管理类别。

目标检测

一、单项选择题

1. 手术刀片一般采用的材料中**不包括**＿＿＿＿＿＿＿＿。

   A. 纯钛　　　　　　　　　　B. 钛合金

   C. 不锈钢　　　　　　　　　D. 镍铬合金

2. 关于内镜用组织钳说法**不正确**的是＿＿＿＿＿＿＿＿。

   A. 通常由头部、杆部或软性导管和手柄组成

   B. 一般手柄采用不锈钢材料制成

   C. 手术中在内镜下操作

D. 通过手柄操作传递、控制头部工作

3. 外科手术中手术器械**不包括**_____。

A. 手术刀　　　　　　　　　　　B. 分离剪

C. 血管钳　　　　　　　　　　　D. 牵引床

二、简答题

无源手术器械按用途可以分为哪几类？其分类依据是什么？

（袁　秦）

第三章

无源植入器械

ER-3-3PPT

导学情景 ∨

情景描述：

张爷爷在晨练的时候不小心摔了一跤，整只脚不能动弹，经 X 射线摄影诊断，左脚严重骨折断裂，需要采用骨科内置物进行固定。请问有哪些材料属于骨科内置物呢？这些内置物的材料有什么要求呢？

学前导语：

无源植入器械通常被划归为Ⅲ类医疗器械，是必须严格控制的医疗器械，因其风险等级高，对人体具有潜在危险，对其安全性、有效性必须严格控制。本章将带领大家掌握了各种无源植入器械的结构特点和基本性能，了解其在实际手术中的应用场景。

第一节 眼科植入物

眼科植入物是指用于眼视光学领域的无源医疗器械产品，主要涉及的产品有角膜接触镜（俗称隐形眼镜）、用于植入人眼的眼人工晶状体、眼科手术用黏弹物质、眼内冲洗液、灌注液和各种眼科手术用的手术器械等。

> **课堂活动**
>
> 首先请思考，眼科植入物应该具备什么样的特点?（可试着在物理性能、化学性能、生物性能三方面来说，亦可直接从个人对眼睛的认识方面来说。）

一、角膜接触镜

（一）组成结构

角膜接触镜又名隐形眼镜或无形眼镜，是一种附贴在角膜表面，随着眼球运动而活动的镜片。接触镜后表面与角膜前表面之间，通常由泪液所充填称为液体透镜。接触镜、液体透镜、角膜及房水的屈光指数十分相近，因此可以认为是一个屈光中间质。此新形成的屈光中间质的表面，即角膜接触镜的规则球形表面，实际上起着屈光表面的作用。利用这一性质，即可矫正屈光不正，包括远视、近视、散光，尤其是不规则散光，以及单侧无晶体眼和屈光参差等，如图 3-3-1 所示。

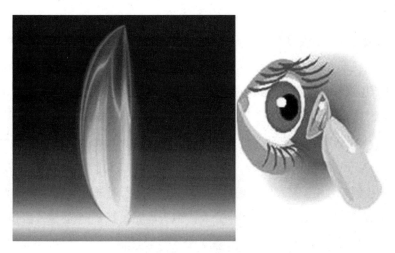

图 3-3-1　角膜接触镜

角膜接触镜的凹面由中心至边缘一般有几个弧构成。中心弧为基弧,具有光学特性,并与角膜曲率相关。边弧为后继弧,可以一个或多个,主要顺角膜形状舒张并利于泪液流动。最边弧为过渡弧,与前表面接合,圆滑过渡不损伤眼组织。

角膜接触镜直接贴附在角膜的泪液层上,与人眼生理相容,达到视力矫正的目的。适应证:特别适应高度近视、角膜散光屈光参差及无晶体眼等。并发症:初戴时的不适感、巨乳头性结膜炎、角膜上皮脱落、角膜损伤、角膜感染、眩光及对护理液的过敏反应等。

早期的角膜接触镜是采用玻璃材料或中心玻璃、边缘塑料结合制成的硬质软边角巩膜镜和PMMA(有机玻璃)材料制成的硬质接触镜,这类材料的镜片厚度大、质硬、佩戴不适、异物感强,而且镜片透气性差,不能渗透氧、二氧化碳、水分和新陈代谢物质,氧传递仅依赖于泪液的交换,临床安全性差,目前已淘汰。现今面世的角膜接触镜主要有亲水水凝胶材料、有机氟化合物材料等软性接触镜,以及半硬性透气和高透气 RGP 材料的硬性接触镜,这类材料的镜片不仅透氧好,佩戴舒适,而且材料与人体具有良好的生物相容性,临床应用有效和安全。

目前市场量大的角膜接触镜主要是水凝胶材料制成的含水软镜,其优点是质软、异物感很小、含水,且厚度很薄,佩戴舒适。评价这类镜片材质的好坏,除需满足生物相容性指标(萃取试验、细胞毒性试验、眼刺激试验、迟发型超敏试验要求)外,还要保证角膜不缺氧,透氧系数是一个重要指标。常规水凝胶材料的接触镜的透氧系数较低,一般不高于 20。低含水硅水凝胶接触镜的透氧系数可以达到 30 以上。目前新发展的高含水氟水凝胶接触镜的透氧系数会更高。水凝胶材料的接触镜的透氧系数与含水量相关,含水量越大,透氧系数也越大。但镜片含水量越大,机械强度也越差,并且蛋白质渗入凝聚也越多,易滋生病菌。对于某些泪液分泌不足的病人,由于高含水的材料保湿水分要求量大,会促进干眼症恶化。因此,病人选镜前还应做眼的检查,根据自身情况选择使用。一般软镜根据材料的含水量、厚度尺寸和材料机械性能分可有多种佩戴方式:传统型(中低含水量),一般推荐使用时间不超过 18 个月;定期更换型,一般推荐使用时间不超过 6 个月;频繁更换型,一般推荐使用时间不超过 3 个月;抛弃型,1 月、周、日抛弃型(高含水量)。无论哪种佩戴方式,都应注意软性接触镜不能过夜佩戴。镜片的最终透氧程度还取决于镜片的厚度,厚度越薄,透氧量越大,但机械强度下降,取下戴上时易损坏,对于角膜不规则病人没有泪液充填的弥补效果。

(二) 预期用途

临床上角膜接触镜可用于各类屈光不正病人的屈光矫正、眼科疾病的治疗或手术后的恢复等。

屈光矫正的镜片主要有:负焦度镜片,可用于近视眼的矫正;正焦度镜片,可用于远视眼和无晶状体眼的矫正;柱镜度镜片,可用于散光眼的矫正;专用棱镜度镜片,可用于斜视眼的矫正;复合功能镜片,如近视带散光并伴有斜视眼的矫正镜片。

医疗目的的镜片如绷带式镜片,借助于镜片的吸附和渗透药物的能力,可治疗如大疱性角膜病变、角膜溃疡、角结膜干燥症、角结膜穿通伤等,依靠镜片来隔离外部污染,有助于角膜手术后的恢复。

一些专用角膜接触镜可用于某种特殊用途,如 UV 吸收镜片,通过添加 UV 吸收剂可吸收 280 ~ 380nm 的 A 段和 B 段紫外光;着色镜片可消除白化病病人的光线刺激;美容镜片可作为假眼或白斑病人的装饰;化妆镜片可美观眼睛。

角膜接触镜按总直径、中心曲率半径的不同可分为多种规格,以适用于不同的使用对象。按顶焦度、散光度(如有)的不同,确定以 0.25D 或 0.5D 为步距的多种规格,以适用于不同的矫正要求。

知识链接

隐形眼镜和框架眼镜的对比表

	隐形眼镜	框架眼镜
保管处理	略复杂	简单
使用之前练习	需要	不需要
视野	宽	较狭窄
像差等光学缺欠	少	多
视网膜像的变化	小	大
不规则散光	舒适	不舒适
屈光参数	适合	不适合
厚度和重量	轻薄	厚重
美观	好	较差,尤其高度数
安全性	高档隐形眼镜安全性较高	高
运动	便利	不便利
雨天带用	适合	不适合
气温急剧变化	无雾气	有雾气

(三) 临床危害

角膜接触镜直接覆盖于角膜表面,与眼组织紧密接触,其质量水平直接关系到人眼安全,实际使用中可能会出现如下的问题或危害。

1. 屈光度不准确、屈光矫正不足或过矫正,会造成视觉疲劳,加速屈光异常。

2. 透过率不佳,进入眼瞳孔的光能不足,瞳孔扩大,造成视觉疲劳,加速屈光异常。若透过率不佳,为光谱透过率问题,还会造成视觉色异常。

3. 表面和形状缺陷、佩戴不适、尖锐端刺激或中心偏位。造成角膜损伤或视觉异常,严重的导致斜视。

4. 透氧不佳角膜缺氧,造成水肿,角膜防御能力下降,出现病菌感染或细胞坏死。

5. 材料毒性会造成角膜细胞受损,严重时角膜坏死。若材料存在刺激,整个眼睛将不适并发生炎症。

6. 尺寸不准确佩戴不适或定位不准,可形成显著的泪液透镜作用而改变屈光度。对于硬性接触镜,若镜片过松产生移位,带来附加棱镜度造成斜视;若镜片过紧挤压角膜,除可能造成角膜变形外,泪液交换不佳也是角膜缺氧和产生污染的原因。

另外,如果病人对镜片护理不当,镜片上过量蛋白质凝聚、沉淀,镜片残留过量病菌或二次污染等原因,还将引发各种并发症,如:①巨乳头状结膜炎;②浅层点状结膜炎;③角膜上皮剥脱伴上皮下浸润或角膜中央区或周边基质浸润;④角膜溃疡,特别是菌性角膜溃疡,如铜绿假单胞菌、葡萄球菌、肺炎球菌、链球菌及白念珠菌等感染;⑤角膜新生血管等。因此,护理的好坏也直接涉及临床的安全使用。

(四) 分类

角膜接触镜分为硬性透气角膜接触镜(或硬性角膜接触镜、硬性隐形眼镜)和软性亲水透氧角膜接触镜(或软性角膜接触镜、软性隐形眼镜)。

从应用领域按大类划分,主要有屈光矫正镜片、美容或化妆镜片、医疗类镜片。其中按材料材质不同又可分为常规水凝胶中低透氧类、硅水凝胶低含水高透氧类和氟水凝胶中含水高透氧类镜片;按使用期限分,有传统式和抛弃式(周抛、月抛、季抛和半年抛)镜片;按光辐射防护分,有 UV 吸收类滤紫外和不滤紫外类镜片。

课堂活动

学完本节内容后,对于你所佩戴的隐形眼镜有了什么新的认识。 或者谈谈如果让你陪同你的家人朋友去配隐形眼镜你有何好建议?

知识链接

佩戴隐形眼镜的注意事项

下列情形不适合佩戴隐形眼镜:

1. 眼部疾病, 如眼睑、结膜、角膜炎症, 砂眼、泪囊炎、泪道堵塞或泪液分泌减少, 患有眼球震颤者;

2. 对任何不适相当敏感者, 尤其对眼痛极敏感者;

3. 全身抵抗力下降者, 如糖尿病、妊娠、关节炎、鼻窦炎;

4. 环境条件: 风沙、灰尘、环境中有挥发性酸碱物等;

5. 个人素质: 不太注意卫生, 不能依从医嘱者;

6. 做完视力矫正手术 1 年内的近视患者不适合佩戴隐形眼镜;

7. 中小学生不适合佩戴隐形眼镜;

8. 40 岁以后的近视患者也不再适合佩戴隐形眼镜;

9. 女性在行经期及月经将到的前几天。

二、人工晶状体

人工晶状体是模仿自然晶状体的透镜,是由人工合成材料制成的一种特殊透镜,它的成分包括硅凝胶、聚甲基丙烯酸甲酯、水凝胶等。晶状体是眼内唯一的具有调焦能力的聚焦透镜,用于将进入角膜穿过虹膜的成像光束聚焦于眼底视网膜上,从而达到清晰的视力。白内障病人的晶状体呈老化混浊状态,因此视力减弱,甚至失明。当手术摘取老化的晶状体后,由于眼内失去了唯一的聚焦透镜,视物无法正常聚焦于眼底而无视力,视力必须通过聚焦后才能恢复。

(一)基本结构

人工晶状体由双凸面或平、凸面或凸、凹面的单片透镜与支撑透镜的襻构成,襻与透镜的结合有一体加工制成的单件式和分体加工后粘或焊接制成的多件式两种,多件式有襻与透镜,可以是单一材料和不同材料(图3-3-2)。

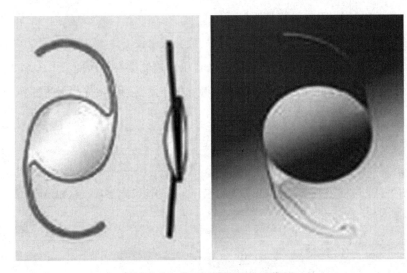

图3-3-2 人工晶状体结构示意图

(二)人工晶状体光学部分主要采用的材料

1. 聚甲基丙烯酸甲酯(PMMA) 是最先用于制造人工晶状体的材料,经过长期临床验证,是一种较为理想的人工晶状体材料。PMMA是一种相对简单的聚合物,它的透光率很高,折射率为1.49,在眼内无退变作用,无刺激作用,无生物降解作用。生物相容性好,可铸压成型,可抛光车削,价格便宜。因此,至今仍是人工晶状体的首选材料。PMMA主要优点:质轻,不易破碎,性能稳定,耐用。PMMA主要缺点:硬质材料,手术切口大,术后恢复差。由于硬度大,如果与角膜内皮接触,可导致直接接触处的内皮细胞损伤。不能高压及加热蒸汽消毒,对钇铝石榴石(YAG)激光耐受有限。

2. 硅凝胶 硅凝胶的主要成分是二甲基乙烯基硅氧基聚甲基硅氧烷,主要优点是相对密度轻,热稳定性好,分子结构稳定,生物相容性好。理论上说,轻质人工晶状体可减少对晶体悬韧带、睫状沟或囊膜袋的压力。主要缺点是韧性差,抗拉力差,襻力易变化导致定位变化,光学作用变差。不能切削加工,压模制作面形控制差,像质不理想,折射率低。

3. 丙烯酸 亲水丙烯酸也就是水凝胶,化学名为聚甲基丙烯酸甲酯,脱水后质硬,含水率一般

26%左右。主要优点是化学稳定性好,耐高温,韧性好,不易断,晶体可折叠植入,切口小。主要缺点是水凝胶富有渗水性,眼内新陈代谢排泄物可进入内部而黏附污染,使其透明度降低,还有可能导致不良钙化现象发生。

疏水丙烯酸化学名为(polyhydroxyethyl methacrylate,PHEMA)。其耐高温,不含水,折射率一般在1.52左右。主要优点是折射率高,化学性能稳定,晶状体可折叠植入,切口大约只要3.5mm,术后恢复快,减少并发症。主要缺点是晶状体植入后容易偏心、容易脱位,后囊易混浊,而且价格较高。

（三）人工晶状体襻主要采用的材料

1. 尼龙　尼龙即聚酰胺。

2. 聚丙烯　聚丙烯作为缝线是20世纪60年代出现的,作为人工晶状体支撑襻则是近30余年出现的。它相对密度低于水,吸水非常低,在水中比PMMA轻,主要缺点是会氧化降解。

3. 聚甲基丙烯酸酯　PMMA为硬质材料,经过特殊加工处理后可增加其弹性。

（四）分类

人工晶状体主要分为前房人工晶状体和后房人工晶状体两种,另外还有注入式人工晶状体、膨胀膜人工晶状体和调节式人工晶状体等。

目前人工晶状体有以下几种分类形式:

1. 按手术方式分类　分为硬性人工晶状体和软性可折叠人工晶状体。

2. 按材料分类　分为硬性PMMA材料人工晶状体、软性硅凝胶材料人工晶状体、软性亲水(含水)丙烯酸(水凝胶类)材料人工晶状体、软性疏水(不含水)丙烯酸材料人工晶状体等。

3. 按光焦度分类　分为单焦人工晶状体(目前临床上应用最广泛的人工晶状体)、双焦人工晶状体、多焦人工晶状体。

4. 按制造面形分类　分为平凸形人工晶状体、凸平形人工晶状体、双凸(等凸)形人工晶状体、凸凹(新月)形人工晶状体、非球面形人工晶状体。

5. 按人工晶状体在眼内固定位置分类　分为前房固定型人工晶状体、虹膜支持型人工晶状体和后房人工晶状体。

6. 以襻构型分类　分为闭襻人工晶状体、开襻人工晶状体、混合式人工晶状体。

（五）性能指标

1. 光学性能指标主要有光焦度(又称屈光度、折光度)、成像质量(又称像质)、光谱透过率。

2. 机械性能指标主要有光学偏心、光学倾角、压缩力衰减、动态疲劳耐久性和襻的强度等。

3. 物理化学指标主要有浸提物和水解稳定性、光稳定性、激光稳定性。

4. 与人体的生物相容性。

5. 产品稳定性。

三、眼科手术用黏弹物质

黏弹剂现已成为眼内手术中必不可少的手术工具之一。现已较为完整地提出了"黏弹性手术"这一概念:即在显微手术中将具有一定黏弹性、无毒、无抗原性的透明大分子胶体物质,注入到眼内组织腔隙中,以起到填充、保护、润滑等作用,从而进行人工晶状体植入术、穿透性角膜移植术以及眼外伤等显微手术。近几年来,新研制的黏弹物质相继问世,它们有各自的理化特性,其共同的特点是具有维持前房深度、利于手术操作、保护角膜内皮细胞、防止术中出血和分离粘连等功能,提高了手术质量和安全性,是人工晶状体植入术中的必备物质。

（一）分类

按成分的不同,分为以下七类:

1. 透明质酸钠属黏多糖类物质 是大分子多糖聚合体,存在于各种动物组织中,但以鸡冠和人的脐带、胎盘组织中居多。目前临床应用的主要是从雄鸡鸡冠中提取的。

2. 甲基纤维素 分为两类:一类是单纯的甲基纤维素,缺乏亲水性,易在房水中凝聚成团,形成沉淀;另一类是经过提纯的羟丙基甲基纤维素,其中的甲基和羟丙基有亲水型,不易凝集。

3. 硫酸软骨素 主要存在于软骨等结缔组织中,属多糖,可减少人工晶状体静电干扰所导致的角膜内皮细胞损伤。

4. 纤维凝胶。

5. 聚丙烯酰胺。

6. 胶原。

7. 其他材料 如美国 Storz 公司生产的、不含任何碎屑、对组织无毒性的 Occucoat 材料。美国 Alcon 公司生产的 Viscoat 材料,具有良好的弹性及保持前房深度的能力,分子量小,黏稠性低,术后即使留在前房,也很少引起眼压升高。

（二）主要技术性能要求

1. 外观透光率和不溶性微粒 该产品用于眼外科显微手术,应无任何肉眼可见与不可见的微粒、异物和不溶物质。这些物质的存在一方面会干扰手术,另一方面可能会引起眼内的不良反应,明显影响手术质量。

2. 动力黏度 该指标在临床应用中占据重要的位置。

3. 分子量分布情况 分子量的大小对于眼科黏弹剂的临床应用有重要影响,分子量偏大,容易引起术后眼压升高。

4. 蛋白质含量 产品中的蛋白质均为杂质,即使是微量的异体蛋白,也可能引发人体的致敏和免疫反应。

5. 渗透压 依据人体组织中细胞外液的渗透压范围制定。

6. 乙醇残余量 各种黏弹剂在生产工艺中均有乙醇参与提纯,其对人体有刺激性和潜在的危害性。

7. 紫外吸收 280nm 下的紫外吸光度反映蛋白质、多肽、氨基酸的含量,260nm 下的紫外吸光度反映核酸的含量。杂蛋白、核酸、脂肪等杂质的含量越少,产品对人体就越安全。

8. pH 房水的 pH 为 7.38,因此黏弹剂应尽可能与此接近。

9. 细菌内毒素 黏弹剂主要用于手术维持前房深度,大部分经手术排出体外,留存眼内部分也仅与末梢血接触,进入血液循环的微乎其微。

10. **生物学评价**　因该产品为植入物,所以按照生物学评价原则,要进行细胞毒性、皮内反应、致敏试验、眼刺激试验、皮下植入试验和鼠伤寒沙门菌回复突变试验。

四、眼内冲洗灌注液

眼内冲洗灌注液是指与眼内生理环境相容的水溶液,用于眼科手术过程的连续冲洗。它仅通过机械手段起作用,不提供基本的免疫学、药理学或新陈代谢作用。

（一）分类

按成分的不同,分为以下四类:生理盐水、复方林格液、BSS 过氟化碳液、硅油。

（二）主要技术性能要求

1. **渗透压**　依据人体组织中细胞外液的渗透压范围制定,理想的灌注液与眼内组织等渗。

2. **pH**　房水的 pH 为 7.38,因此灌注液应尽可能与此接近。

3. **微粒含量**　眼内组织对微粒非常敏感,微粒还能影响手术过程视野的清晰,因此对此提出了较高的要求。

4. **细菌内毒素**　灌注液主要用于手术过程的连续冲洗,大部分经手术排出体外,留存眼内部分也仅与末梢血接触,进入血液循环的微乎其微。YY0476-2004《眼内冲洗灌注液》中对细菌内毒素的要求为应不大于 0.5EU/mL。

5. **生物学评价**　因该产品为植入物,所以按照生物学评价原则,应进行细胞毒性、眼内灌注试验。

点滴积累 ╲╱

1. 角膜接触镜又名隐形眼镜或无形眼镜,是一种附贴在角膜表面,随着眼球运动而活动的镜片。与眼组织紧密接触,其质量水平直接关系到人眼安全。

2. 人工晶状体是模仿自然晶状体的透镜,是由人工合成材料制成的一种特殊透镜,它的成分包括硅胶、聚甲基丙烯酸甲酯、水凝胶等。

3. 眼内冲洗灌注液是指与眼内生理环境相容的水溶液,用于眼科手术过程的连续冲洗。它仅通过机械手段起作用,不提供基本的免疫学、药理学或新陈代谢作用。

第二节　骨科器械

一、骨科内固定器械

骨科内固定器械主要是临床用于治疗骨折的产品,在临床使用中可能出现的最大问题是断裂。

骨科内固定器械主要包括接骨板、接骨螺钉、髓内针、矫形用棒、矫形用钉、股骨颈固定钉、带锁髓内钉及脊柱内固定植入物等。

骨科内固定器械所使用的材料主要包括不锈钢加工材、纯钛、钛 6 铝 4 钒合金加工材、钴铬钨镍合金加工材、钴镍铬钼合金加工材、可锻的和可冷加工的钴铬镍钼铁合金加工材、高氮不锈钢加工材、钛6铝7铌合金加工材、钴铬钼合金加工材、聚合物材料、生物降解聚合物材料等。

（一）金属接骨螺钉

骨科螺丝钉既被用于固定钢板，又被用来固定骨质，也被作为拉力螺钉而将骨折片抓持在一起。接骨螺钉具有拉力作用，它能够通过对侧的皮质骨对骨折端施加压力而达到固定的目的。在使用时，近端皮质必须扩钻以使近侧皮质的钉孔大小与螺纹的外径相匹配。金属接骨螺钉的主要性能指标包括材料化学成分、硬度、耐腐蚀性能、表面缺陷、表面粗糙度、外观、尺寸等。常见金属接骨螺钉如图3-3-3所示。

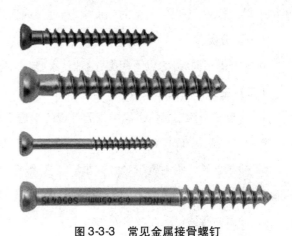

图3-3-3　常见金属接骨螺钉

螺钉分为螺钉头部、螺纹、旋动部分。其中头部形式分为球形、锥形两种，螺纹形式分为浅螺纹、深螺纹、对称螺纹和不称螺纹四种，旋动部分形式分为一字槽、十字槽、内六角、四方槽和内三角五种，前三种多见。按拧入骨的方式、功能、大小和用于骨的类型而分为自攻螺钉、非自攻螺钉、拉力螺钉、皮质骨螺钉和松质骨螺钉，其材料一般为不锈钢、纯钛、钛合金。

1. **自攻螺钉和非自攻螺钉**　骨科使用的自攻螺丝钉与日常使用的螺丝钉相似，使用时在骨上打出导向孔，仅简单拧入螺钉即可。导向孔比螺芯稍大，当螺钉拧入时它需要自身切割螺纹。非自攻螺钉，需要一个先钻出的导向孔，然后用与螺钉的螺纹外形精确一致的丝锥在皮质上仔细攻丝。

2. **皮质骨螺钉**　皮质骨螺钉为全螺纹。它们为非自攻螺钉。因此在拧入前需用丝锥攻丝。不同的螺钉有与其配套的钻头和丝锥。

3. **松质骨螺钉**　松质骨螺钉是以较细的螺芯和宽而深的螺纹为特征，它增大了螺钉外径与螺芯的比率，从而使螺钉在骨小梁中增加相当大的握持力，适用于干骺区域。松质骨螺钉有全螺纹和部分螺纹两种，全螺纹螺钉用于在干骺端固定钢板，部分螺纹螺钉用于拉力螺钉。松质骨螺钉通常为自攻螺钉，能很方便的切割螺纹，当螺钉拧入时，将骨小梁挤在一起，从而增加了螺钉的握持力。但在特殊情况下，当松质骨螺钉需要穿过对侧的皮质骨时，如果对侧的皮质骨很厚，也需要攻丝。

4. **拉力螺钉**　拉力螺钉是一种其螺纹仅抓持对侧皮质的螺钉。其螺钉体部无螺纹，螺钉部分未抓持近侧皮质，近侧皮质孔等于或实际上大于螺钉的外径。当螺钉拧紧时，两折片相互接近，产生两折片间的加压力。部分螺纹的螺钉，踝螺钉，大、小松质骨螺钉均为拉力螺钉。全螺纹螺钉在近侧皮质孔扩孔等于或实际上大于螺钉的外径成为滑动孔时，亦可作为拉力螺钉的功能使用。

（二）金属接骨板

金属接骨板是紧贴于骨，通过与螺钉配合而共同完成骨折内固定的一种常用工具。金属接骨板的类型根据其原理、结构、功能分为保护性钢板或中和钢板、支持钢板、加压钢板、角钢板、动力髋螺钉（DHS）和动力踝螺钉（DCS），其材料一般为不锈钢、纯钛、钛合金。钢板的形状必须与局部骨的解剖形态相适应,钢板的名称与其所承受的生物力学特性相适应。常见金属接骨板如图3-3-4所示。

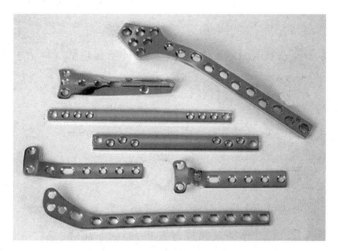

图3-3-4　常见金属接骨板

金属接骨板的形式为直形和异形,螺孔形式为锥形和球形。

金属接骨螺钉、接骨板主要的并发症:急性脂肪栓塞综合征或急性呼吸窘迫综合征、肺栓塞、感染、内固定断裂、筋膜间室综合征、神经损伤、骨不愈合、延迟愈合、畸形愈合等。

金属接骨板的主要性能指标包括材料化学成分、硬度、耐腐蚀性能、表面缺陷、粗糙度、外观、尺寸。

（三）髓内钉

在骨的远端和近端髓腔内植入生物相容性好、具有一定强度的内置物,以达到骨折端的连接及固定的目的,称为髓内钉固定,该内置物即为髓内钉。有扩髓的髓内钉和不扩髓的髓内钉两种。通常指交锁髓内钉,常用于股骨干及其两端、胫骨干、肱骨干骨折。它可使原来的钢板偏心固定改为中心性内固定,侧方锁钉固定,骨折固定稳定,且骨膜剥离少,在不同的阶段可以加压,均有利于骨愈合。

髓内钉由髓主钉、锁钉、盖帽组成,分为股骨髓内钉、胫骨髓内钉、肱骨髓内钉、γ钉、股骨髁上钉等。其材料一般为不锈钢、铬-钴合金、纯钛、钛合金、钴-镍合金和钼,一般医用不锈钢需要17%～20%的铬。铬形成一层薄薄的、惰性的铬氧表层,作为抗腐蚀的保护层。

髓内钉内固定主要的并发症包括急性脂肪栓塞综合征或急性呼吸窘迫综合征、肺栓塞、感染、骨短缩、畸形、筋膜间室综合征、神经损伤、骨不连等。

髓内钉的主要性能指标:材料化学成分、硬度、力学性能、耐腐蚀性能、表面缺陷、表面粗糙度、外观、尺寸。

（四）DICK、AF、RF钉等经椎弓根内固定系统

DICK、AF、RF钉的功能是经后路椎弓根固定,获得稳定的三柱固定结构,用于治疗胸椎、腰椎骨折,脱位,退行性病变等。

DICK、AF、RF钉由椎弓根钉、螺杆、中间螺母和紧固螺母等组成,其材料一般为不锈钢、纯钛、钛合金。

D1CK、AF、RF 钉主要的并发症为内固定松动、脱位、断裂、不融合、椎弓根骨折、神经损伤、硬膜撕裂、脊柱曲线改变、血管损伤、脊柱运动或功能丧失、胃肠系统并发症、生殖系统并发症(包括男性病人的退行性早泄)、内部器官及连接组织损伤、呼吸系统疾病、注气并发症、死亡等。

DICK、AF、RF 钉等经椎弓根内固定系统主要技术性能指标包括材料化学成分、硬度、耐腐蚀性能、表面缺陷、表面粗糙度、配合性能、外观、尺寸。

（五）股骨颈固定钉

股骨颈固定钉的功能：用于股骨颈骨折内固定。

股骨颈固定钉的形式：加压螺旋钉、空心双头加压螺钉、三翼钉、尾部折断钉,其材料一般为不锈钢、钛合金。

股骨颈固定钉主要的并发症：骨不愈合,股骨头缺血性坏死,断裂,神经、血管的损伤,血肿,出血,疼痛,下肢静脉血栓形成,术后感染及其他并发症,泌尿系感染,急性心肌梗死,心力衰竭,肺栓塞。

股骨颈固定钉主要技术性能指标：材料化学成分、硬度、耐腐蚀性能、表面缺陷、表面粗糙度、配合性能、外观、尺寸。

（六）骨科高分子材料制品——可吸收螺钉和内固定板、棒

可吸收螺钉和内固定板、棒是由聚羟基乙酸(polylactides,PLA)和聚乳酸(polyglucolides,PGA)制成的。聚乳酸和聚羟基乙酸是结构简单、较为典型的合成可降解材料。聚乳酸在生物体内降解后生成乳酸,聚羟基乙酸在体内降解后生成羟基乙酸。二者在体内吸收和代谢机制非常确切,最终分解为 H_2O 和 CO_2。

可吸收内固定系统,具有以下特点：

1. 较高的机械强度,能够对抗一定的不良应力,使骨折段获得可靠、稳定的固定;

2. 良好的生物相容性、绝大多数植入物不出现异物反应和排斥反应;

3. 比较适宜的生物降解速度,使骨愈合过程中应力遮挡作用减小;

4. 最终可完全吸收,可避免金属内固定的二次取出等。

一般在这类材料的基质中掺入由另一种材料形成的交联网络,组成贯穿整个基质的网状增强结构,将其改性成聚合物合金,可具有较好的生物力学强度和硬度,可抗弯曲形变。目前,临床上应用的可吸收材料主要有 PGA、PLA 及 PGA/PLA 共聚物。它们可加工成各种形状的小接骨板和成品螺钉,也可把接骨板先制成一网状薄板,在术中根据不同的部位剪切成不同的尺寸和形状。

这类固定材料局限于短骨和松质骨的骨折断端或肌腱韧带固定,如用于固定尺骨鹰嘴、肱骨髁部、踝关节、股骨远端、股骨头等处松质骨骨折;又如固定指骨、掌骨等短骨骨折,特别是经软骨或软骨下固定软骨剥离及骨折者,有着金属固定物无法比拟的优势。

其主要技术性能要求包括材料、无菌、表面粗糙度、表面微裂纹、扭矩、遗传毒性、细胞毒性、植入反应、致敏反应、生物降解、环氧乙烷残留量、重金属、灰粉。

（七）骨科高分子材料制品——纤维增强高分子材料

纤维增强高分子材料的在骨科的应用,最常见的是由聚醚醚酮材料制成融合器,融合器为笼状

结构。其特点是改进材料弹性模量,形成良好的力学匹配和适当的应力刺激,避免了骨的发育不良。主要用于腰部和腰骶部病理治疗及各段关节固定术,其中包括退化型椎间盘病(深度椎间盘病的首次手术或大范围稳定减压、对椎间盘病手术出现故障后进行修复的手术)、腰部假性关节炎、腰部狭窄、I级移位的退化性和峡状脊椎前移。主要技术性能要求有拉伸强度、压缩强度、弹性模量、弹性强度、遗传毒性、细胞毒性、植入反应、致敏反应、慢性毒性反应、致癌作用。

(八) 骨水泥

骨水泥化学名称为聚甲基丙烯酸甲酯(polymtthyMethacrylate,PMMA),通常的骨水泥是指以PM-MA为主要成分、内含多种添加物的树脂类聚合物。随着骨水泥的改进,要求提高其抗疲劳性能和固定强度,有些加入了适量的抗生素预防感染。

聚甲基丙烯酸甲酯(PMMA)是一种广泛应用于骨科疾病治疗的不可降解型高分子聚合物,具有可塑性强、机械强度好、很少引起宿主免疫反应、制成微球后可携带多种药物等优点。主要应用于人工关节置换术中假体的内固定。骨水泥以已计量的无菌粉体和无菌液体成套提供,适于在植入时进行混合。

主要技术性能要求包括外观、内装物的精度、挤入度以及凝固特性和完全凝固后骨水泥的性能。

课堂活动

试想,面对以上这些骨科植入材料,该采取什么样的手术器械进行植入手术呢?

二、人工关节

人工关节是用人工材料制成的假体,用以取代被疾病或肿瘤破坏的关节,解决疼痛、畸形和功能障碍,以重建一个接近正常功能的关节,并恢复和改善关节的运动功能,它在人工器官中属于疗效最好的一种。

当由于各种原因导致关节发生了结构上的改变后,单纯使用药物治疗是不可取的,药物只能部分缓解疼痛症状,难以改善关节功能。而人工关节置换可以达到缓解疼痛、稳定关节、矫正畸形、改善关节功能等目的。骨性关节炎、类风湿关节炎、缺血性骨坏死、骨肿瘤和创伤等衰弱性疾病都可以用人工关节置换来治疗。

(一) 人工髋关节

髋关节是一种球形的关节,包含一个球形的股骨头和一个似碗状的髋臼。当髋关节产生病变时,软骨就不再平滑,滑膜囊由于发炎而萎缩,关节囊开始出现瘢痕,关节再也不能像平常一样运转自如。在这种情况下,可通过髋关节置换术或全髋关节置换术,用人造髋关节置换所有或部分髋关节以重建关节运动功能。

人工髋关节依据结构分为全髋和半髋,前者由髋臼、股骨球头、股骨柄组成,后者由股骨球头、股骨柄组成。依据固定方式分为骨水泥型(如图3-3-5所示)和非骨水泥型(如图3-3-6所示),前者固定时使用骨水泥黏骨,后者为生物固定,涂层为羟基磷灰石或金属表面微孔,骨细胞长入以获得稳定的固定。人工髋关节的材料一般为不锈钢、钴铬钼合金、钛合金,内衬一般为超高分子聚乙烯或氧化铝陶瓷。

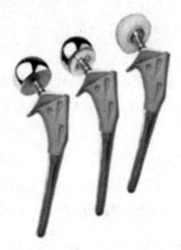 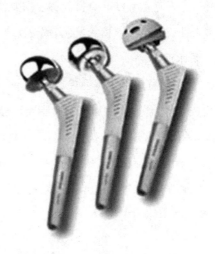

图 3-3-5　骨水泥固定人工髋关节　　　　　图 3-3-6　非骨水泥固定人工髋关节

人工髋关节假体包括髋臼假体、假体球头和假体柄组成(如图 3-3-7 所示),仿照人体髋关节的结构,将假体柄插入股骨髓腔内,利用头部与关节臼或假体金属杯形成旋转,实现股骨的屈伸和运动。假体柄分别采用钛合金、钴铬钼合金、超低碳不锈钢材料制造,髋臼采用无毒超高分子聚乙烯制造,金属球头采用钛合金(与钛合金、钴铬钼合金股骨头柄配合)和超低碳不锈钢材料制造。

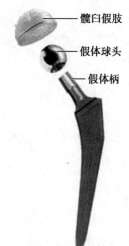

髋臼假肢

假体球头

假体柄

（二）人工膝关节

膝关节是人体最大、解剖复杂的关节,有走、跑、跳、下蹲等各种功能,而且它还负担人体的重量。膝关节有病变后,关节的软骨便被破坏,由原来光滑如镜的表面变成粗糙甚至缺损的表面,进一步还会使股骨髁变形。病人会感到疼痛,行走不便,活动受限,跛行,有时即便轻易的动作也难以做到。人工膝关节研究起步比人工髋关节晚,技术难度亦更大,经历了较长的发展历程,目前每年

图 3-3-7　人工髋关节结构

有大量的病人接受人工膝关节置换术。人工膝关节完全参照了正常人膝关节的解剖形状,是一种仿生设计制品。模仿人体膝关节的结构及活动方式,人工全膝关节包括股骨假体、胫骨假体和髌骨假体,由金属制成的股骨髁、胫骨托及超高分子量聚乙稀制成的胫骨垫和髌骨假体几部分组成(如图 3-3-8 所示)。

人工膝关节通常采用钴合金和钛合金两种材料。假体按照位置范围可分为单踝型、全踝型;按固定方式分为骨水泥型和非骨水泥型;按限制程度又分为限制型和非限制型。

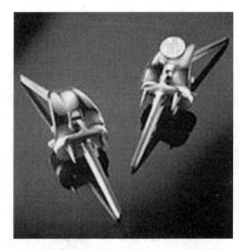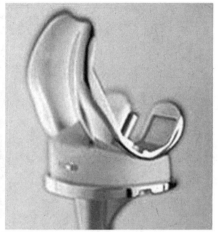

图 3-3-8 人工膝关节

三、骨科康复器械

骨科治疗的最终目标之一是恢复功能,可通过促进功能恢复、功能代偿和提供功能替代三种途径来达到目的。当功能损害存在恢复可能的时候,可通过适当的器械进行功能训练促进其恢复;当功能损害不可逆转时,可通过适当训练,促进代偿功能的发展;对于超出代偿范围以外的功能损害,如截肢、高位截瘫等,只能通过安装假肢,或配用轮椅来进行功能替代,重建肢体功能和行动能力。骨科康复器械是整个康复工程中的重要组成部分。近年来,随着医学事业的快速发展,各种新技术和新材料的应用发展迅速,对于各种肢体残疾的康复起着越来越重要的作用。康复事业已越来越被人们所重视,康复器械也越来越被广泛应用。

当肢体的形态结构和功能遭受无可挽回的损害,不能通过锻炼建立适当的代偿功能时,就必须依赖康复工程手段提供替代设备,以减轻功能障碍程度,改善肢体的活动能力,这类设备主要包括假肢、矫形器、助行器和轮椅等。

（一）假肢

假肢(又称义肢),是供截肢者使用以代偿缺损肢体部分功能的人造肢体,用来取代肢体的功能障碍(不论暂时性或永久性),或是用来掩饰肢体伤残。有上肢假肢和下肢假肢。多用铝板、木材、皮革、塑料等材料制作,其关节采用金属部件。现在假肢界主流是钛合金和碳素纤维材料。

穿戴假肢后的代偿功能是在发挥残肢的功能和利用假肢结构的特点来实现人体四肢的各种运动,残肢的肌肉是运动的动力,残肢在支配假肢运动时起杠杆作用,假肢的运动是通过残肢的支配和二者的协调动作来完成的,残肢是运动的主动部分。

1. **上肢假肢** 上肢假肢适用于替代整体或部分上肢的假肢(如图 3-3-9 所示)。由于上肢任何部位的丧失,都会给病人带来生理上、生活上、工作上、社交上的障碍。正常人手的功能非常复杂,感觉敏锐、动作灵巧,目前任何精巧的机械、电子结构都难以替代。因此对于上肢假肢的要求首先是最大限度的恢复手和前臂的主要功能而达到生活自理,其次是弥补外观上的缺陷。

上肢假肢按照截肢部位可分为:全臂及肩膀假肢(指截肢部位达到部分肩胛骨者使用的假

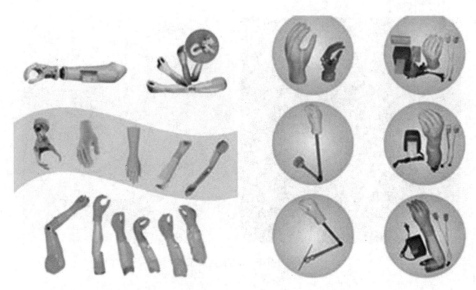

图3-3-9 上肢假肢

肢,较常见于电烧伤病人,算是很重的伤残)、肘上假肢(全臂假肢:指截肢部位达到手肘以上者使用的假肢)、肘下假肢(指截肢部位至手肘以下者使用的假肢)、手指假肢(可能是单指,也可能是多指);按照使用功能可分为装饰性假肢和功能性假肢;按作用原理分为索控式和机电式上肢假肢。

2. **下肢假肢** 从骨盆以下至趾关节以上截肢的每个部位所安装的假肢,都称为下肢假肢(如图3-3-10所示)。下肢假肢安装的目的是为了弥补下肢缺陷,以代替人体支撑和行走。下肢假肢的基本构造是由假脚、机械关节以及容纳残肢的接受腔组成。通常下肢假肢按截肢部位分为髋部假肢(从股骨头处离断者使用)、膝上假肢(截肢至大腿部位者使用)、膝下假肢(截肢至小腿部位使用)、足部假肢(脚掌部分的截肢者使用)。

按照功能可分为:构造形式可分为骨骼式和壳式假肢;按作用原理分类,如假脚分为普通型和储能型;按假肢膝关节的结构分,有传统铰链式假肢、膑韧带承重假肢、骨骼机械式传动假肢、普及型假肢、液压和气压传动假肢等;按装配假肢的时间分,有术后即装假肢、临时假肢和长久性假肢。

3. **假肢安装的选择** 选择假肢主要要考虑以下因素:

(1)经济状况:根据自己的经济状况决定应该安装什么价位的假肢,然后在合适的产品中选择。

(2)运动量:如果需要从事体力劳动就要选择受命长的耐用型产品;喜欢运动经常在不平整路面行走的就需要选择万向踝等等。

(3)体重和身高:每种关节都有它适合的人群。有适用的体重范围,体重大的病人选择的关节就要能合适,否则假肢的受命就会很短;而体重轻的病人如果选择适合大体重的关节就会觉得很沉重,走路费力,也不会有好的步态。

(4)年龄:如果年轻运动量大就要选择灵活的假肢;老年人运动量少则要选择安全性高的假肢。

(5)性别:女性不适合选择体积较大的假肢;而男性一般选择体积强度大的假肢。

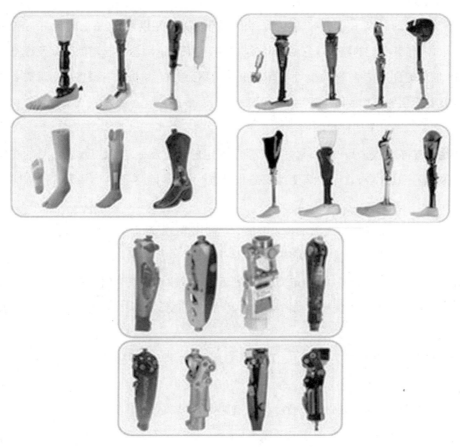

图3-3-10 下肢假肢

4. 假肢的保养和维护

（1）保持接受腔内表面的清洁；

（2）使用接受腔内衬套时，应尽量使其保持干燥和清洁；使用残肢套时，应多准备几个残肢套，每天更换清洁的残肢套；

（3）注意接受腔裂纹的发生；

（4）发现关节及结合部有松动、异常时，必须及时进行检查维修；

（5）装饰外套如有小破损应及时修补，以延长使用寿命；

（6）对假肢结构中的塑料件及电气和精密机械系统应注意保护。

知识拓展

仿 生 肢

南非残疾人运动员奥斯卡在残疾人运动会上一次又一次地打破世界纪录，带给他如此惊人成绩的是他那对只有8磅重的高科技碳纤维下肢假肢。 仿生肢是将传感器技术、人工智能和驱动装置技术、生物学原理应用到假肢，使假肢不再只是被动的假体，而是会思考的、人体的一部分。

(二) 矫形器

矫形器又称辅助器,是用于四肢、躯干等部位,通过力的作用以预防、矫正畸形,治疗骨关节及神经肌肉疾病并补偿其功能的器械。它借助外部机械结构来对运动器官起辅助治疗及康复作用。用在躯干和下肢的亦称为支具(brace),主要用于上肢的称为夹板(splint)。瘫痪疾病常需要使用矫形器,有些情况甚至需要长期或终生使用。

矫形器通常具备以下四种功能:

1. 稳定与支持　相对或严格限制关节运动于一定的方向及一定的幅度之内,目的在保护病变部位以利病灶稳定及愈合,或保护病变组织防止继续受损,消除疼痛症状并为实行早期活动创造条件。

2. 矫正功能　防止畸形的发展或矫正畸形。常利用"三点矫正"的力学原理,并提供压力感觉通过反馈机制,促使躯体主动保持较好的姿势以矫正畸形。

3. 助动功能　支持瘫痪肌肉,稳定关节,以利于活动或改善步态。用于脊髓灰质炎后遗症及各种原因的上、下肢及脊柱肌肉瘫痪。通过某些装置(橡皮筋、弹簧等)来代偿失去的肌肉功能,使麻痹的肢体产生运动。

4. 分担重力负荷以减轻关节受力,保护关节,同时便利活动。用于下肢各关节的退行性病变时。

根据矫形器的安装部位可分为上肢矫形器、下肢矫形器和脊柱矫形器三大类。

上肢矫形器主要用于保持不稳定的肢体于功能位,提供牵引力以防止挛缩,预防或矫正肢体畸形以及补偿失去的肌力,帮助无力的肢体运动等。上肢矫形器按其功能分为固定性(static,静止性)和功能性(dynamic,可动性)两大类。前者没有运动装置,用于固定、支持和制动。后者有运动装置,可允许机体活动,或能控制、帮助肢体运动,促进运动功能的恢复。

下肢矫形器种类繁多,按其功能分有承重性、稳定性和矫形性,也有几种功能的复合结构。按其使用范围分,有足矫形器、踝足矫形器或称短腿支具、膝踝足矫形器或称长腿支具,还有带骨盆的长腿支具等。

脊柱矫形器可分为颈椎矫形器、固定式脊柱矫形器及矫正式脊柱矫形器。颈椎矫形器用于辅助治疗颈椎病及某些外伤疾病或先天性原因引起的颈椎不稳,根据制动及支持的力度不同有软式围领、硬式围领和颈椎矫形器三种。固定式脊柱矫形器根据固定范围和力度可分为围腰、硬式脊柱矫形器两种。矫正式脊柱矫形器常用于小儿原发性脊柱侧凸的矫正,也用于胸椎过度后凸及腰椎过度前凸的治疗,通过"三点矫正"原理起作用。

(三) 助行器

助行器为辅助行走的器械。其基本作用有:分担体重以支持软弱的下肢和躯干肌肉,或减轻下肢关节应力负荷,保护伤痛关节;扩大下肢支撑面积,帮助维持平衡;保证步行练习安全性,防止跌倒。使用步行器为很多残疾者恢复步行功能的必要条件,也可对异常步态特别是各种肌无力步态起显著的矫正作用。助行器根据其承重和平衡作用的大小分,有手杖、拐杖和步行器等,可根据病人的功能情况选用。

手杖用于较轻度的步行功能障碍。拐杖有腋仗和臂仗之分。使用腋仗可承担病人侧下肢应承担的全部负荷。步行器提供稳固的四点支撑,用于下肢和躯干肌力及平衡功能严重减弱的病人。

（四）轮椅

轮椅是无法用下肢支撑行走者的代步工具。也供下肢骨折、关节炎或手术后一时不能行走者暂时使用。一般由上肢驱动。其结构基本是在座椅下安装四个轮子,其具体设计越来越复杂多样,以更好的满足不同的需要。

（五）腿部功能训练器

腿部功能训练器采用微电脑控制,以持续被动运动理论为依据,模拟人体自然运动,通过激发人体的自然恢复力,来充分发挥组织代偿作用。可以促进组织愈合,减轻术后痛苦,防止关节内粘连和关节外挛缩,利用移植骨膜转化成透明关节软骨,保证关节良好的活动度。

（六）牵引装置

牵引是一种康复治疗方法,用特制的牵引装置,对人体某部位进行牵拉练习。目的是增大椎体间隙和椎间孔,解除神经根的压迫和椎动脉的扭曲,缓解肌肉痉挛,使凸出的椎间盘复位。常用的有治疗颈椎病的颈椎牵引、腰椎间盘突症的骨盆(腰椎)牵引以及改善和增进四肢关节功能的功能牵引。其装置可利用重锤、弹簧秤或旋紧螺旋杆作牵引力的非机动牵引床,或使用电子装置自控的机动牵引床。如果依照关节来分,牵引可分为脊椎或四肢关节的牵引。在临床上,脊椎牵引较常被使用;而脊椎牵引中,又以腰椎牵引及颈椎牵引最为常见。

点滴积累 ∨

1. 骨科内固定器械主要是临床用于治疗骨折的产品,在临床使用中可能出现的最大问题是断裂。

2. 人工关节是用人工材料制成的假体,用以取代被疾病或肿瘤破坏的关节,解决疼痛、畸形和功能障碍,以重建一个接近正常功能的关节,并恢复和改善关节的运动功能,它在人工器官中属于疗效最好的一种。

3. 骨科治疗的最终目标之一是恢复功能,可通过促进功能恢复、功能代偿和提供功能替代三种途径来达到目的。

第三节 其他植入物

其他植入物包括整形及普通外科植入物、心血管植入物、神经内/外科植入物等几大分类,其涉及范围和用途均比较广泛。

一、心血管植入物

（一）血管支架

用于治疗动脉粥样硬化以及各种狭窄性、阻塞性或闭塞性等血管病变。通常由金属或高分子材料制成,结构通常呈网架状,可配有相应的输送系统。经腔放置的植入物扩张后通过提供机械性的支撑,以维持或恢复血管管腔的完整性,保持血管管腔通畅。支架可含或不含表面改性物质,如药物和(或)其他涂层。为了某些特殊用途,支架可能有覆膜结构。品名举例:药物洗脱冠状动脉支架、冠状动脉支架、药物洗脱外周动脉支架、外周动脉支架、肝内门体静脉支架等。管理级别为Ⅲ。

(二) 人工心脏瓣膜及瓣膜修复器械

用于替代或修复天然心脏瓣膜(如主动脉瓣、二尖瓣、肺动脉瓣及三尖瓣)。一般采用高分子材料、动物组织、金属材料制成,可含或不含表面改性物质。品名举例:外科生物心脏瓣膜、外科机械心脏瓣膜、经导管植入式心脏瓣膜、心脏瓣膜成形环、二尖瓣修复夹。管理级别为Ⅲ。

二、神经内/外科植入物

(一) 脑积水分流器及组件

用于将脑室系统、腰椎蛛网膜下腔或脑室外脑脊髓液中的脑脊髓液导入到心血管系统、腹腔或其他适宜的排放部位以降低升高的颅内压或减少液体体积。通常由导管、带阀导管、阀、连接器及其他用于辅助液体分流的附件组成,还可包含特殊辅助装置,如储液器、防虹吸装置、开关阀和过滤器等,可以是单一器械也可以是组合器械。品名举例:脑积水分流器、脑脊液分流管。管理级别为Ⅲ。

(二) 神经套管

用于帮助修复神经(如避免瘢痕组织增生)及覆盖神经末端以避免形成神经瘤。一般采用聚乙醇酸等高分子材料制成。用于包裹住被修复的神经。管理级别为Ⅲ。

三、整形及普通外科植入物

(一) 乳房假体

用于隆乳和乳房再造,通常由外壳和壳内填充物组成。植入体外壳一般采用多层医用硅橡胶制成,壳内充有医用级硅凝胶等材料。品名举例:人工乳房植入体、乳房植入体、硅凝胶填充乳房植入体。管理级别为Ⅲ。

(二) 整形材料

用于面部或其他部位软组织的填充。一般采用聚四氟乙烯、硅橡胶等材料制成。品名举例:硅橡胶外科整形植入物、面部假体、面部填充种植体、耳部填充种植体、面部整形填充材料、面部整形植入物、硅橡胶皮下软组织植入体、软组织扩张器。管理级别为Ⅲ类。

点滴积累 ∨

1. 其他植入物包括整形及普通外科植入物、心血管植入物、神经内/外科植入物等几大分类。

2. 血管支架根据用途,可含或不含表面改性物质,如药物和(或)其他涂层。为了某些特殊用途,支架可能有覆膜结构。

3. 植入体采用的材料均为医用级别。

目标检测

一、单项选择题

1. 水凝胶材料的接触镜的透氧系数与含水量相关,含水量越大,_____。

    A. 透氧系数越小   B. 机械强度越好

    C. 蛋白质渗入凝聚越少   D. 易滋生病菌

2. **不属于**眼科手术用黏弹物质成分的是_____。

    A. 透明质酸钠   B. 纤维凝胶

    C. 硫酸软骨素   D. 硅胶

3. 助行器**不包括**以下哪一项_____。

    A. 手杖   B. 拐杖

    C. 轮椅   D. 步行器

二、简答题

1. 举出几种典型的骨科植入物并说出其特点。

2. 常用的眼科光学材料有哪些,它们具有什么特点?

ER-3-3 题

（袁 秦）

第四章

口腔科器械及材料

导学情景 ⋁

情景描述:

　　调皮的小明在学校从高台跳下,摔了满口血。 妈妈看到简直欲哭无泪。 摔掉了一颗刚换好的门牙,半颗还没换的侧切牙。 妈妈赶紧带小明去医院,一路想着,这可怎么办才好呢? 做种植牙么? 做活动义齿么? 用什么材料呢?

学前导语:

　　随着人们收入的增加,生活水平不断提高,牙齿的保健、防治和美观越来越受到重视,近年来,各地口腔科行医者日益增多,街头巷尾拔牙、补牙、镶牙的牙医满目皆是,拔牙、补牙的病人日益增多,挂号、门诊往往都要排队等候,从而大大促进了口腔科医疗器材消耗的增加。 本章我们将带领大家学习口腔科医疗器械的基本分类、结构以及临床应用相关知识。

　　历来口腔医疗活动与口腔材料的应用几乎是同时产生和发展的。因为口腔疾病是发生在牙齿及其周围组织上,其发展后果或多或少地造成这些组织的缺损或缺失,而治疗手段至今仍主要是以各种天然或人工材料去恢复被破坏部分的形态与功能。先天或后天性畸形的矫治或预防保健工作,均需使用各种材料达到或完善防治目的。而不同的材料仅适用于其特定的用途。因此,对于不同种类的修复治疗工作,应该选择合适的材料。选择的基础,首先是遵循生物医学的原则,并充分地了解各种材料的成分及其所具有的主要理化及生物学性能等基本知识。当然,修复效果又与能否正确使用材料密切相关。而合理的操作程序的制订和实施,也同样是基于对各种材料特性的了解。

第一节　口腔材料的分类

　　口腔材料的品种繁多,从科研、应用和教学的不同角度,可采用不同的分类方法。通常有以下几种分类方法。

一、按材料的品种分类

1. **金属材料**　如锻制合金、铸造合金、银汞合金、焊合金等。

2. **非金属材料**　如有机材料、无机材料等。

二、按材料的用途分类

1. 印模材料 用于记录牙齿和口腔软组织的解剖形态及其关系的一类材料。常用的印模材料有:藻酸盐弹性印模材料、纤维素醚弹性印模材料、合成橡胶弹性印模材料、印模石膏以及印模膏等。

2. 模型材料 用于制作各种口腔模型的材料。常用的模型材料有石膏、人造石、低熔合金、模型蜡等。

3. 义齿材料 在修复缺损的牙体或缺损、缺失的牙列的过程中,用于制作人造牙、基托、固位体、连接杆、冠、桥及嵌体的材料。常用的有金属、陶瓷和合成树脂等材料。

4. 充填材料 主要指治疗龋病时用于充填窝洞的材料。按其坚固性和在唾液中的溶解度不同,可以分为暂时性充填材料和永久性充填材料。暂时性充填材料的充填时间为数日到数个月,例如:氧化锌丁香酚水门汀和磷酸锌水门汀等。永久性充填材料则可以在口腔内使用数年或数十年,例如银汞合金和复合树脂等。

5. 粘接材料 用于口腔软、硬组织与塑料、金属以及陶瓷等材料之间进行粘接的材料。例如粘接充填体、粘接固定修复体和固定矫治器等,也可用作防龋涂料和软组织粘接以及在外科手术作固定时使用。常用的粘接材料可分为水门汀类和合成高分子材料两大类。

6. 种植材料 用于制作牙科种植体的材料。它是植入材料的一种,是口腔材料中唯一能植入体内的材料。包括生物或非生物性的种植体,经外科手术植入到软、硬组织内,用以代替部分组织或器官,以恢复其外形及功能。常用的材料有金属,例如钛及其合金、不锈钢、钴铬合金等;合成高分子材料,例如丙烯酸酯类树脂、聚乙烯、聚氨酯、硅橡胶等;陶瓷,例如氧化铝,磷酸钙系化合物及生物玻璃陶瓷等;复合材料,例如金属与陶瓷、陶瓷与塑料、金属与塑料的复合材料等。

知识链接

种植牙手术

种植牙手术分为七个步骤,每个步骤都有特定的手术方案:

1. 口腔检查 做牙周病的治疗,确认不能保留的牙齿予以拔除。并且医生会将相邻病灶牙根管治疗。在种植牙手术前,医生会做一个种植前手术,包括:软组织成形术、牙槽成形术、牙槽骨增量、上颌窦提升等无法与种植体植入同期进行的手术。

2. 制作种植牙手术导板 一种非全牙缺失的种植牙手术导板的制作方法,分为CT数据采集,骨骼三维模型重建,病人骨骼条件设计种植方案,根据种植体位置设计确定种植窝的模拟圆柱等10几种方案。

3. 备制种植窝 按预先设计制作模板,根据牙槽骨的骨量选择适宜长度的种植体及相应的系列钻,使用牙种植机的快速钻,以大量生理盐水冲洗,先用圆钻定位钻孔,继之用裂钻、导航钻逐步扩孔,而后扩大上口,冲洗创口。

4. 备制螺纹 改用慢速钻,同样用大量生理盐水冲洗降温,用丝锥制备种植窝骨壁上的螺纹。

5. **植入种植体**　将种植体缓缓植入已备好的种植窝内并小心地用特制工具加力旋紧，使种植体顶缘与骨面相平。

6. 缝合创口。

7. **带上牙冠**　种植钉与牙槽骨紧密愈合后，安装烤瓷牙冠后就完成了整个种植牙手术的全过程。

7. **齿科预防保健材料**　用于预防牙体组织疾病及损伤的材料。包括氟化物凝胶、窝沟封闭剂和口腔保护器等。

此外还有衬层材料、颌面修复材料、包埋材料、磨平抛光材料等等。

知识拓展

儿童窝沟封闭

儿童窝沟封闭是针对牙齿发育时候的儿童进行的一种能有效增强牙齿抗龋能力的技术，具体来说就是用一种高分子复合树脂材料，涂在儿童牙齿窝沟内，液态的树脂在进入窝沟后固化变硬，形成一层保护性的屏障，就像给有缺陷的牙齿穿上了一层保护衣，使牙齿免受食物和细菌的侵蚀，从而增强牙齿抗龋能力。

三、按材料与口腔组织的接触方式分类

1. **直接、暂时与口腔组织接触的材料**　如印模材料、模型蜡、磨平抛光材料等。

2. **直接、长期与口腔组织接触的材料**　如基托材料、充填材料、粘接材料、植入材料、颌面修复材料等。

3. **间接与口腔组织接触的材料**　如模型材料、包埋材料等。

四、按材料的应用部位分类

分为非植入人体的材料和植入人体的材料。

点滴积累　∨

1. 口腔材料的品种繁多，从科研、应用和教学的不同角度，可采用不同的分类方法。
2. 口腔材料按材料的用途大致可以分为 7 大类以及其他。
3. 口腔材料按材料与口腔组织的接触方式可以分成 3 大类。

第二节　牙体牙髓材料

牙体牙髓材料，按照使用功能可分为牙体充填材料、根管充填材料、垫底材料、护髓盖髓材料和

粘接材料。但是,许多产品同时具有上述两种或以上的功能,这就是说,牙体充填材料中的某些产品,除作为牙体充填外,还可作为垫底或粘接。本节以介绍产品为主线,辅之以功能。

一、牙体充填材料

1. **齿科水门汀** 齿科水门汀是以金属或金属盐为粉剂,与专用液调和而成的,用于缺损牙体的料接、充填、垫底(洞衬)的材料。按照专用液的油性和水性的不同,又分为水基水门汀和油基水门汀。水基水门汀的品种较多,而油基水门汀目前仅有氧化锌丁香酚水门汀一种产品。

2. **齿科银汞合金** 齿科银汞合金是由银、锡和铜为主要成分的合金粉与汞发生汞齐反应生成的合金。按照含铜量的多少,可分为高铜银汞合金和低铜银汞合金。齿科银汞合金未固化前,有可塑性,因此具有较好的充填性能。固化后的齿科银汞合金,在口腔环境中具有很强的耐磨性能,是其他任何充填材料不可比拟的,但因其自身的银灰色金属光泽和锈蚀后导致牙齿变色等缺陷,故仅适用于后牙缺损的修复。

3. **牙科复合树脂** 牙科复合树脂充填材料,是由树脂和经过表面处理的无机填料及引发体系组成的牙体修复材料。多年来,广大学者为了解决银汞合金修复缺损牙体的缺陷,努力寻求一种新型的材料取代银汞合金。20世纪60年代,美国学者R. L. Bowen研制出以BIS-GMA作单体的牙科复合树脂。近三十多年来,复合树脂发展很快,在树脂基质、固化方式、填料等方面均有很大改进。在口腔临床的应用日益广泛的今天,在一定程度上可以取代银汞合金,用于后牙的充填修复。牙科复合树脂广泛用于各种缺损牙体的直接充填修复或粘接,也可用于间接修复,即在口外制作成修复体,如嵌体和高嵌体,再进行口内修复。

二、根管治疗材料

牙髓被损伤牙齿的治疗,需要进行根管治疗。根管治疗材料、应具有良好的生物相容性,无牙髓刺激;有抑菌、杀菌、消炎作用;与根管壁密合;对X射线阻射;不降解、不被吸收;不使牙体组织变色。根管治疗材料,包括盖髓材料、根管充填材料。

1. **盖髓材料——氢氧化钙糊剂** 盖髓材料直接或间接覆盖在牙髓上,以便保护牙髓,进而促进牙髓组织的修复再生。材料与牙髓接触后,固化形成$1.0 \sim 1.5mm$的钙层。在护髓同时,还具有抗菌、消炎的作用。

2. **根管充填材料** 根管充填材料是对牙根管进行尖端封闭,以防止口腔内液体进入根管,引起细菌滋生。根管充填材料,包括固体根管充填材料和糊剂根管充填材料。

三、修复材料

针对牙列缺损或缺失、牙体缺失或牙体较大部分缺损,进行功能或形态修复全过程使用的材料,称为口腔修复材料,包括印模材料、模型材料、义齿材料、铸造包埋材料、切削与研磨材料及其他辅助性材料。

1. **印模材料** 复制口腔及颌面组织形态及关系的材料,称为印模材料。印模材料用来制取口腔及颌面缺损修复时所需的印模(即阴模)。根据印模材料的性质,可分为弹性印模材料和非弹性印模材料,其中弹性印模材料又分为弹性体印模材料和水胶体印模材料。

2. 模型材料　齿科模型分为两种:一种是供制作义齿的工作模型,由齿科石膏形成;另一种是铸造模型,由齿科铸造蜡形成。齿科石膏在口腔临床应用广泛且种类繁多。按照用途可分为:印模石膏、普通石膏、人造石、高强度人造石。齿科铸造蜡,采用石蜡铸造工艺制作修复体所使用的蜡,称为齿科铸造蜡。齿科铸造蜡用来制作修复体的铸造蜡型。

四、义齿材料

用于制作牙科修复体的全部材料称为义齿材料。义齿材料分为有机高分子类材料、金属类材料和陶瓷类材料。

1. 有机高分子类材料　有机高分子类义齿材料的典型产品是义齿基托聚合物和合成树脂牙。义齿基托聚合物(或义齿基托树脂)是用于牙列缺损或牙列缺失时,制作局部义齿或总义齿基托的材料。基托与人工牙组合成义齿,并将人工牙所承受的咀嚼力均匀地传递给牙槽嵴。合成树脂牙,是用于牙列缺损或缺失修复,恢复天然牙冠形态和咀嚼功能的预成牙冠。

2. 金属材料　金属材料具有良好的物理机械性能和加工的特性,广泛用于义齿修复。按照用途和结构,将齿科金属材料分为齿科铸造合金和齿科烤瓷合金。齿科铸造合金有贵金属铸造合金和贱金属铸造合金。齿科烤瓷合金是以金属做基底、熔附一层瓷料的修复体,临床称之为金属烤瓷修复体,此类金属为烤瓷合金。按照烤瓷合金的成分,分为贵金属烤瓷合金和贱金属烤瓷合金。

3. 齿科陶瓷　齿科陶瓷是由稳定化合物粉体经过成型、烧结、加工而成。按其用途和义齿制作工艺,可分为金属烤瓷、铸造陶瓷、渗透陶瓷、可切削陶瓷、成品陶瓷牙等。按照标准体系,通常将齿科陶瓷分为齿科烤瓷和全瓷。

五、铸造包埋材料

铸造包埋材料,用于对修复体的蜡型进行包埋,在蜡型融化挥发后,形成具有一定强度的空腔,以便容纳熔融状态的合金(铸造合金或烤瓷合金)。按照铸造温度,可将铸造包埋材料分为中低熔合金铸造包埋材料和高熔合铸造合金包埋材料。中低熔合金铸造包埋材料,是指适用于铸造熔化温度在1000℃以下合金的铸造包埋。以石膏为结合剂的铸造包埋材料,又称牙科石膏结合剂铸造包埋材料,属中低熔合金铸造包埋材料。高熔合金铸造包埋材料,既能耐1000℃以上的高温,又能补偿高熔点合金铸造时所产生的较大收缩。高熔合金铸造包埋材料中所含结合剂有所不同。以磷酸盐为结合剂的铸造包埋材料,称为磷酸盐铸造包埋材料。以硅酸盐为结合剂的铸造包埋材料,称为硅酸盐铸造包埋材料。

点滴积累 ˅

1. 牙体牙髓材料,按照使用功能可分为牙体充填材料、根管充填材料、垫底材料、护髓盖髓材料和粘接材料。

2. 根管治疗材料,包括盖髓材料、根管充填材料。

3. 义齿材料分为有机高分子类材、金属类材料和陶瓷类材料。

第三节 定制式义齿

义齿,俗称假牙,有固定义齿及活动义齿两种,用于修补缺损的牙齿、替代缺损缺失的牙列或修补缺损的颌面部软硬组织,使其恢复解剖形态、功能和美观,在口腔预防保健和畸形的矫治等医疗活动中发挥重要作用。

一、定义与分类

义齿可分为固定义齿与活动义齿,又称可摘义齿。

1. 固定义齿 病人不可自行摘戴的义齿,由固位体、桥体和连接体组成,也包括牙体缺损的固定修复体,如冠、嵌体、桩核、贴面及种植义齿的上部结构(图3-4-1)。

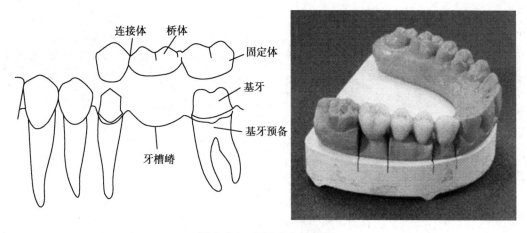

图 3-4-1 固定义齿结构图

(1)固位体:为了义齿的固位,而制作在基牙或种植体上的固位部分。

(2)桥体:是固定义齿位于缺牙区的人工牙,用以恢复缺失牙的形态和功能。

(3)连接体:指在固定义齿中连接固位体和桥体的部分,在活动义齿中指大、小连接体。

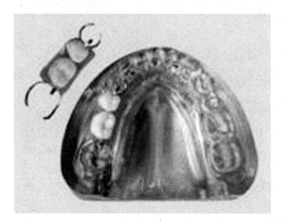
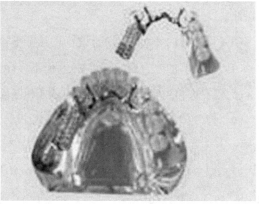

图 3-4-2 局部义齿示意图

2. 活动义齿(可摘义齿)

（1）可摘局部义齿:指牙列缺损的活动修复,由固位体、连接体、人工牙和基托组成(图3-4-2、图3-4-3)。

（2）总义齿:指牙列缺失的活动修复,由人工牙和基托组成。

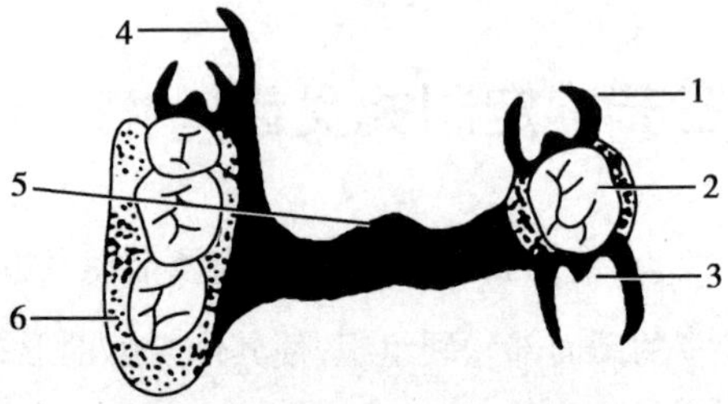

图3-4-3　可摘局部义齿结构图
1. 卡环;2. 人工牙;3. 支托;4. 间接固位体;
5. 连接杆;6. 基托

二、工作原理

义齿产品是义齿加工企业,依据医师提供的义齿加工单和病人的牙模,选择合适的材料和工艺,生产出符合医师设计要求的产品,并能够使牙体缺损或牙列缺失、牙列缺损病人的咀嚼功能和形态得以恢复。

课堂活动

　　想一想,义齿作为定制式的产品,其产品质量的风险点有哪些? 怎样避免义齿与相邻牙之间的色差?

三、基本要求

1. 基准

（1）固定修复体以完整的石膏模型为基准制作并检验。

（2）活动修复体以完整的石膏模型为基准制作,但修复体完成后模型即被破坏,不能以模型为基准进行检验。

2. 固定修复体的基本要求

（1）修复体的制作应符合口腔临床医师的设计要求。

（2）修复体在模型上应有良好的密合度。在修复体边缘处,肉眼应观察不到明显的缝隙,用牙科探针划过时应无障碍感。

（3）修复体的邻面与相邻牙之间的接触部位应与同名正常牙的接触部位相一致。

（4）修复体的咬合面应有接触点,但不应存在咬合障碍。

（5）修复体的外形及大小应与同名牙相匹配,应符合牙齿的正常解剖特点。

（6）修复体瓷质部分的颜色应与医师设计单中要求的色号相符。用肉眼观察应无裂纹、无气泡。

（7）修复体的金属部分应高度抛光,表面粗糙度应达到 $Ra \leqslant 0.025 \mu m$。用肉眼观察应无裂纹、无气泡,内部应无气孔、夹杂。

（8）冠修复体唇、颊面的微细结构应与正常牙一致。

3. 活动修复体的基本要求

（1）活动修复体应符合口腔临床医师的设计要求。

（2）修复体中除组织面外，假牙、基托、卡环及连接体均应高度抛光。表面粗糙度应达到 Ra ≤0.025。

（3）修复体的组织面不得存在残余石膏。

（4）树脂基托不能有肉眼可见气孔和裂纹，铸造的基托、连接体和卡环内部应无气孔、夹杂。

（5）全口总义齿的上、下颌修复体对合后，4~7 牙位均应有接触，且上下颌修复体之间应无翘动现象。

实例解析

义齿不合适的表现有哪些？

1. 疼痛 包括基牙疼痛和软组织疼痛，基牙疼痛多因受力过大或卡环侧向外力。软组织疼痛多由于基托边缘过长、过锐，基托组织面有小瘤等，也有因牙槽嵴部分有骨尖或骨突、骨嵴，形成组织倒凹，覆盖黏膜较薄，义齿挤压基托下沉，尖嵴磨破等引起。

2. 固位不良 主要表现为：①弹跳，卡环未进入基牙的倒凹区；②翘动、摆动、上下动，原因是卡环体与基托不贴合，间接固位体放置的位置不当，牙合支托，卡环在牙面形成支点，卡环无固位力；③基托与组织不密合，边缘封闭不好；④基牙牙冠小，或呈锥形致固位形差；⑤人工牙排列的位置不当，咬合时发生翘动；⑥基托边缘过长，影响软组织活动。

3. 摘戴困难 卡环过紧，基托紧贴牙面，倒凹区基托缓冲得不够，病人没有掌握义齿摘戴方向和方法，都可造成摘戴困难。

4. 食物嵌塞 义齿与组织之间出现嵌塞和滞留食物，原有基托与组织不紧贴，卡环与基牙不贴合，基托与天然牙之间有间隙，均可造成食物嵌塞。

5. 发音不清晰 由于义齿戴上后，缩小了口腔空间，舌活动受限，有暂时性的不适应，常造成发音障碍。经一段时间训练可习惯。

6. 咬颊、舌黏膜 上下后牙的覆盖过小易咬颊，下颌后牙排列偏向舌侧或因牙合平面过低易造成咬舌。

7. 恶心和唾液增多 戴上颌可摘义齿，由于基托后缘伸展过多、过厚，或基托后缘与黏膜不贴合，二者之间有唾液刺激而引起恶心。唾液增多为不习惯所造成。

点滴积累 ▽

1. 义齿，俗称假牙，有固定义齿及活动义齿两种。

2. 义齿产品是义齿加工企业，依据医生提供的义齿加工单和病人的牙模，选择合适的材料和工艺，生产出符合医生设计要求的产品，并能够使牙体缺损或牙列缺失、牙列缺损病人的咀嚼功能和形态得以恢复。

3. 修复体的制作应符合口腔临床医生的设计要求。

目标检测

一、单项选择题

1. 口腔材料按材料与口腔组织的接触方式分类**不包括**以下哪一项_____。

   A. 直接、暂时与口腔组织接触的材料

   B. 直接、长期与口腔组织接触的材料

   C. 间接、长期与口腔组织接触的材料

   D. 间接与口腔组织接触的材料

2. **不能**作为义齿材料的是_____。

   A. 有机高分子类材料　　　　　　B. 金属材料

   C. 齿科陶瓷　　　　　　　　　　D. 齿科磨料

3. 属于油基水门汀的是_____。

   A. 硅磷酸盐水门汀　　　　　　　B. 玻璃离子水门汀

   C. 磷酸锌水门汀　　　　　　　　D. 氧化锌丁香酚水门汀

二、简答题

1. 定制式义齿固定修复体的基本要求有哪些?

2. 铸造包埋材料按照铸造温度可以分为哪些?

ER-3-4习题

（袁　秦）

第五章

其他无源器械

ER-3-5PPT

导学情景

情景描述:

让我们来看看一位医生在手术室内的典型穿戴: 蓝绿色的手术服 (或隔离衣)、手套、口罩、帽子等等。 这些装备, 既要有舒适性, 又必须有防护隔离功能, 能够在工作环境中保护医生和病人, 防止交叉感染。 环顾手术室内, 可以看到呼吸管、麻醉导管等急救器械, 也会看到手术单、检查垫单等感染控制用品, 还有可能看到输血输液甚至体外循环设备及器械。

学前导语:

无源医疗器械, 根据用途可以分为八大类, 除去前几章重点关注过的基本手术器械、植入类器械等, 本章我们将带领大家学习其他类型的无源医疗器械的典型产品、结构以及临床应用相关知识。

医用高分子材料、生物材料和人工器官等医疗器械统称为材料类医疗器械, 约占整个医疗器械产值的一半, 此类产品量大面广, 而且很多是植入人体或与人体及血液接触的医疗器械, 国家对这类产品的监督管理也非常严格。

在医学领域, 高分子材料几乎无孔不入, 例如一次性医疗器械(输液器具、注射器具、介入导管、卫生敷料等)、诊断仪器(听诊器、内镜)、药物缓解剂、生物降解材料、外科整形手术材料、人工器官等, 都是由高分子材料制造的。 为了满足医疗要求、医用高分子材料不仅要有良好的物理、化学和机械性能, 还必须具备良好的生物相容性。 此外, 高分子材料还必须易于加工成型, 且能经受住各种消毒灭菌过程的考验。 为了确保使用安全, 必须按用途和应用部位进行大量生物学实验, 完全合格后, 方可进行临床实验。

高分子材料显然不是万能的, 不可能指望它解决一切医学问题。 但通过分子设计和途径, 合成出具有生物医学功能的理想高分子材料的前景是十分广阔的。 有人预言, 在 21 世纪, 医用高分子将进入一个全新的时代。 除了人脑之外, 人体的所有部位和脏器都可用高分子材料来取代。

一次性使用无菌医疗器械是指由生产企业灭菌后无菌供应, 医疗单位不需再进行灭菌而直接使用的医疗器械。 随着医疗器械水平的不断发展, 一次性使用医疗器械的种类也由早期的几个品种发展到现在上百个品种, 由过去的简单产品发展到现在的复杂产品。 一次性使用无菌医疗器械是一类使用要求高、生产制造工艺控制管理十分严格的医疗器械, 其价值集中体现在产品质量上, 无菌医疗器械绝大多数的品种均属于关键性医疗用品, 它们直接应用于人体, 进入血液, 参与临床医疗, 因此产品必须保证无菌、无毒,化学性能符合要求,如稍有疏忽将会危及病人的生命安全。

一次性使用无菌医疗器械产品灭菌主要分为环氧乙烷气体灭菌、辐照灭菌和湿热灭菌。环氧乙烷灭菌其优点在于灭菌不会对高分子材料产生破坏作用,由于在工厂内进行灭菌,所以其成本相对较低。缺点是器械上的环氧乙烷残留,会对病人和医护人员带来一定的伤害。辐照灭菌主要适用于产量小、耐辐照的产品,由企业将产品送往辐照中心进行灭菌。其优点是安全可靠,其缺点是灭菌的成本相对较高。湿热灭菌主要适用于带药物的医疗器械,如装有抗凝剂的血袋。

无菌医疗器械一般都是每件产品或一组操作相关的器械一起进行包装,称其为初包装。多数产品的初包装若无特别说明,一旦被打开就要立即使用。初包装要求不借助工具就能打开,并留下打开过的痕迹。如果发现包装已经破损或已被打开过,即不能再次使用。对产品单包装的要求是能阻止细菌进入,同时又适合于器械所经受的灭菌过程。包装主要有全塑料袋包装和纸塑包装两种形式。全塑料袋包装主要优点是成本低,适合于低消费病人消费;缺点是如果医疗器械是采用环氧乙烷气体灭菌,残留的环氧乙烷气体难以挥发,另外不容易在包装上打印必要的标识。纸塑包装袋一面采用透气不透菌的透析纸,另一面采用塑料,也有局部采用透析纸的;其优点是透析纸有助于环氧乙烷散失,进出口产品多采用纸塑包装形式。其缺点在于需要专门的包装设备,因此成本较高。

课堂活动

试说说本章前面几节学习的骨科植入器械、眼科光学器械以及口腔填充材料应采用何种消毒灭菌方式。

产品初包装上一般要有产品必要的信息,主要包括产品标准中规定的生产信息、使用信息。另外初包装上还要有法规所要求的信息(如注册证号)。这些信息要求清晰、正确、完整。生产信息一般包括生产批号和(或)日期、灭菌方法、企业名称或商标等;使用信息包括产品使用说明、品名规格、失效日期和"一次性使用"等必要的警示说明等。复杂的产品往往要附有产品使用说明书。特别复杂的器械,医师还要接受企业专门的培训。

根据不同的分类方法,可将各种医用导管按用途分为血管内导管、体外循环管路及透析装置、穿刺用导管及各种插管、引流管;按接触时间分为短期、长期、永久导管。

血管内导管包括很多产品,主要产品有造影导管、中心静脉导管、球囊扩张导管、针套外周导管(静脉留置针)、血管内导管辅件——导引器械(穿刺针、导引套管、导管鞘、导丝、扩张器)。

体外循环管路及透析装置是指在心血管手术中供体外循环作为血液通道及其他液体或气体通道的器件,主要是由无毒聚氯乙烯导管和(或)硅橡胶管制成的。基本结构包括动脉灌注管、静脉引流管、泵管、排气管、给氧管、连接管等部件。按使用者的不同分为成人型、儿童型。常见产品有空心纤维透析器、一次性使用空心纤维血液灌流器、一次性使用空心纤维血浆分离器、人工心肺机硅橡胶导管和体外循环管道、血液净化装置的体外循环血路等。

穿刺用导管和各种插管及引流管主要包括麻醉穿刺导管、各种气管插管、呼吸管路和引流管等,具体产品有一次性使用无菌导尿管、脑积水分流器、腹膜透析用导管、胆管治疗用导管、经皮肤穿刺胆管引流导管、瘘道用导管、气管切开用导管、连续灌注或引流用导管（经皮留置）。

第一节　呼吸和麻醉器械

呼吸、麻醉和急救器械主要包括呼吸、麻醉和急救以及相关辅助器械。

一、呼吸系统过滤器

一种安装在麻醉和呼吸设备的呼吸回路中，用于降低呼吸系统中包括微生物在内的粒子数量的装置。通常由壳体和滤芯组成，包含一个进气口和一个出气口，可有若干气体采样口和密封盖，一般为无菌供应。用于过滤病人吸入气体中包括微生物在内的颗粒，以防止病人呼吸系统交叉感染。品名举例：呼吸气体过滤器、一次性使用呼吸气体过滤器。管理类别属于Ⅱ类。图3-5-1为呼吸系统过滤器。

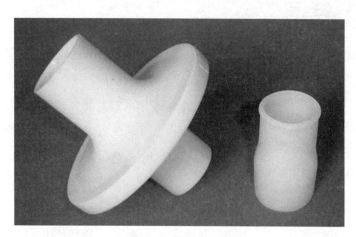

图 3-5-1　呼吸系统过滤器

二、呼吸和麻醉用的管路及面罩

1. **硬膜外麻醉导管**　用于硬膜外麻醉。通常由管路和连接件组成，其设计可通过专用腰椎穿刺针插入硬膜外腔，并向里注射麻醉药起到阻滞神经的作用。无菌提供，一次性使用。品名举例：硬膜外麻醉导管，管理类别属于Ⅲ类。图3-5-2为硬膜外麻醉导管。

2. **呼吸管路**　通常为"人"字形或"一"字形结构的波纹管，部分管路可以做轴向伸缩，人字形结构的管路由吸气支路和呼气支路组成，一般由塑料或硅橡胶材料制成的。具有加热功能的呼吸管路还包括加热丝和电源适配器。一次性或重复使用。用于呼吸机、麻醉机与面罩或气管插管之间的气路连接。加热呼吸管路具有加热呼吸管路内气体功能，可防止冷凝水的产生。品名举例：麻醉呼吸管路、抗静电呼吸管路（黑色）、重复性使用硅橡胶呼吸管路、一次性使用呼吸管路、加热呼吸管路、气体波纹连接管，管理类别属于Ⅱ类。图3-5-3为一次性使用呼吸管路。

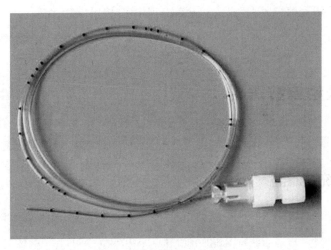

图 3-5-2　硬膜外麻醉导管

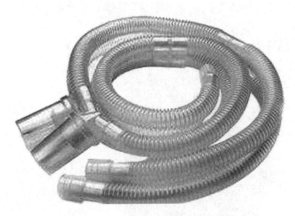

图 3-5-3　一次性使用呼吸管路

3. **喉罩**　通常由头部和尾部组成,头部是一个可充气的喉罩,尾部为管身,插到喉部后充气既堵塞了口腔和食管又能使病人气管保持畅通。有的喉罩为双腔,另一腔通向食管,有的喉罩管身内埋有钢丝线圈,以提高径向强度和轴向柔软度。无菌提供,一次性使用。用于插入病人食管,为病人创建一个临时性的人工呼吸气道。品名举例:喉罩、双管喉罩、加强型喉罩,管理类别属于Ⅱ类。图 3-5-4 为喉罩。

4. **鼻氧管**　一般由进氧接口、氧气软管、调节环、鼻塞(或面罩)等组成。鼻氧管与输氧系统连接,供病人吸入氧气使用。用于吸氧时氧源与吸氧者之间的氧气直接输送或湿化后输送。品名举例:鼻氧管、一次性使用鼻氧管,管理类别属于Ⅱ类。图 3-5-5 为鼻氧管。

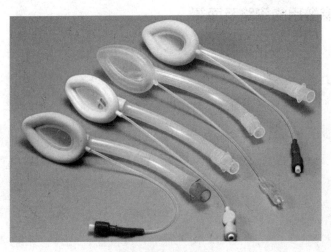

图 3-5-4　喉罩

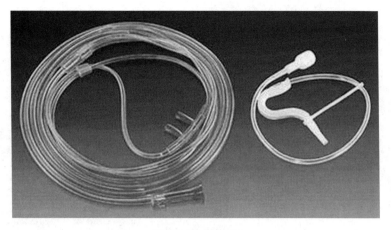

图 3-5-5 鼻氧管

5. 呼吸道用吸引导管(吸痰管) 通常由塑料管路、吸引控制装置和接头组成。接头与医院里的吸引源连接后,对气管内插管内的气道分泌物(痰)进行吸引,以使气路畅通。部分产品还具备收集和存放这些分泌物的功能。无菌提供,一次性使用。用于吸出病人特别是插入气管插管病人气道内的分泌物,以保持气道畅通。品名举例:呼吸道用吸引导管、痰液收集式呼吸道吸引导管、婴儿呼吸道用吸引导管、支气管吸引装置、封闭式吸痰装置、吸痰管,管理类别属于Ⅱ类。图 3-5-6 为吸痰管。

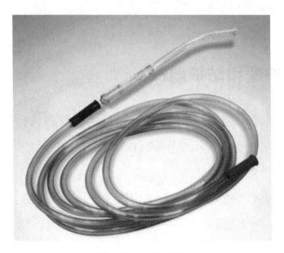

图 3-5-6 吸痰管

6. 雾化面罩 由接口、罩体组成。组成面罩的材料有塑料等。一次性使用或重复使用均可,用于连接雾化设备实施雾化。品名举例:雾化面罩,管理类别属于Ⅱ类。图 3-5-7 为雾化面罩。

7. 麻醉面罩 由接口、气囊、罩体组成。组成面罩的材料有塑料等。一次性使用或重复使用均可。用于连接呼吸管路实行麻醉气体输送,供病人吸入麻醉气体。品名举例:麻醉面罩、一次性使用麻醉面罩,管理类别属于Ⅱ类。图 3-5-8 为麻醉面罩。

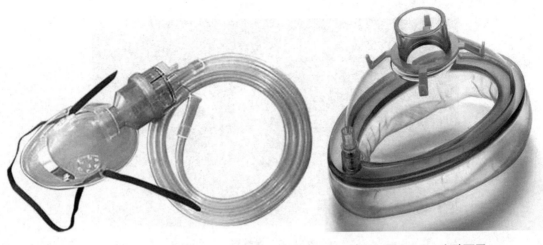

图 3-5-7　雾化面罩　　　　　　　　　　　　图 3-5-8　麻醉面罩

点滴积累 ∨

1. 呼吸、麻醉和急救器械主要包括呼吸、麻醉和急救以及相关辅助器械。

2. 硬膜外麻醉导管用于硬膜外麻醉。 通常由管路和连接件组成，其设计可通过专用腰椎穿刺针插入硬膜外腔，并向里注射麻醉药起到阻滞神经的作用。

3. 呼吸道用吸引导管（吸痰管）通常由塑料管路和吸引控制装置、和接头组成。 接头与医院里的吸引源连接后，对气管内插管内的气道分泌物（痰）进行吸引，以使气路畅通。 部分产品还具备收集和存放这些分泌物的功能。

第二节　注输、护理和防护器械

一次性使用输液、输血、注射器具是使用量大面广的医疗器械，大多数采用医用聚氯乙烯（PVC）、聚丙烯（PP）、聚乙烯（PE）等医用高分子材料制成。这类产品的主要技术要求有以下几点。

1. **生物相容性**　良好的生物相容性和生物功能性。

2. **化学性能**　产品溶出物不得超过相关标准中规定的限量，一般控制的项目有金属离子、易氧化物（还原物质）、蒸发残渣、酸碱度、紫外吸收、材料鉴别等，对用于血液及输液包装的产品还应有醇溶出物（DEHP）的要求。

3. **物理及功能性能**　要有满足使用要求的性能要求，如外观、尺寸、各种力学强度、微粒污染、各种组件的配合性能、流量、滤除率等。

一次性卫生敷料是临床使用量很大的一类产品，目前临床和市场上敷料产品仍以传统的敷料——脱脂棉、脱脂棉纱布、脱脂棉纱绷带、医用非织造布及其制品为主要品种，其优点是原料易得、质地柔软、成本低，有较强的吸收能力，但是常因渗出物污染引起伤口感染，并且揭除时常因粘连而损伤刚生成的创伤肉芽组织形成大的瘢痕等。为此，克服传统敷料缺陷的各种新型敷料应运而生，主要有：薄膜类、水凝胶类、藻酸盐类、水胶体类等，属生物敷料类的有：膜型胶原生物敷料、海绵型胶原生物敷料、复合型胶原生物敷料等。开发治疗临床上难愈合伤口（例如糖尿病性溃疡、下肢动静脉疾病性溃疡、褥疮、烧伤创面等)的新型敷料也是市场的发展方向。

注输、护理和防护器械包括注射器械、穿刺器械、输液器械、止血器具、非血管内导(插)管与配套用体外器械、清洗灌洗吸引给药器械、外科敷料(材料)、创面敷料、包扎敷料、造口器械、瘢痕护理用品、手术室感染控制用品、医护人员生物防护用品等医疗器械,不包括输血器、血袋等输血器械和血样采集器械,也不包括起固定肢体作用的器械(如石膏绷带)和以物理治疗作用为主的器械(如弹力袜等)。

一、注输器械

(一) 无菌注射器

通常由器身、锥头、活塞和芯杆组成。器身一般采用聚丙烯材料制成,活塞一般采用天然橡胶制成。无菌提供。用于抽吸液体或在注入液体后注射。品名举例:一次性使用无菌注射器、一次性使用无菌自毁式注射器、一次性使用无菌胰岛素注射器、自毁型固定剂量疫苗注射器、一次性使用低阻力注射器、泵用注射器,管理类别属于Ⅲ类。图3-5-9为无菌注射器。

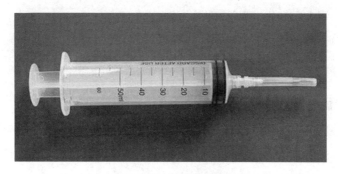

图3-5-9　无菌注射器

注射器产品由芯杆、外套、橡胶活塞、无菌注射针组成,主要用于人体皮下、静脉和肌内注射,亦可用于静脉采集血样。从使用次数上可分为一次性使用和重复使用两大类,根据用途而有不同的式样和大小,从锥头位置上分注射器的形式为中头式、偏头式等,其结构为二件或三件。普通注射器是一圆形空心长管,外有刻度,内配一套筒(或称活塞)。常用规格有2ml、5ml、10ml或20ml注射器,亦有50ml或100ml,皮内注射则用1ml注射器。

一次性使用无菌注射器,外套以聚丙烯、聚苯乙烯和苯乙烯-丙烯腈共聚物材料制成;活塞以天然或合成橡胶材料制成,现大都用硅橡胶;二件套设计的密封装置由高密度聚乙烯制成;活塞表面由聚二甲基硅氧烷进行润滑。全玻璃注射器以硬质玻璃制成。注射器的材质对于确保产品的各项性能指标要求非常重要,必须确保材料在常规使用注射制剂过程中,不产生生物、化学和物理的有害影响或潜在的有害隐患。同时,制造外套的材料应具有足够的透明度,以确保毫无困难地读取刻度值。

一次性使用无菌注射器生物性能要求确保产品使用过程中,避免释放任何对人体组织产生不良反应的物质或潜在的毒副反应隐患。

一次性使用无菌注射器化学性能要求确保了高分子合成材料生产过程中加热所分解出的有害化学物质严格控制在与人体接触后不产生危害的限量或不发生潜在的毒副反应隐患。

一次性使用无菌注射器物理性能方面的要求有:器身密合性、容量允差、锥头密合性、耐水温差等。

实例解析

实例:检测一次性使用无菌注射器(带针)需要用到的国标有哪些?

解析:

1. GB15810　一次性使用无菌注射器

2. GB15811　一次性使用无菌注射针

3. GB/T1962.1　注射器、注射针及其他医疗器械6%(鲁尔)圆锥接头第1部分通用要求

4. GB/T1962.2　注射器、注射针及其他医疗器械6%(鲁尔)圆锥接头第2部分锁定接头

5. GB/T2828.1　计数抽样检验程序第1部分:按接收质量限(AQL)检索的逐批检验抽样计划

6. GB/T2829　周期检验计数抽样程序及表C适用于对过程稳定性的检验

7. GB/T14233.1　医用输液输血注射器具检验方法第1部分:化学检验方法

8. GB/T14233.2　医用输液输血注射器具检验方法第2部分:生物试验方法

9. GB/T18457　制造医疗器械用不锈钢针管

10. GB6682　分析实验室用水规格和试验方法

（二）无针注射器

通常由注射器、复位器、抽药针、安瓿、适配器或其他部件组成。不含药液。依靠机械、电能或其他能源发挥其功能。注射器、复位器非无菌提供、可重复使用;抽药针、安瓿、适配器无菌提供,一次性使用。通过压力使药液穿透皮肤或黏膜表面,输送入体内。用于药液的注射。品名举例:无针注射器,管理类别属于Ⅲ类。图3-5-10为无针注射器。

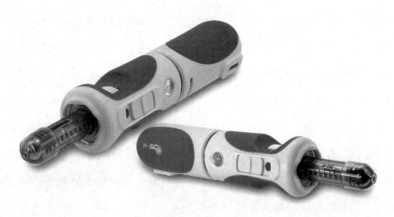

图3-5-10　无针注射器

（三）注射针

1. 用于人体皮内、皮下、肌内、静脉等注射或抽取液体。通常由针管、针座和护套组成。针管一般采用不锈钢材料制成,针座一般采用聚丙烯材料制成。无菌提供。品名举例:一次性使用无菌注射针、一次性使用无菌牙科注射针、一次性使用胰岛素笔配套用针,管理类别属于Ⅲ类。图3-5-11为

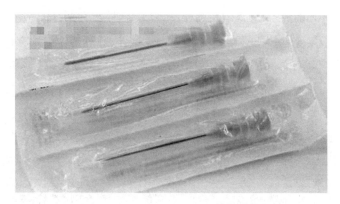

图 3-5-11 注射针/一次性使用无菌注射针

一次性使用无菌注射针。

2. 用于人体皮内、皮下、肌内注射或抽取液体,通常由针管、针座和护套组成。针管和针座一般采用不锈钢材料制成。非无菌提供,可重复使用。品名举例:一次性使用未灭菌注射针,管理类别属于Ⅱ类。图 3-5-12 为一次性使用未灭菌注射针。

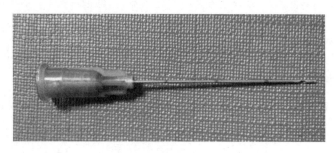

图 3-5-12 注射针/一次性使用未灭菌注射针

（四）穿刺器械

1. 用于对腰椎、血管、脑室、髂骨进行穿刺,以采集人体样本、注射药物与气体等或作为其他器械进入体内的通道,通常由穿刺针、穿刺器、保护套组成。品名举例:髂骨穿刺针、脑室穿刺针、腰椎穿刺针,管理类别属于Ⅲ类。图 3-5-13 为腰椎穿刺针。

2. 用于对人体(不包括腰椎、血管、脑室、髂骨)进行穿刺,以采集人体样本、注射药物与气体等

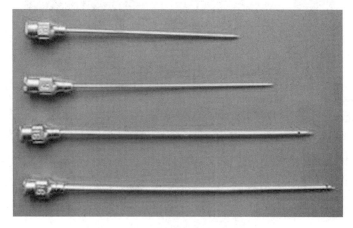

图 3-5-13 穿刺器械/腰椎穿刺针

或作为其他器械进入体内的通道,通常由穿刺针、穿刺器、保护套组成。品名举例:胸腔穿刺针、肾穿刺针、多用套管针、上颌窦穿刺针、肝脏活体组织快速穿刺针、肝脏活体组织穿刺针、经皮穿刺器械、环甲膜穿刺针、吸脂针、穿刺细胞吸取器、点刺针、经皮肝穿刺胆管造影针、气胸针,管理类别属于Ⅱ类。图 3-5-14 为吸脂针。

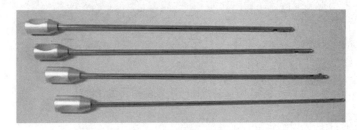

图 3-5-14 穿刺器械/吸脂针

(五) 血管内输液器械

1. 输液器 用于静脉输注药液。通常由鲁尔圆锥接头、管路、滴斗、流量调节器、瓶塞穿刺器、药液过滤器等组成,部分输液器带有空气过滤器的进气器件、药液注射件。管路一般由聚氯乙烯或其他材料制成。其设计能使其在重力或压力的作用下,将输液容器中的药液通过静脉穿刺器械向静脉内输液。无菌提供,一次性使用。品名举例:重力输液器、重力式输液器、压力设备用输液器、流量设定微调式输液器、滴定管式输液器、分液袋式输液器、吊瓶式输液器、静脉营养袋式输液器、避光输液器、除菌级输液器、泵用输液器、压力输液器、自动排气输液器、自动止液输液器、流量设定微调式输液器、精密过滤微调式输液器,管理类别属于Ⅲ类。图 3-5-15 为输液器。

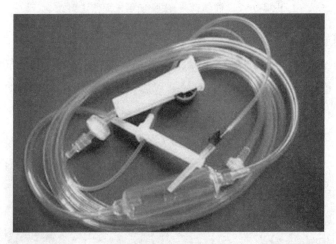

图 3-5-15 输液器

2. 静脉输液针 与输液器、输血器配套使用,用于穿刺并输入人体药液。通常由保护套、针管、针柄、软管、针座及其他部件组成。一般采用聚氯乙烯等高分子材料和医用不锈钢材料制成。一般与输液器或输血器配套使用。无菌提供。品名举例:一次性使用静脉输液针,管理类别属于Ⅲ类。图 3-5-16 为静脉输液针。

根据结构不同,输液器分为进气式输液器和非进气式输液器。进气式输液器由瓶塞穿刺器保护

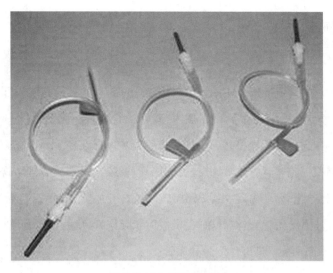

图 3-5-16 静脉输液针

套、瓶塞穿刺器、带空气过滤器和塞子的进气口、液体通道、滴管、漏斗、药液过滤器、软管、流量调节器、注射件、外圆锥接头保护套等组成。非进气式输液器与进气式输液器相比少了带空气过滤器和塞子的进气口，与单独的输液器进气器件配套使用。

一次性使用输液器主要用于伤病病人静脉输送药液用，在临床使用的过程中还发现了一些特别的用途。为达到上述目的，产品必须具备下述功能：具有穿刺功能、输送功能、计量功能、调节功能、过滤功能、连接功能、进气功能，必要时还要具备补注功能。穿刺功能为了使输注药液能进入产品，产品设计中采用了瓶塞穿刺器，用于穿刺输液容器，以使药液能进入产品的液体通道。产品由穿刺器、滴斗、软管、外圆锥接头等组成液体通道，以达到输送液体的目的，实现输送功能。产品在滴斗中设置滴管，在软管外夹有一流量调节器，产品还装置了药液过滤器以滤除有害微粒。产品在软管末端设计有具备6%（Luer）锥度的外圆锥接头，其外产品设计了进气器件，以便及时向输液容器内补入空气，使药液能借助重力自然流入液体通道。

一次性使用输液器通常采用 PVC、ABS、PE 为原料，具有高透明度外观，针尖锋利度极高等特点，应不释放出任何对病人产生副作用的物质，并要求无菌、无热原、无溶血反应、无毒性。

知识拓展

输液器系列标准：

GB 8368-2005 一次性使用输液器，重力输液式。

YY 0286.1-2007 专用输液器第 1 部分：一次性使用精密过滤输液器。

YY 0286.2-2006 专用输液器第 2 部分：一次性使用滴定管式输液器重力输液式。

YY 0286.4-2006 专用输液器第 4 部分：一次性使用压力输液设备用输液器。

YY 0286.5-2008 专用输液器第 5 部分：一次性使用吊瓶式和袋式输液器。

YY 0286.6-2009 专用输液器第 6 部分：一次性使用流量设定微调式输液器。

YY/T 1291-2016 一次性使用胰岛素泵用皮下输液器。

二、护理器械

（一）导尿管

一般采用高分子材料制成。部分头端固定有球囊。可将头端插入膀胱，并向体外导尿。部分管身上涂有润滑涂层（不含药物），浸湿后便于插入，减轻插管痛苦。无菌提供，一次性使用。用于将病人膀胱中的尿液经尿道向体外导出并导入到集尿容器中。品名举例：超滑球囊导尿管、无球囊导尿管、双腔球囊导尿管、三腔球囊导尿管、硅橡胶导尿管、橡胶导尿管、导尿管、硅橡胶带囊尿道导管、尿道导管、双气囊三腔导管、无菌梅花头导尿引流管、气囊导尿管、双囊四腔导尿管、医用橡胶导尿管、乳胶导尿管、多腔球囊导尿管、测温导尿管、乳胶菌状导尿管、单腔导尿管、双腔气囊导尿管、间歇性导尿管，管理类别属于Ⅱ类。图 3-5-17 为导尿管。

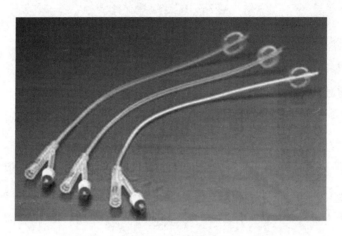

图 3-5-17　导尿管

（二）可吸收外科止血材料

一般由有止血功能的可降解吸收材料制成，呈海绵状、粉末状或敷贴状等形态。无菌提供，一次性使用。用于手术中体内创伤面渗血区止血、急救止血和手术止血。品名举例：胶原蛋白海绵、胶原海绵、胶质银止血明胶海绵、可吸收止血明胶海绵、可吸收止血海绵、生物蛋白海绵、微纤维止血胶原（海绵）、医用胶原膜、即溶止血微粉、止血微球、微孔多聚糖止血粉、微纤维止血胶原（粉）、可溶可吸收性止血绒、可吸收止血颗粒，管理类别属于Ⅲ类。图 3-5-18 为可吸收外科止血材料。

（三）外科织造布类敷料

通常为由医用脱脂棉纱布或脱脂棉与黏胶纤维混纺纱布经过裁切、折叠、包装、灭菌步骤加工制成的敷料。用于吸收手术过程中的体内渗出液、与创面护理常用药物一起使用、

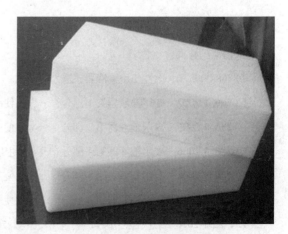

图 3-5-18　可吸收外科止血材料

手术过程中承托器官、组织等。品名举例：脱
脂纱布、止血纱布、手术影像纱布、医用纱布制
品、纱布巾、纱布片、纱布手术巾、纱布垫、纱布
棉垫、外科纱布敷料、纱布叠片、棉纱垫、棉纱
块、医用纱棉块、医用纱棉垫、脱脂棉黏胶混纺
纱布、脱脂棉纱布、医用脱脂纱布、医用脱脂纱
布块、医用纱布垫，管理类别属于Ⅱ类。图 3-5-
19 为外科织造布类敷料。

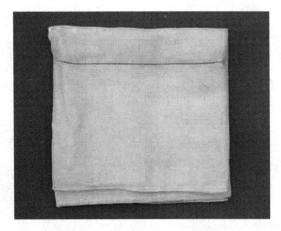

图 3-5-19　外科织造布类敷料

（四）创面敷料

1. 创面敷贴　通常由涂胶基材、吸收性敷
垫和可剥离的保护层组成。其中吸收性敷垫一般采用棉纤维、无纺布等可吸收渗出液的材料制成。
吸收性敷垫可单独使用，用绷带或胶带等进行固定。通过敷贴物理屏障创面、通过吸收性敷垫吸收
创面渗出液。无菌提供，一次性使用。用于非慢性创面（如浅表性创面、手术后缝合创面、机械创
伤、小创口、擦伤、切割伤创面、穿刺器械的穿刺部位、Ⅰ度或浅Ⅱ度的烧烫伤创面）的护理，为创面
愈合提供微环境。也可用于对穿刺器械（如导管）的穿刺部位的护理并固定穿刺器械。品名举例：
创面敷贴、透明固定敷贴、透气敷贴、弹性敷贴、防水敷贴、打孔膜敷贴、指尖敷贴、指关节敷贴、脐带
敷贴、眼部创面敷贴、无菌敷贴、伤口敷贴、创口敷贴，管理类别属于Ⅱ类。图 3-5-20 为创面敷贴。

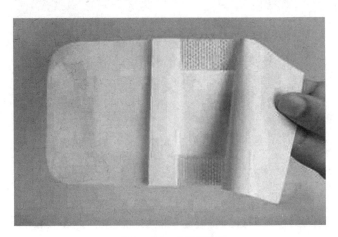

图 3-5-20　创面敷贴

2. 创口贴　通常由涂胶基材、吸收性敷垫和可剥离的保护层组成的片状或成卷状创口贴。其
中吸收性敷垫一般采用可吸收渗出液的材料制成。所含成分不具有药理学作用。无菌提供，一次性
使用。用于小创口、擦伤、切割伤等创面的护理。品名举例：无菌创口贴、一次性使用创口贴，管理类
别Ⅱ；用于小创口、擦伤、切割伤等创面的护理。通常由涂胶基材、吸收性敷垫、防粘连层和可剥离的
保护层组成的片状或成卷状创口贴。其中吸收性敷垫一般采用可吸收渗出液的材料制成。所含成
分不具有药理学作用。非无菌提供，一次性使用。品名举例：创口贴，管理类别属于Ⅰ类。图 3-5-21
为创口贴。

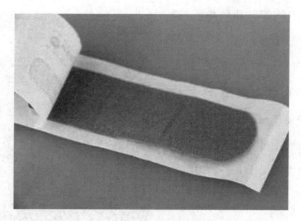

图 3-5-21　创口贴

（五）手术室感染控制用品

1. 手术单　通常由基材、阻水层、液体控制材料等组成的面状材料。基材主要由非织造布或纺织布制造,阻水层为阻水性的材料,液体控制材料为液体吸收性材料和（或）塑料膜。可利用多种材料的组合实现对微生物进行阻隔和控制。分为无菌提供一次性使用和非无菌提供可重复使用两种供应形式。用于覆盖外科手术病人身体上,以防止开放的手术创面受到污染,或用于覆盖外科手术室器械台、操作台、显示屏等上,避免手术中的医师接触上述部位后,再接触手术中的病人伤口部位造成感染。品名举例:手术洞巾、手术单、手术罩巾、一次性使用手术单、一次性使用洞巾、医用手术洞巾、非织造布手术垫单、一次性使用手术垫巾,管理类别属于Ⅱ类。图 3-5-22 为手术单。

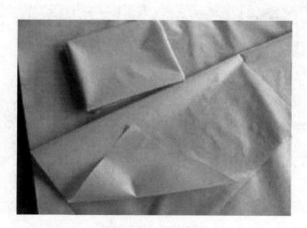

图 3-5-22　手术单

2. 外科手套　一般由高分子材料制成,对微生物、皮屑、体液等起阻隔作用的手套。无菌提供,一次性使用。用于戴在手术人员手上,以防止皮屑、细菌传播到开放的手术创面,并阻止手术病人的体液向医务人员传播,起到双向生物防护的作用。品名举例:无菌橡胶外科手套、灭菌橡胶外科手套,管理类别属于Ⅱ类。图 3-5-23 为无菌橡胶外科手套。

3. 外科口罩　通常由面罩、定形件、束带等组件加工而成,一般由非织造布材料制造而成。通过过滤起到隔离作用。用于戴在手术室医务人员口鼻部位,以防止皮屑、呼吸道微生物传播到开放的手术创面,并阻止手术病人的体液向医务人员传播,起到双向生物防护的作用。品名举例:外科口

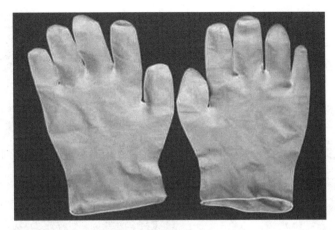

图 3-5-23 无菌橡胶外科手套

罩、手术口罩,管理类别属于Ⅱ类。图 3-5-24 为外科口罩。

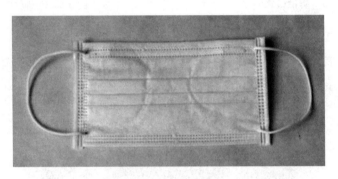

图 3-5-24 外科口罩

三、防护器械

医护人员生物防护用品

课堂活动

查一查《防护服》《防护口罩》的国家标准,讨论每一条款设置的目的,是为了产品的安全性还是有效性? 你认为其中的关键指标是什么?

1. **防护口罩** 由一种或多种对病毒气溶胶、含病毒液体等具有隔离作用的面料加工而成的口罩。在呼吸气流下仍对病毒气溶胶、含病毒液体等具有屏障作用,且摘下时,口罩的外表面不与人体接触。戴在医疗机构与病毒物料接触的人员面部,用于防止来自病人的病毒向医务人员传播。品名举例:防护口罩、医用口罩。管理类别属于Ⅱ类。图 3-5-25 为防护口罩。

2. **防护服** 由一种或多种对病毒气溶胶、含病毒液体等具有隔离作用的面料加工而成的衣服。脱下时,防护衣的外表面不与人体接触。用于医疗机构医护人员穿的职业防护衣。阻止来自病人的病毒随空气或液体向医务人员传播。品名举例:医用防护服、一次性医用防护服。管理类别属于Ⅱ

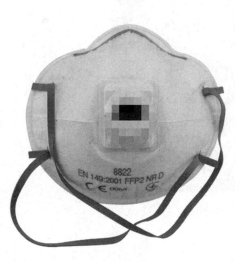

图 3-5-25　防护口罩

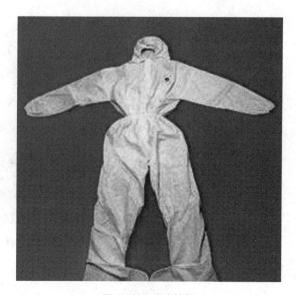

图 3-5-26　防护服

类。图 3-5-26 为防护服。

3. 隔离衣帽　通常采用非织造布为主要原料,经裁剪、缝纫制成。非无菌提供,一次性使用。用于医疗机构门诊、病房、检验室等作普通隔离。品名举例:隔离衣、医用帽。管理类别属于Ⅰ类。图 3-5-27 为隔离衣。

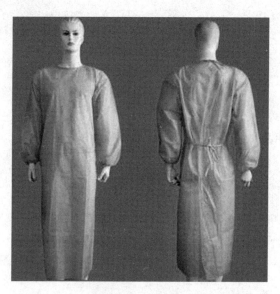

图 3-5-27　隔离衣

点滴积累 ∨

1. 注输、护理和防护器械包括注射器械、穿刺器械、输液器械、止血器具、非血管内导（插）管与配套用体外器械、清洗灌洗吸引给药器械、外科敷料（材料）、创面敷料、包扎敷料、造口器械、瘢痕护理用品、手术室感染控制用品、医护人员生物防护用品等医疗器械。

2. 无菌注射器通常由器身、锥头、活塞和芯杆组成。 器身一般采用聚丙烯材料制成,活塞一般采用天然橡胶制成。

3. 输液器用于静脉输注药液。 通常由鲁尔圆锥接头、管路、滴斗、流量调节器、瓶塞穿刺器、药液过滤器等组成，部分输液器带有空气过滤器的进气器件、药液注射件。

第三节 输血、透析和体外循环器械

输血、透析和体外循环器械包括临床用于输血、透析和心肺转流领域的医疗器械。血液透析导管套包的组成较为简单，且固定由导管、导管导引器、注射帽、扩张器、推进器、引导针、导丝、导管鞘组成。

一、输血器械

（一）血袋

用于血液或血液成分的采集、处理（如分离、去白细胞、光化学法除病毒等）、贮存和输注。通常由血袋、管路等组成。为封闭的单袋或多联袋系统。不同的结构使其适合于不同方式的血液或血液成分的采集、处理、保存和输注过程。无菌提供，一次性使用。品名举例：一次性使用血袋、一次性使用血液成分收集袋、一次性使用血浆袋、一次性使用脐血处理袋、一次性使用紫外线透疗血液容器，管理类别属于Ⅲ类。图3-5-28为一次性使用血袋。

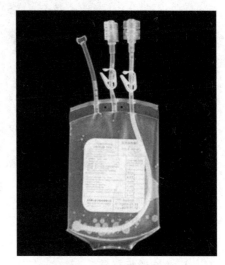

图3-5-28 血袋/一次性使用血袋

（二）动静脉穿刺器

与血液成分采集机（如离心式、旋转膜式）或血液透析机等配套使用，用于从人体静脉或动脉采集血液，并将处理后的血液或血液成分回输给人体。通常由穿刺针管、软管等组成。一般由奥氏体不锈钢材料、聚氯乙烯等材料制成。无菌提供，一次性使用。品名举例：一次性使用动静脉瘘穿刺针、一次性使用机用采血器、一次性使用动静脉穿刺针，管理类别属于Ⅲ类。图3-5-29为一次性使用动静脉穿刺针。

（三）输血器

用于向病人输送血液或血液成分。通常由鲁尔圆锥接头、管路、滴斗、流量调节器、瓶塞穿刺器、血液过滤器等组成。部分输血器带有空气过滤器的进气器件、药液注射件。其设计能使其在重力或压力的作用下，将血液容器中的血液或血液成分通过静脉穿刺器械向静脉内输血。无菌提供，一次性使用。品名举例：一次性使用输血器、一次性使用去白细胞输血器、一次性使用泵用输血器、一次性使用带针输血器，管理类别属于Ⅲ类。图3-5-30为输血器。

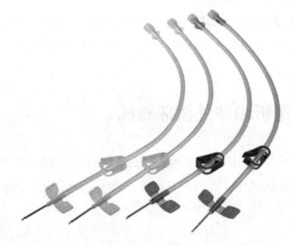

图 3-5-29　动静脉穿刺器/一次性使用动静脉穿刺针

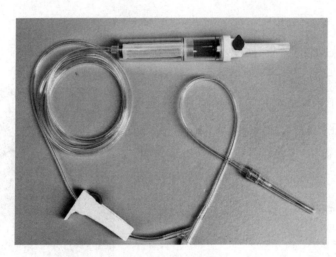

图 3-5-30　输血器

二、透析器械

(一) 血液透析器具

1. 配合血液透析装置使用,用于供慢性肾功能衰竭病人进行血液透析治疗。通常由外壳、纤维膜、O 型环、封口胶、端盖组成。利用半透膜的原理,以弥散、对流等方式清除血液内的有害物质。无菌提供,一次性使用。品名举例:一次性使用中空纤维血液透析器、一次性使用中空纤维血液透析滤过器、一次性使用中空纤维血液滤过器,管理类别属于Ⅲ类。图 3-5-31 为血液透析器具。

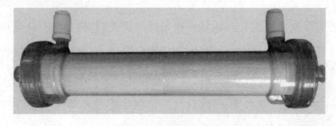

图 3-5-31　血液透析器具

2. 与透析器、透析设备配套使用,用于在血液透析治疗中承担血液通路的功能。通常由血液侧管路(动脉管路、静脉管路)和其他辅助管路组成。无菌提供,一次性使用。品名举例:一次性使用血液净化体外循环血路、一次性使用连续性血液净化管路、一次性使用补液管路,管理类别属于Ⅲ类。图 3-5-32 为一次性使用血液净化体外循环血路。

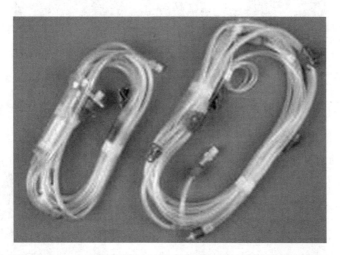

图 3-5-32 血液透析器具/一次性使用血液净化体外循环血路

3. 制备血液透析液的专用原料,用于急、慢性肾功能衰竭及药物中毒的血液净化治疗。通常由 A 剂和 B 剂组成。其工作原理是与透析治疗用水配制成透析液,通过透析器清除体内代谢废物,维持水、电解质和酸碱平衡等。无菌提供,一次性使用。品名举例:一次性使用血液透析浓缩物、一次性使用血液透析干粉、一次性使用血液透析浓缩液,管理类别属于Ⅲ类。图 3-5-33 为一次性使用血液透析浓缩物。

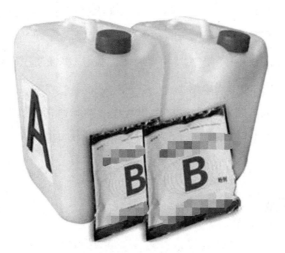

图 3-5-33 血液透析器具/一次性使用血液透析浓缩物

（二）血液灌流器具

1. 与血液净化装置配合使用,用于血液灌流治疗,利用吸附剂的吸附作用,通过体外循环血液灌流的方法来清除人体内源性和外源性的毒性物质。通常由罐体(外壳)、吸附剂等组成。主要通过吸附剂与被吸附物质分子间的作用,将被吸附物质固定在吸附剂的孔内。无菌提供,一次性使用。

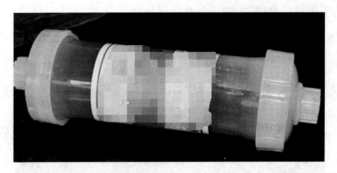

图 3-5-34　血液灌流器具/一次性使用血液灌流器

品名举例:一次性使用血液灌流器、一次性使用血液灌流器及配套管路,管理类别属于Ⅲ类。图 3-5-34 为一次性使用血液灌流器。

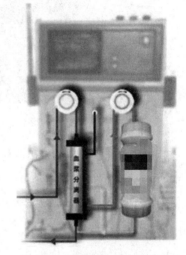

　　2. 用于血液灌流治疗中特异性吸附血液/血浆中的有害物质,从而达到血液净化的目的。通常由吸附材料和容器组成。利用吸附剂对血浆中特定的有害物质进行特异性吸附。无菌提供,一次性使用。品名举例:一次性使用选择性血浆成分吸附器、一次性使用吸附性血液净化器、一次性使用阴离子树脂血浆吸附柱、一次性使用血浆胆红素吸附器、一次性使用体外血浆脂类吸附过滤器,管理类别属于Ⅲ类。图 3-5-35 为一次性使用阴离子树脂血浆吸附柱。

图 3-5-35　血液灌流器具/一次性使用阴离子树脂血浆吸附柱

　　(三) 腹膜透析器具

　　1. 用于保护腹透液袋的外凸接口与外接管路的连接处。通常由帽盖、O 型环、载体、海绵和连接件组成,内含聚维酮碘溶液。一般采用硅树脂、聚氨酯、聚丙烯、聚维酮碘等材料制成。无菌提供,一次性使用。品名举例:一次性使用碘液微型盖、一次性使用碘液保护帽,管理类别属于Ⅲ类。图 3-5-36 为一次性使用碘液保护帽。

　　2. 用于对肾功能衰竭病人进行腹膜透析建立治疗通路。通常由管路、连接端口、保护帽等组成。一般采用高分子材料制成。无菌提供,一次性使用。品名举例:一次性使用腹膜透析导管,管理类别属于Ⅱ类。图 3-5-37 为一次性使用腹膜透析导管。

三、体外循环器械

(一) 氧合器

　　分为膜式和鼓泡式,通常主要由静脉贮血库、氧合室和变温室组成。无菌提供,一次性使用。用于向人体血液供氧,将静脉血转换为动脉血。品名举例:一次性使用中空纤维氧合器、一次性使用鼓泡式氧合器、一次性使用集成式膜式氧合器,管理类别属于Ⅲ类。图 3-5-38 为氧合器。

(二) 体外循环管路及接头

　　通常由吸引头、手柄、接头等部件构成。无菌提供,一次性使用。用于在体外循环心脏直视手术

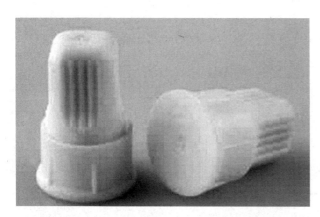

图 3-5-36 腹膜透析器具/一次性使用碘液保护帽

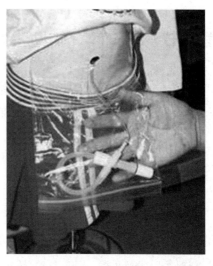

图 3-5-37 腹膜透析器具/一次性使用腹膜透析导管

及其他外科手术中,清理胸腔内血液,将血液吸引回心肺机的回收系统,或离心泵头将体外氧合后的动脉血灌注到病人动脉系统。品名举例:一次性使用主动脉灌注插管、一次性使用静脉插管、一次性使用动脉插管、一次性使用灌注管、一次性使用体外循环导管插管、一次性使用左心吸引头、一次性使用右心吸引头,管理类别属于Ⅲ类。图 3-5-39 为一次性使用动/静脉插管。

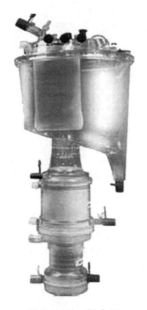

图 3-5-38 氧合器

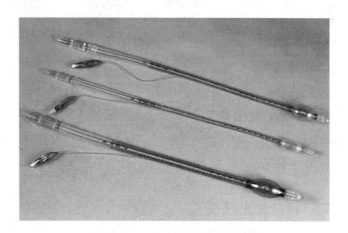

图 3-5-39 一次性使用动/静脉插管

点滴积累 ∨

....

1. 输血、透析和体外循环器械包括临床用于输血、透析和心肺转流领域的医疗器械。

2. 输血器用于向病人输送血液或血液成分。

3. 血液透析器具均需配合有源透析机器后成套使用。

第四节　妇产科、辅助生殖和妊娠控制器械

包括专用于妇产科、辅助生殖和计划生育的医疗器械。按用途分为妇产科手术器械、妇产科设备、计划生育手术器械、计划生育设备、辅助生殖器械。

一、妇产科器械

（一）阴道洗涤器/给药器

通常由输送管道、压力胶球和喷嘴组成。由高分子材料制成。无菌提供。用于妇科清洗阴道或阴道给药,但不包含避孕用途。品名举例:一次性使用无菌阴道洗涤器、一次性使用无菌阴道给药器,管理类别属于Ⅱ类。图3-5-40为一次性使用无菌阴道给药器。

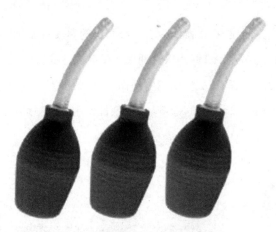

图3-5-40　一次性使用无菌阴道给药器

（二）阴道填塞栓剂

通常由栓粒、脱脂纱布、无纺布、推进器、棉质尾线部分组成。栓粒由药用级活性碳、卡波姆及羧甲基纤维素钠混合脂肪酸甘油酯组成。所含成分不具有药理学作用。用于妇科手术或检查后阴道创面的护理。或通过活性碳的吸附性降低细菌的浓度。品名举例:阴道填塞、活性炭阴道填塞、活性炭吸附栓,管理类别Ⅱ。图3-5-41为阴道填塞。

二、辅助生殖器械

输卵管通液器

1. 用于输卵管造影、疏通。通常由导管、连接件、保护套管组成。由高分子材料制成。无菌提供。品名举例:输卵管造影导管、输卵管导管,管理类别属于Ⅱ类。图3-5-42为输卵管造影导管。

2. 用于输卵管造影、疏通。通常由一系列规格的金属管配以套管、橡皮塞、进气管、活塞组成。非无菌提供。品名举例:输卵管通液器,管理类别属于Ⅰ类。图3-5-43为输卵管通液器。

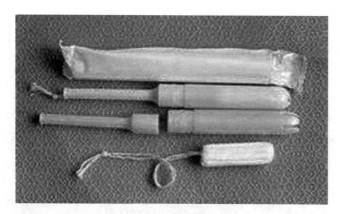

图3-5-41 阴道填塞

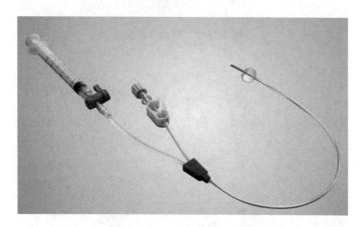

图3-5-42 输卵管造影导管

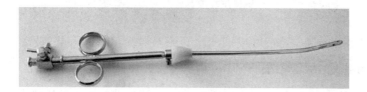

图3-5-43 输卵管通液器

三、妊娠控制器械

(一）宫内节育器及取放器械

1. 用于放置于妇女子宫腔内起避孕作用。通常由铜丝和(或)铜管以及支架材料组成,支架材料通常为硅橡胶、尼龙、聚乙烯、聚丙烯、不锈钢或记忆合金材料。外形有圆形、T形、V形、Y形及链条状等。无菌提供。品名举例:T形含铜宫内节育器、O形含铜宫内节育器、V形含铜宫内节育器、宫腔形含铜宫内节育器、固定式含铜宫内节育器、M形含铜宫内节育器,管理类别属于Ⅲ类。图3-5-44为宫内节育器。

2. 用于宫内节育器夹持、放置和(或)取出。通常是钩状、钳状或环状的器械。一般采用高分子材料制成。无菌提供。品名举例:一次性使用无菌宫内节育器放置器,管理类别属于Ⅱ类。图3-5-45为一次性使用无菌宫内节育器放置器。

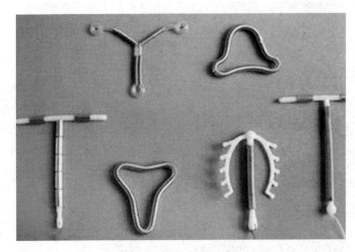

图 3-5-44　宫内节育器

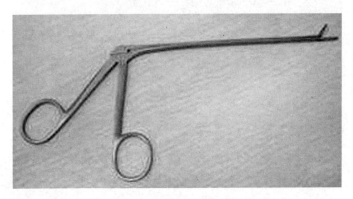

图 3-5-45　一次性使用无菌宫内节育器放置器（高分子材质）

3. 用于宫内节育器夹持、放置和（或）取出。通常是钩状、钳状或环状的器械。一般采用不锈钢材料制成。非无菌提供。品名举例:宫内节育器取出钳、宫内节育器取出钩、宫内节育器放置叉、宫内节育器放置钳、节育环夹持钳,管理类别属于Ⅰ类。图 3-5-46 为一次性使用无菌宫内节育器放置器。

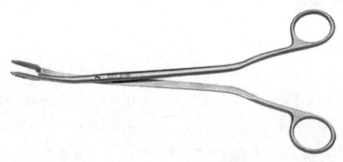

图 3-5-46　一次性使用无菌宫内节育器放置器（不锈钢材质）

（二）屏障式避孕器械

通常由天然胶乳或合成乳胶或聚氨酯薄膜制成,开口端为完整卷边的鞘套物。非无菌提供。用于生殖道局部范围内,用物理方法（机械阻挡）不让精子到达子宫口处,以此阻断精子和卵子相遇而达到避孕目的。品名举例：天然橡胶胶乳避孕套、男用合成橡胶避孕套、女用避孕套、避孕帽，管理类别属于Ⅱ类。图3-5-47为天然橡胶胶乳避孕套。

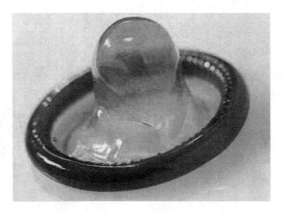

图3-5-47　天然橡胶胶乳避孕套

点滴积累 ∨

1. 妇产科、计划生育和辅助生殖的医疗器械，按用途分为妇产科手术器械、妇产科设备、计划生育手术器械、计划生育设备、辅助生殖器械。

2. 屏障式避孕器械通常由天然胶乳或合成乳胶或聚氨酯薄膜制成，开口端为完整卷边的鞘套物。非无菌提供。用于生殖道局部范围内，用物理方法（机械阻挡）不让精子到达子宫口处，以此阻断精子和卵子相遇而达到避孕目的。

目标检测

一、单项选择题

1. **不属于**手术单组成结构的是_____。

   A. 基材 　　　　　　　　　　　　　　B. 海绵

   C. 阻水层 　　　　　　　　　　　　　D. 液体控制材料

2. 关于外科口罩说法**不正确**的是_____。

   A. 由面罩、定形件、束带等组件加工而成

   B. 由非织造布材料制造而成

   C. 用于戴在手术室医务人员口鼻部位

   D. 阻止手术病人的体液向医务人员传播，起到单向生物防护的作用

3. 关于屏障式避孕器械说法**不正确**的是_____。

   A. 由天然胶乳或合成乳胶或聚氨酯薄膜制成

   B. 非无菌提供

   C. 用化学方法不让精子到达子宫口处

   D. 开口端为完整卷边的鞘套物

二、简答题

1. 加热呼吸管路属于无源医疗器械吗?

2. 简述鼻氧管、吸痰管和导尿管的结构和用途。

3. 人工心脏瓣膜有哪些类型,适用于什么疾病?

4. 简述血管支架的临床应用。

5. 输液器和注射器的设计要求是如何设定的。

（袁　秦）

第六章

体外诊断试剂

导学情景 ∨

情景描述：

电影里经常可以看到，满怀期待的年轻女性，清早起来，在厕所对着说明书，使用验孕棒。10分钟后，验孕棒告诉了这位年轻的女性：家里的新成员来报到了。新妈妈兴奋不已，赶紧打电话向亲友们宣布这个好消息。

学前导语：

验孕棒是体外诊断试剂的一种。血糖仪也是体外诊断试剂的一种。体外诊断试剂看似高深而遥不可及，实际上已经开始悄悄渗入我们的生活。本章我们将带领大家学习体外诊断试剂的基本分类、常见的临床检测方法等相关知识。

第一节　体外诊断试剂定义及分类

体外诊断（in vitro diagnosis，IVD），指在人体之外，通过对人体的样品（血液、体液、组织等）进行检测而获取临床诊断信息的产品和服务，包括试剂、试剂产品、校准材料、控制材料、成套工具、仪表、装置、设备或系统等等。国内IVD发展起步较晚，1985年才研制了我国第一批国产生化诊断试剂。但受益于医疗消费水平的提高、医疗体制改革的推动、国家产业政策的扶持，以及本身具有的一次性消费的特点，IVD行业将会高速增长。

体外诊断试剂是指按医疗器械管理的体外诊断试剂，包括在疾病的预测、预防、诊断、治疗监测、预后观察和健康状态评价的过程中，用于人体样本体外检测的试剂、试剂盒、校准品、质控品等产品。可以单独使用，也可以与仪器、器具、设备或者系统组合使用。国家法定用于血源筛查的体外诊断试剂、采用放射性核素标记的体外诊断试剂不属于《体外诊断试剂注册管理办法（试行）》的管理范围。

根据产品风险程度由低到高，体外诊断试剂分为第一类、第二类、第三类产品。

一、第一类产品

1. 微生物培养基（不用于微生物鉴别和药敏试验）；
2. 样本处理用产品，如溶血剂、稀释液、染色液等。

二、第二类产品

除已明确为第一类、第三类的产品，其他为第二类产品，主要包括：

1. 用于蛋白质检测的试剂；

2. 用于糖类检测的试剂；

3. 用于激素检测的试剂；

4. 用于酶类检测的试剂；

5. 用于酯类检测的试剂；

6. 用于维生素检测的试剂；

7. 用于无机离子检测的试剂；

8. 用于药物及药物代谢物检测的试剂；

9. 用于自身抗体检测的试剂；

10. 用于微生物鉴别或者药敏试验的试剂；

11. 用于其他生理、生化或者免疫功能指标检测的试剂。

三、第三类产品

1. 与致病性病原体抗原、抗体以及核酸等检测相关的试剂；

2. 与血型、组织配型相关的试剂；

3. 与人类基因检测相关的试剂；

4. 与遗传性疾病相关的试剂；

5. 与麻醉药品、精神药品、医疗用毒性药品检测相关的试剂；

6. 与治疗药物作用靶点检测相关的试剂；

7. 与肿瘤标志物检测相关的试剂；

8. 与变态反应(过敏原)相关的试剂。

体外诊断试剂的命名应当遵循以下原则：

体外诊断试剂的产品名称一般可以由三部分组成。第一部分：被测物质的名称；第二部分：用途，如诊断血清、测定试剂盒、质控品等；第三部分：方法或者原理，如酶联免疫吸附法、胶体金法等，本部分应当在括号中列出。如果被测物组分较多或者有其他特殊情况，可以采用与产品相关的适应证名称或者其他替代名称。

第一类产品和校准品、质控品，依据其预期用途进行命名。

点滴积累 V ......

1. 体外诊断试剂，是指按医疗器械管理的体外诊断试剂，包括在疾病的预测、预防、诊断、治疗监测、预后观察和健康状态评价的过程中，用于人体样本体外检测的试剂、试剂盒、校准品、质控品等产品。

2. 根据产品风险程度由低到高，体外诊断试剂分为第一类、第二类、第三类产品。

3. 体外诊断试剂的产品名称一般可以由三部分组成。

第二节　常见体外诊断试剂的临床检测方法

常见诊断试剂的临床检测方法包括化学发光和荧光免疫、放射免疫、电化学、电泳、色谱和质谱、血气分析、流式分析、染色技术以及聚合酶链式反应(PCR)、基因分析等。

以下主要介绍现在临床常用的生化、免疫试剂的几种检测方法。

一、光谱分析技术

基于物质与辐射能作用时,测量由物质内部发生量子化的能级之间的跃迁而产生的发射、吸收或散射辐射的波长和强度进行分析的方法。其按作用对象不同可分为原子光谱法(测量微量元素)和分子光谱法(分光光度计),按获得方式不同可分为吸收光谱法和发射光谱法。

(一) 吸收光谱技术

吸光光度法是根据溶液中物质对光选择性吸收而进行分析的方法。实践证明,无论物质有无颜色,当一定波长的光通过该物质的溶液时,根据物质对光的吸收程度(吸光度),求出该物质的含量,这种方法称为吸光光度法。

吸光光度法可分为比色法和分光光度法两大类。比色法又可分为目视比色法和光电比色法。分光光度法与光电比色法的原理类似,都是通过光电池或光电管测量溶液透光度的强度进行分析的方法。两者主要的区别在于获得单色光的方式不同。光电比色法使用滤光片所获得的是一般光谱带,分光光度法使用棱镜或光栅得到波长范围较窄的单色光。根据光源的不同,分光光度法又可分为可见光分光光度法、紫外光分光光度法和红外光分光光度法三种。

1. 比色法　比色法是以生成有色化合物的显色反应为基础,通过比较或测量有色物质溶液颜色深度来确定待测组分含量的方法。选择适当的显色反应和控制好适宜的反应条件,是比色分析的关键。

常用的比色法有两种:目视比色法和光电比色法。

当利用比色法测定溶液中某种化学成分时,通常需加入某种显色剂,使其产生有色化合物,而且其颜色的深浅与待测化学成分的含量成正比,据此测定待测物的浓度。

显色试剂有:

(1) 无机显色剂:KSCN(测 Fe、Mo、W 等)、钼酸胺(测 P、As 等)、过氧化氢:测 Ti、V 等。

(2) 有机显色剂:螯合剂(磺基水杨酸、二苯硫腙、结晶紫等)、络合物、杂多酸、有色溶液对光线有选择性的吸收作用,不同物质由于其分子结构不同,对不同波长线的吸收能力也不同,因此,每种物质都具有其特异的吸收光谱。有些无色溶液,虽然对可见光无吸收作用,但所含物质可以吸收特定波长的紫外线或红外线。

2. 分光光度法　紫外可见分光光度技术是根据物质的吸收光谱及光的吸收定律(朗伯—比尔定律),对物质进行定性、定量分析的一种方法。其具体是把溶液的厚度固定不变,通过光密度值表现溶质的浓度。若用待测物的纯品配制不同的浓度,测出其光密度,绘出浓度对光密度的工作曲线,便可以此查得未知样品的浓度,还可依据下列公式对未知样品的浓度通过计算得出。

知识链接

朗伯-比尔定律

朗伯-比尔定律（外文名 Beer-Lambert law）阐述为：光被透明介质吸收的比例与入射光的强度无关；在光程上每等厚层介质吸收相同比例值的光。 是光化学第三定律。 朗伯-比尔定律数学表达式：

$$A = \lg(1/T) = Kbc$$

A 为吸光度，T 为透射比（透光度），是出射光强度（I）比入射光强度（I_0）。

K 为摩尔吸收系数，c 为吸光物质的浓度，b 为吸收层厚度。（b 也常用 L 替换，含义一致）。

物理意义：当一束平行单色光垂直通过某一均匀非散射的吸光物质时,其吸光度 A 与吸光物质的浓度 c 及吸收层厚度 b 成正比。

应用情况:临床上可用无机化学、有机化学和生物化学（酶法）反应在紫外或可见光区显色而测定（几乎所有的无机离子和有机物都可直接或间接用可见光及紫外光分光光度法进行定量测定和纯度分析）,具体可用于:

（1）无机化学反应:如氯、钙、镁、磷、铁离子的检测;

（2）有机化学反应:血清总蛋白、血清清蛋白、葡萄糖、胆固醇、肌酐等的检测;

（3）生物化学反应:葡萄糖、胆固醇、尿素氮、总胆汁酸等的酶法检测。使用分光分度计的常用检测方法:①单组分定量方法;②多组分定量方法;③双波长法（等吸收点法）。

（二）发射光谱技术

发射光谱技术是指通过测量物质的发射光谱的波长和强度进行定性和定量分析的方法。

荧光分析法:某些物质被紫外光照射后,物质分子吸收了辐射而成为激发态分子,若在返回到基态时伴随着光子的辐射,则发射出比入射光波长更长的荧光,测量荧光的强度进行分析的方法称为荧光分析法。常用于无机物和有机物（糖类、胺类、DNA、酶与维生素等）的元素测定。

常用的仪器有:化学发光免疫分析仪、化学发光免疫分析仪 GloRunner 等。

常见荧光试剂:四氯荧光素（测定 Ag）、桑色素（AL）、荧光素+$AgNO_3$（CL）、溴化乙啶（核酸）、乙二胺（肾上腺素）、曙红 Y（蛋白质）等。

（三）散射光谱技术

光散射是电磁波经过一个样品时作用于微粒的结果。其分析法主要测定光线通过溶液混悬颗粒后的光吸收或光散射程度。主要用于免疫检测系统中,常称为免疫浊度法。其测定方式可分为:透射浊度法、散射光浊度法（终点、散射）、粒子强化免疫浊度测定法（乳胶法或称凝集反应）。

1. 应用 主要用于各种蛋白质、载脂蛋白、半抗原及微生物等的检测。

2. 分类及原理 散射光谱技术分为:散射光浊度法、透射浊度法（按形成复合物的速度测定可分为终点浊度法、速率浊度法）。

（1）散射光浊度法（有终点法与速率法之分）：在 $5°\sim 96°$ 角的方向上测量散射光强度和被测溶液中微粒关系的方法。

（2）透射比浊法：根据待检样品在凝固过程中吸光度变化来确定凝固终点的检测方法。

3. 仪器和试剂（包括质控品、校准品）

（1）透射浊度分析仪：分光光度仪、自动生化分析仪。

（2）散射浊度分析仪：离心式浊度分析仪。

4. 产品过程及控制要求：

（1）因是用于散射光比浊的试剂，应在样品制备过程中，防止能产生散射光的物质，如灰尘等。

（2）内部质控时需注意，应用合适的校正材料制备剂量-反应曲线。其曲线形状取决于抗血清和促聚剂的浓度选择，也与所用免疫浊度法类型、校正方法及校正材料的质量有关。制备和选取合适的质控材料，进行室内质控是必要的。

（3）浊度的中心问题是抗体的质量，关注抗体的原料采购及控制情况。

二、干化学分析法

干化学分析法是指建立在某些特殊固相支持物上的检测分析技术，通常将测定某些项目所需的全部或部分试剂固定在具有一定结构的载体上，通过滴加液态样品溶解载体上的试剂，并与样品中的待测成分发生反应，在支持物的局部区域产生信号变化，再通过检测以获取等测物的浓度。干化学分析方法具有速度快、检测灵敏度和准确度较高的特点，并可采用仪器进行检测。结构可分为：双层膜法、多层膜法（如胶体金、尿试纸等）等。

1. 应用　尿试纸、血糖、生化、免疫（如早早孕试纸）检测项目等。

2. 检测方法　免疫胶体金分析技术

（1）应用：尿糖试纸、血糖、生化检测项目；

（2）组成：多为五层膜；

（3）原理：是将抗原或抗体先固定于固体支持物如硝酸纤维素上，在与样品（尿液或血液）中的特异性的抗体或抗原结合后，再与胶体金标记的第二抗体结合，在固定有抗原或抗体的特定区域显色，从而实现对被测抗体或抗原进行特异性检测，属于定性或半定量分析；

（4）分类：常有免疫层析和斑点免疫金渗滤分析法。

知识拓展

验 孕 试 纸

验孕试纸，是协助临床判定妊娠的一种比较有效的手段，检测原理是通过检测尿液中 HCG 的浓度，来确诊妇女是否怀孕，HCG 即人绒毛膜促性腺激素，是受孕妇女妊娠期由胎盘产生的一种糖蛋白，可通过肾小球从尿液中排出。库尔（CORE）HCG 胶体金法检测试剂盒采用双抗体夹心一步法技术，以胶体金为指示标记，检测尿液中的 HCG 浓度，来确诊妇女是否怀孕。

3. 干化学分析仪 干式尿液分析仪、干式血糖分析仪、干式血氨分析仪（日本 I-READER™）、自动干式电解质分析仪（东亚 SYSMEX FDC-800、上海瑞麦 HDP-99 新型干式电解质分析仪）、干式生化分析仪（京都 SPOTCHEM™ SP-4430 全自动干式急诊生化分析仪，其检测项目达 22 个；罗氏公司 Reflotron® Plus 及 Reflotron® sprint，可检测 17 项；强生公司推出的 VITROS-250、950 等干式生化系统，最多可检测 50 个项目）。

点滴积累 ∨

1. 常见临床检测方法包括化学发光和荧光免疫、放射免疫、电化学、电泳、色谱和质谱、血气分析、流式分析、染色技术、以及聚合酶链免疫（PCR）、基因分析等。

2. 吸光光度法是根据溶液中物质对光选择性吸收而进行分析的方法。

3. 干化学分析法是指建立在某些特殊固相支持物上的检测分析技术。

第三节 体外诊断试剂的生产过程和控制要求

课堂活动

1. 结合生产流程及检测原理，请分析验孕试纸的生产过程中的控制要点。

2. 影响体外诊断试剂定性检测的干扰物质主要有哪些？

一、血液、体液检验试剂

用于血液分析仪的清洗液、稀释液（即等渗电解质溶液）、溶血剂等生产流程为：领料、配料（投料、化料）、搅拌、过滤、罐装、包装、标识、入库、制水。在溶血剂的配制中，有涉及氰化钾的配料成分，要关注其采购、供方、使用、保管的控制情况；对纯水的配制、使用要求关注；需要对溶血剂的贮存环境采取控制。检验时常用到显微镜、血细胞分析仪、尿液全自动分析仪等仪器。检测方法为镜检、血细胞分析仪、尿液全自动分析仪。

二、生化试剂

液体试剂的一般生产流程：工艺用水、标识、检验、称量、配制、分装、压盖贴标、装盒、入库、检测、留样；冻干试剂的一般生产流程：检验、过筛、称量、配制、冻干、分装、压盖、封膜、贴标、包装、入库；冻干试剂的生产有液体试剂进行干粉生产，也有干粉直接配制。基本按细则要求，除非有特殊原材料的，关注其控制情况（包括采购、贮存、使用等）。检验时常用到分光光度计、半、全自动生化仪等仪器。检测方法为比色法、终点法、速率法等。

三、微生物检验试剂

培养基制作工艺流程为以下步骤组成：配制、溶解、调 pH、分装、湿热灭菌、倾注、冷却、包装、入库、检验(质控菌株)。至室温至倾注,如制作血液增菌培养基。生产过程中实施湿热灭菌为其生产微生物培养基的过程特点,关注湿热灭菌的符合性和有效性；添加的中间原料,关注原料的特点,如脱纤维羊血的来源、采集等控制；检验其成品的性能符合性使用的质控菌株(有卫生行业标准 WS/T232-2002《商业性微生物培养基质量检验规程》),关注其采购来源、传种(代)管理、贮存情况(至少低于−50°贮存,低于−70°以上可无限期保存)、使用情况、工作环境要求和防护(如生物安全柜)等；培养基的洁净环境要求至少 10 万级以上。检验时常用到显微镜、染色、分光光度计、半(全)自动生化仪、免疫分析仪等仪器。检测方法为镜检、比色法、分析仪的终点法、速率法、免疫分析法等。

四、干化学分析法

干化学分析法分为试纸和胶体金产品两部分：

试纸生产流程由以下步骤组成：原料加入纯水调合、双面胶 PVC 加入干燥剂、浸渍干燥、裁切、复合、分装、装瓶、标识包装、滤纸。生产过程中的特点和需要控制的点包括：关注对特殊原料(如抗原、单克隆抗体等)的采购控制；包括对工艺用水的要求；关注对浸渍干燥等过程的确认；关注对环境的控制(干燥)；浸渍容器的清场控制；留样、抽样的符合性。检验时常用到干化学法分析仪(尿液全自动干化学分析仪等)仪器。检测方法为目测、干化学法分析仪。

胶体金产品生产流程(五层膜构成)由以下步骤组成：处理聚酯膜、制备金标、点金标、检验、配液、点膜、组装大卡、切割、内外包装、入库、贴膜、处理样品垫、滤纸、不干胶。生产过程中的特点和需要控制的点包括：胶体金制备使用的还原剂氯金酸易潮解,应干燥、避光保存,注意其贮存条件；胶体金的原料中涉及单克隆抗体,关注其采购来源及控制情况；用于制备胶体金的蒸馏水应是双蒸馏水或者是高质量的去离子水<0.2μs/cm；制备胶体金的玻璃容器必须是绝对清洁的,关注其清场的确认情况；制备环境要求在 30 万级中的洁净间里进行；(要求制备环境中的尘粒要尽量减少,否则实验的结果将缺乏重复性)；干化学试纸的生产过程必须严格控制室内的湿度,一般要求其相对湿度<40%；胶体金试纸的贮存要求干燥和避光。检验时常用仪器为干化学分析仪。检测方法为目测、终点、速率等。表 3-6-1 对常见试剂的生产过程特点和控制要求进行对比。

表 3-6-1　常见试剂的生产过程和控制要求对比

试剂名称	生产流程/工艺流程	特点及控制	仪器	方法
血液、体液检验试剂	领料、配料(投料、化料)、搅拌、过滤、罐装、包装、标识、入库、制水	1. 在溶血剂的配制中,有涉及氰化钾的配料成分,要关注其采购、供方、使用、保管的控制情况； 2. 关注对纯水的配制、使用要求； 3. 溶血剂的贮存环境	显微镜、血细胞分析仪、尿液全自动分析仪等	镜检、血细胞分析仪、尿液全自动分析仪

续表

试剂名称	生产流程/工艺流程	特点及控制	仪器	方法
生化试剂	液体试剂的一般生产流程：工艺用水、标识、检验、称量、配制、分装、压盖贴标、装盒、入库、检测、留样 冻干试剂的一般生产流程：检验、过筛、称量、配制、冻干、分装、压盖、封膜、贴标、包装、入库 冻干试剂的生产有液体试剂进行干粉生产，也有干粉直接配制的	基本按细则要求，除非有特殊原材料的，关注其控制情况（包括采购、贮存、使用等）	分光光度计、半（全）自动生化仪等	比色法、终点法、速率法等
微生物检验试剂	配制、溶解、调 pH、分装、湿热灭菌、倾注、冷却、包装、入库、检验（质控菌株）。至室温至倾注，如制作血液增菌培养基	1. 生产过程中实施湿热灭菌为其生产微生物培养基的过程特点，关注湿热灭菌的符合性和有效性； 2. 添加的中间原料，关注原料的特点，如脱纤维羊血的来源、采集等控制； 3. 检验其成品的性能符合性使用的质控菌株（有卫生行业标准 WS/T232-2002《商业性微生物培养基质量检验规程》），关注其采购来源、传种（代）管理、贮存情况（至少低于−50℃贮存，低于−70℃以上可无限期保存）、使用情况、工作环境要求和防护（如生物安全柜）等； 4. 培养基的洁净环境要求至少10 万级以上	显微镜、染色、分光光度计、半、全自动生化仪、免疫分析仪等	镜检、比色法、分析仪的终点法、速率法、免疫分析法等
干化学分析法	试纸：原料、加入纯水调合、双面胶 PVC 加入干燥剂、浸渍干燥、裁切、复合、分装、装瓶、标识包装、滤纸	1. 关注对特殊原料（如抗原、单克隆抗体等）的采购控制；包括对工艺用水的要求； 2. 关注对浸渍干燥等过程的确认； 3. 关注对环境的控制（干燥）； 4. 浸渍容器的清场控制； 5. 留样、抽样的符合性	干化学法分析仪（尿液全自动干化学分析仪等）	目测、干化学法分析仪

续表

试剂名称	生产流程/工艺流程	特点及控制	仪器	方法
干化学分析法	胶体金产品：处理聚酯膜、制备金标、点金标、检验、配液、点膜、组装大卡、切割、内外包装、入库、贴膜、处理样品垫、滤纸、不干胶	1. 胶体金制备使用的还原剂氯金酸易潮解，应干燥、避光保存，注意其贮存条件； 2. 胶体金的原料中涉及单克隆抗体，关注其采购来源及控制情况； 3. 用于制备胶体金的蒸馏水应是双蒸馏水或者是高质量的去离子水$<0.2\mu s/cm$； 4. 制备胶体金的玻璃容器必须是绝对清洁的，关注其清场的确认情况； 5. 制备环境要求在30万级中的洁净间里进行（要求制备环境中的尘粒要尽量减少，否则实验的结果将缺乏重复性）； 6. 干化学试纸的生产过程必须严格控制室内的湿度，一般要求其相对湿度$<40\%$； 7. 胶体金试纸的贮存要求干燥和避光	干化学分析仪	目测、终点、速率等

点滴积累 ∨

1. 各种产品的生产控制要点都有制备环境的要求。

2. 微生物检验试剂检验其成品的性能符合性需要使用质控菌株。

3. 各种产品的生产控制要点都有产品贮存要求。

目标检测

一、单项选择题

1. **不属于**第三类体外诊断试剂的产品是_____。

    A. 与人类基因检测相关的试剂

    B. 与血型、组织配型相关的试剂

    C. 与致病性病原体抗原、抗体以及核酸等检测相关的试剂

    D. 用于蛋白质检测的试剂

2. **不属于**吸收光谱技术中的有机显色剂是_____。

    A. 螯合剂　　　　　　　　　　B. 络合物

    C. 杂多酸　　　　　　　　　　D. 钼酸胺

3. 用于血液分析仪的生产流程正确的是_____。

A. 领料、配料（投料、化料）、搅拌、过滤、罐装、包装、标识、入库、制水

B. 领料、配料（投料、化料）、过滤、罐装、搅拌、包装、标识、入库、制水

C. 领料、配料（投料、化料）、搅拌、过滤、罐装、标识、包装、入库、制水

D. 领料、配料（投料、化料）、搅拌、罐装、过滤、包装、标识、入库、制水

二、简答题

1. 什么是体外诊断试剂？其命名原则是什么？

2. 怎样判断体外诊断试剂的技术性能？

（袁　秦）

主要参考文献

1. 王保华. 现代医疗器械手册. 香港:科讯交流有限公司,2004.

2. 王保华. 生物医学测量技术及仪器. 上海:复旦大学出版社,2003.

3. 齐颂杨. 医学仪器. 北京:高等教育出版社,1991.

4. 吕帆. 眼视光器械学. 北京:人民卫生出版社,2004.

5. 张锦,张立毅. 现代临床医疗仪器原理及应用. 北京:军事医学科学出版社,2002.

6. 冯若. 超声诊断设备原理与设计. 北京:中国医药科技出版社,1993.

7. 苏永昌. 分析仪器. 北京:军事医学科学出版社,2000.

8. 刘凤军. 医用检验仪器原理. 北京:中国医药科技出版社,1998.

9. 康晓东. 现代医学影像技术. 天津:天津科技翻译公司,2002.

10. 白人驹. 医学影像学. 北京:人民卫生出版社,2001.

11. 赵喜平. 磁共振成像系统的原理及其应用. 北京:科学出版社,2000.

12. 黄宗祺. 核医学仪器及其应用. 北京:人民卫生出版社,1989.

13. 王文艇. PET/CT 技术进展. 中国医疗设备,2009,24(8):1-4.

14. 徐国祥. 激光医学. 北京:人民卫生出版社,2000.

15. 翟佳. 视光学理论和方法. 北京:人民卫生出版社,2005.

16. 蒋长顺,乔忠. 临床试验仪器学. 合肥:安徽科学技术出版社,2009.

17. 黄宗祺. 核医学仪器及其应用. 北京:人民卫生出版社,1989.

18. 张学龙. 医疗器械概论. 北京:人民卫生出版社,2011.

19. 朱根娣. 现代医学检验仪器分析技术及应用. 上海:上海科学技术出版社,2008.

20. 邸刚,朱根娣. 医用检验仪器应用与维护. 北京:人民卫生出版社,2011.

21. Enderle JD,Bronzino JD. 生物医学工程学概论. 第 3 版. 封洲燕译. 北京:机械工业出版社,2014.

22. 俞梦孙. 关于我国医学信息技术的发展. 中国生物医学工程学报,2008,27(2):161-163.

23. 田宗远,徐礼平,陈龙. 浅析现代医学信息技术发展与其伦理问题破解. 吉林省教育学院学报,2013,29(7):147-148.

24. 杨婉娟,李军. 全球医疗器械术语系统(GMDN)应用情况浅析. 中国医疗器械杂志,2015,(4):275-278.

25. 益公. 明代医疗器械的初步考察. 文物,1977,(2):44-47.

26. 黄新明,黄晓梅. 中外医疗器械监管比较分析和对我国的启示. 甘肃科技,2015,(20):90-93.

27. 金浩宇. 医用电子仪器分析与维修技术. 北京:化学工业出版社,2011.

28. 医疗器械监督管理条例(国务院令 650 号).

29. 医疗器械分类规则(国家食品药品监督管理总局令第 15 号).

30. 医疗器械生产质量管理规范(国家食品药品监督管理总局公告 2014 年第 64 号).

目标检测参考答案

第一篇　医疗器械入门

第一章　医疗器械概述

一、单项选择题

1. C　2. D　3. B　4. A　5. C

二、简答题

答案略。

第二章　医疗器械监管

一、单项选择题

1. D　2. A　3. D　4. B

二、多项选择题

ABCD

三、简答题

答案略。

第三章　医疗器械的基本要求

一、单项选择题

1. D　2. B　3. A

二、多项选择题

1. ABC　2. ABCDE

三、简答题

答案略。

第二篇　有源医疗器械

第一章　生理信息检测与处理设备

一、单项选择题

1. A　2. C　3. D　4. B　5. C　6. B　7. D　8. C　9. A

二、简答题

答案略。

第二章　医用放射设备

一、单项选择题

1. D　2. D　3. B　4. C　5. C　6. D　7. B　8. B　9. C　10. B　11. C　12. D　13. A

二、简答题

答案略。

第三章　医用超声设备

一、单项选择题

1. B　2. C　3. A　4. D　5. B　6. C　7. D　8. C　9. B　10. B　11. B　12. A　13. C

二、简答题

答案略。

第四章　磁共振成像设备

一、单项选择题

1. A　2. C　3. A　4. C　5. B　6. B　7. D　8. B　9. B

二、简答题

答案略。

第五章　医用光学仪器

一、单项选择题

1. A　2. B　3. D　4. C　5. A　6. B　7. B　8. B

二、简答题

答案略。

第六章　临床检验仪器

一、单项选择题

1. C　2. B　3. B　4. A　5. A　6. A　7. D　8. B　9. D　10. D　11. A　12. C　13. C　14. C　15. C

二、简答题

答案略。

第七章　常见治疗设备

一、单项选择题

1. B　2. D　3. C　4. C　5. C

二、简答题

答案略。

第八章　数字化医院及现代医学信息技术

一、单项选择题

1. A　2. B　3. A

二、简答题

答案略。

第三篇　无源医疗器械

第一章　无源医疗器械概述

一、单项选择题

1. A　2. A　3. D

二、简答题

答案略。

第二章　无源手术器械

一、单项选择题

1. D　2. B　3. D

二、简答题

答案略。

第三章　无源植入器械

一、单项选择题

1. D　2. D　3. C

二、简答题

答案略。

第四章　口腔科器械及材料

一、单项选择题

1. C　2. D　3. D

二、简答题

答案略。

第五章　其他无源器械

一、单项选择题

1. B　2. D　3. C

二、简答题

答案略。

第六章　体外诊断试剂

一、单项选择题

1. D　2. D　3. A

二、简答题

答案略。

医疗器械概论课程标准

（供医疗器械类专业用）